包括的治療戦略 Vol.2

for Functional Management

Comprehensive Treatment Strategies Vol.2

土屋 賢司 著

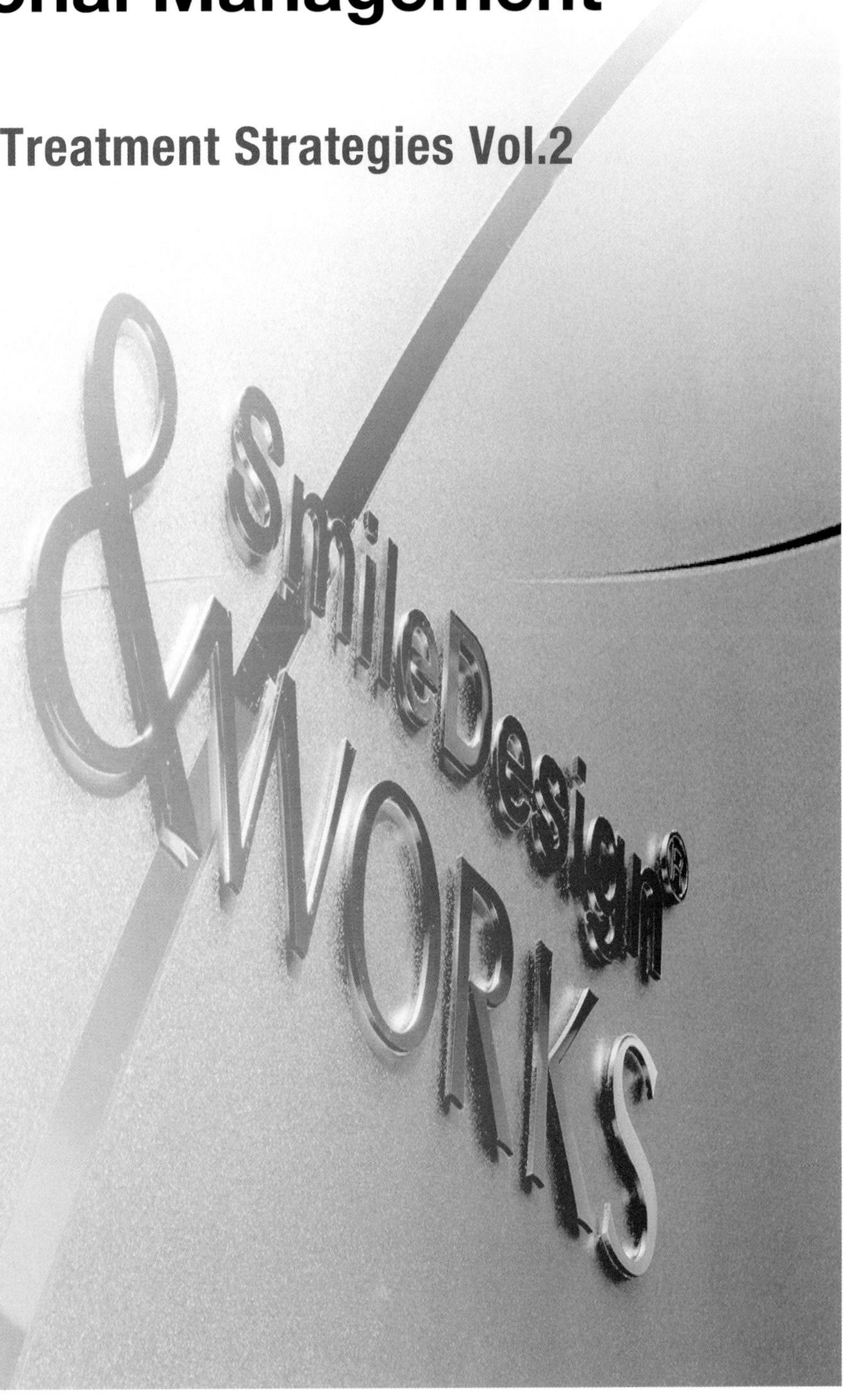

医歯薬出版株式会社

This book was originally published in Japanese
under the title of :

HOUKATSUTEKI CHIRYOU SENRYAKU Vol. 2 : FOR FUNCTIONAL MANAGEMENT

(COMPREHENSIVE TREATMENT STRATEGIES Vol. 2 : For Functional Management)

TSUCHIYA, Kenji
Tsuchiya Dental Clinic and works

ISHIYAKU PUBLISHERS, INC.
7-10, Honkomagome 1 chome, Bunkyo-ku,
Tokyo 113-8612, Japan

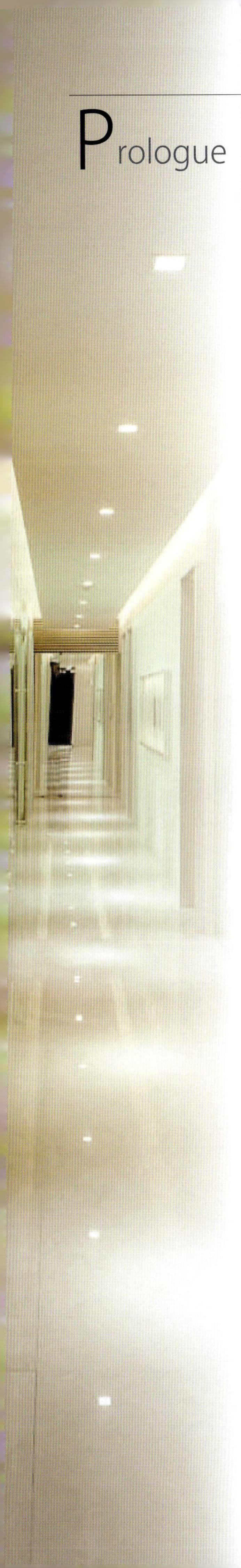

Prologue

2010年に発刊した前著『包括的治療戦略』は，多くの読者に受け入れられ，現在でも増刷を続けている．著者として，たいへん喜ばしいと同時に，お読みいただいた読者の方々に感謝申し上げたい．

その前著で，紙幅の関係上，あまり触れることができなかったのが「機能」である．

言うまでもなく，歯科治療は機能と審美が一体となってはじめて成功と呼べ，長期的な維持・安定には，適切な機能回復が必要不可欠である．

ところが，これまで臨床的にどのように機能に対応していけば良いか，さまざまな顎形態および顎運動が存在する中，不明な部分が多いことも現状である．

臨床に携わっていると，教科書通りにはいかない症例に多々遭遇する．顎模型の咬合面形態をそのまま受け入れられない症例も少なくない．また臨床では，骨格の違い，治癒能力の差などの遺伝的因子や歯ぎしり，ストレス，職業などのさまざまな生活環境を持つ多種多様な患者を治療しなければならない．

よく患者に「このセラミックはどれくらい保ちますか？」と聞かれることがある．その際，私は必ず，模型にのった補綴物を見せながら「この模型にかぶせて飾っておけば，一生保ちます」と答えている．この補綴物が口腔内にセットされたその日から崩壊のリスクが始まるのである．「咬合力」に対して，我々になにができるか，どう対応していくべきかが課題となる．

そこで大切なことは，骨格，顎運動，歯列の調和である．骨格と調和した口腔内の場合，崩壊のリスクは少ないのだが，骨格は口腔内や顔貌だけではわからない．そこで参考になるのが，セファロ分析である．Chapter1において，我々が知っておきたいセファロ分析について，さらにChapter2においては，力と向き合う咬合治療において理解しておくべき基本コンセプトについて解説した．

咬合力に影響を受ける部位には，顎関節，歯，歯周組織など，患者によってさまざまである．どこに影響が出やすい患者なのかを把握した上で，患者ごとに適した対応をする必要がある．その対応策をChapter3で詳説し，さらに不正咬合の患者に対する治療法についてChapter4にて解説した．最後にChapter5にて，インプラントを用いた補綴治療における診査・診断の重要性について症例と共に解説した．

本書が読者諸兄の臨床の一助となり，ひいては患者の健康に寄与することができれば，著者として望外の喜びである．

2019年3月

麹町にて　土屋賢司

包括的治療戦略 Vol.2　発刊に寄せて

山﨑長郎
Masao Yamazaki

原宿デンタルオフィス院長
日本臨床歯科医学会理事長
東京 SJCD 最高顧問

待望の一冊，といっても過言ではないだろう．土屋賢司先生の前著『包括的治療戦略』から９年．ついに続編が完成したとの報を受け，喜ばしいと同時に，どのような内容なのかと期待に胸が膨らんだ．

拝読したところ，前回の“審美”を中心とした内容から，今回は“機能”にフォーカスを当て，難症例に対して咬合・補綴治療，インプラント治療，矯正治療など Interdiciplinary approach で治療に取り組まれている．そして 10 年，20 年，それ以上，といった長期経過症例も提示されている．読者の方々には，この長期経過症例が“なぜ，うまくいったのか”，“なぜ，ここは壊れたのか”といったことを一緒に考え擬似体験しながら読み進めていただきたい．

また，セファロ分析を活用した手法は，顎機能に問題を抱えた患者，不正咬合の患者など，口腔内の診査・診断だけではわからない複雑な症例に対してとりわけ有用である．さらに最新のデジタル技術を診断という観点からも柔軟に取り入れており，これからの歯科医療の一つの方向性も示している．

いまから 30 年以上前になるが，土屋先生が SJCD（Society of Japan Clinical Dentistry）で学び始めたころは，歯周補綴の時代であった．歯の動揺，咬合性外傷など，咬合の安定と硬組織，軟組織が失われた症例に対して，歯周治療を行って口腔内環境を改善し，連結等を駆使して補綴治療を行い，咬合を安定させるわけだが，そこで学んできた手法・考え方を，自分なりにアレンジして現代の臨床に活かしている．

そのベースとなるのが，土屋先生が当時から変わらずにこだわってきた「診査・診断」にほかならない．それは歯科の王道であり，年月が経ち，使用する器機・材料が変わろうとも“王道は色褪せない”ということをあらためて痛感した次第である．

審美と機能は両輪である．本著『包括的治療戦略　Vol.2』，そして前著『包括的治療戦略』を併せて読むことで，複雑な症例に対して審美と機能を両立させ，さらにそれを長期的に維持するための診断力，技術力がつくものと確信している．本書が，読者の臨床の一助となることを祈念している．

2019 年 3 月　原宿にて

Contents

包括的治療戦略 Vol.2
for Functional Management
Comprehensive Treatment Strategies Vol.2

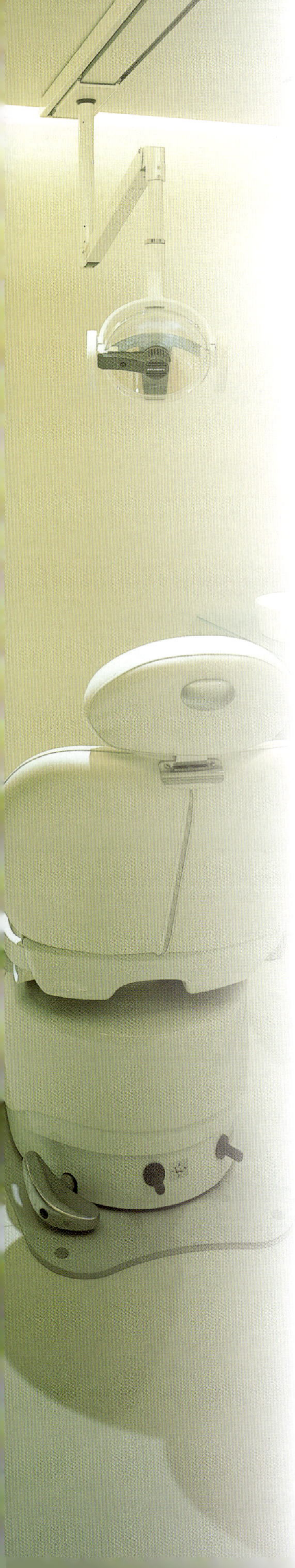

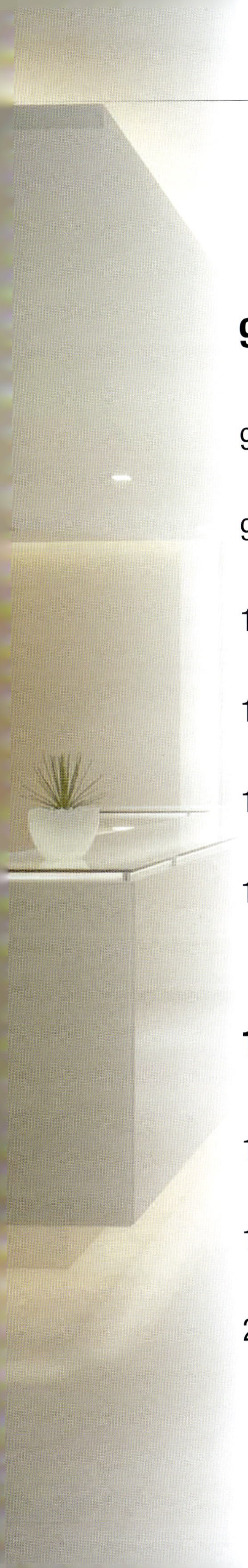

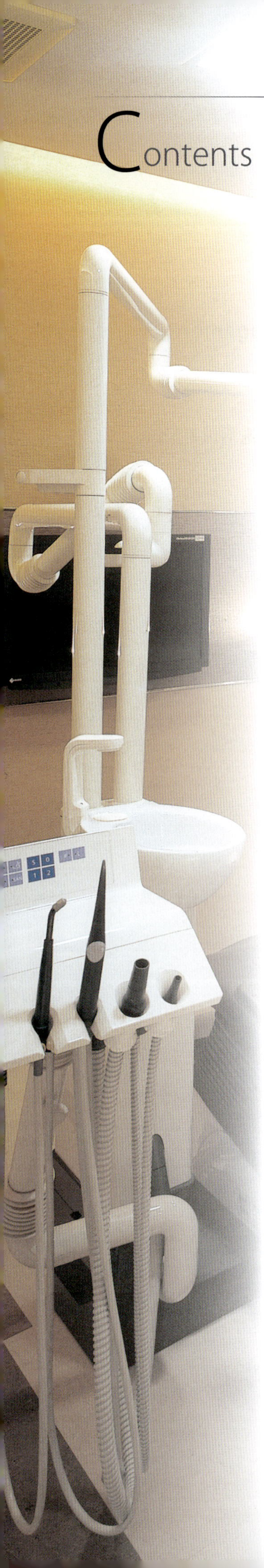

Contents

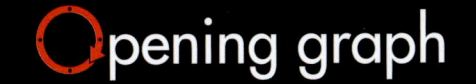

時間軸から学ぶ
長期維持治療戦略の重要性

ここで紹介するのは，いまから９年前に発刊された『包括的治療戦略』で提示した症例のその後の経過である．

前著では術後８年までを掲載したが，その後も経過を追い続けており，ここでは術後15年の写真を提示したい．

大きく崩壊していた症例だが，治療後に問題なく長期間保たれている要因の一つに「骨格と歯列の調和」が挙げられる．詳しくは，Chapter 1（P.21 ～）に解説しているので，そちらも併せてご覧いただきたい．

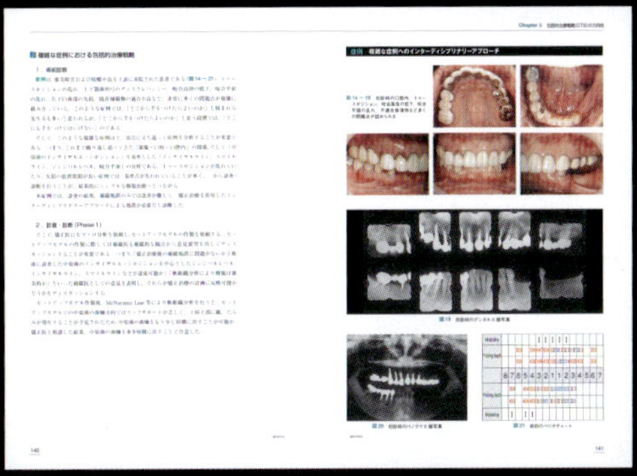

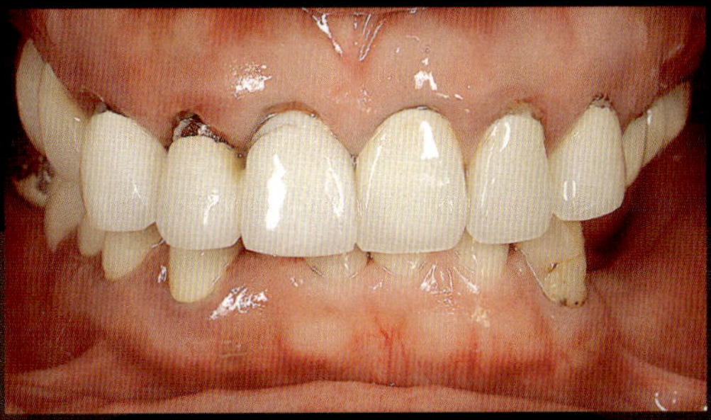

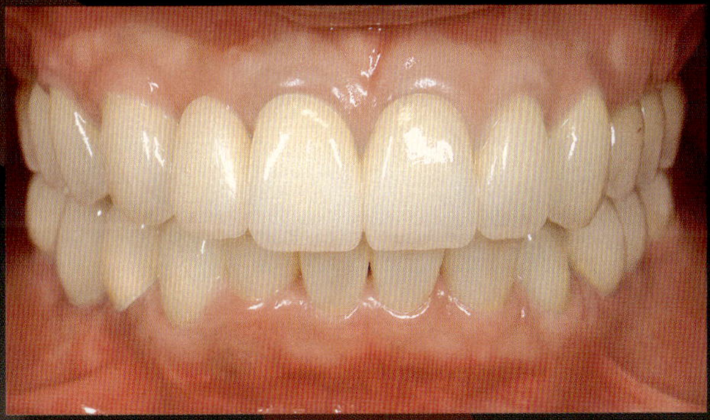

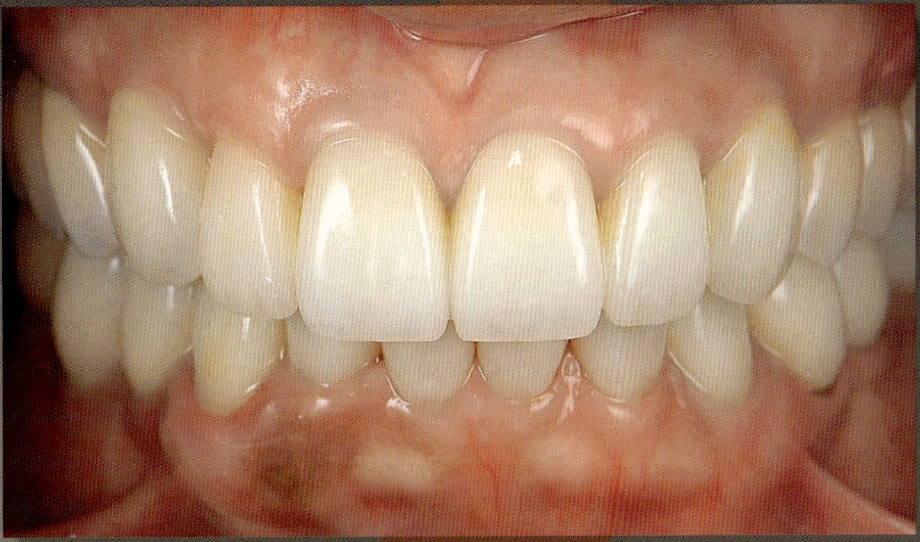

Before

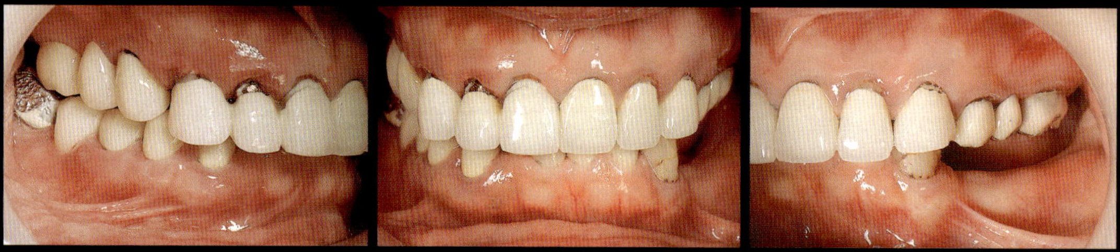

初診時，トゥースポジション，咬合高径の低下，咬合平面の乱れ，不適合修復物，下顎左側臼歯部欠損など，多くの問題が認められる

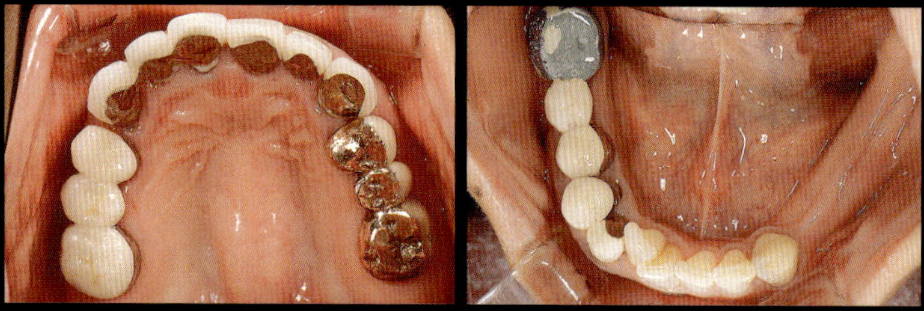

Set up model

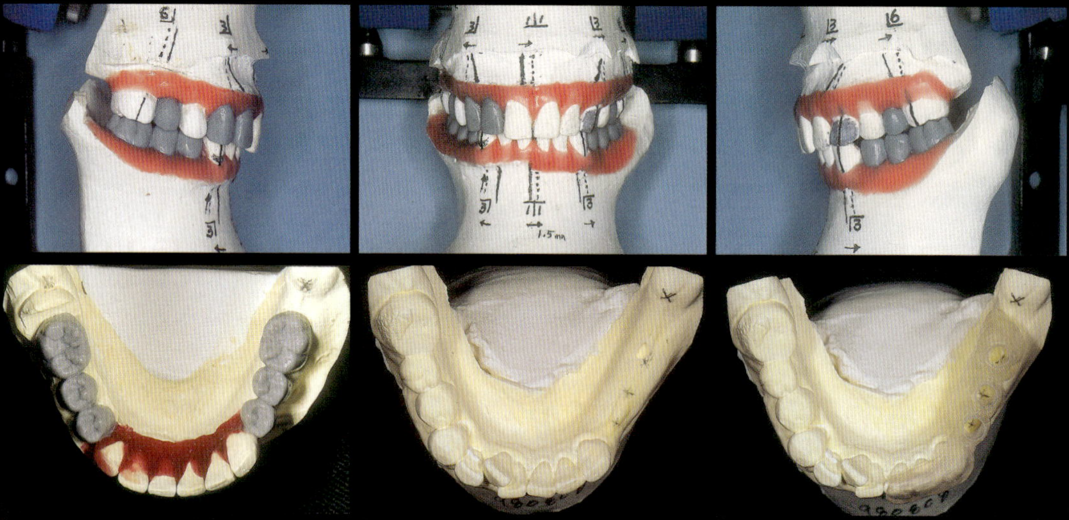

診断用ワックスアップの作製，下顎の矯正後を想定したセットアップモデルの作製，サージカルガイドの作製を行う

Orthodontic Treatment

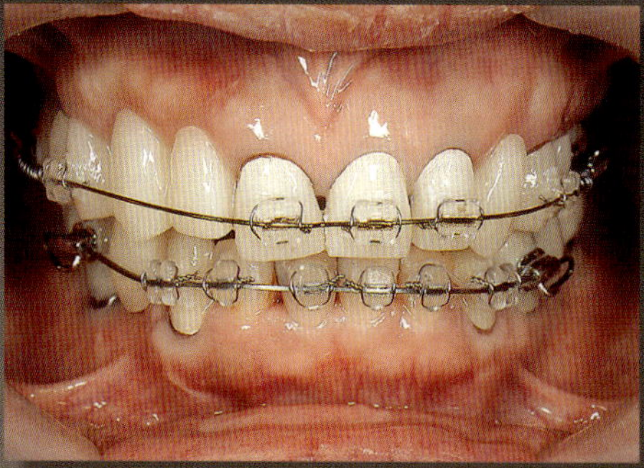

矯正治療を行う

Implant

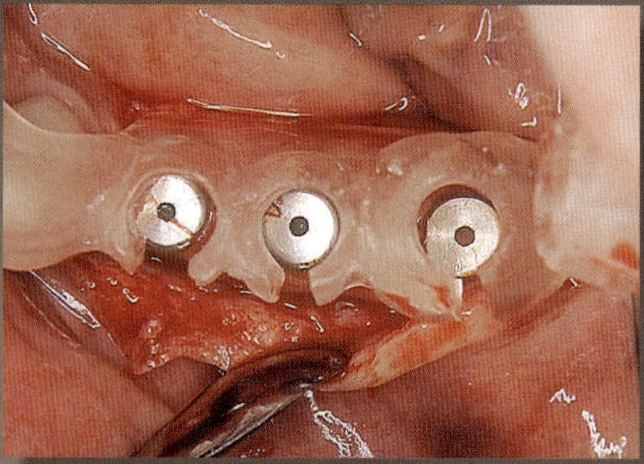

サージカルガイドを用いたインプラント埋入

Final Restoration

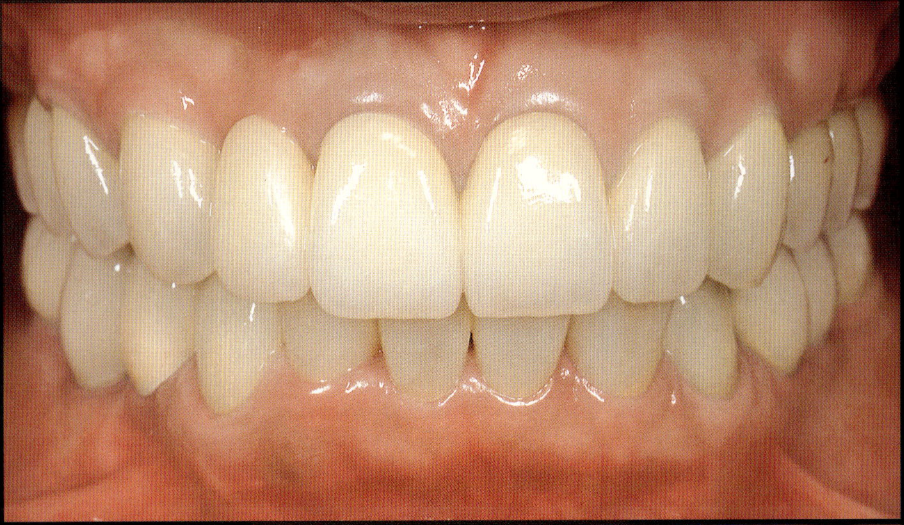

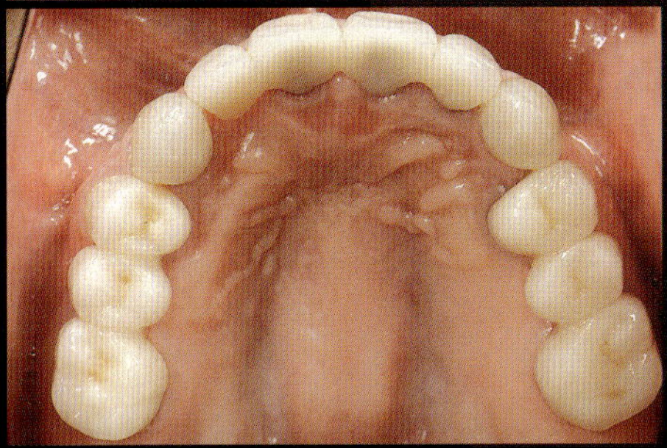

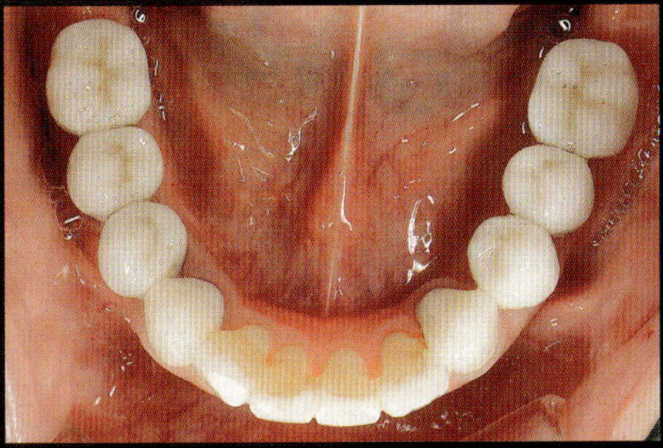

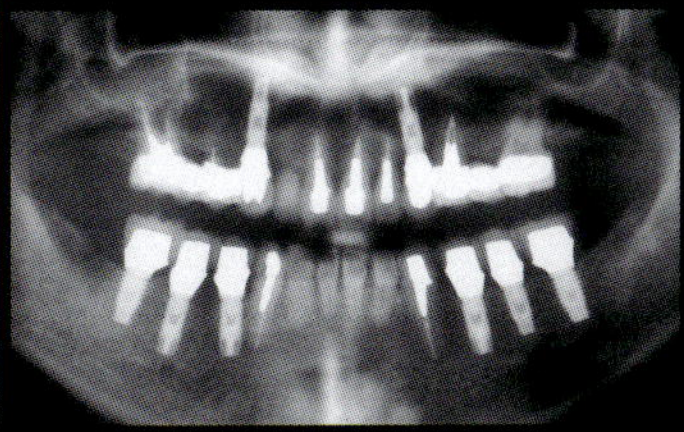

最終補綴物装着時

After 15 years

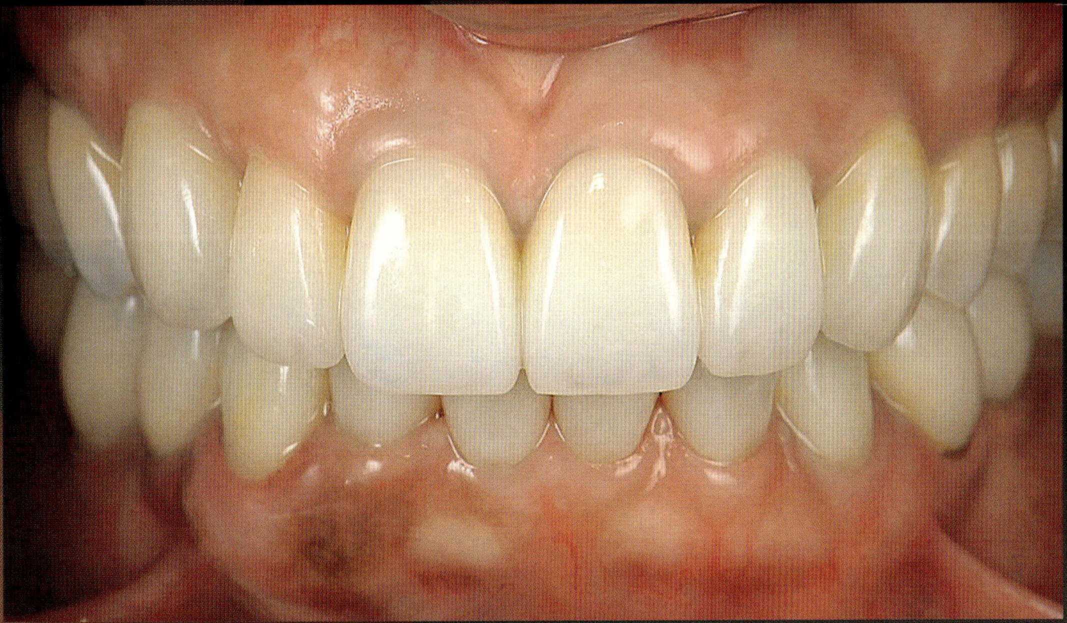

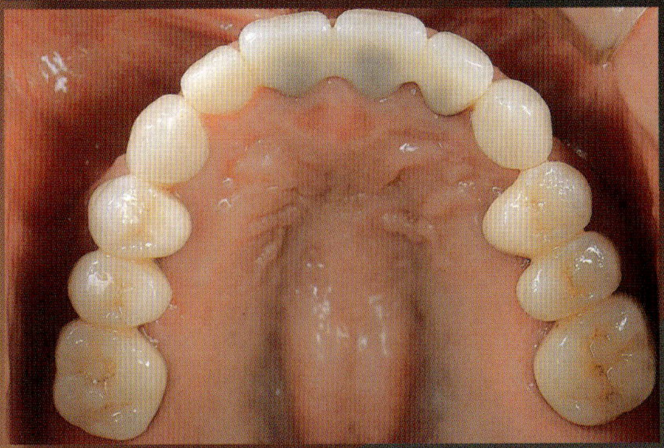

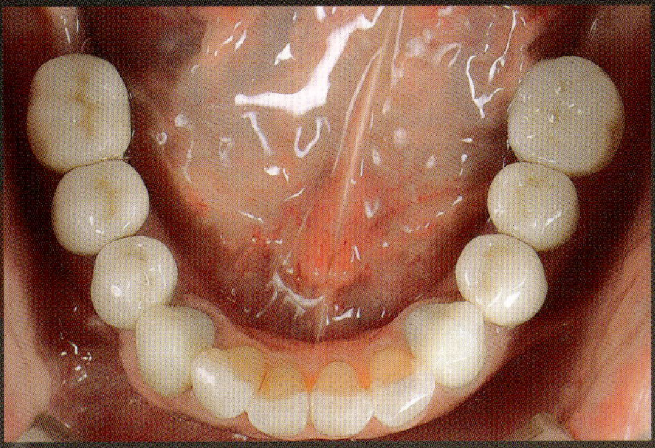

最終補綴物装着から15年経過時

本症例を，いくつかの学会，講演会で提示したことがある．その際，さまざまなコメントを頂いた．

「前歯部の歯根がそんなに短いのにカンチレバーブリッジで予後は問題ないのだろうか？　歯根破折が起きる可能性が高い」

「上顎犬歯がインプラント補綴だが，インプラントに犬歯誘導を与えていいのか？」

「上顎臼歯部のブリッジの支台歯の耐久力は？　対合歯がインプラント補綴なので，咬合力の差で負けてしまう可能性が高い」

など，否定的な意見も多かった．確かに，そうした疑問をもたれるのも理解できるが，しかしながら結果としては術後 18 年，無傷の状態で維持している．

いま思い返せば，本症例に対するコメントはすべて補綴デザインや各歯牙の構造力学的な生存性など，症例の一部分に対する疑問であった．

大切なことは，枝葉ではなく幹である．

骨格と歯列がどう調和しているのか，力学的リスクをどう回避しているのか．さらに，骨格的個人特異性，免疫学的個人特異性，生活習慣的個人特異性など，複合的要素が絡み合ってくる．

それらを熟考し，試行錯誤の連続の中で治療を進めていかなければ，補綴物は崩壊に至り，結果，審美的要素も欠落していく．そこにどんな最新の機器を取り入れようが，卓越した術式を施そうが，その全体像が見えてない限り，同じ末路を辿る．

次の Chapter から，その複雑な要素をどう読み解き，全体像を把握していくか，症例の「幹」の部分をどう可視化して治療していくのか，その基本原則について考えていきたい．

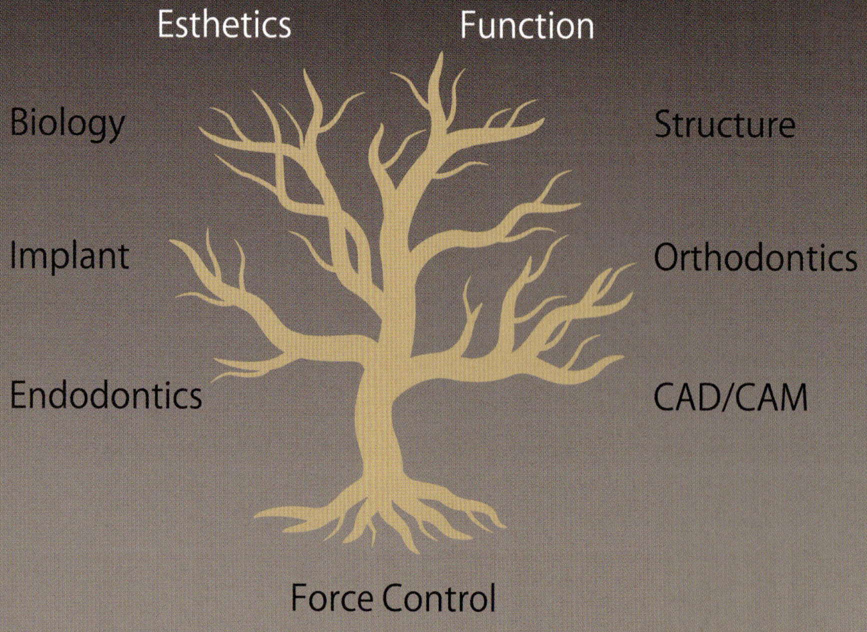

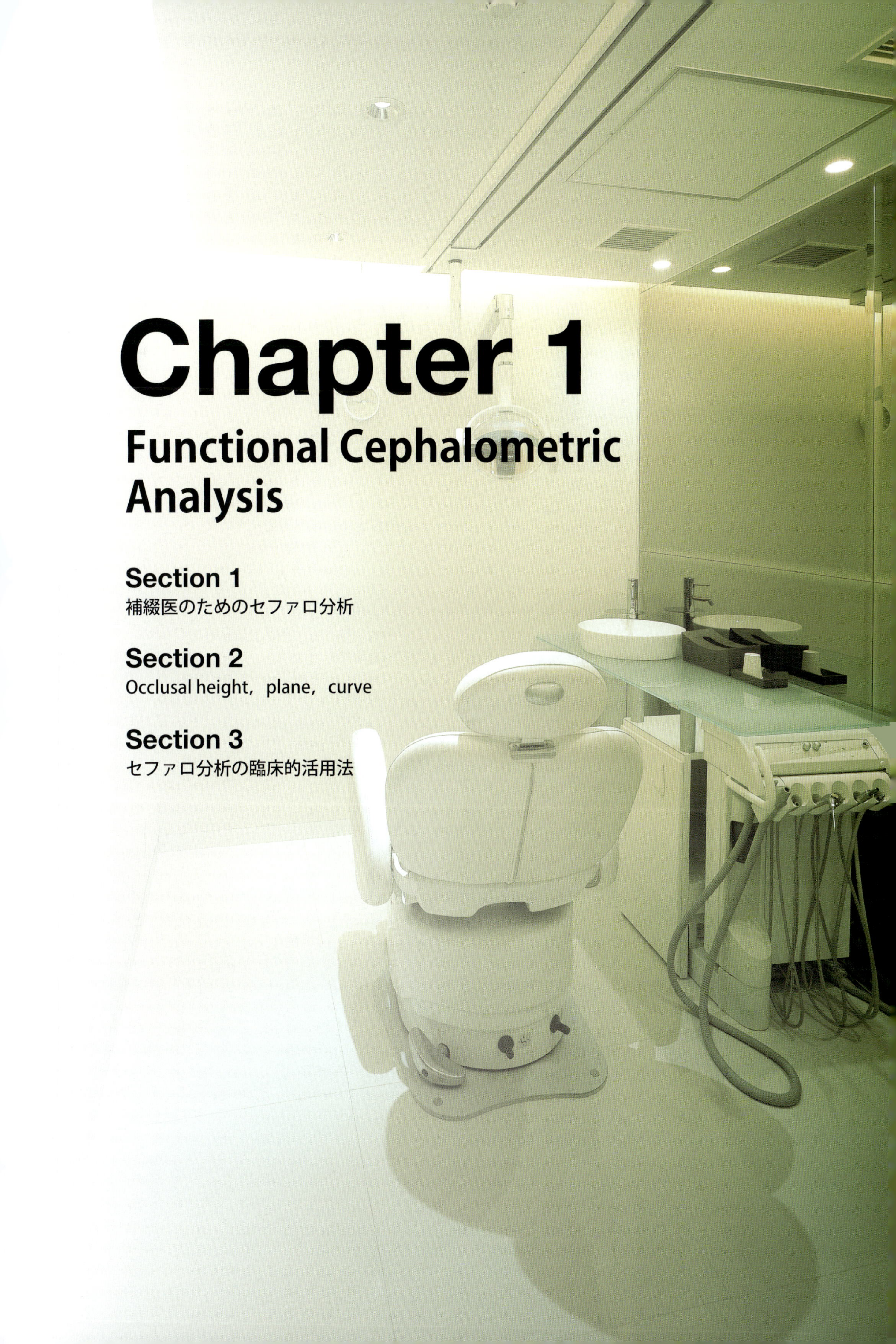

Chapter 1

Functional Cephalometric Analysis

Section 1
補綴医のためのセファロ分析

Section 2
Occlusal height，plane，curve

Section 3
セファロ分析の臨床的活用法

Section 1　補綴医のためのセファロ分析

はじめに

本 Chapter では，まずセファログラム（頭部 X 線規格写真）を用いた分析について述べたい．

歯列矯正の視点からセファロ分析を行うことは矯正治療専門医に依頼するが，われわれ補綴医も，補綴治療の際にセファロを用いることはたいへん有用である．歯列が崩壊した症例や咬合関係に不正が見られる症例など，現存の歯列が参考にならないことも臨床では多々あるが，そのような症例でも，顎骨を基準とすることで治療計画立案時のスターティングポイントとして参考になり，また治療ゴールを大まかに把握することができる（**Fig. 1**）．特に全顎的な矯正治療の必要のない症例，無歯顎の症例などに対してセファロを活用することで，症例の全体像を把握することができる．

そこでまずはじめに，補綴医が知っておきたいセファロ分析項目についておさえておきたい．

補綴治療におけるセファログラムの使いかた

1．治療計画立案時のスターティングポイントとして

2．治療ゴールのおぼろげな全体像

Fig. 1　補綴治療におけるセファログラムの活用法

セファロ分析の 2 つの柱

補綴的にセファロを分析する際には大きく分けて「エステティックサイト」と「ファンクショナルサイト」に分けて考えると整理しやすい（**Fig. 2-1**）．

エステティックサイトでは，「側貌計測（Profile analysis）」と「上顎前歯位置（Anterior position）」の確認を行う．

エステティック　サイト

Profile analysis	Anterior position
側貌計測	上顎前歯位置

ファンクショナル　サイト

Occlusal height	Occlusal plane	Occlusal curve
咬合高径	咬合平面	咬合彎曲

Fig. 2-1　セファロ分析を行う際，審美と機能に分けて読み解くと，その症例の概要が理解しやすい

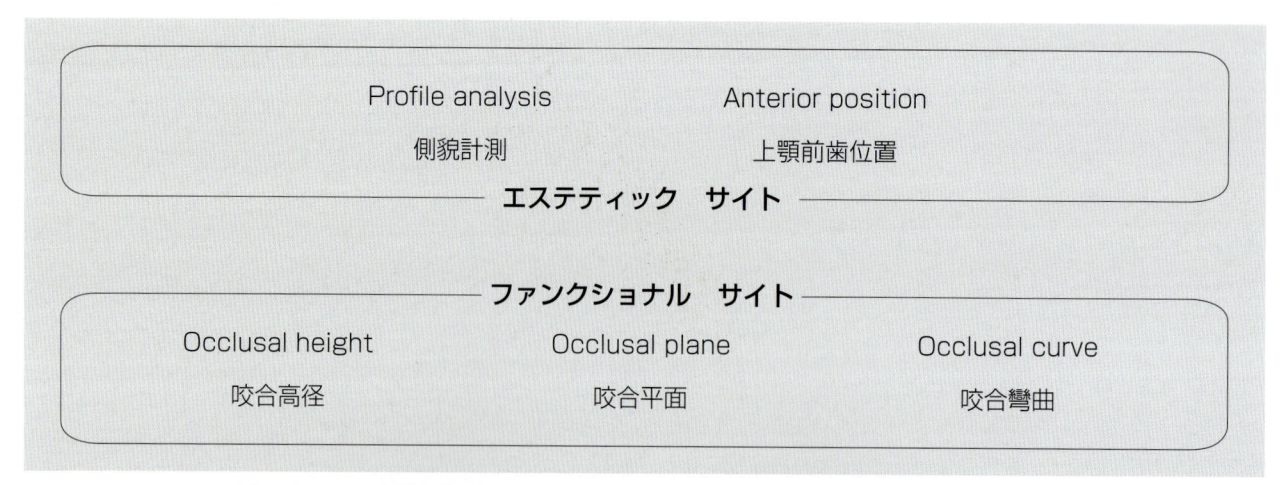

ファンクショナルサイトでは,「咬合高径(Occlusal height)」「咬合平面(Occlusal plane)」「咬合彎曲(Occlusal curve)」の確認を行う.

そして補綴治療において重要な「顔面形態の把握」「上顎前歯の位置」「上顎咬合平面の設定」「上顎第一大臼歯の位置」「顎位の決定」「咬合高径の決定」「下顎咬合平面の設定」の確認を行う(**Fig. 2-2**).

補綴治療におけるセファロの有用性

1. 顔面形態の把握
2. 上顎前歯の位置
3. 上顎咬合平面の設定
4. 上顎第一大臼歯の位置
5. 顎位の決定
6. 咬合高径の決定
7. 下顎咬合平面の設定

Fig. 2-2 補綴治療に有用なセファロ分析項目

セファロ撮影時においては,FH平面が水平になるように撮影するのが基本で,口唇をリラックスさせた状態で撮影する.

補綴医がおさえておきたい各種analysis

セファロの分析には,**Fig. 3**に示すようにさまざまなanalysisが提唱されているが,我々は矯正専門医ではないのですべてを把握する必要はない.補綴を手がけるにあたって最も基準となる上顎前歯の位置,上下顎の位置関係(顎位)と高さ(咬合高径),上下歯列の関係(咬合平面,咬合彎曲)等がわかるanalysisが望ましい.筆者は臨床において上顎前歯を基準とする⑥McNamara analysis,⑦Arnett analysisをよく用いている.

McNamara analysisは,従来のセファロ分析が下顎前歯を基準にしているのに対し,上顎前歯を基準とした分析法である.また,距離計測を使用していることも特徴的であり,補綴治療との相性が良い.ナジオンを通り,FH平面に直角に交わる線をMcNamara lineと言い,この線を基準に診断する.

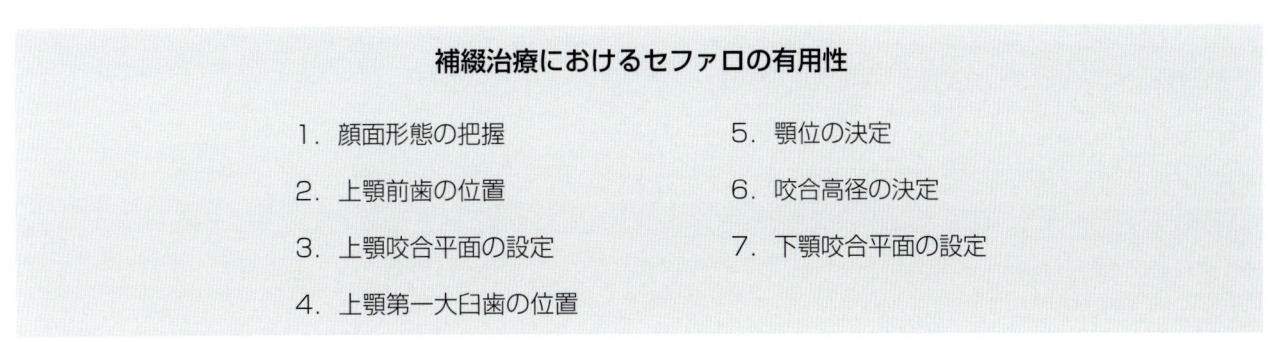

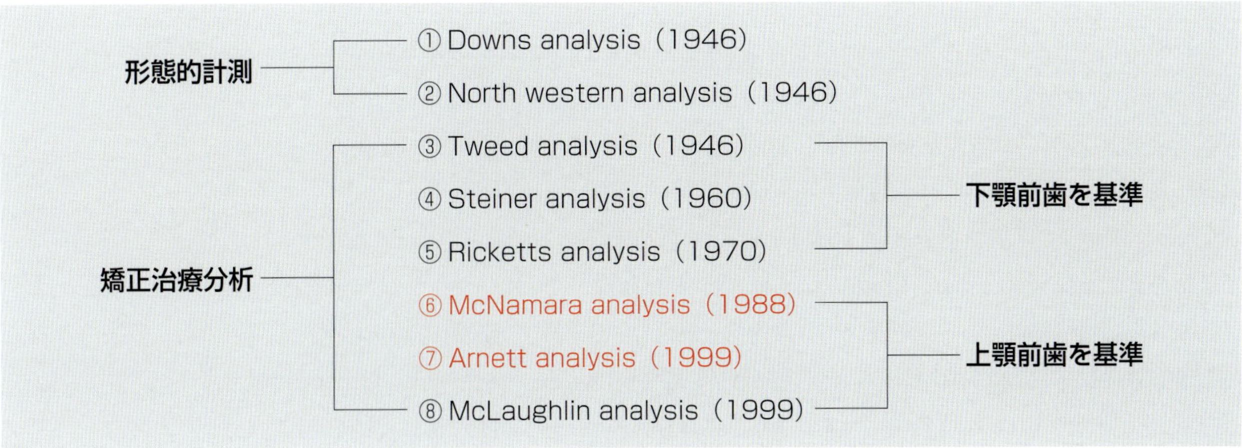

Fig. 3 各種セファロ分析

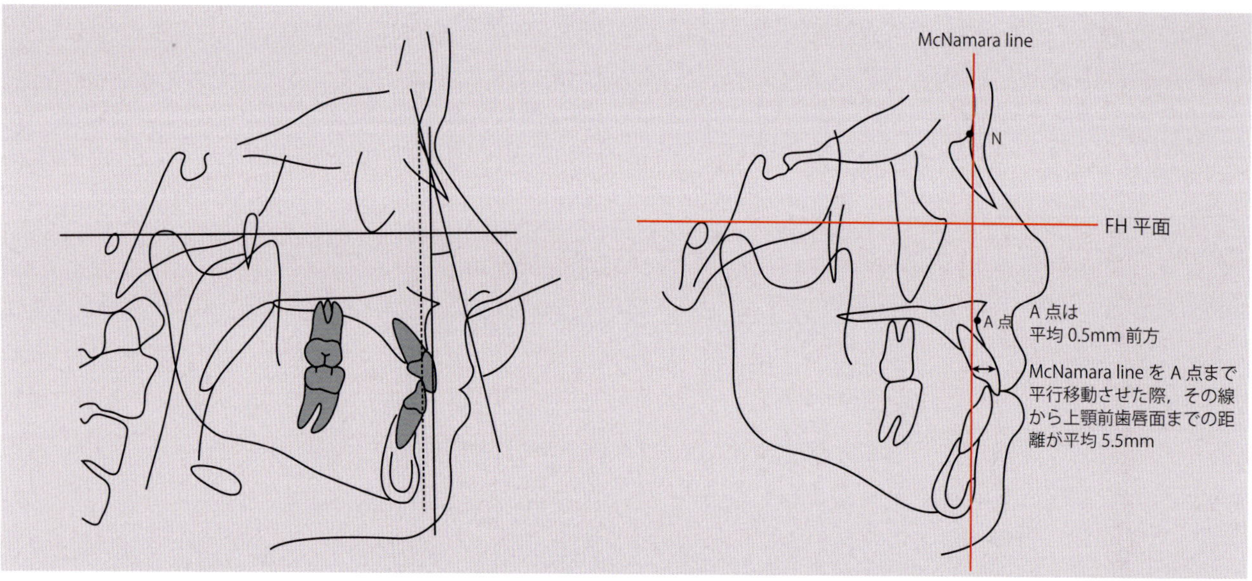

Fig. 4 McNamara analysis．ナジオン（N）を通り，FH 平面に直角に交わる線を McNamara line と言い，この線を基準に上顎骨の突出度，上顎中切歯の位置を診断する．

上顎骨の前後的位置は，A 点が McNamara line より 0.5 mm 前方が日本人の平均値，上顎前歯の位置は，McNamara line を A 点まで平行移動させた際，その線から上顎前歯唇面までの距離 5.5 mm が日本人の平均値である

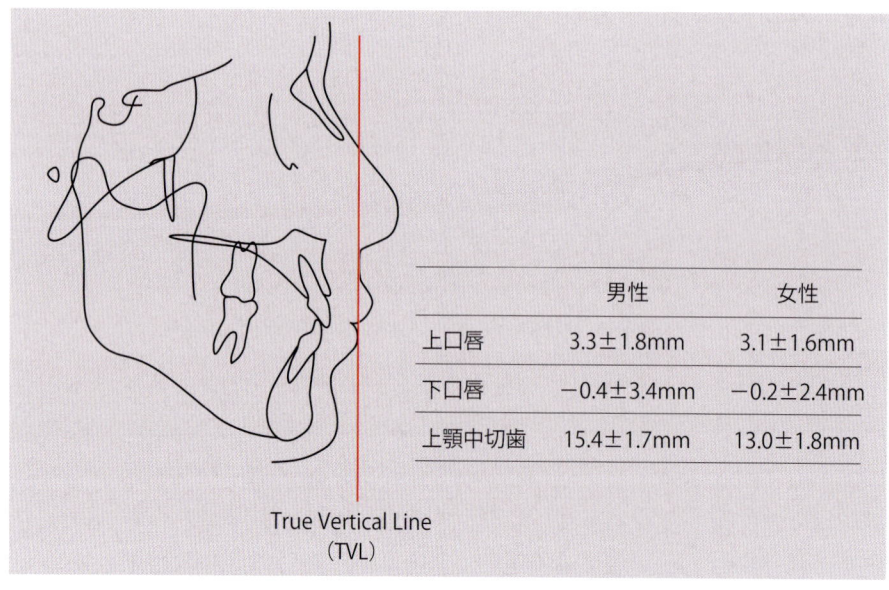

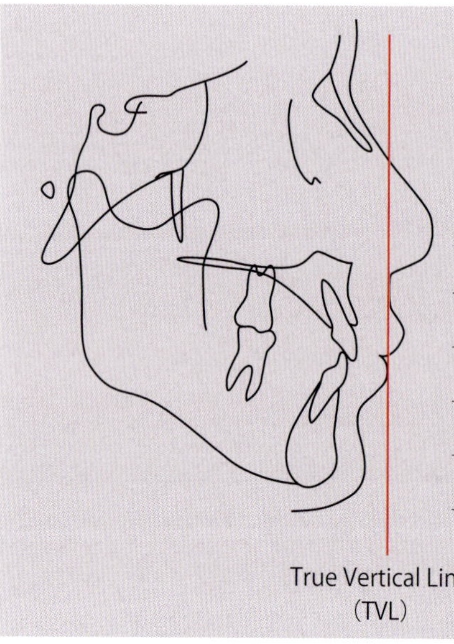

	男性	女性
上口唇	3.3±1.8mm	3.1±1.6mm
下口唇	−0.4±3.4mm	−0.2±2.4mm
上顎中切歯	15.4±1.7mm	13.0±1.8mm

Fig. 5 Arnett analysis. True Vertical Line に対して日本人男性の場合，上口唇が 3.3±1.8 mm，下口唇が−0.4±3.4 mm，上顎中切歯が 15.4±1.7 mm が平均である（[1] より）

上顎骨の前後的位置は，McNamara line より A 点が 0.5 mm 前方，McNamara line を A 点まで平行移動させた際，その線から上顎前歯唇面までの距離は 5.5 mm が日本人の平均値である．筆者は，Nasolabial angle と，この 2 つの数値を合わせることで顔貌に対する上顎前歯の位置を診断している．

Arnett analysis は，側貌軟組織を基準とした分析法である．Natural head position で撮影されたセファロにおける垂線を True Vertical Line（TVL）とし，これを基準に診断する．筆者は，鼻下点を通る TVL から上口唇，下口唇，上顎中切歯の距離などを計測する．日本人の平均値は，上口唇が男性：3.3 ± 1.8 mm，女性：3.1 ± 1.6 mm，下口唇が，男性：− 0.4 ± 3.4 mm，女性：− 0.2 ± 2.4 mm，上顎中切歯が男性：15.4 ± 1.7 mm，女性：13.0 ± 1.8 mm である[1]．

筆者は，McNamara analysis と Arnett analysis をすり合わせることで，より臨床に即した治療目標を立てている（一部，『包括的治療戦略』（2010）より改変）．

Section 2　Occlusal height, plane, curve

Fuctional cephalometric analysis

筆者は審美的な側面から⑥ McNamara analysis を用いて上顎中切歯の突出度合いの確認，そして⑦ Artnett analysis を用いて側貌からの軟組織分析を行っている．さらに機能面において重要なのが，「Occlusal height（咬合高径）」と「Occlusal plane（咬合平面）」と「Occlusal curve（咬合彎曲）」である．この三者のバランスが取れていないと，口腔内での咬頭嵌合位の安定性や前・側方運動時のガイドの付与など，適正な咬合の付与が困難になるからである．

その三者の設定や確認にセファロ分析は有効である．

●咬合高径の指標

咬合高径の設定には，顔面計測法や発音を利用する方法，安静空隙を参考とする方法などさまざまである．臨床的には，これら複数の方法を組み合わせて設定し，最終的にはプロビジョナルレストレーションに置き換えて，機能的，審美的に問題がないか，患者が快適と思うか，といった要素から総合的に判断する．

この咬合高径の設定において，セファロ分析も有効な手段の一つである．ここで診断に有用なのは，特に「①側貌での審美性」と「②骨格的な上下顎骨のバランス」である．

①側貌での審美性

側貌での審美性は，Esthetic site（P.248）での「垂直成分での診断」を使用する．中顔面より下顔面が大きい患者や，口唇閉鎖不全が認められる患者に対して，咬合高径を挙げるのは望ましくない．

②骨格的な上下顎骨のバランス

セファロ分析で骨格的に咬合高径を診断する方法として，筆者は，「Harvold-McNamara triangle」を用いている．

Harvold-McNamara triangle による測定法

まず，Condylion から A 点まで線を引き，その距離【Maxillary length】を計測する（a）．次に，Condylion から Gnation まで線を引き，その距離【Mandibular length】を計測する（b）．そして，ANS と Menton を結ぶ直線の距離【Lower anterior facial height】を計測する（c）．

この数値を用いて，Harvold-McNamara triangle の表（**Fig. 6**）から，計測した（a）の値をチェックし，それに相当する（b），（c）の値を計測値と比較する．

例えば，患者の計測値が（a）88.0，（b）112.0，（c）67.0 の場合を見てみる．Harvold-McNamara triangle の表で（a）88 をチェックすると，表では（b）111-114，（c）68-70 である．患者の数値と比較すると，（b）の値は平均値内であるが，（c）の値が平均値を下回っている．これは，上下顎の長さに比べて垂直的な長さが短いということを意

1. Occlusal height

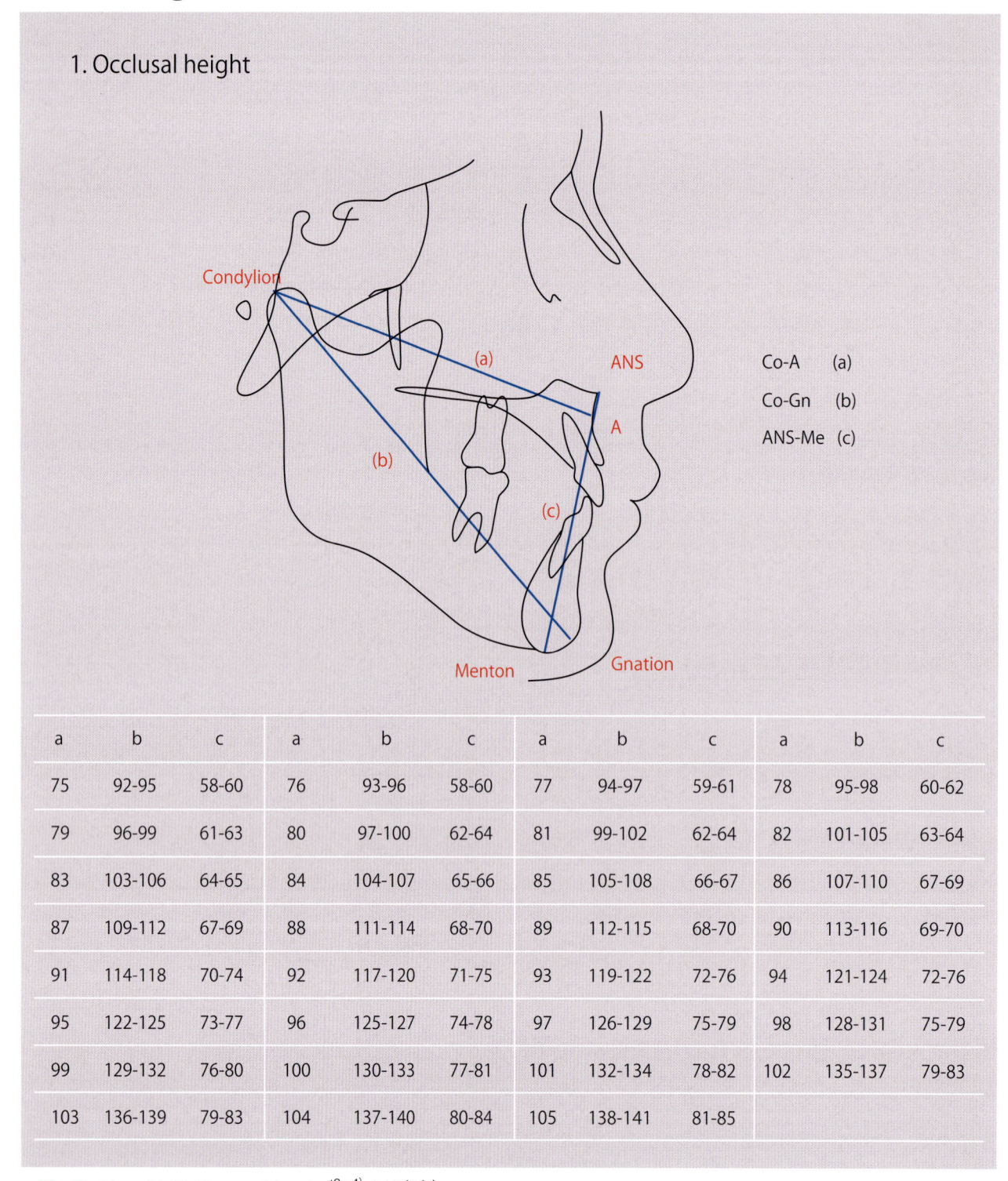

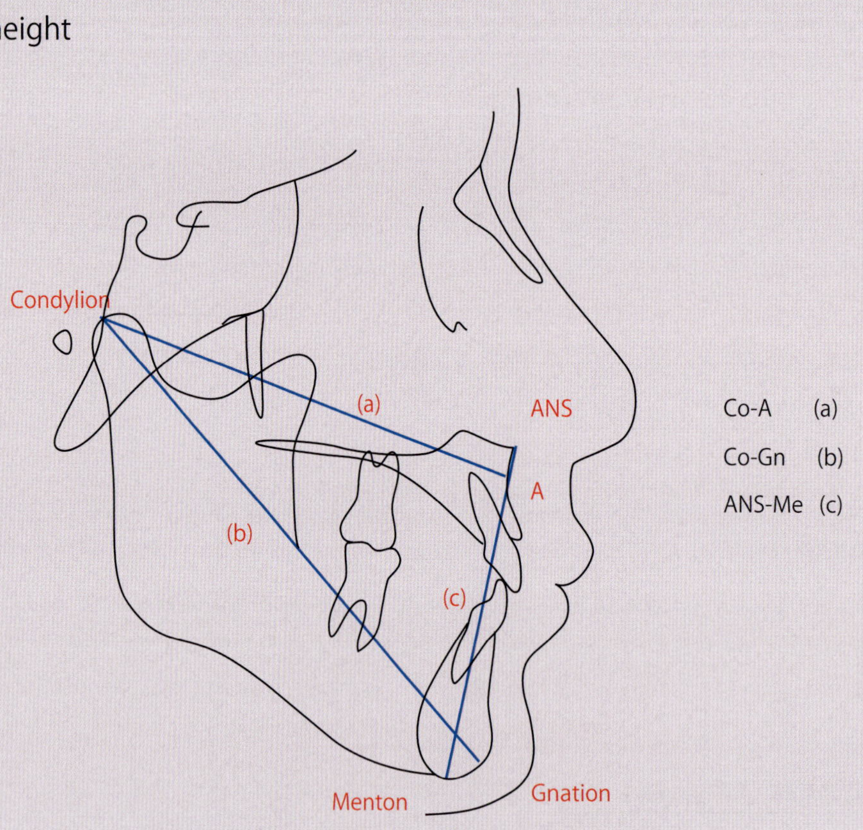

a	b	c	a	b	c	a	b	c	a	b	c
75	92-95	58-60	76	93-96	58-60	77	94-97	59-61	78	95-98	60-62
79	96-99	61-63	80	97-100	62-64	81	99-102	62-64	82	101-105	63-64
83	103-106	64-65	84	104-107	65-66	85	105-108	66-67	86	107-110	67-69
87	109-112	67-69	88	111-114	68-70	89	112-115	68-70	90	113-116	69-70
91	114-118	70-74	92	117-120	71-75	93	119-122	72-76	94	121-124	72-76
95	122-125	73-77	96	125-127	74-78	97	126-129	75-79	98	128-131	75-79
99	129-132	76-80	100	130-133	77-81	101	132-134	78-82	102	135-137	79-83
103	136-139	79-83	104	137-140	80-84	105	138-141	81-85			

Fig. 6 Harvold-McNamara triangle ([2~4] より改変)

味する．このような場合は，平均値と比較し，インサイザルレベルで 1～3 mm 程度咬合高径を挙げることを検討する．このように咬合高径を検討する上でこの数値比較を利用する一番のメリットは，(c) が上下切歯相当部位にあることである．もし (c) を 2 mm 増やす場合，咬合器上の中切歯レベルで 2 mm 挙上すれば良いことになる．Rikkets などの角度による咬合高径の検討より簡便である．また，平均値がレンジになっているので，その範囲の中で顔貌や発音，咬合の可否を試行錯誤できるため，非常に臨床的である．

ただし，これらはあくまでも平均値であり，すべての患者に画一的に当てはめるわ

2. Occlusal plane

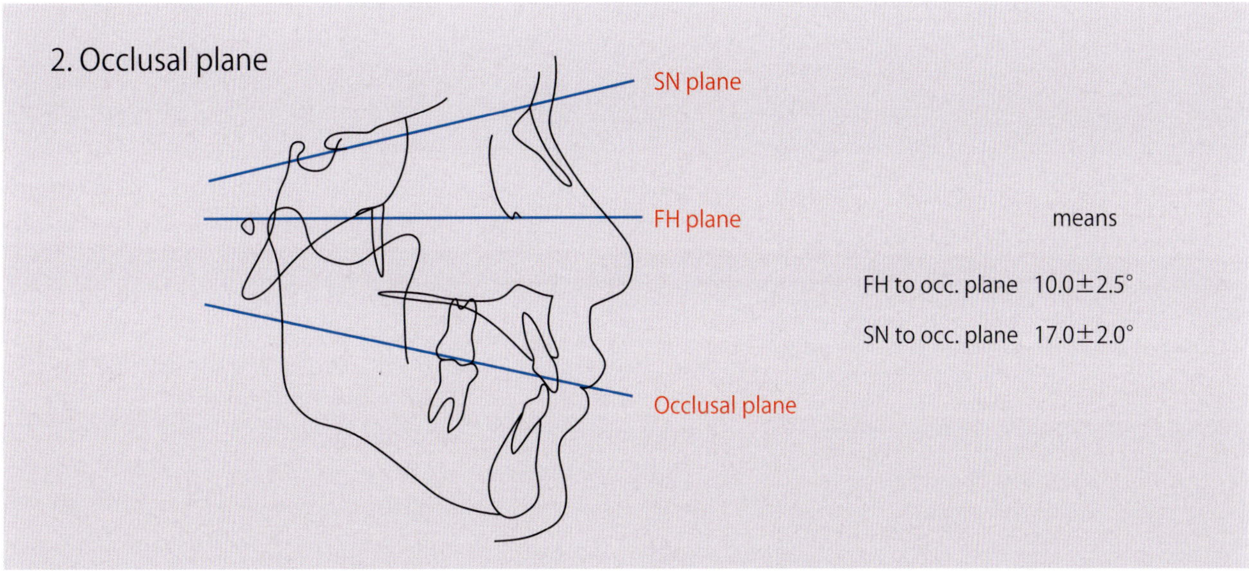

	参考文献 5)	参考文献 6)	参考文献 7)
FH to Occlusal	男性 8.77±5.02 女性 10.85±4.80	男性 9.35±3.68 女性 10.75±4.04	男性 9.52±4.01 女性 11.42±3.64

Fig. 7-1, 2 Occlusal plane は, FH 平面を基準としたときに 10.0±2.5°, SN 平面を基準としたときに 17.0±2.0° を指標としている

けではなく，平均から外れた数値であっても患者に問題がなければ変更する必要はない．咬合高径を変更するか否かの判断材料や変更する場合の指標，そして再評価として用いている．

●咬合平面の指標

咬合平面の指標として，FH 平面または SN 平面と咬合平面の角度を参考にしている（**Fig. 7-1, 2**）．

●咬合彎曲の指標

Nasion から FH 平面上におろした垂線上で FH 平面より 26 mm の高さの位置に円の中心を定める．この中心から下顎頭前縁まで距離を半径（r）とした円が「OC line」であり，この曲線が上顎第一大臼歯近心頬側咬頭頂と上顎中切歯切縁の垂直的指標となる．

次に SD（標準偏差）を求める．中心点の X 軸方向の SD 値が約 7 mm であることに基づき，FH 平面に平行に前方と後方に 7 mm の点を取り，それぞれから下顎頭前縁までの距離を（r', r"）とした円を描き，SD line を求める（**Fig. 8-上**）．

筆者らはさらにこの方法をモディファイし使用している．前述の方法（Esthetic site P.248）によって定まった上顎前歯により安定した咬合平面を導くために，中心点 SD 線上で，上顎前歯切縁と下顎頭前縁を通る円を探し出し，その上顎大臼歯相当部に上顎第一大臼歯を位置づけ，咬合平面決定の一要素としている[8]．

3. Occlusal curve

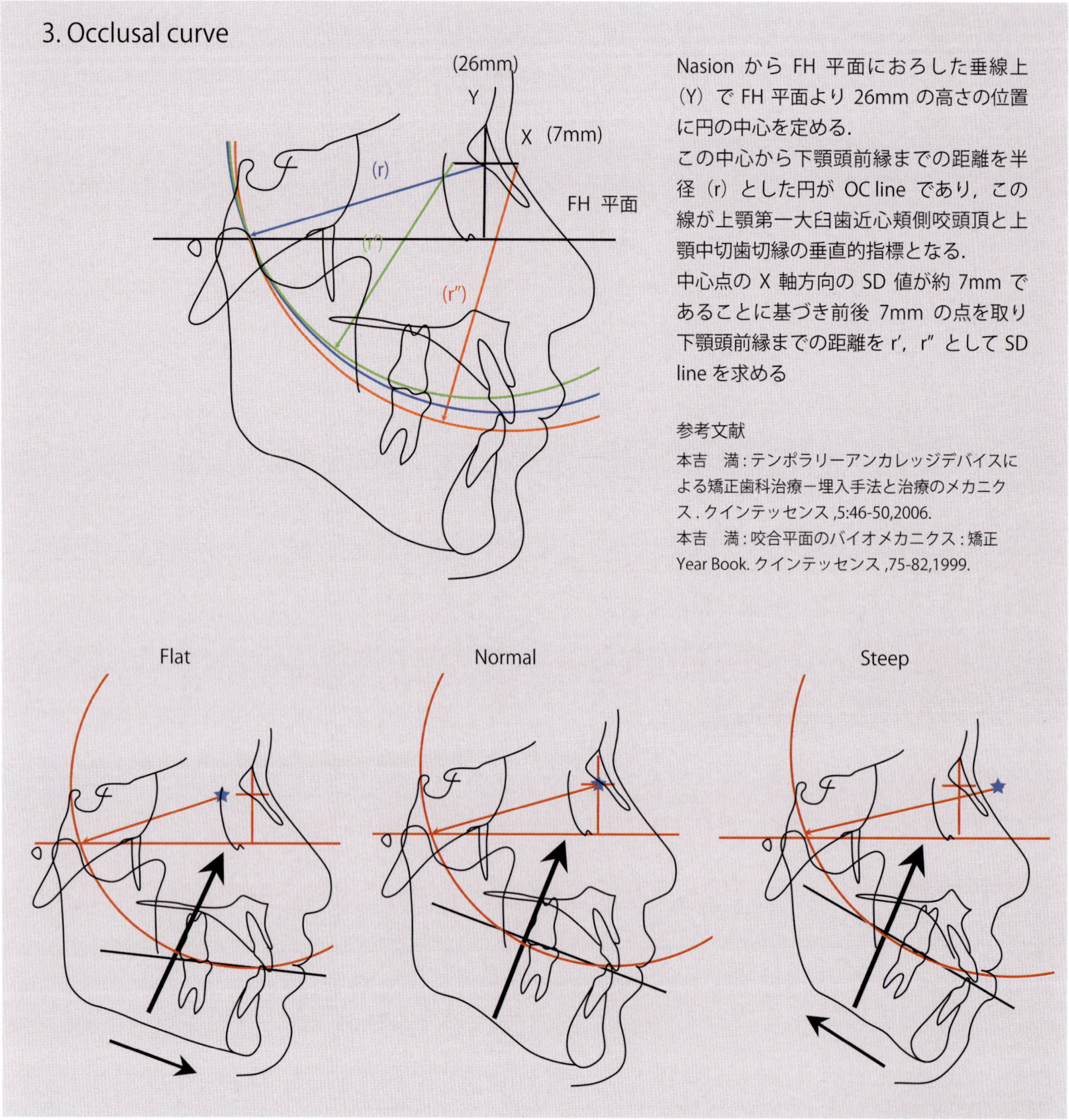

3. Occlusal curve
(26mm)
Y
X (7mm)
(r)
(r')
(r'')
FH 平面
Nasion から FH 平面におろした垂線上（Y）で FH 平面より 26mm の高さの位置に円の中心を定める.
この中心から下顎頭前縁までの距離を半径（r）とした円が OC line であり，この線が上顎第一大臼歯近心頬側咬頭頂と上顎中切歯切縁の垂直的指標となる.
中心点の X 軸方向の SD 値が約 7mm であることに基づき前後 7mm の点を取り下顎頭前縁までの距離を r'，r'' として SD line を求める
参考文献
本吉　満：テンポラリーアンカレッジデバイスによる矯正歯科治療ー埋入手法と治療のメカニクス．クインテッセンス，5:46-50,2006.
本吉　満：咬合平面のバイオメカニクス：矯正 Year Book. クインテッセンス，75-82,1999.
Flat
Normal
Steep

Fig. 8　Occlusal curve は，Nasion から FH 平面におろした垂線上（Y）で FH 平面より 26 mm の高さの位置に円の中心を定め，この中心から下顎頭前縁までの距離を半径（r）とした円が上顎第一大臼歯近心頬側咬頭頂と上顎中切歯切縁の垂直的指標となる．この円に対して咬合平面が Flat か Normal か Steep かを診断する
Flat か Steep かは，矢状面セファロにおける下顎枝の角度を意味している．下顎枝が Flat なブレーキ−タイプは，咬合平面が Flat になりやすく，逆に Steep なドリコタイプは Steep になりやすい．しかしながら，咬筋の走行は下顎骨体から上記の円の中心に集束すると言われている．この咬筋の走行より，咬合平面が鋭角であれば下顎骨は前方に，鈍角であれば下顎骨は後方にシフトしやすくなり，咬合が安定しない要素になりうるのである

この咬合彎曲を分析することにより，患者の咬合平面が Flat なのか，Normal なのか，Steep なのかを診断する（**Fig. 8−下**）

以上のように，「Occlusal height」「Occlusal plane」「Occlusal curve」を組み合わせることにより，残存歯にとらわれない，骨格に基づいた客観的な診査・診断，治療計画の立案を行うことができるのである．

次の Section では，実際にセファロ分析を取り入れた臨床例を提示したい．

Section 3　セファロ分析の臨床的活用法

では実際に，セファロ分析を用いた症例について見ていきたい．本症例は筆者が2010年に上梓した『包括的治療戦略』でも取り上げた症例だが，その後の経過も含めて報告したい．

患者は審美障害，下顎左側臼歯部の欠損を主訴に来院した（**Fig. 9, 10**）．トゥースポジションの乱れ，咬合高径の低下，咬合平面の乱れ，不適合修復物など多くの問題が認められる．本症例のように既存の顎位や歯列が参考にならない場合には，セファロ分析により骨格から診査・診断を行うことが有効である．

症例1　セファロ分析を用い矯正とインプラントを併用した症例

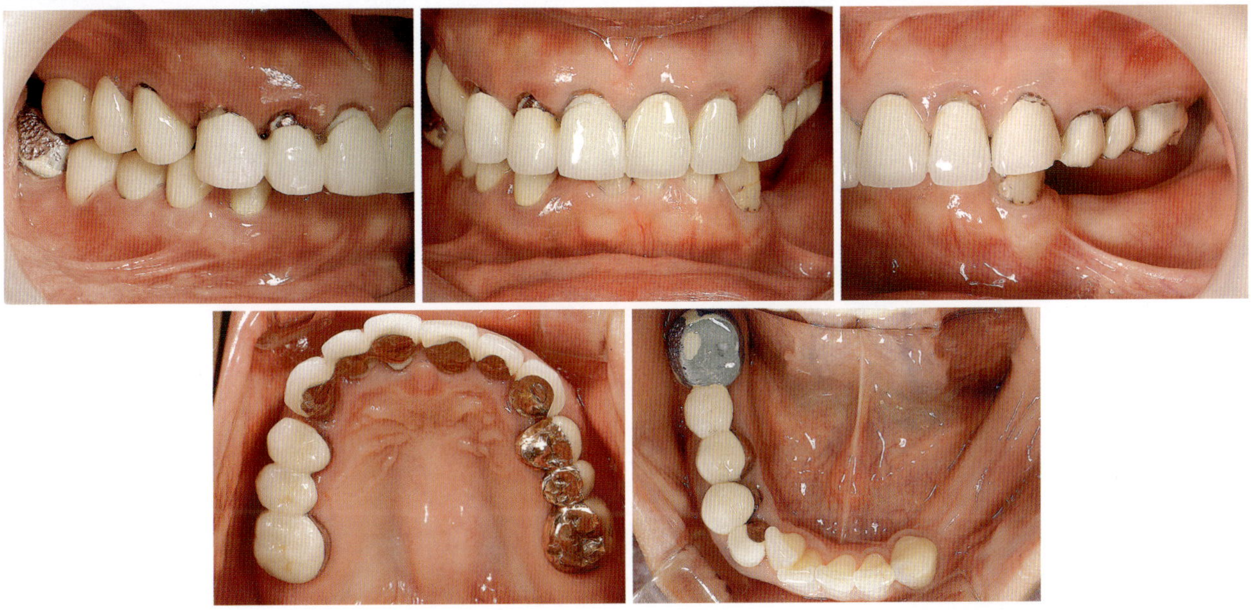

Fig. 9　術前の口腔内

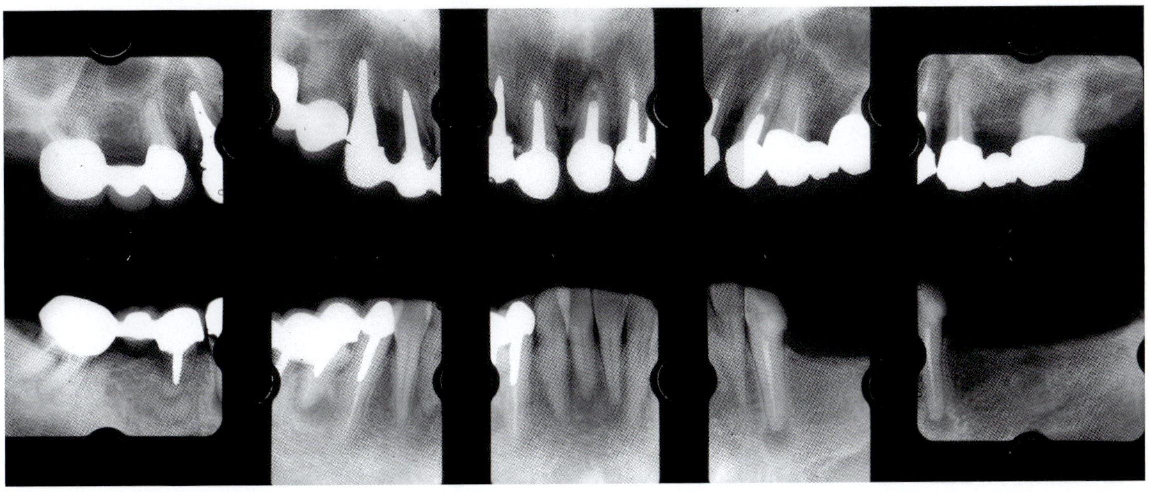

Fig. 10　術前のデンタルX線写真

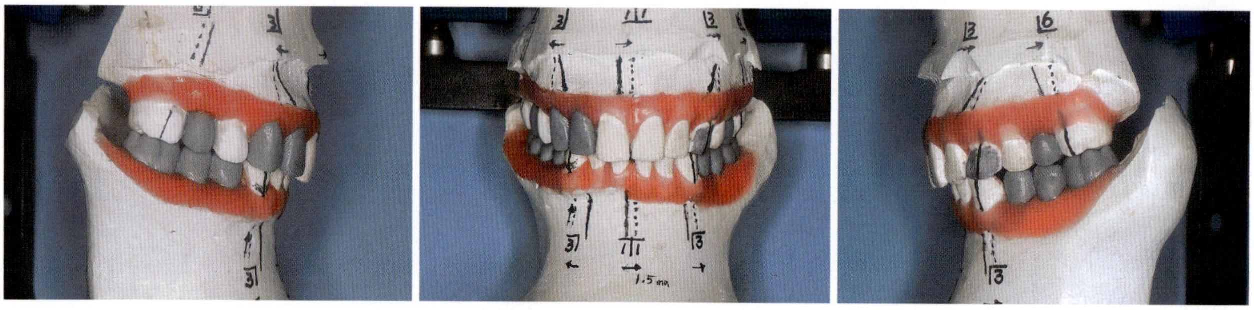

Fig. 11-1～3　セットアップモデルの作製．矯正治療後のシミュレーションおよびワックスアップにより歯冠サイズの調整を行う

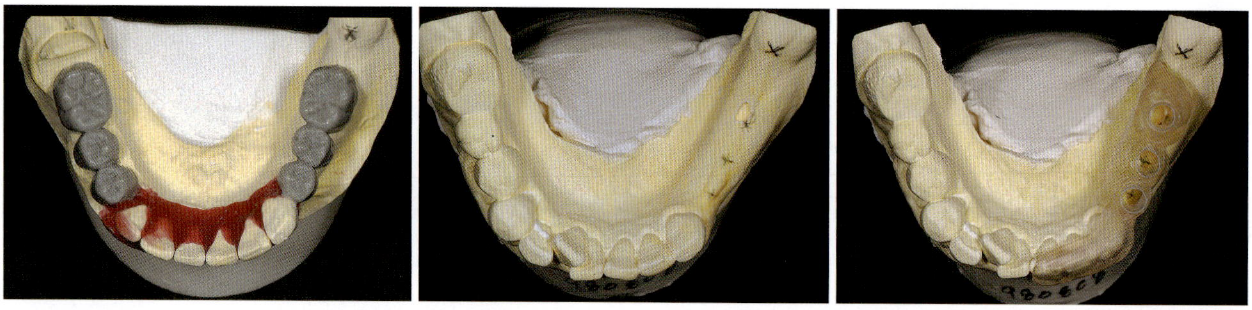

Fig. 12-1～3　下顎のセットアップモデルから下顎両側臼歯部欠損部にワックスアップを行い，インプラント埋入ポジションの設定およびサージカルガイドの作製を行う

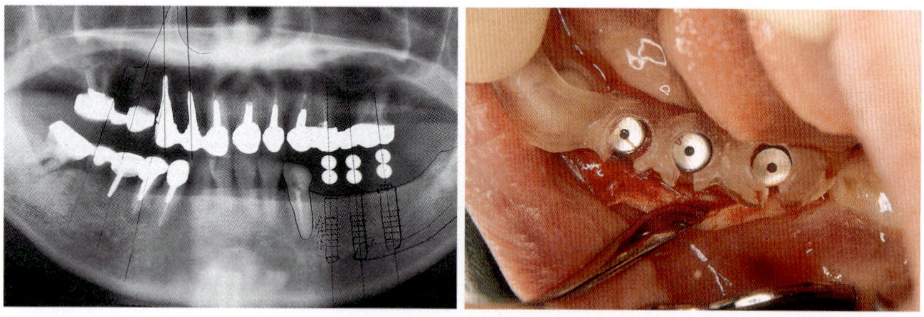

Fig. 13-1, 2　パノラマＸ線上でインプラントポジションの診断を行い，サージカルガイドを用いてインプラント埋入を行う

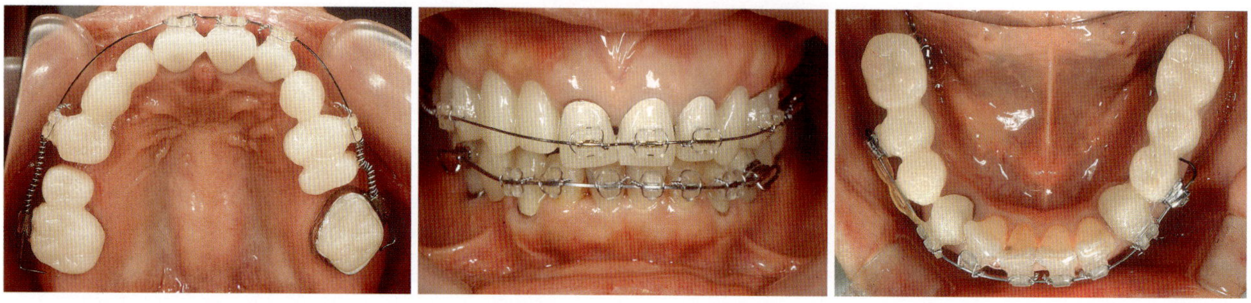

Fig. 14-1～3　歯の歯軸方向に合わせたプロビジョナルレストレーションを装着してから矯正治療を開始する（矯正医・菊池 薫氏）

まずスプリント療法により筋の過緊張をとり再現性のある顎位を獲得後，咬合器に付着して矯正治療後の歯列をシミュレーションしたセットアップモデルを作製する（**Fig. 11**）．

そのセットアップに則って，下顎にインプラントを埋入（**Fig. 12, 13**），その後，上下顎の矯正治療を行い（**Fig. 14～17**），矯正後に上顎のインプラント埋入，歯周外科を行い，プロビジョナルレストレーション（**Fig. 18**），最終補綴物（**Fig. 19～23**）を装着する計画を立てた．

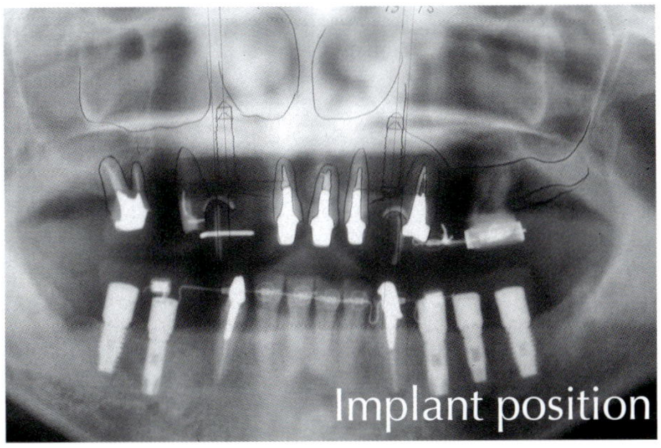

Fig. 15 下顎インプラント埋入後の状態．上顎にはサージカルガイドにＸ線半透過性のフロアブルレジンを塗布し，歯頸ラインをＸ線上で確認できるようにしている．歯頸ラインを明示することで，上顎インプラントのフィクスチャーの選択，埋入深度の計画を立案することができる

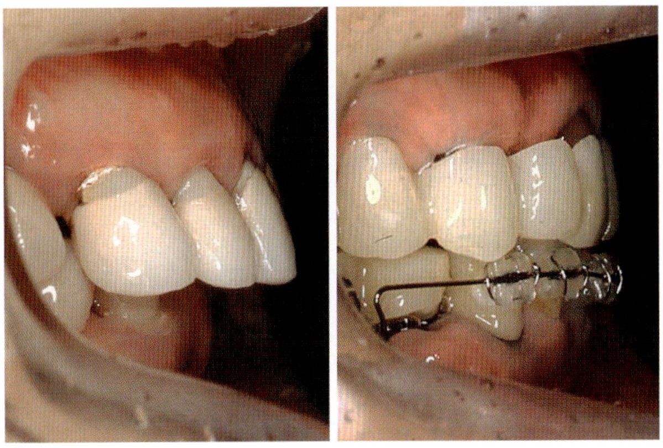

Fig. 16 矯正治療前後の上顎前歯部の状態．歯軸変化が確認できる

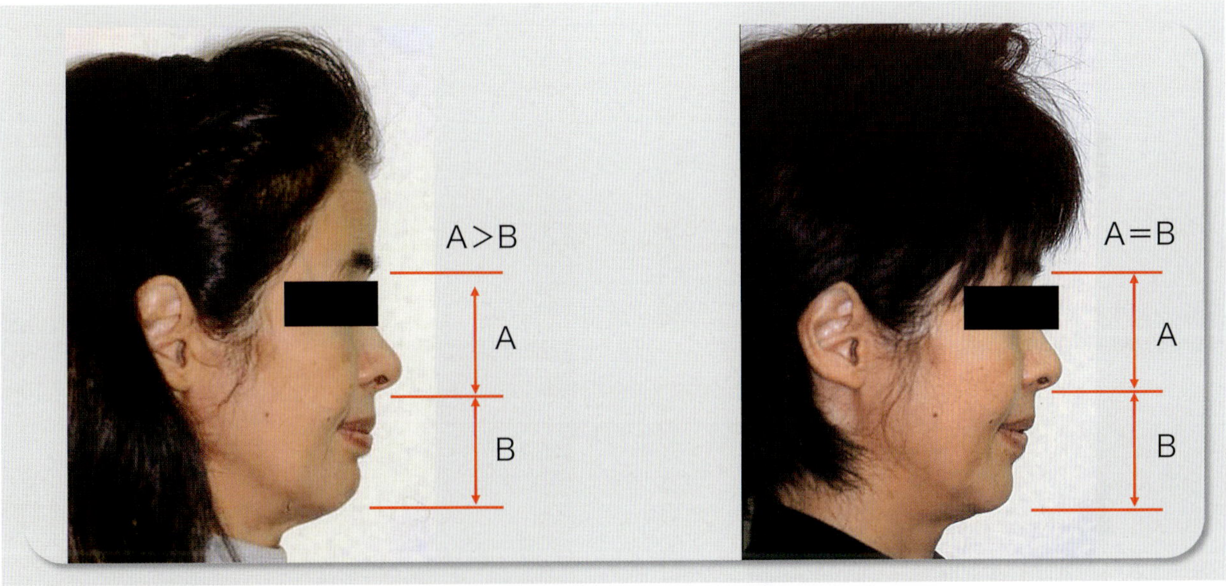

Fig. 17 矯正治療前後の側貌顔面バランスの比較．治療前はA=63 mm, B=60 mmであったが，矯正後はA=63 mm, B=64 mmに改善し，中顔面と下顔面の比率が改善した

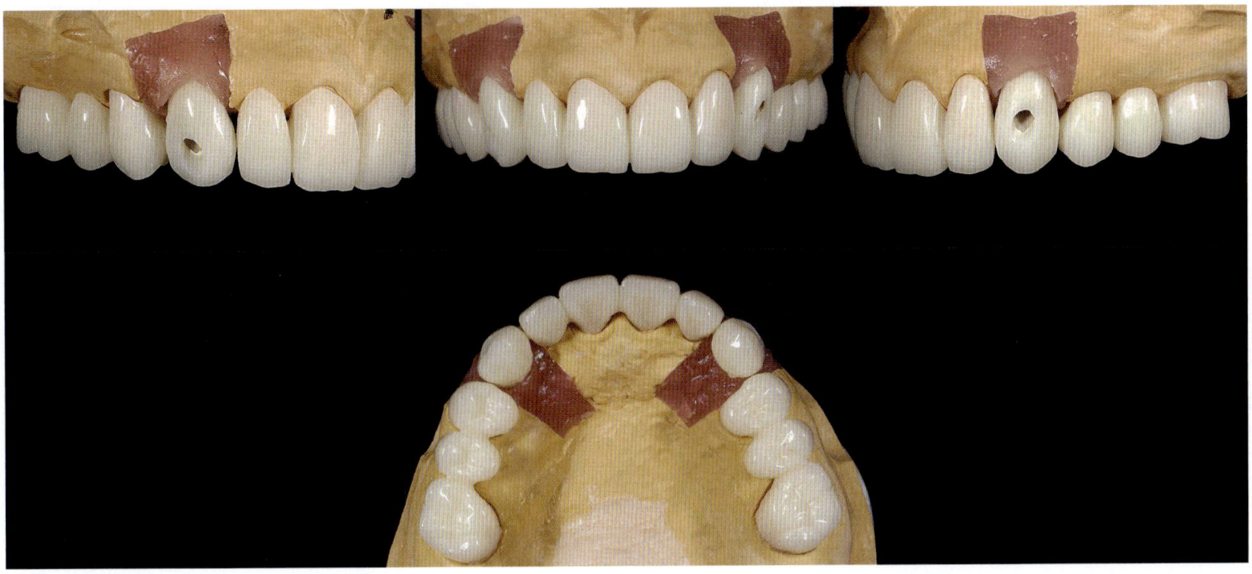

Fig. 18 最終プロビジョナルレストレーション作製

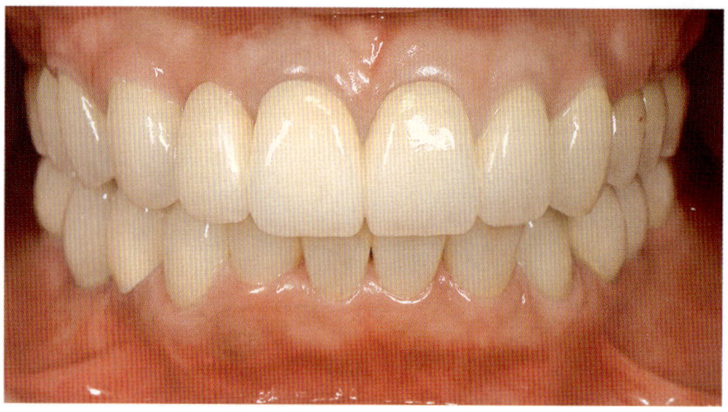

Fig. 19　最終補綴物装着時

術　前

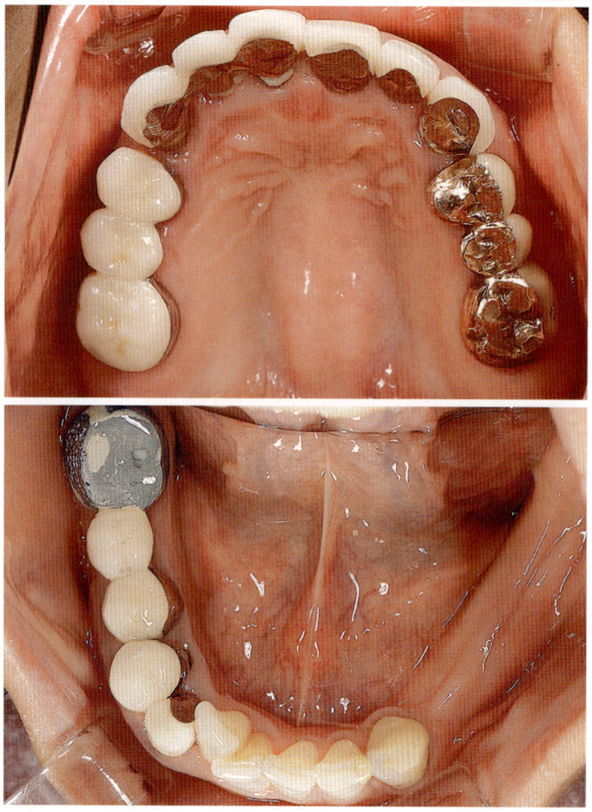

Fig. 20　術前の上下顎咬合面観

術　後

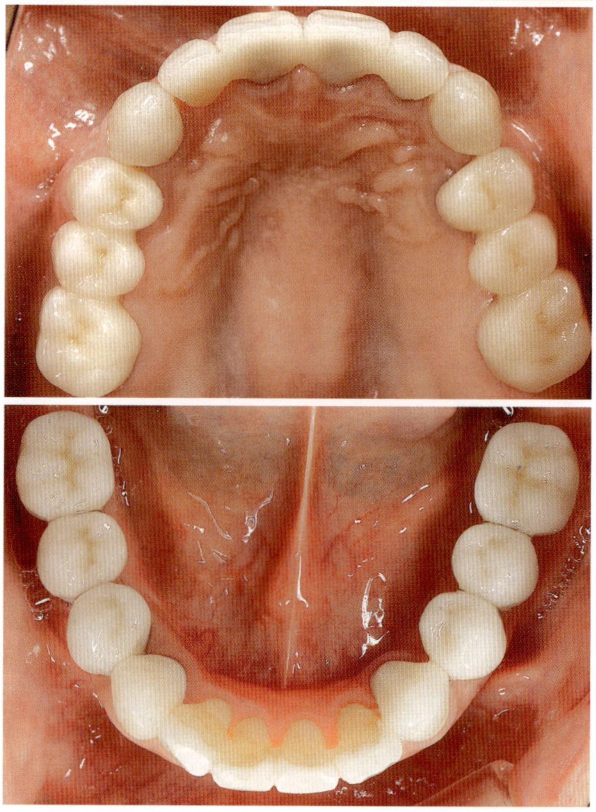

Fig. 21　術後の上下顎咬合面観

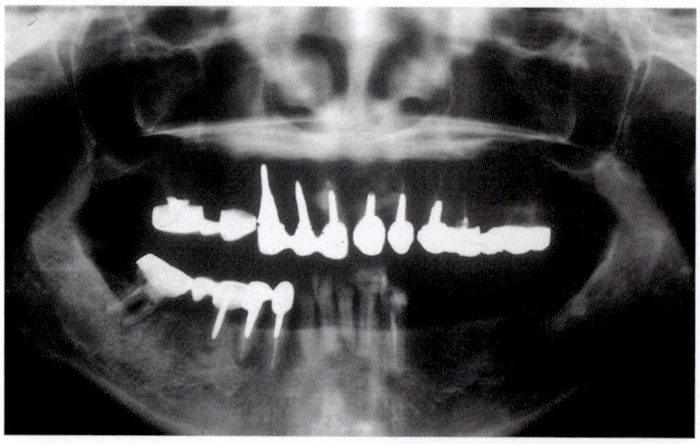

Fig. 22　術前のパノラマＸ線写真

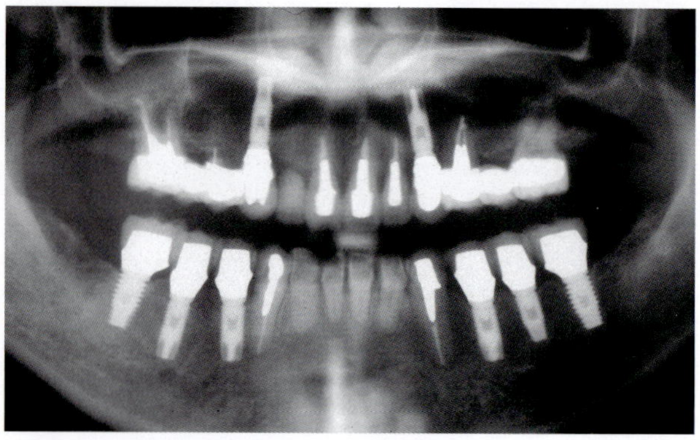

Fig. 23　術後のパノラマＸ線写真

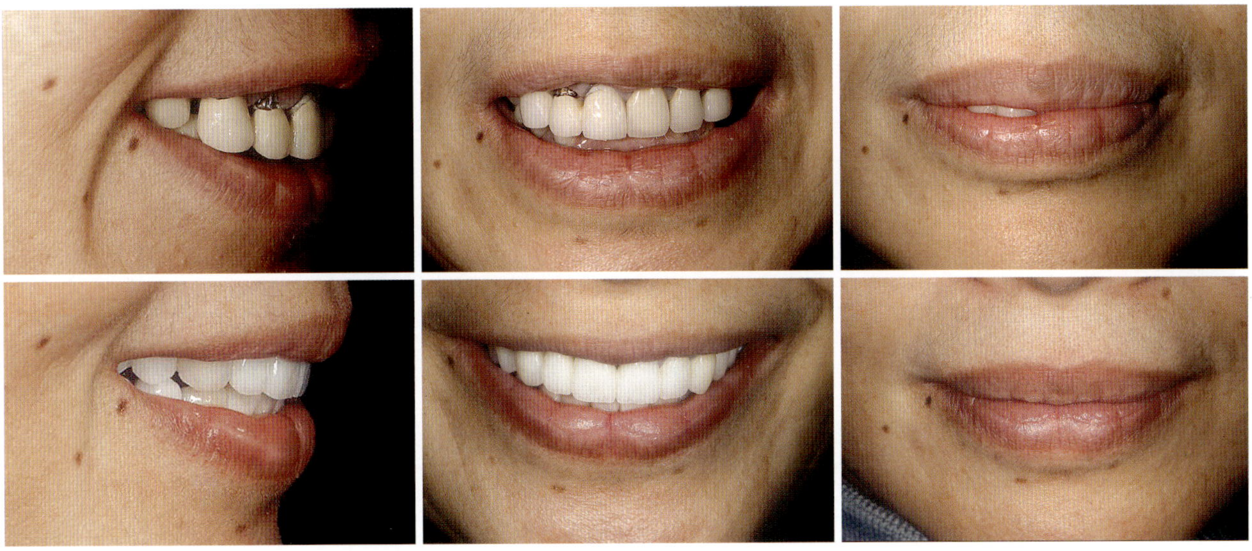

Fig. 24 術前（上），術後（下）の口唇の変化

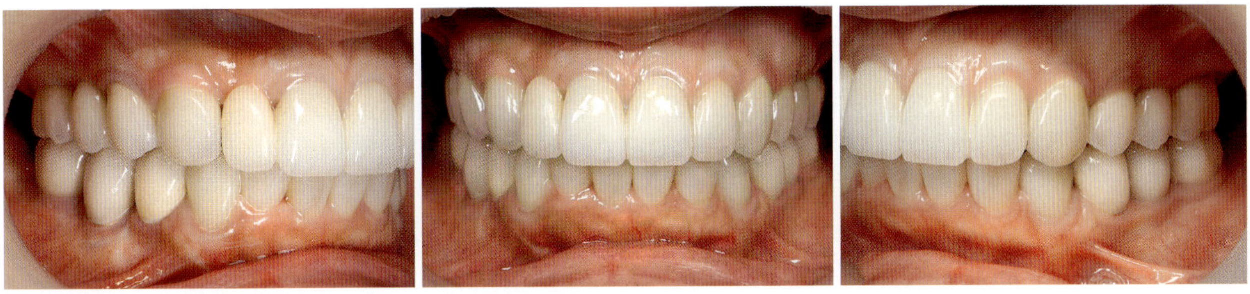

Fig. 25-1～3 術後１年経過時．変化はなく順調に推移している

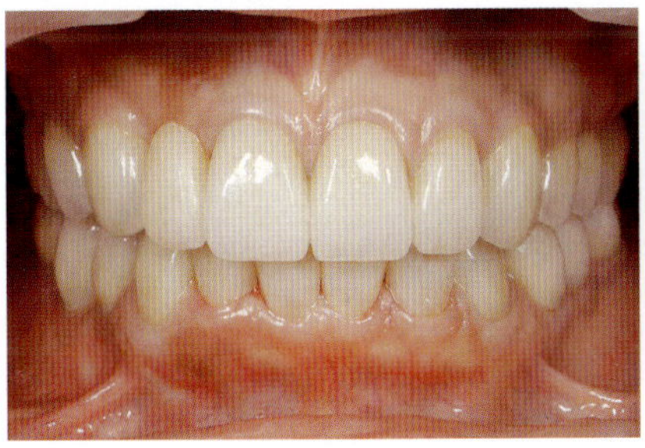

Fig. 26 術後３年経過時

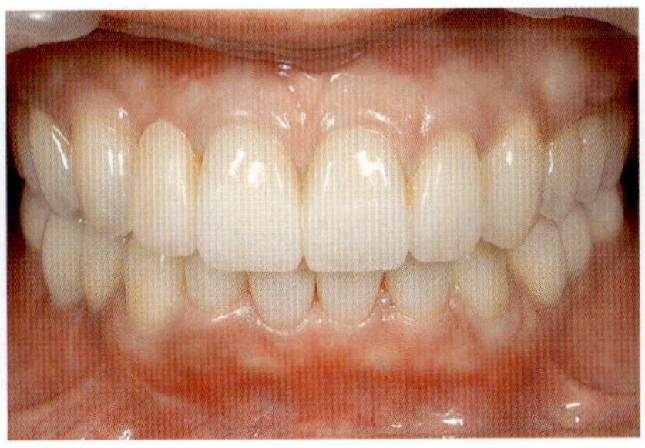

Fig. 27 術後５年経過時．2| 歯頸部ポンティック部にわずかなリセッションが認められたため，結合組織移植を行った（執刀医・鈴木真名氏）

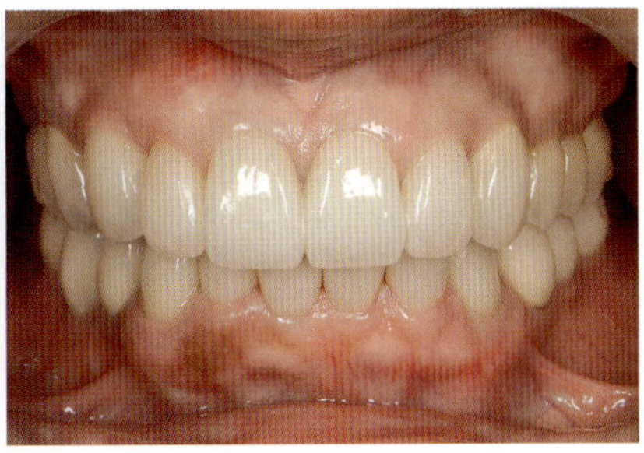

Fig. 28 術後10年経過時

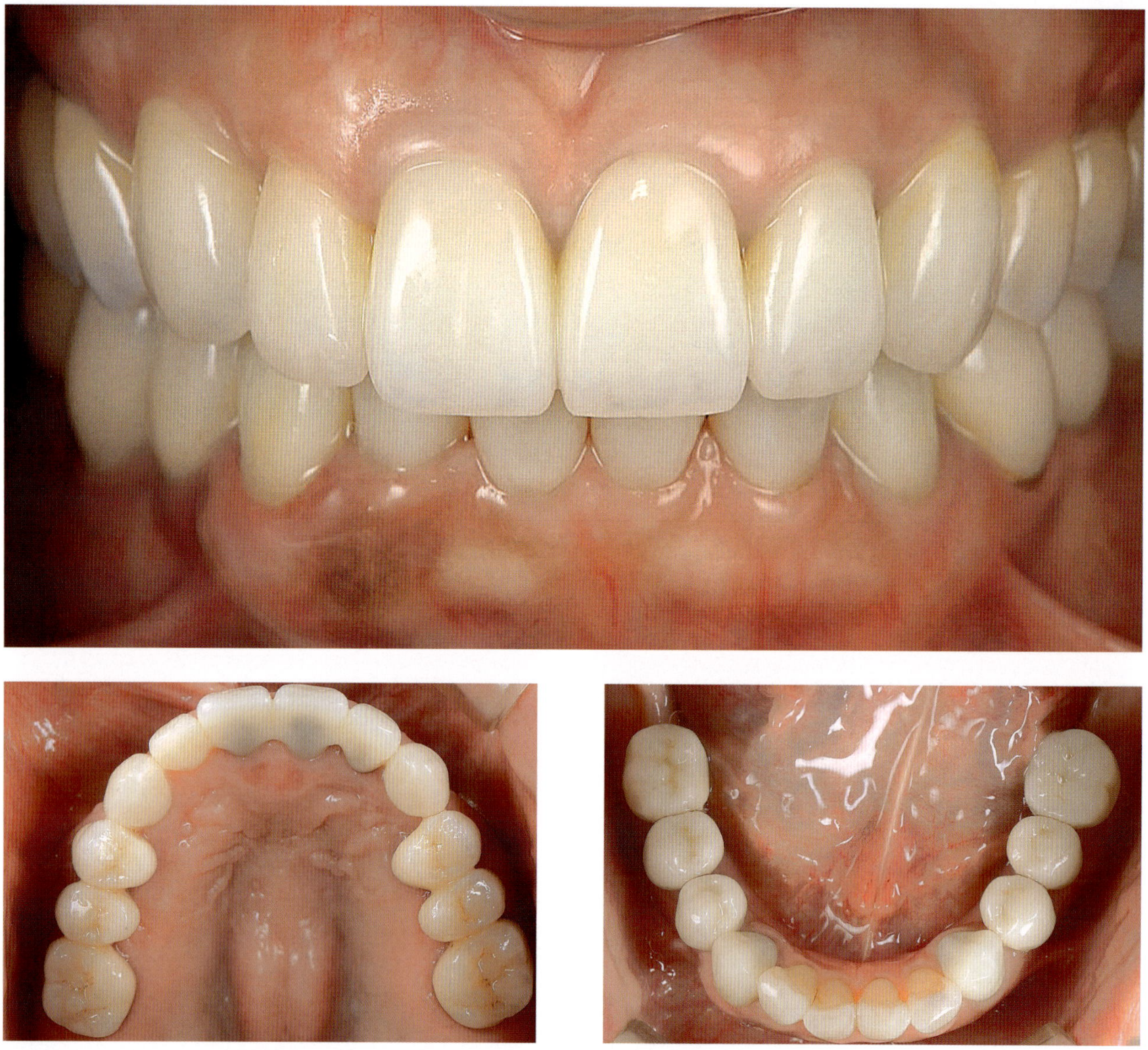

Fig. 29-1〜3　術後 15 年経過時．審美，機能ともに変化は認められず，順調に推移している

本症例の術前は咬合高径は低下し，咬合平面も乱れ，適正な咬合彎曲も付与されていない．そこでセファロを用い，矯正医とともにインターディシプリナリーアプローチで治療を行った．

本症例が術後 15 年を経ても，審美，機能ともに維持されている理由には，骨格と調和した咬合と歯列を回復させることによって力のコントロールが適切に行われたことが挙げられよう．

そこで再評価においてあらためて術後のセファログラムを用いて「Occlusal height」「Occlusal plane」「Occlusal curve」を分析し，“経過良好の理由”について考察してみることにした．

術後経過良好の要因を分析する

本症例は15年が経過しても大きな変化はなく，順調に推移している．その理由はなにか．Harvold-McNamara triangle を用いて分析を行った．

「Occlusal height」に関しては，Harvold-McNamara triangle を用いて分析する．術前は，a：85 mm，b：108 mm，c：66 mm で平均的ではあるが，やや下顔面高が短い状態であった．術後は，a：85 mm，b：107 mm，c：68 mm と理想的な比率となり，下顔面高も改善された．

「Occlusal plane」は，FH 平面—Occusal plane が 8.0° から 13.0°，SN 平面—Occusal plane が 15.0° から 20.0° になり，ほぼ平均的である．

「Occlusal curve」は，Nasion から FH 平面におろした垂線上で FH 平面より 26 mm の高さの位置に円の中心を求め，円弧を描いたところ，中切歯および大臼歯の長さが改善された．

本症例は，咬合平面が Normal な症例だが，「Flat（平坦）」や「Steep（急峻）」な症例も臨床では遭遇する（**Fig. 31**）．次に，そのような症例に違いや共通点はあるのか，筆者自身の長期良好な経過を辿る各々のタイプの患者に対して統計分析を行った．

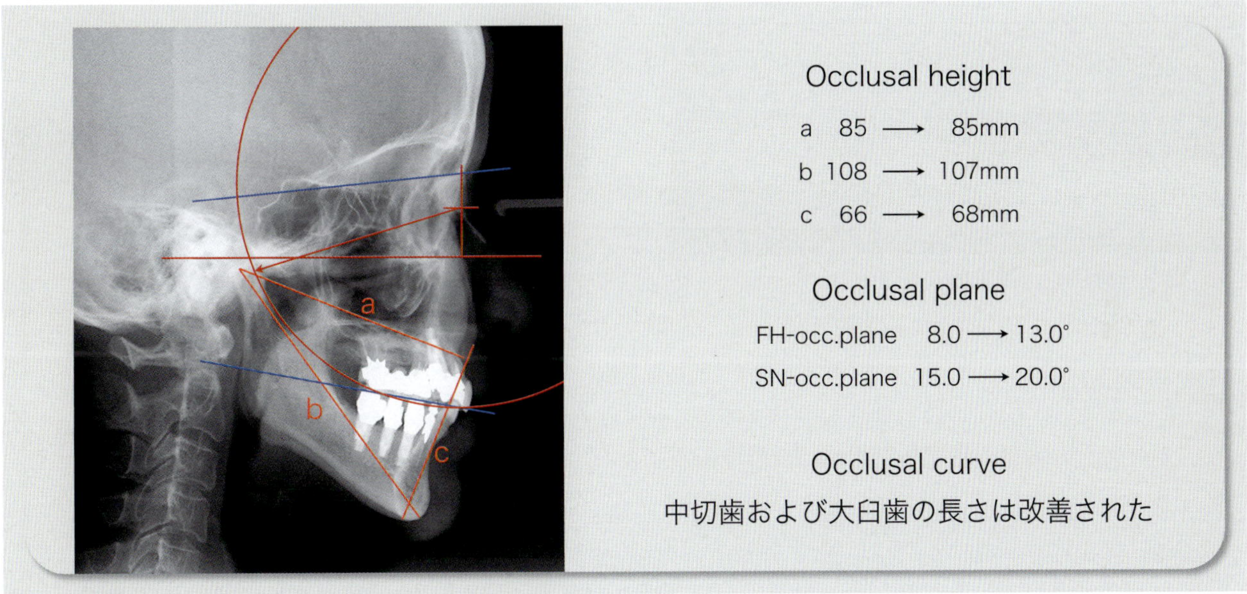

a
b
c
Occlusal height
a 85 ⟶ 85mm
b 108 ⟶ 107mm
c 66 ⟶ 68mm
Occlusal plane
FH-occ.plane 8.0 ⟶ 13.0°
SN-occ.plane 15.0 ⟶ 20.0°
Occlusal curve
中切歯および大臼歯の長さは改善された

Fig. 30 術後12年当時のセファログラム．「Occlusal height」は Harvold-McNamara triangle の平均範囲内であり，咬合高径がわずかに挙上されている．「Occlusal plane」「Occlusal curve」ともにほぼ平均値でありバランスのとれた数値であろう

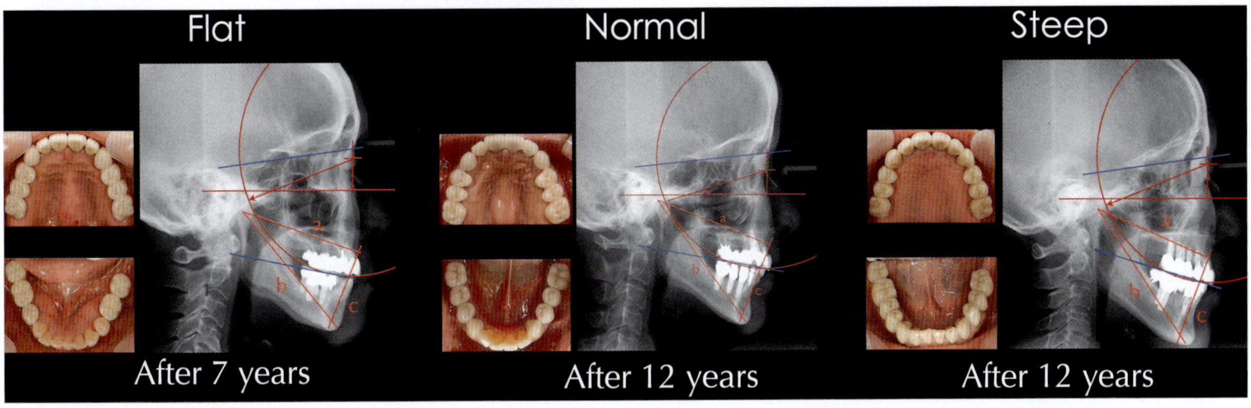

Fig. 31 「Flat」「Normal」「Steep」の症例．それぞれ咬合平面の角度は大きく異なるものの，長期的に順調に推移している．なにか共通点はあるのだろうか．この場合の Flat, Steep は，矢状面セファロにおける下顎枝の角度を指す（P.20 Fig. 8 参照）

症例 2　咬合平面が Flat な症例

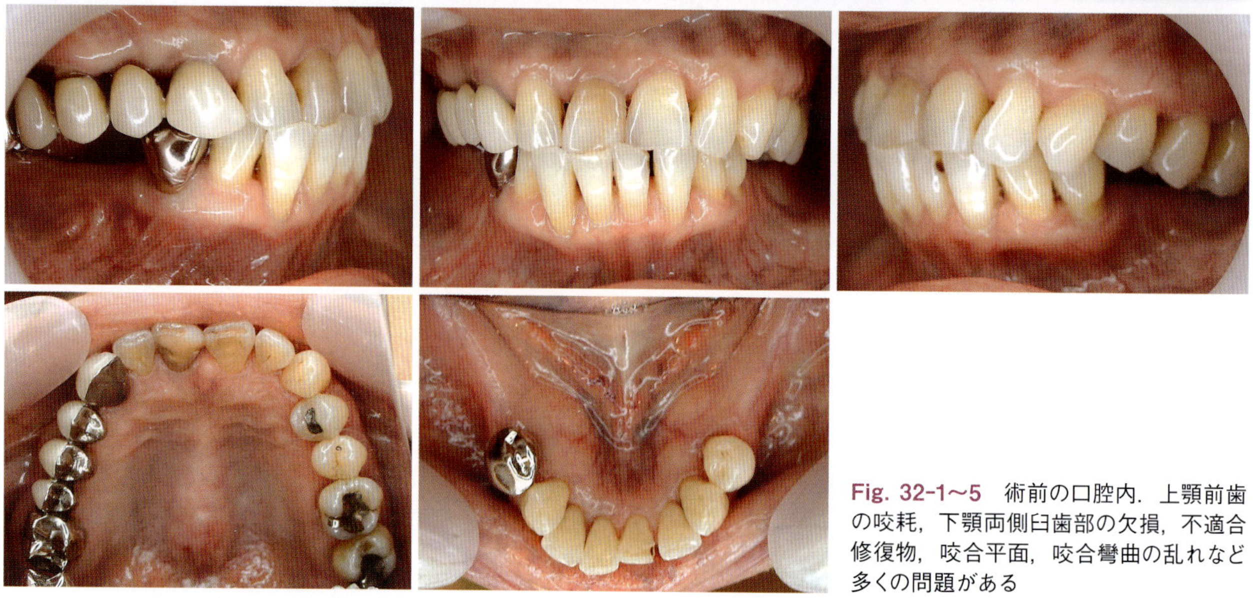

Fig. 32-1～5　術前の口腔内．上顎前歯の咬耗，下顎両側臼歯部の欠損，不適合修復物，咬合平面，咬合彎曲の乱れなど多くの問題がある

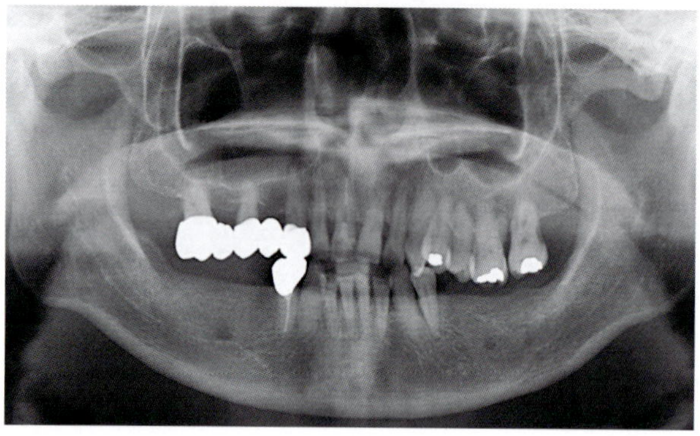

Fig. 33　術前のパノラマ X 線写真

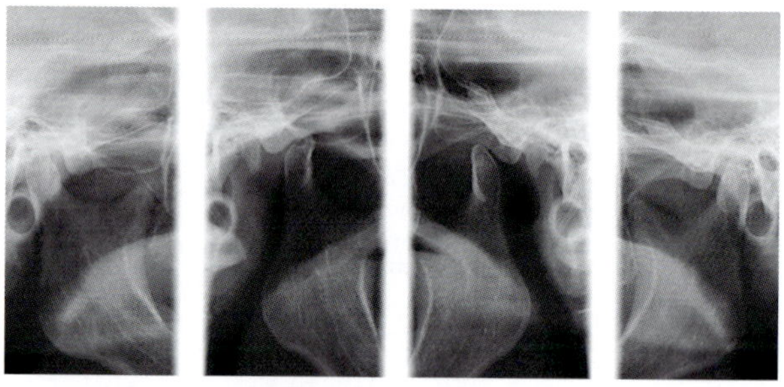

Fig. 34　術前の顎関節四分割撮影

長期的に安定した咬合状態を維持している症例には，なんらかの共通点があるのではないかと考え，当院の長期経過症例の分析を行うことにした．その結果，すべての症例において，前述の「Occlusal height」「Occlusal plane」「Occlusal curve」は平均の範囲内に収まっていることがわかった．それだけ骨格とその三者の調和が重要であると推察される．

筆者はそれらの症例を Occlusal plane の角度（P.19 参照）によって「Flat」「Normal」「Steep」と分類した．**Fig. 9** の症例は Normal だったが，次に「Flat」「Steep」の症例について見てみたい．

Flat 症例

Fig. 32 の患者は下顎両側臼歯部の欠損による咀嚼障害および審美改善を主訴に来院された．不適合修復物，咬合平面，咬合彎曲の乱れなど多くの問題があり，咬合再構成を伴う包括的な治療が必要である．

診査・診断の結果，下顎臼歯部欠損にインプラント，トゥースポジション，咬合平面，咬合彎曲の改善のために矯正治療を行うこととした．

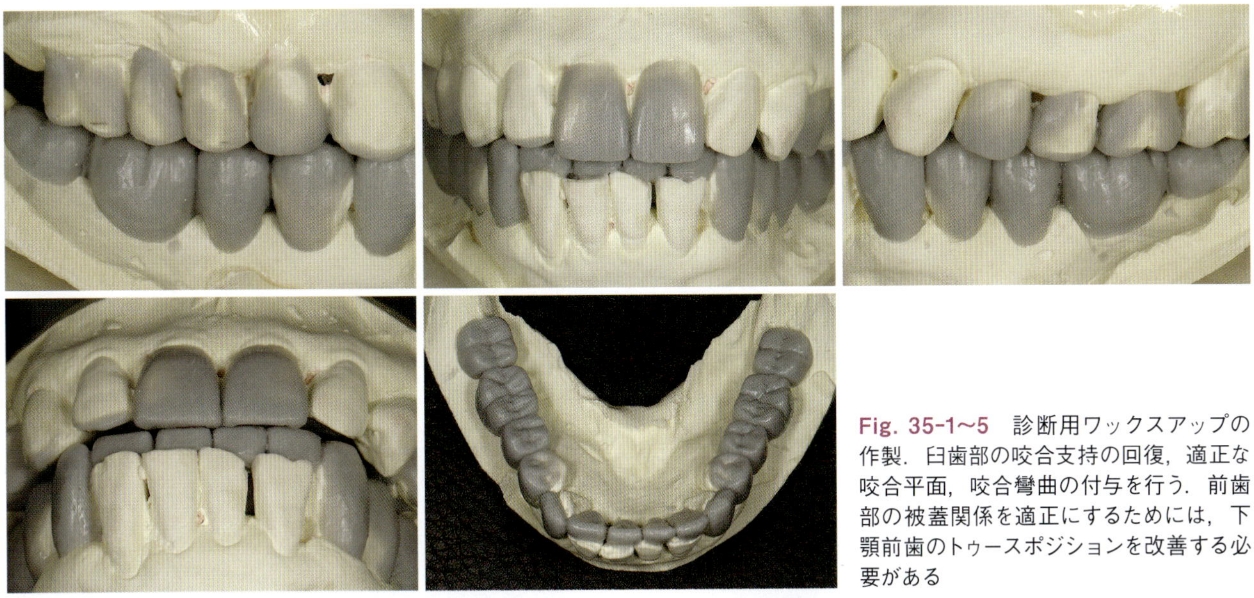

Fig. 35-1～5 診断用ワックスアップの作製．臼歯部の咬合支持の回復，適正な咬合平面，咬合彎曲の付与を行う．前歯部の被蓋関係を適正にするためには，下顎前歯のトゥースポジションを改善する必要がある

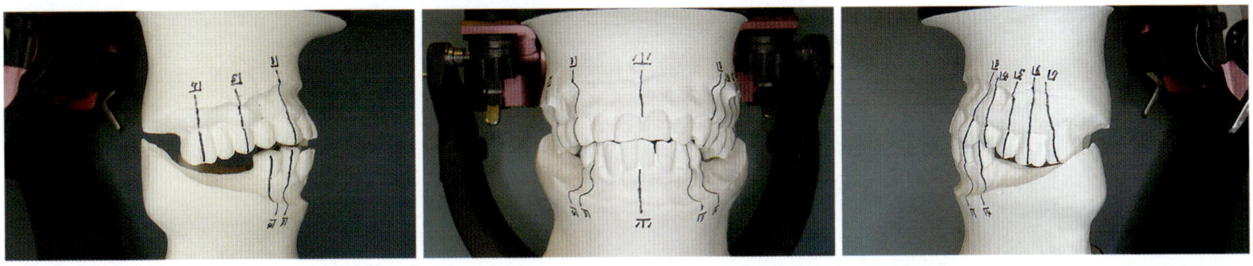

Fig. 36-1～3 そこで矯正治療をシミュレーションするセットアップモデルを作製する．術前の模型

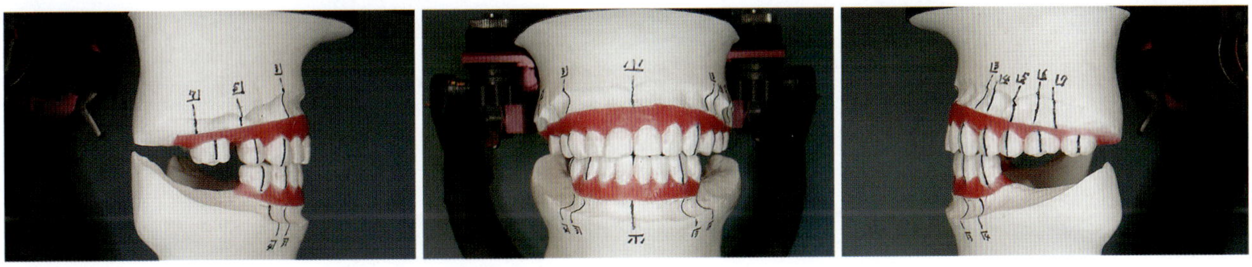

Fig. 37-1～3 矯正治療後をシミュレーションしたセットアップモデル

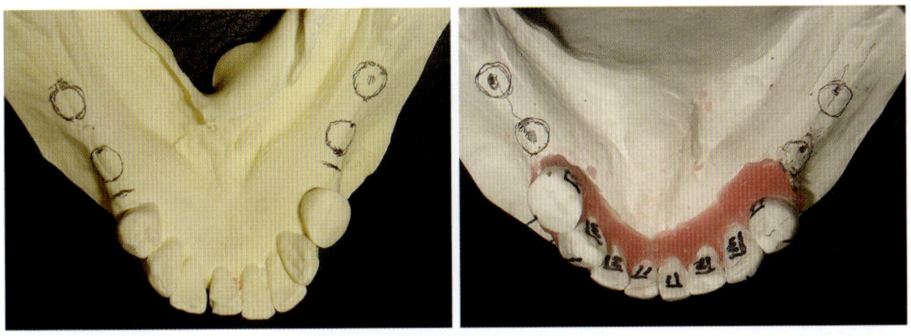

Fig. 38-1, 2 下顎矯正治療のセットアップを作製．インプラントポジションの位置も検討する

まず，診断用ワックスアップを作製する（**Fig. 35**）．特に下顎両側臼歯部の咬合支持の獲得，Flat な咬合平面に対するガイドの付与，前歯部のカップリングに配慮してワックスアップを行った．前歯部の被蓋関係を改善するためには，下顎前歯部の舌側に移動させる必要があることがわかる．そこで矯正治療のセットアップモデルを作製する（**Fig. 36, 37**）．また，下顎矯正治療のセットアップをもとに，下顎臼歯部のインプラントポジションを検討した（**Fig. 38**）．

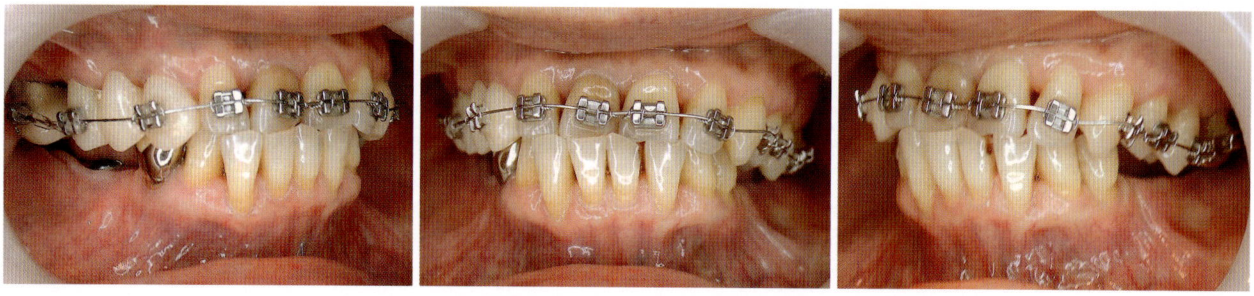

Fig. 39-1～3　下顎臼歯部へのインプラント埋入を行い，上顎から矯正治療を開始（矯正医・菊池 薫氏）

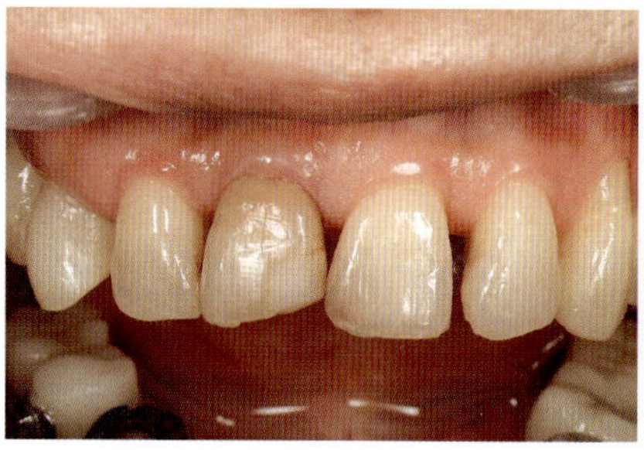

Fig. 40-1　上顎前歯部の歯冠形態を回復させる

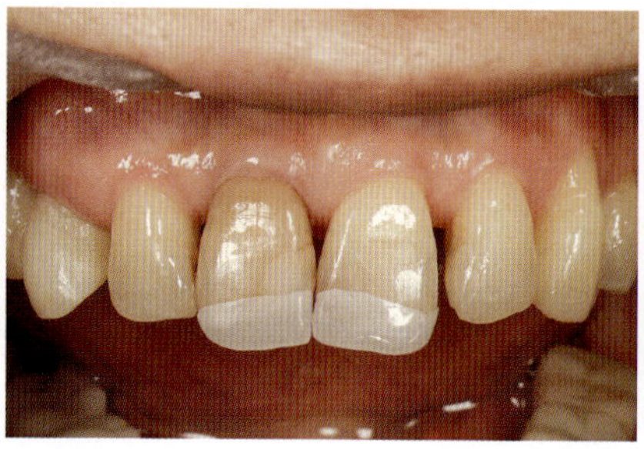

Fig. 40-2　モックアップを作製して，装着

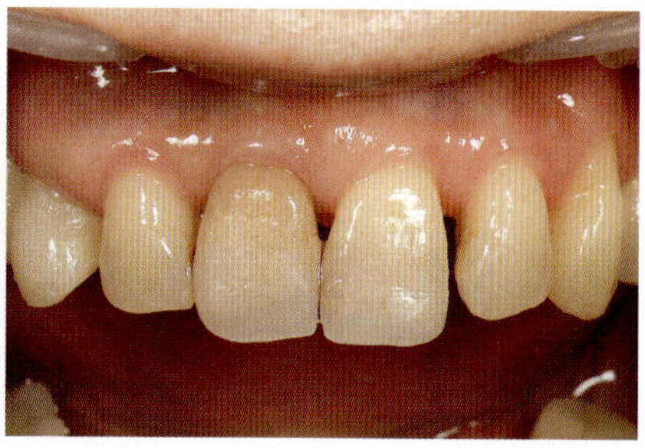

Fig. 40-3　モックアップレジン装着

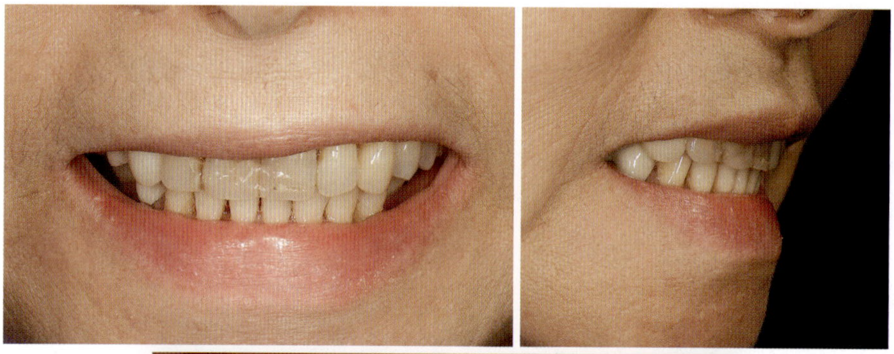

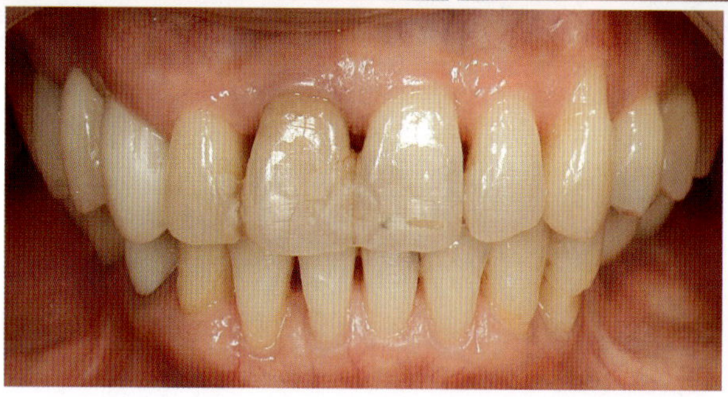

Fig. 41-1～3　矯正治療終了後の口唇と口腔内正面観

下顎臼歯部にインプラント埋入を行い，上顎から矯正治療を開始した（**Fig. 39**）．上顎の矯正治療を終えた後，上顎前歯部の歯冠形態を回復させた（**Fig. 40**）．

矯正治療終了時の口唇と口腔内を示す（**Fig. 41**）．臼歯部のバーティカルストップの確立，矯正治療によるアンテリアガイダンスの獲得を行った．

矯正治療を終え（**Fig. 42**），プロビジョナルレストレーションを装着して，前方・左右側方運動など機能面の評価，審美性の評価を行い（**Fig. 43**），問題がないことを確認して印象採得を行い（**Fig. 44**），最終補綴物を装着した（**Fig. 45, 46**）．

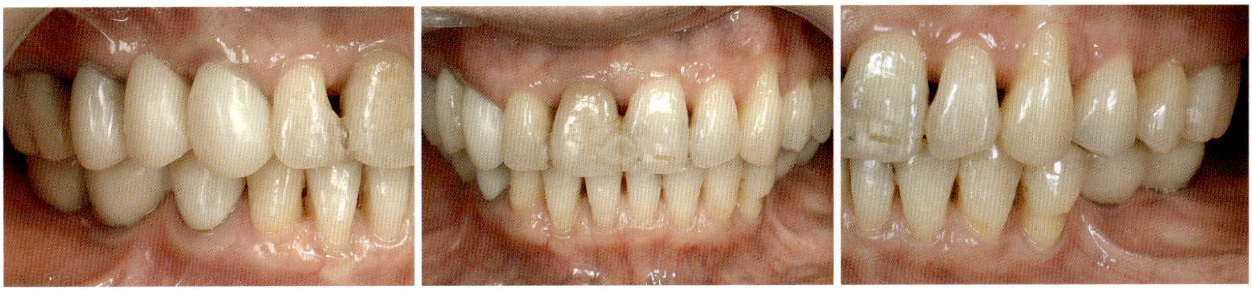

Fig. 42-1～3　矯正治療終了後

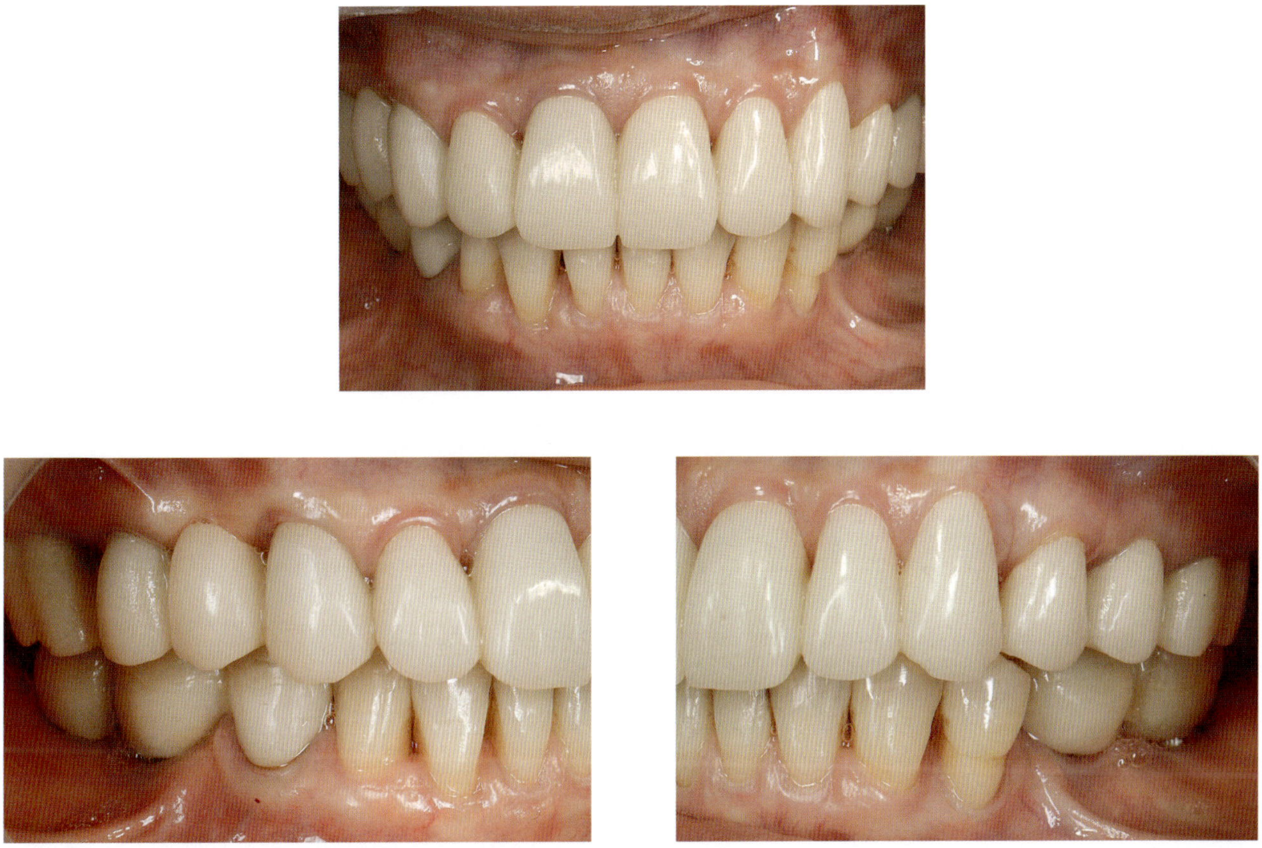

Fig. 43-1～3　プロビジョナルレストレーション装着

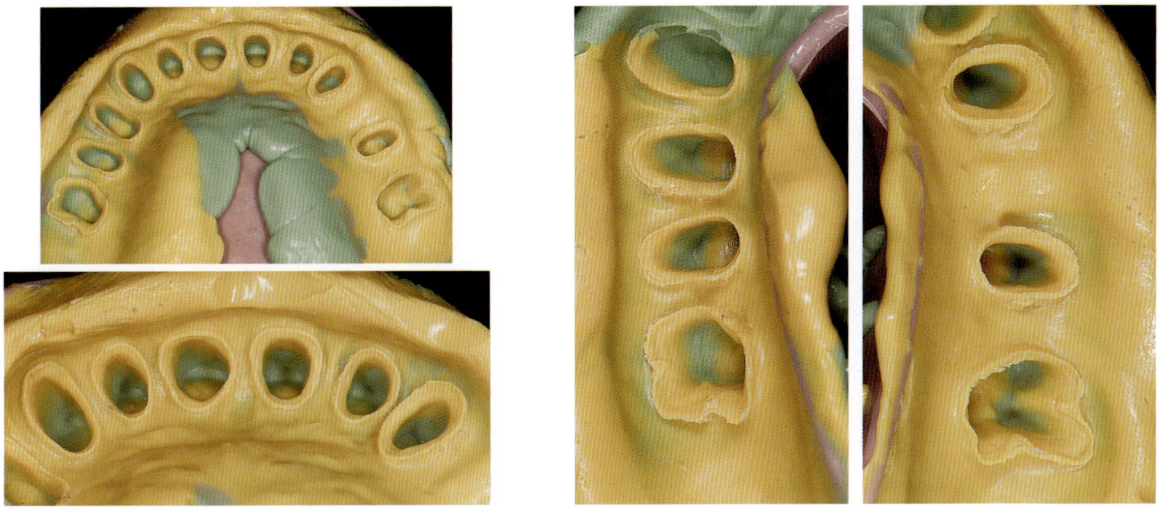

Fig. 44-1～4　印象採得

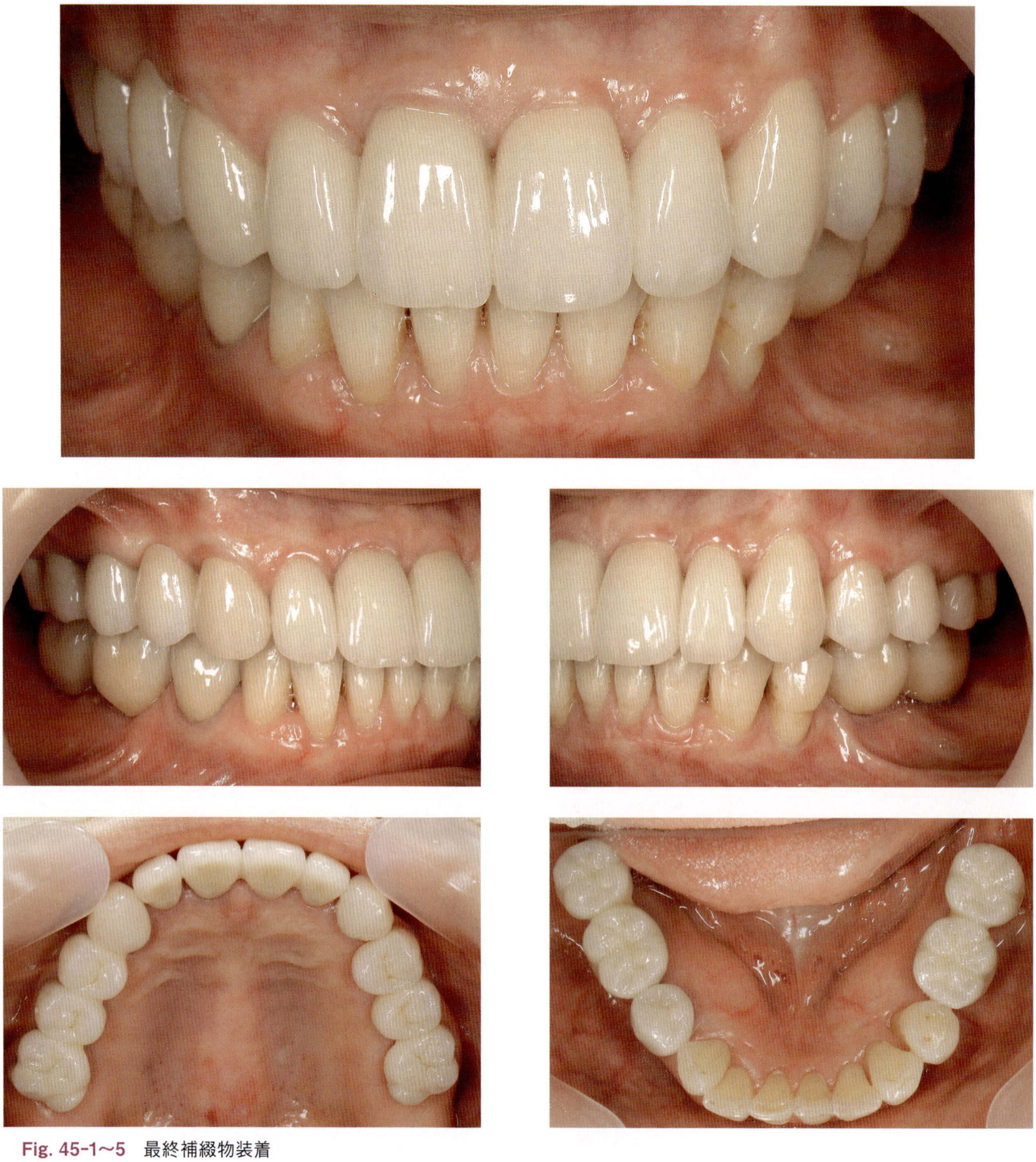

Fig. 45-1～5　最終補綴物装着

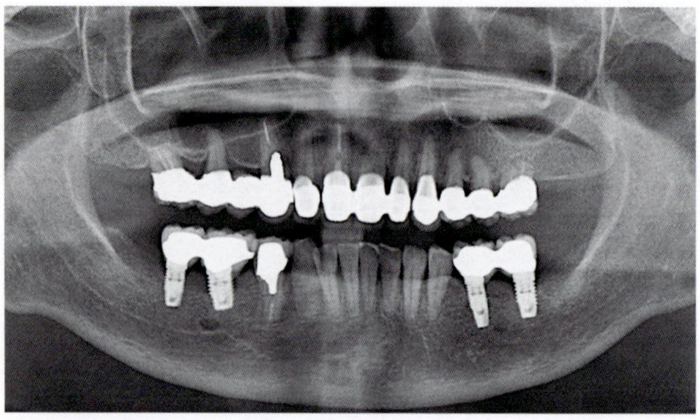

Fig. 46　同，パノラマＸ線写真

セファロによる再評価

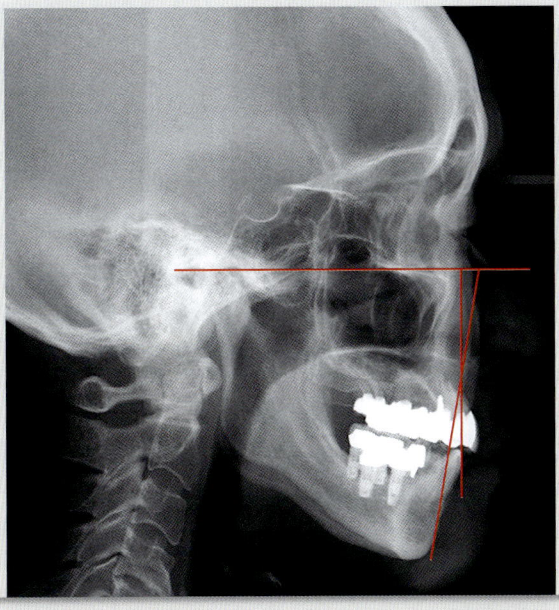

Esthetic Cephalometric Analysis

U1 to A vert.　3.5mm
(M 2.2± 2 mm)

L1 to A Pog　3.0mm
(M 3.4± 2 mm)

Fig. 47　術後のセファロ
U1 to A vert. は 3.5 mm, L1 to A Pog は 3.0 mm と平均の範囲内であった

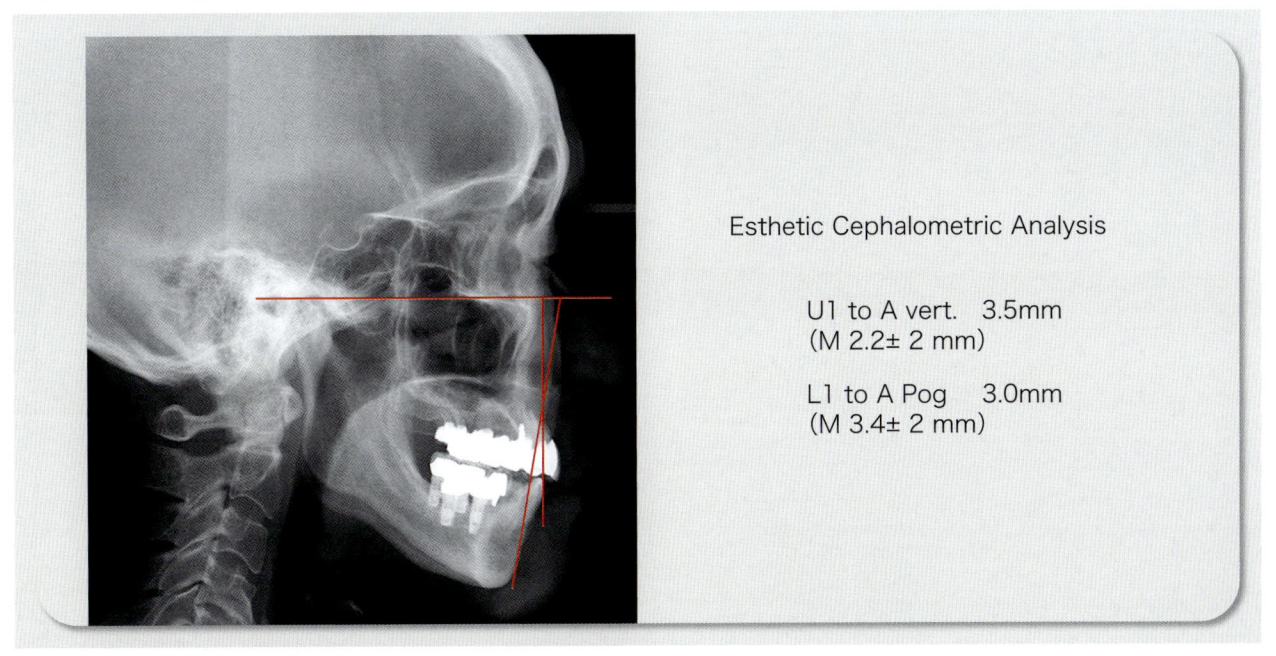

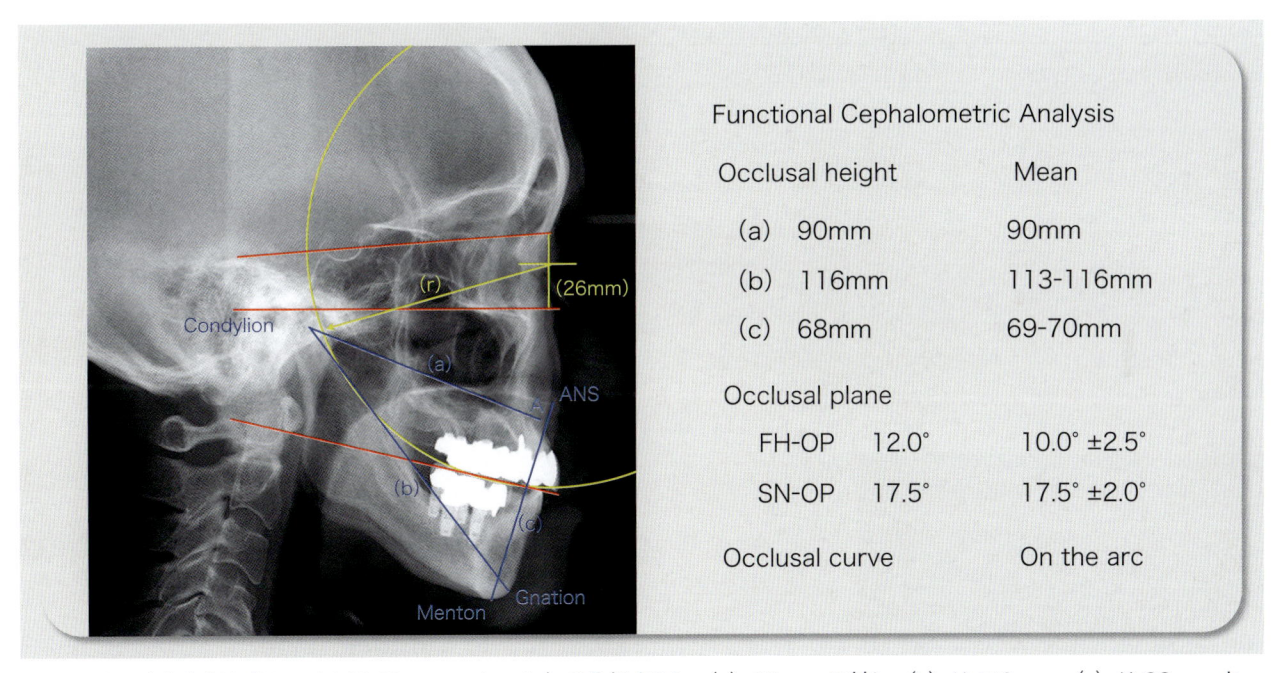

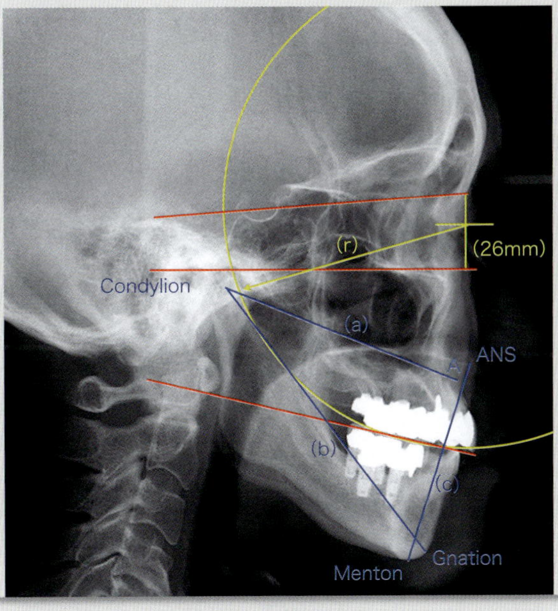

Functional Cephalometric Analysis

Occlusal height		Mean
(a)	90mm	90mm
(b)	116mm	113-116mm
(c)	68mm	69-70mm
Occlusal plane		
FH-OP	12.0°	10.0° ±2.5°
SN-OP	17.5°	17.5° ±2.0°
Occlusal curve		On the arc

Fig. 48　咬合高径を「Harvold-McNamara triangle」で分析すると，(a) 90 mm に対し，(b) は 116 mm，(c) は 68 mm とほぼ平均の範囲内に収まっている．咬合平面は，FH-OP で 12.0°，SN-OP で 17.5° と平均である．咬合彎曲は，円周上に位置しており，正常である．以上のことから，咬合平面が Flat な症例においても，適正範囲内であることがわかる．

セファロによる再評価

術後，セファロ分析による再評価を行った（**Fig. 47，48**）．審美的な指標として，U1 to A vert.では3.5 mm，L1 to A Pogでは3.0 mmと両者とも平均の範囲内であり，審美的に問題ないことがわかる．

機能面の評価として，「Occlusal height」を見る Harvold-McNamara triangle の分析を用いたが，(c)が適切な範囲より 1 mm 短いものの，ほぼ理想的な数値であった．また，「Occlusal plane」「Occlusal curve」も平均である．

症例 3　咬合平面が Steep な症例

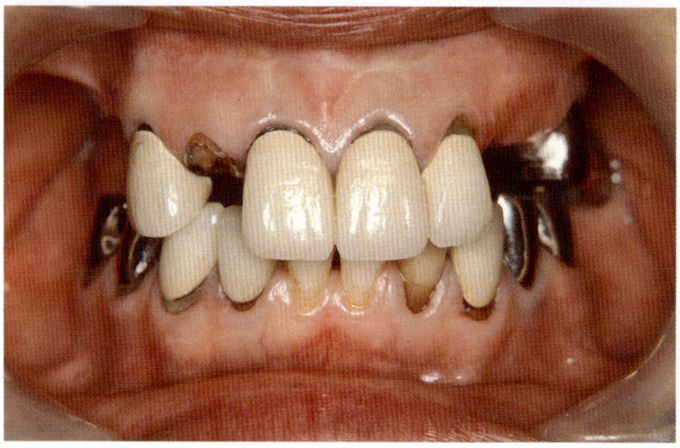

Fig. 49　術前の正面観

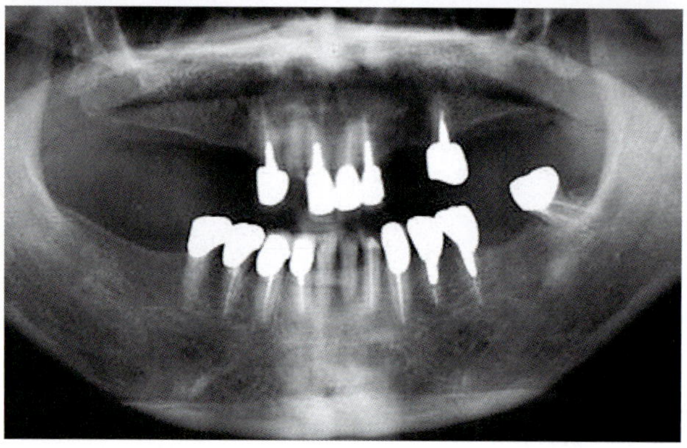

Fig. 50　術前のパノラマ X 線写真

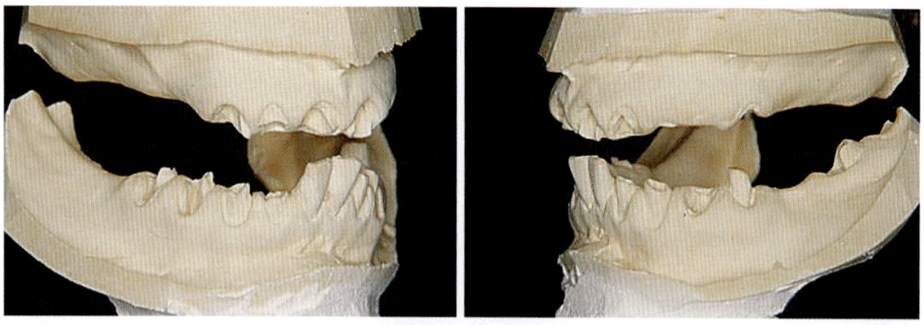

Fig. 51-1, 2　ダウエルコアを除去し，残存歯の歯軸方向と健全歯質量を確認

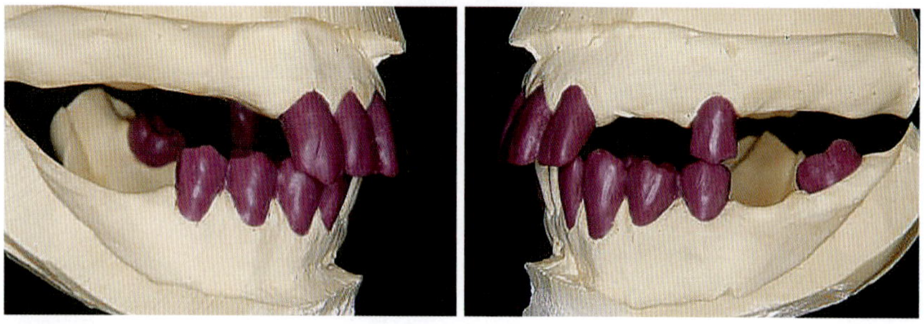

Fig. 52-1, 2　現在の歯軸を再現したワックスアップ模型

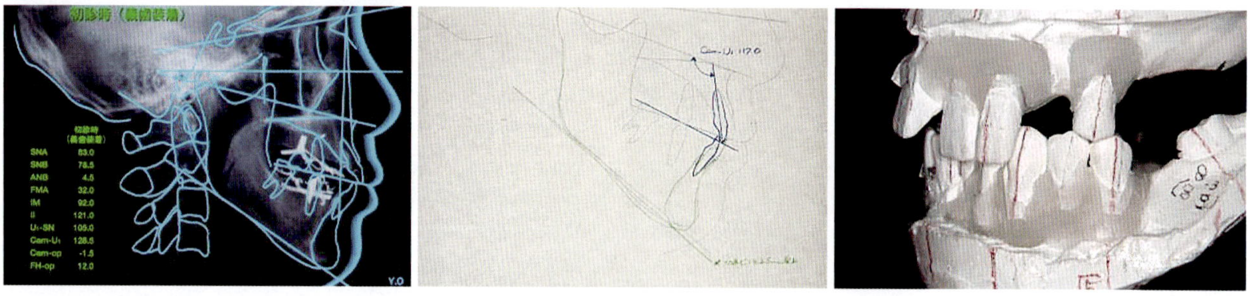

Fig. 53-1〜3　セファロ分析から割り出し，セットアップモデルを作製

Steep 症例

患者は咀嚼障害と審美性の回復を主訴に来院された（**Fig. 49, 50**）．上下顎両側臼歯部は欠損しており，全顎的に不良補綴物が装着されていた．前歯部の天然歯を保存して補綴治療を行うためにはトゥースポジションが悪いため，矯正治療，インプラント治療を併用する計画を立案した．

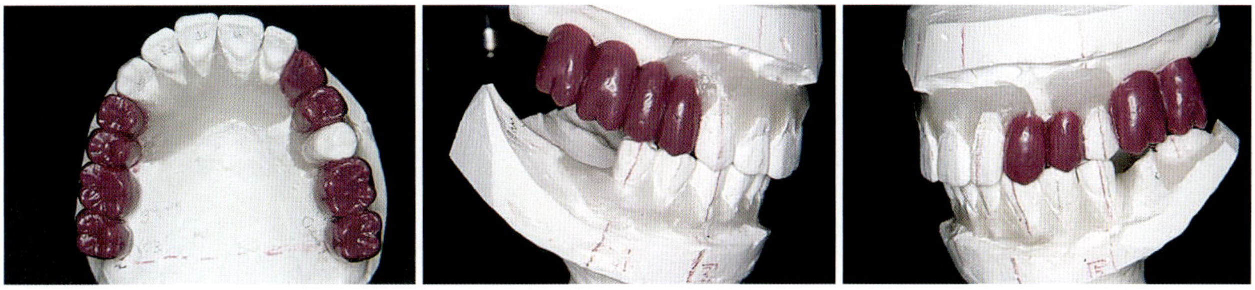

Fig. 54-1〜3 セットアップモデルを作製し，矯正後のシミュレーションを行う

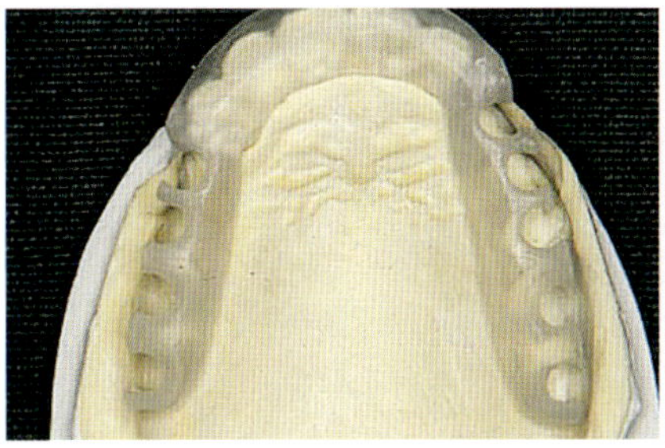

Fig. 55-1 セットアップモデルよりインプラントの位置決めをしたサージカルガイド

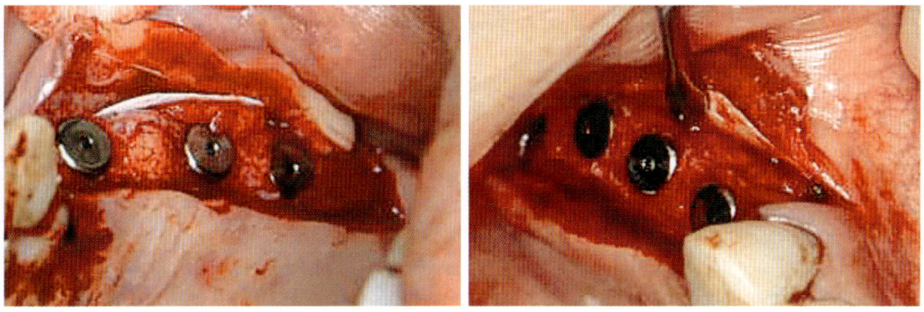

Fig. 55-2, 3 サージカルガイドを用いて矯正後の歯のポジションを考慮した位置にインプラントを埋入する

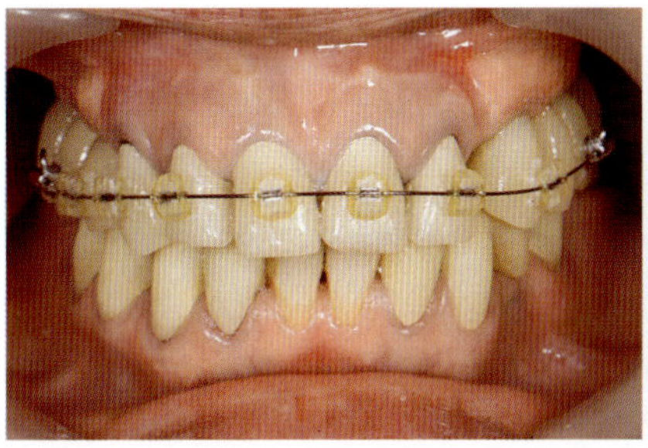

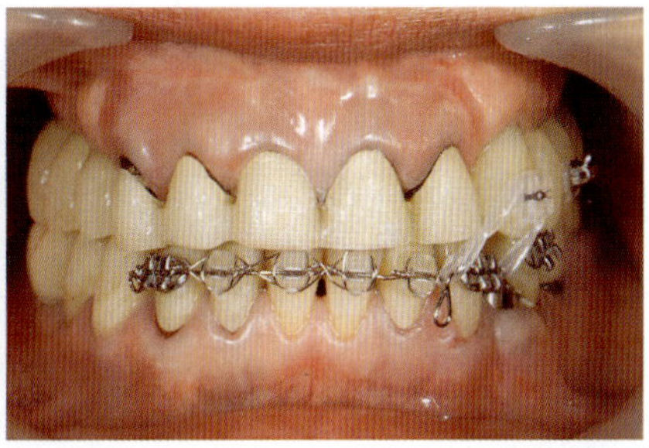

Fig. 56-1 上顎の矯正治療終了時

Fig. 56-2 下顎の矯正治療終了時
（矯正医・菊池 薫氏）

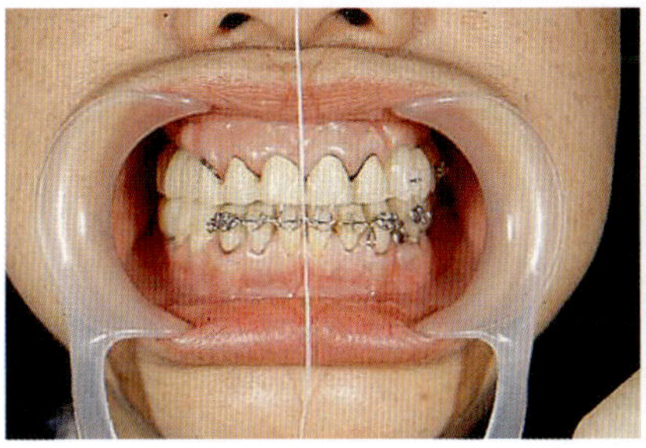

Fig. 57-1 顔貌と調和した正中を確認

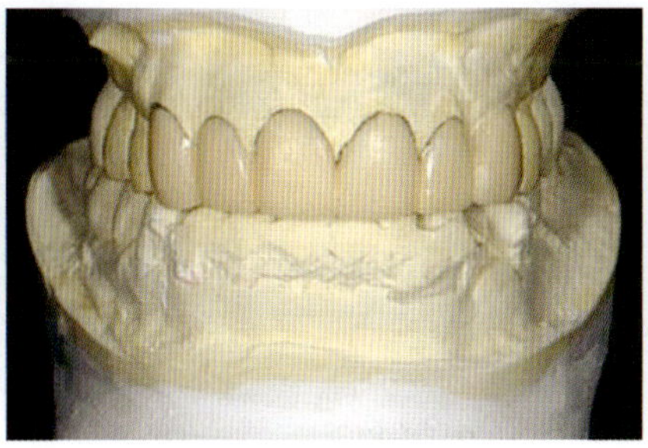

Fig. 57-2 ワックスアップを行う

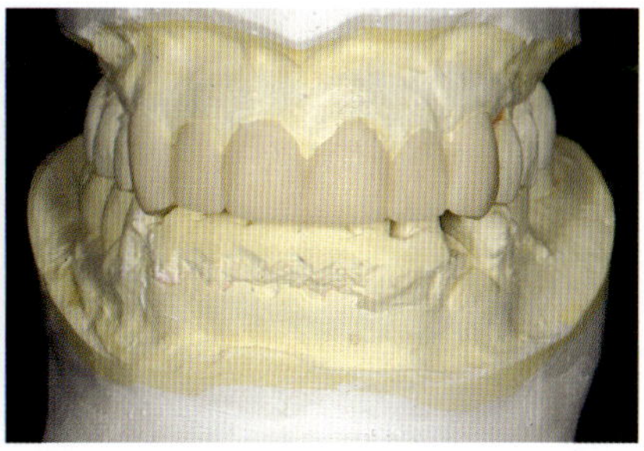

Fig. 57-3 プロビジョナルレストレーション作製

まず既存の補綴物を除去し，残存歯の歯軸方向と健全歯質量を確認する（**Fig. 51**）．続いて現在の歯軸を再現したワックスアップを行う（**Fig. 52**）．またセファロ分析を行い（**Fig. 53**），セットアップモデルを作製する（**Fig. 54**）．このセットアップよりインプラントの埋入位置を決め，サージカルガイドを作製する（**Fig. 55-1**）．インプラントを埋入し（**Fig. 55-2, 3**），上下顎の矯正治療を開始した（**Fig. 56-1, 2**）．

上顎の矯正治療を終え，下顎の矯正治療の際には正中の確認を行っている（**Fig. 57-1**）．またワックスアップを行い，プロビジョナルレストレーションを作製した（**Fig. 57-2, 3**）．

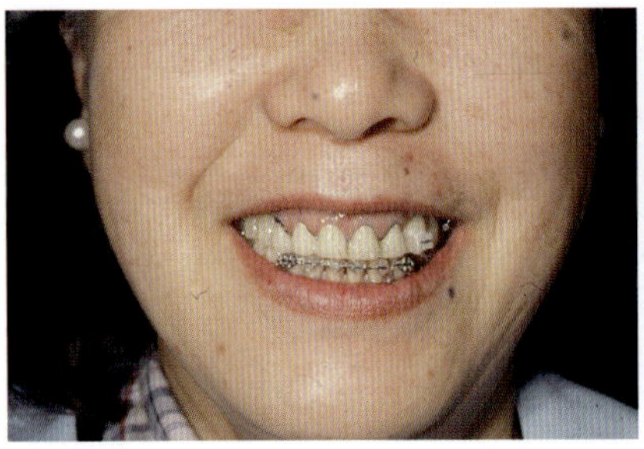

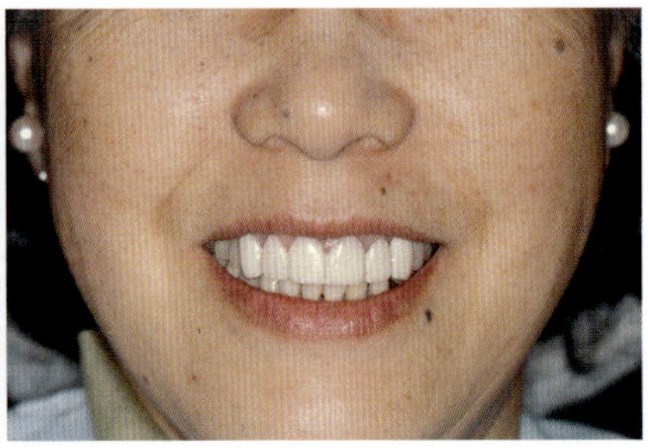

Fig. 58-1　矯正治療後の口唇の状態．ガミースマイルであるが，矯正後に歯冠長延長術を行う計画で上顎前歯切縁の位置をあらかじめ決めている

Fig. 58-2　モックアップ兼サージカルステント

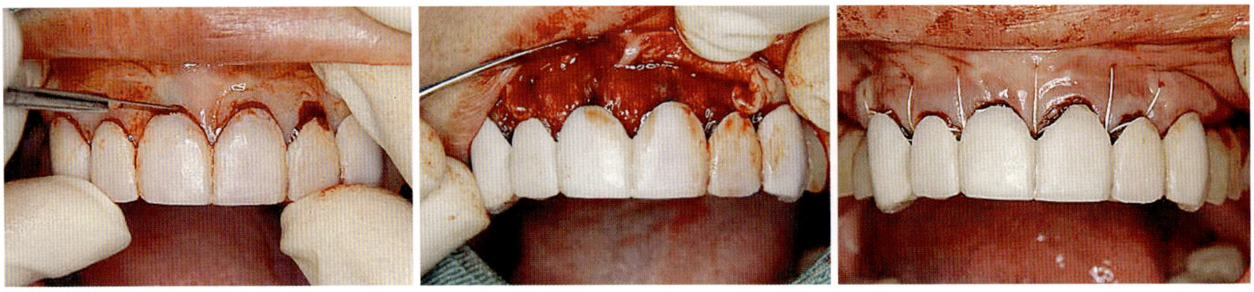

Fig. 59-1～3　サージカルステントを用いて，切開ライン，骨の削合量，骨の形態を決めている

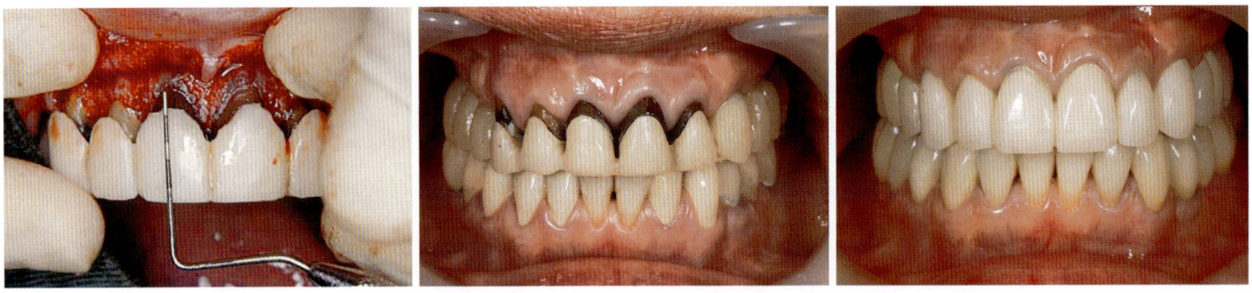

Fig. 59-4～6　歯冠長延長術後，最終プロビジョナルレストレーションを装着

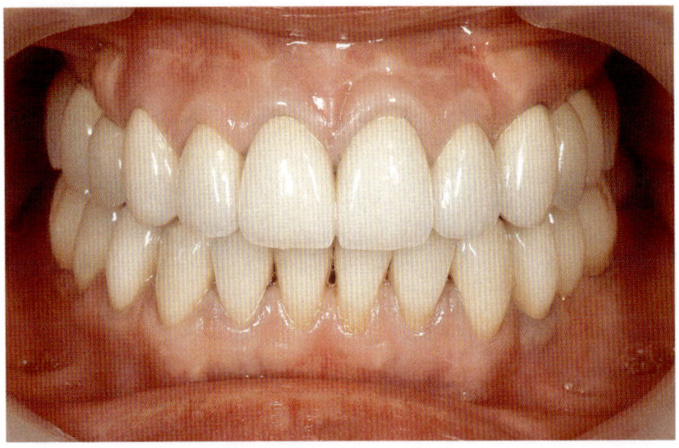

Fig. 60　最終補綴物装着時

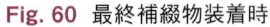

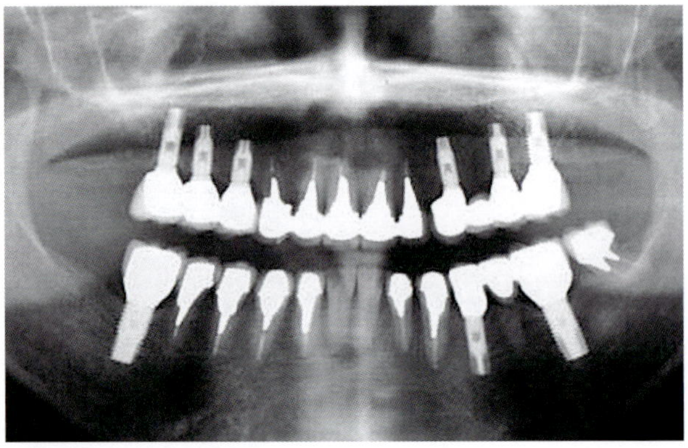

Fig. 61　術後のパノラマX線写真

矯正治療後の口唇の状態ではガミースマイルを呈しているが（**Fig. 58-1**），これは計画通りであり，モックアップ兼サージカルステントを装着してガムラインを確認した後（**Fig. 58-2**），このサージカルステントを用いて，臨床的歯冠長延長術を行った（**Fig. 59-1～6**）．

最終補綴物装着時の写真を示す（**Fig. 60, 61**）．臼歯部欠損や歯質欠損があり，ま

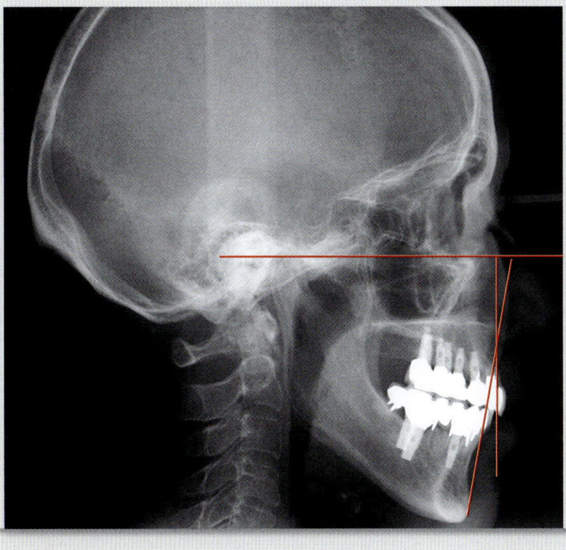

Esthetic Cephalometric Analysis

U1 to A vert. 3.0mm
(M 2.2± 2 mm)

L1 to A Pog 3.0mm
(M 3.4± 2 mm)

Fig. 62 術後のセファロ分析. U1 to A vert.は 3.0 mm と平均の範囲内, L1 to A Pog も 3.0 mm と平均の範囲内であった

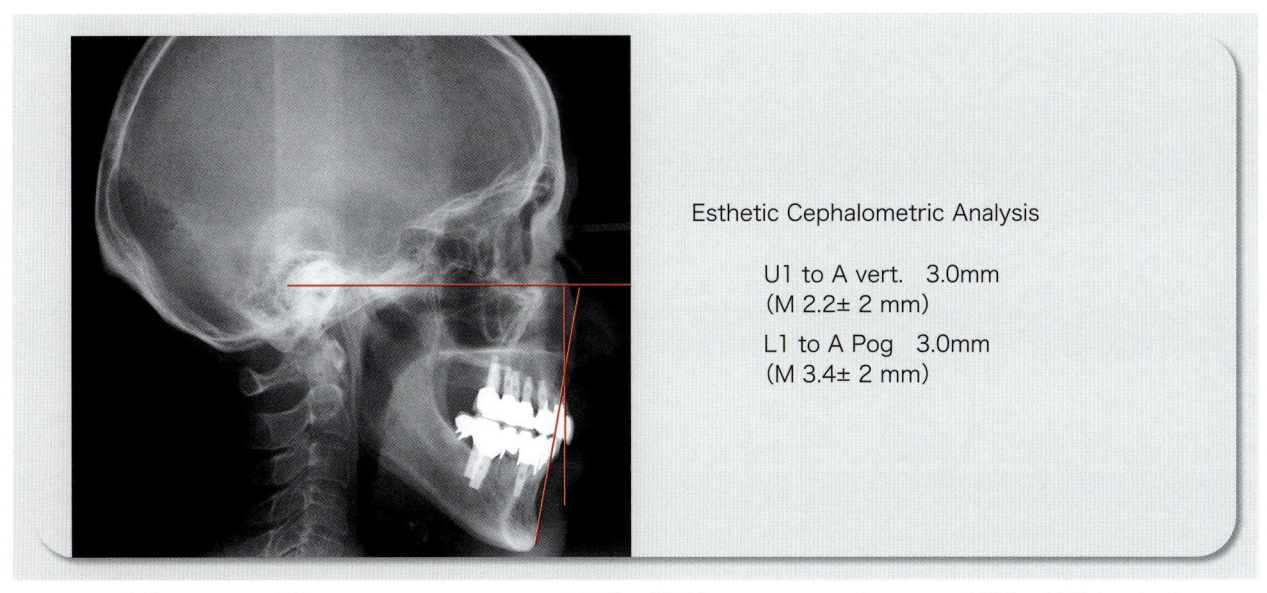

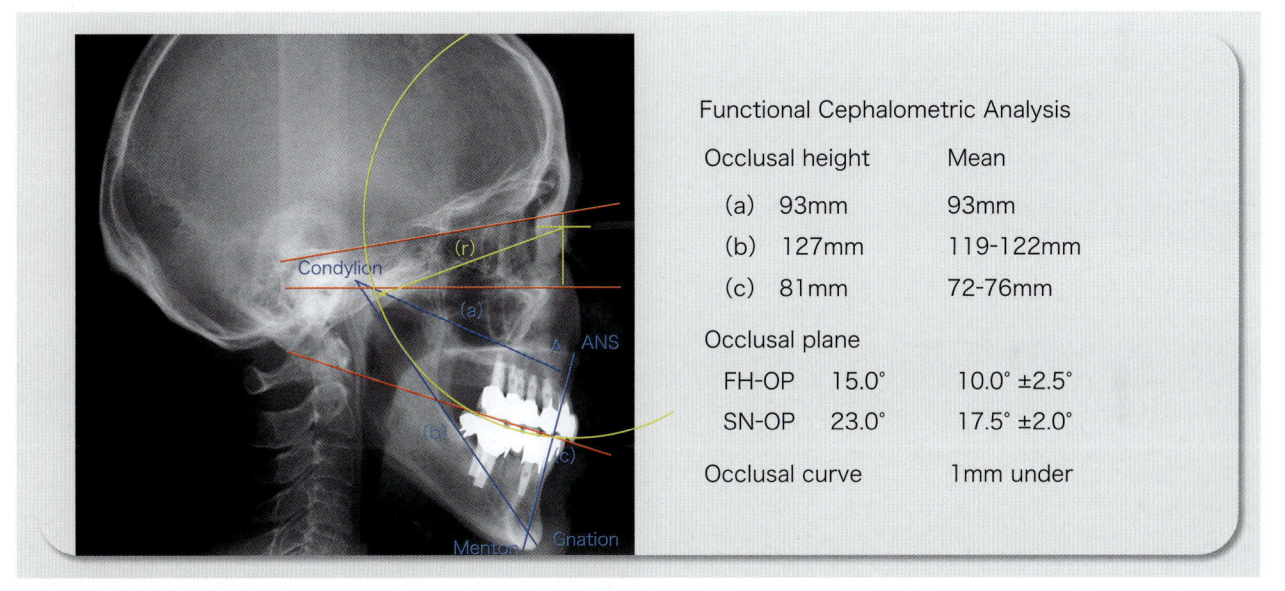

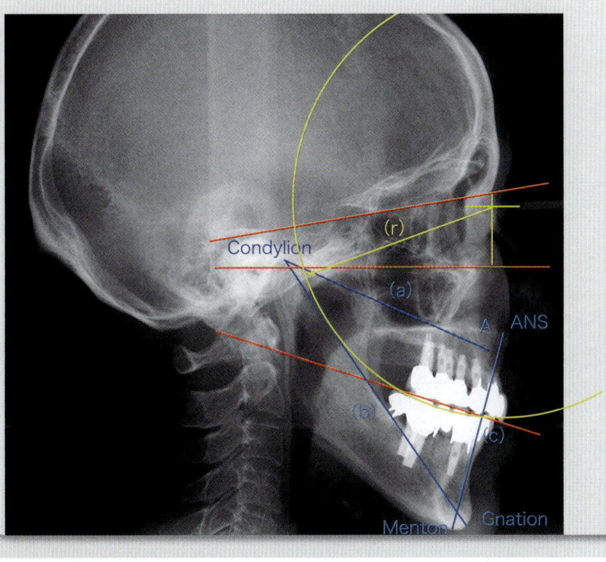

Functional Cephalometric Analysis

Occlusal height		Mean
(a)	93mm	93mm
(b)	127mm	119-122mm
(c)	81mm	72-76mm
Occlusal plane		
FH-OP	15.0°	10.0° ±2.5°
SN-OP	23.0°	17.5° ±2.0°
Occlusal curve		1mm under

Fig. 63 咬合高径を「Harvold-McNamara triangle」で分析を行う. (a) 93 mm に対し, (b) は 127 mm, (c) は 81 mm と平均より長い. これはもともとの下顎骨体が下方に突出するドリコタイプであるため, この数値になるのである. 咬合平面は, FH-OP で 15.0°, SN-OP で 23° と Steep な傾向である. 咬合彎曲は, 1 mm アンダーであったが平均値内である. 以上のことから, 咬合平面が Steep な症例においても, 適正範囲内であることがわかる.

たトゥースポジションも悪いため, インターディシプリナリーアプローチで補綴治療, 矯正治療, インプラント治療を行った症例である (『包括的治療戦略』2010 参照).

セファロによる再評価

術後, セファロ分析による再評価を行った. 両者とも, 審美的および機能的な指標は, ほぼ平均値内に収まっていることがわかる.

このセファロによる機能的な分析法は，ここ数年ほど前より行っているものであり，長期経過を持つ両症例においては，術前，術中には評価していなかった．いいかえれば，上顎中切歯の位置を顔貌から決めて，そこからカンペル平面に合わせながら上顎咬合面を決定し，顎位と咬合高径を適正な位置に設定し，プロビジョナルレストレーションにより試行錯誤しながら最終補綴へ移行するという治療ステップは，セファロ分析においてもほぼ平均値内に収まることが理解できる．

しかしながら，治療を行う上でイレギュラーな状況に陥ることも少なくないため，治療途中の再評価時におけるセファロ分析は，経験の浅い歯科医師にとっても有用であると考える．

次にそのような迷路に迷うイレギュラーとも言える補綴治療の再介入ケースを2症例提示したい．

セファロの有用性

これから紹介するCase I，Case IIは，両ケースともハイアングルで下顎骨体が長い（**Fig. 64**）．Case Iは下顎骨体が長いが下方に長いため，顔貌としてはドリコフェイシャルタイプ，骨格性のClass IIである．Case IIは，下顎骨体が長いが前方に出ている．骨格性のClass IIIのケースである．

このような症例に対して，感覚や歯列だけを見て治療を進めると，骨格に調和した治療は行えない．歯列をまとめるにあたってセファロ分析が必須なケースである．

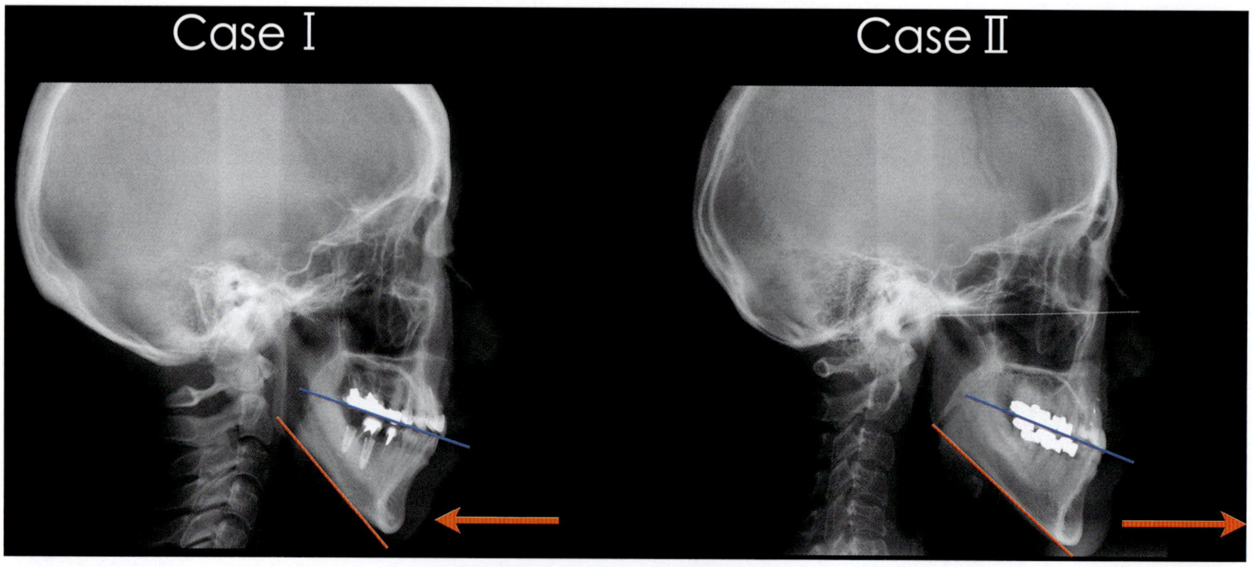

Fig. 64 両ケースともハイアングルで下顎骨体が長い．しかしながら骨格の違いからCase IはII級，Case IIはIII級という異なった歯列構成をしており，セファロを用いないと診断が非常に難しいケースである

Case Ⅰ　ハイアングル，ClassⅡ症例の補綴治療

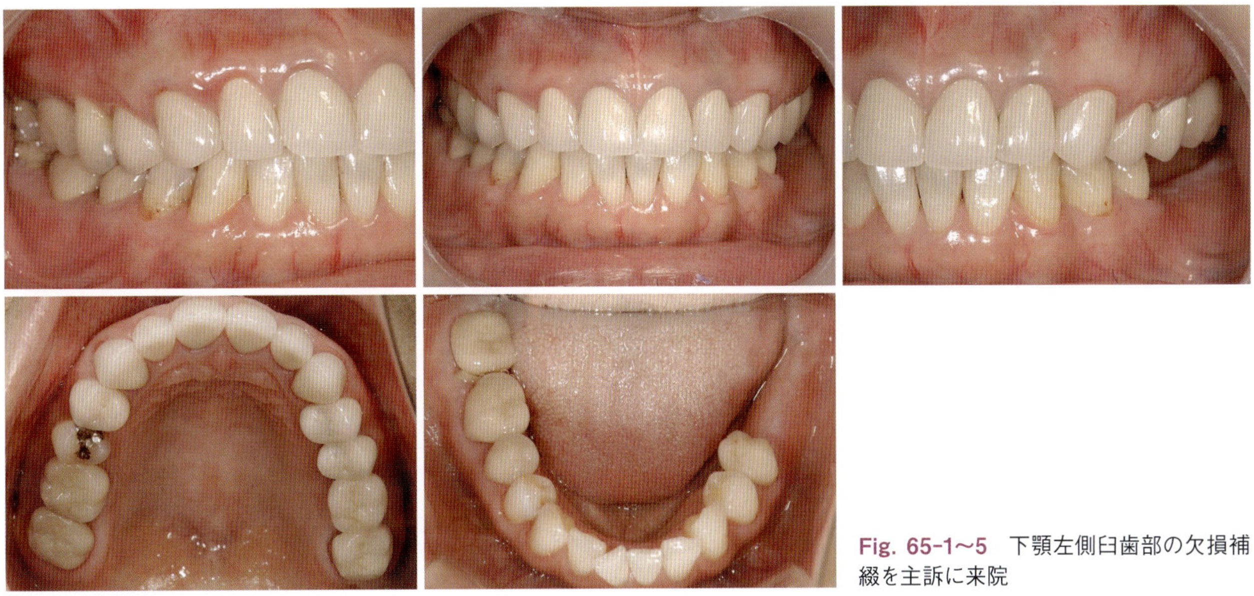

Fig. 65-1〜5　下顎左側臼歯部の欠損補綴を主訴に来院

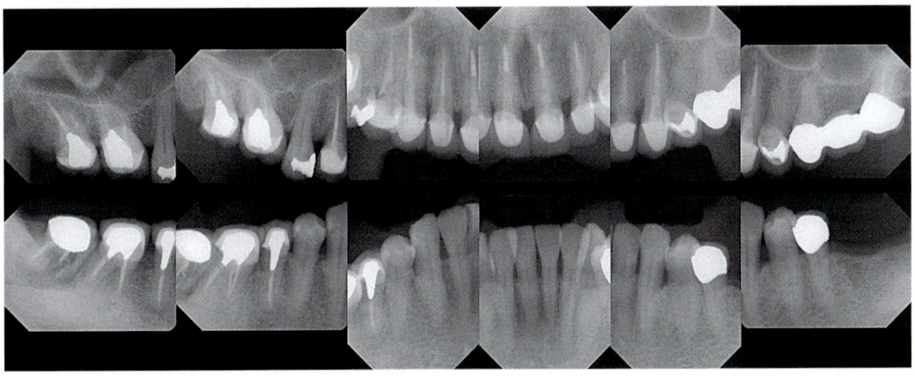

Fig. 66　デンタルX線写真．$\overline{7|}$が歯根破折を起こしていた

患者は，初診時40代の女性．下顎左側臼歯部の欠損補綴を主訴に来院された（**Fig. 65**）．下顎左側臼歯部には以前，ブリッジが装着されていたが，支台歯が歯根破折を起こして抜歯に至ったとのことであった．口腔内，レントゲンを観察すると，上顎はほぼすべての歯がクラウン修復されており，下顎も$\overline{4+4}$以外はなんらかの処置が施されている．また，$\overline{7|}$が歯根破折を起こしていた（**Fig. 66, 67**）．

患者は，このままでは歯をどんどん失っていくのではないか，と不安をもっていた．

●診査・診断

患者の“早く噛みたい”という希望もあり，診断用ワックスアップを作製し（**Fig. 68**），サージカルガイドを用いて，$\overline{|6\ 7}$にインプラントを埋入した（**Fig. 69**）．そしてプロビジョナルレストレーションを装着した（**Fig. 70**）．

ここから顔貌，セファロ分析行う．口唇と歯列の関係では，患者はややガミースマイルである（**Fig. 71**）．また正中もそれほど問題はない．上顎歯列の位置も顔貌から見て悪くない（**Fig. 72**）．続いてセファロ分析を行う．

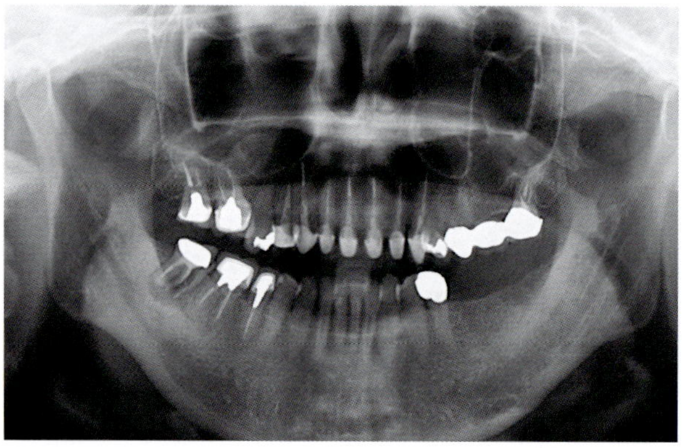

Fig. 67　上顎はすべての歯がクラウン修復されていた．下顎も $\overline{4 \mid 4}$ 以外はなんらかの処置が施されている

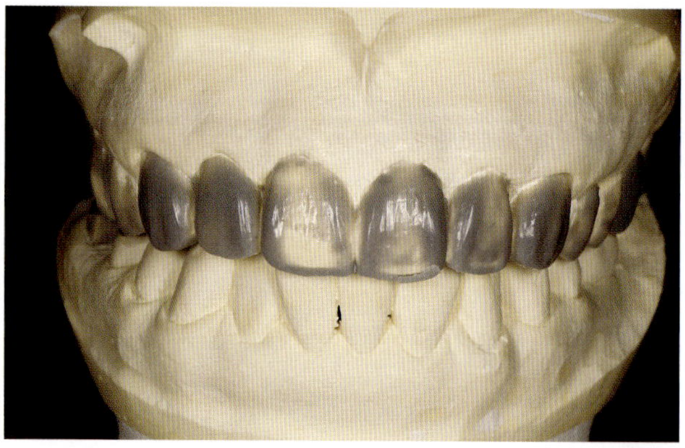

Fig. 68　患者は早期の下顎左側臼歯部の欠損補綴を希望されたため，診断用ワックスアップを作製し，インプラントポジションを検討した

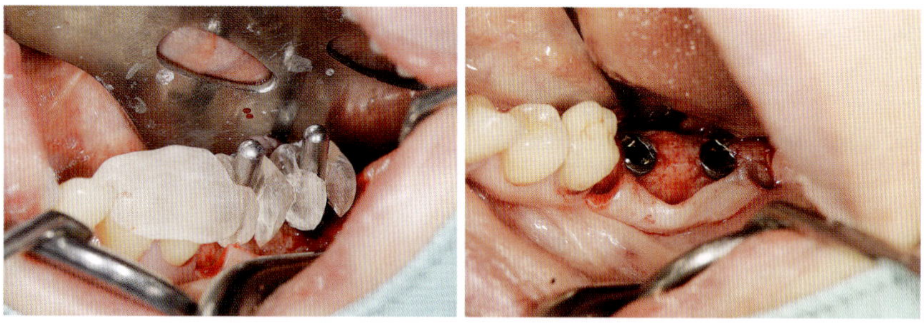

Fig. 69-1，2　サージカルガイドを用いて，$\overline{|6\ 7}$ にインプラントを埋入した

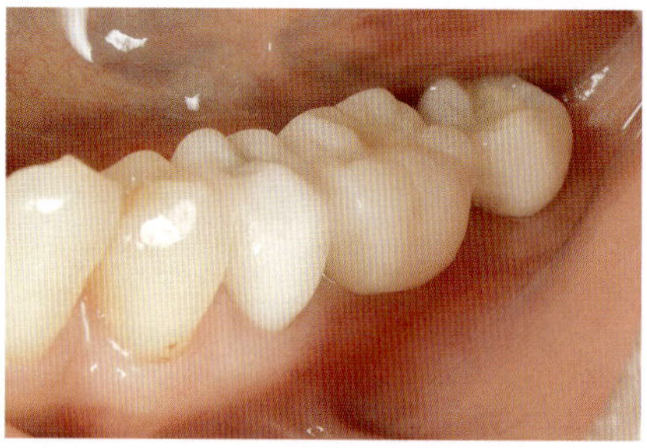

Fig. 70　プロビジョナルレストレーションを装着した

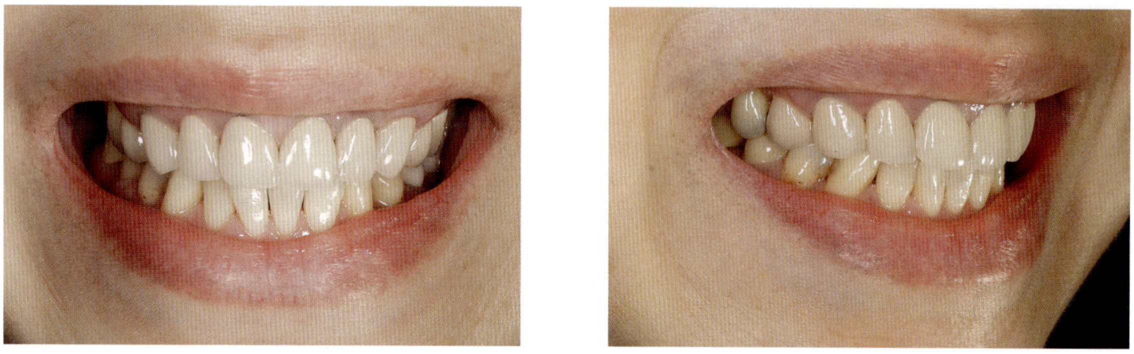

Fig. 71-1，2　口唇との関係では，ややガミースマイルである

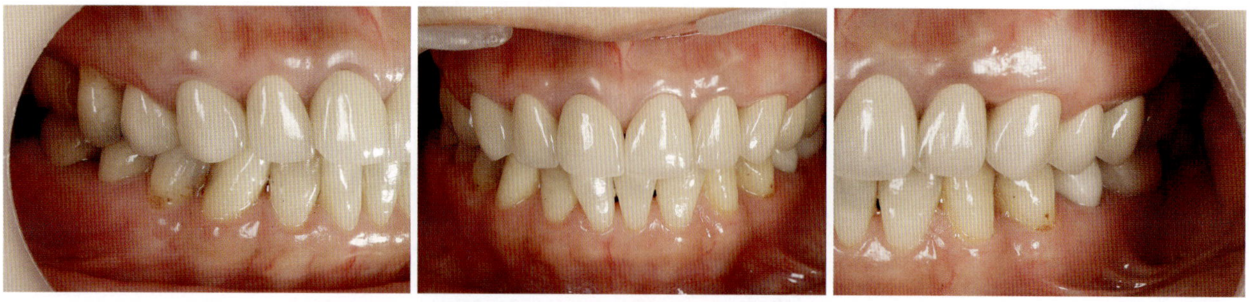

Fig. 72-1～3　正中もそれほど問題はなく，上顎歯列の位置も顔貌から見て悪くない

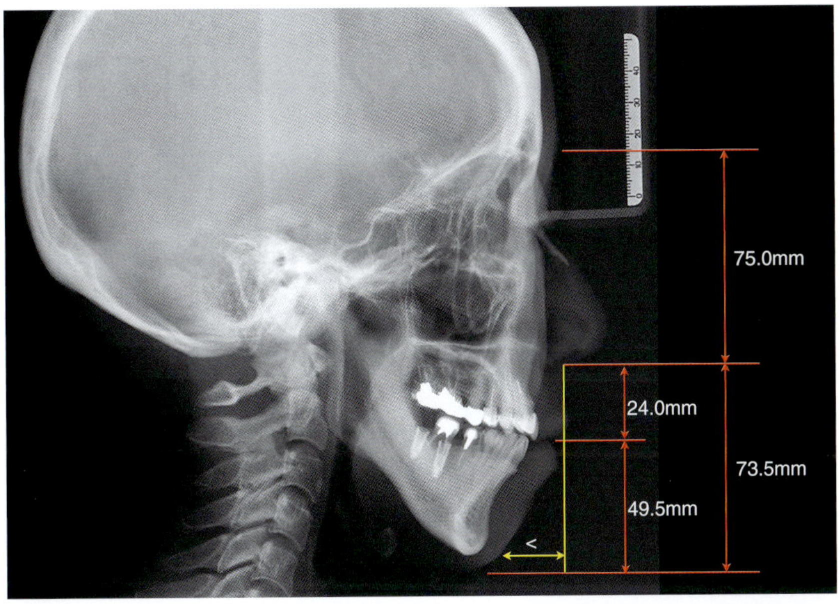

Fig. 73 セファロ分析．中顔面 75.0 mm に対し，下顔面は 73.5 mm である．下顎骨体は長いのに，下顔面の方が短い

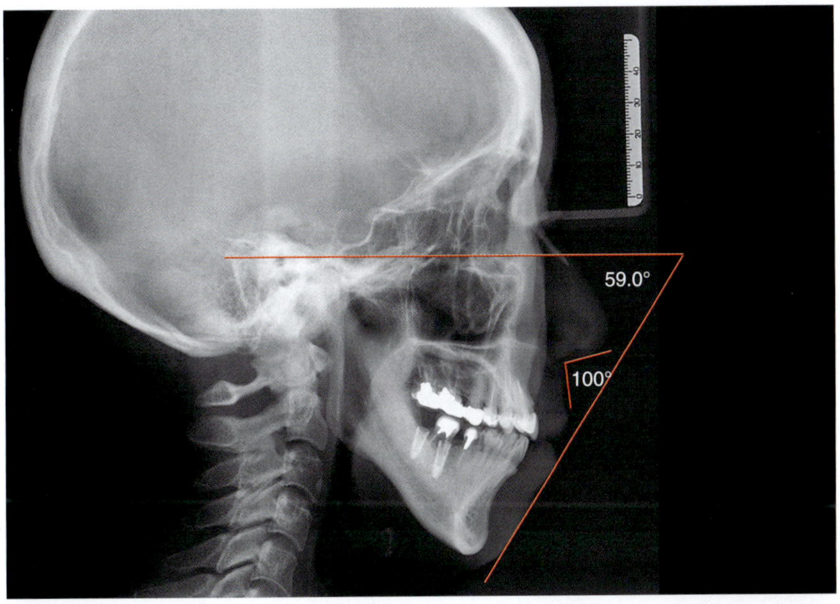

Fig. 74 Nasolabial angle は 100°，Z-angle は 59° であった

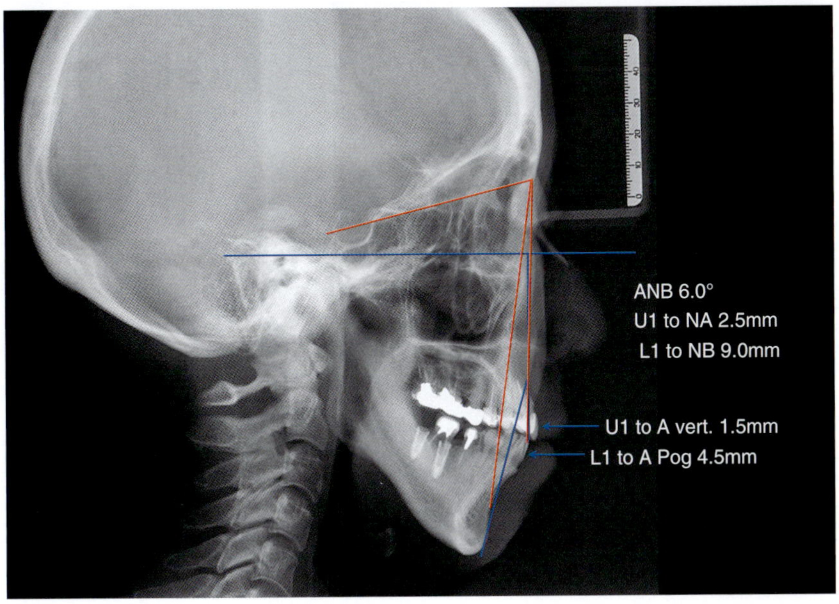

Fig. 75 ANB は 6° で骨格性Ⅱ級．U1 to A vert.では上顎中切歯で 1.5 mm の突出と平均の範囲内であり，上顎中切歯のポジションに問題はない

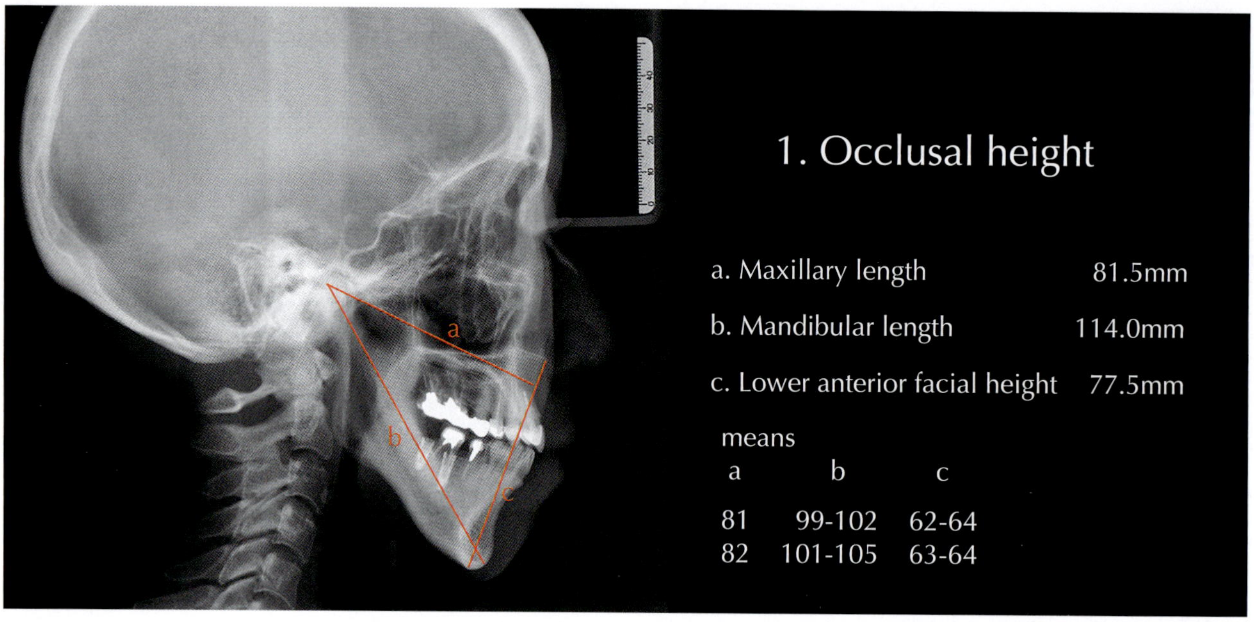

1. Occlusal height
a. Maxillary length 81.5mm
b. Mandibular length 114.0mm
c. Lower anterior facial height 77.5mm
means
a b c
81 99-102 62-64
82 101-105 63-64
a
b
c

Fig. 76 Harvold-McNamara triangle. a. Maxillary length が 81.5 mm, b. Mandibular length が 114.0 mm, c. Lower anterior facial height が，77.5 mm．平均に当てはめると，b, c ともに大きくオーバーしている．下顔面は中顔面より短いにもかかわらず，b の下顎骨は長い，という稀なケースである．c も 77.5 mm で平均をオーバーしており，咬合高径も挙げられない

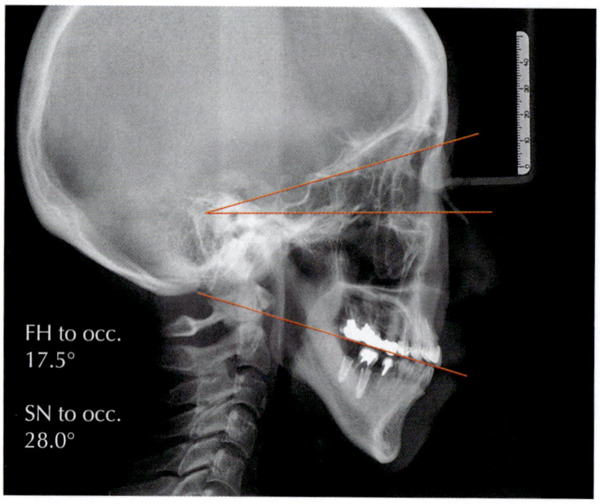

Fig. 77 咬合平面は，FH 平面に対して 17.5° とかなり Steep である（FH to occ.の平均 10°，SN to occ.の平均 17.0°）．咬合高径を挙げずに咬合平面をなるべく flat にもっていく

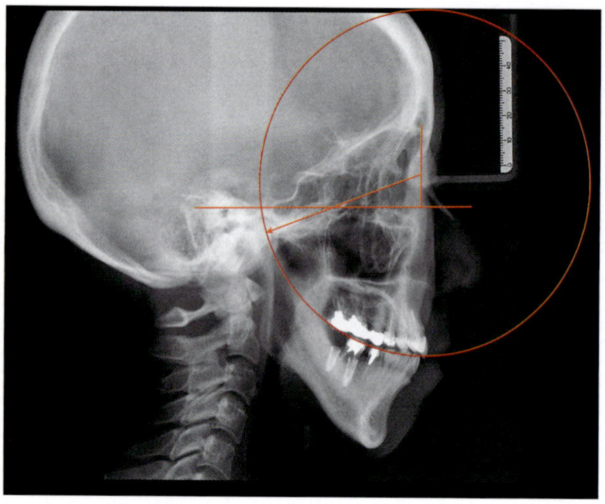

Fig. 78 咬合彎曲は，上顎第一大臼歯部で約 1 mm アンダーだが，補綴で改善可能である

●セファロ分析

中顔面 75.0 mm に対し，下顔面は 73.5 mm である（**Fig. 73**）．下顎骨体は長いのに，下顔面の方が短いという稀なケースである．顔貌はドリコフェイシャルだが，下顎骨体が下方に伸びているので，正面から見た時には長く見えない．その分，オトガイ部が後方に下がった状態であった．また，Nasolabial angle は 100°，Z-angle は 59° であった（**Fig. 74**）．

ANB は 6° で骨格性Ⅱ級である．FH 平面から A 点および上顎中切歯を通る垂線（U1 to A vert.）を引くと，上顎中切歯で 1.5 mm の突出と平均の範囲内であり，上顎中切歯のポジションに問題はない（**Fig. 75**）．

Harvold-McNamara triangle では，a. Maxillary length が，81.5 mm であった．対して，b. Mandibular length が 114.0 mm，c. Lower anterior facial height が，77.5 mm であった．これを平均に当てはめると，b, c ともに大きくオーバーしている（**Fig.

76)．下顔面は中顔面より短いにもかかわらず，bの下顎骨は長い．また，cも77.5 mmで平均をオーバーしており，咬合高径も挙げられない．むしろ下げた方がよいケースだが，そうすると下顔面がさらに短くなる，という難易度の高い複雑なケースである．

咬合平面だが，FH平面に対する咬合平面は，17.5°とかなりSteepである（**Fig. 77**）．顎運動と咬合平面の調和がとれていないと臼歯に負担がかかるため，咬合平面を可及的にFlatにしたいのだが，咬合高径は挙げられないため，アプローチが難しい．

咬合彎曲は上顎第一大臼歯部で約1 mmアンダーだが，これは上顎歯列の問題であり，補綴で改善可能であろう（**Fig. 78**）．

以上をまとめ，以下の治療目標を立てた．

・咬合高径は維持
・上顎中切歯の垂直的高径を1 mmアップ
・咬合平面の平坦化．上顎大臼歯1 mmアップ

プロビジョナルレストレーションを装着し，下顎前歯部は矯正治療を行い，前歯部のカップリングを作りながら，上記の治療目標を達成していくこととした．

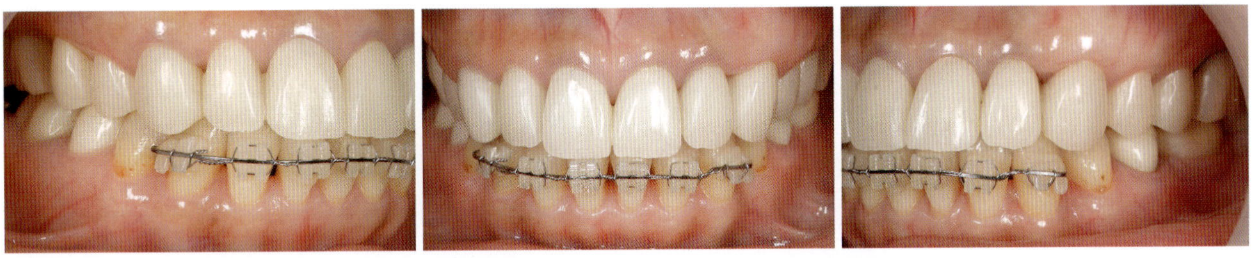

Fig. 79-1〜3　上顎前歯部の切縁を1 mm伸ばしたプロビジョナルレストレーションを装着

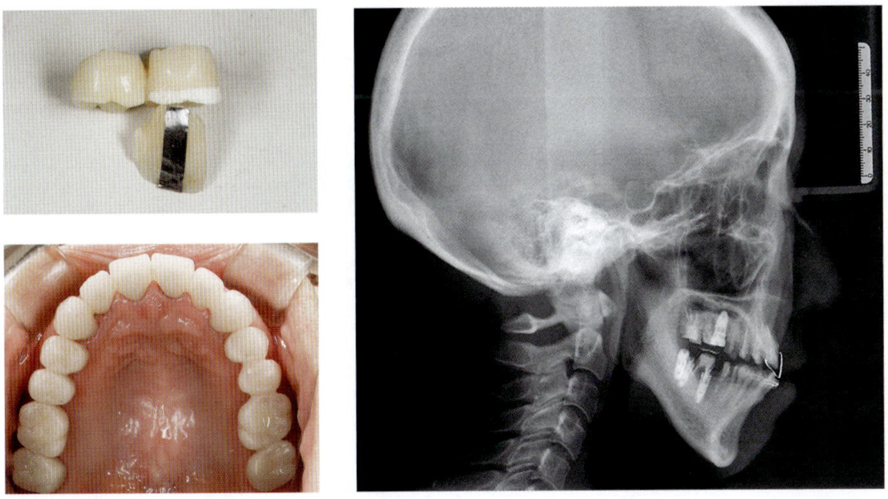

Fig. 80-1〜3　前歯部に箔，臼歯部にスキャニングレジンを付け，セファロを撮影．プロビジョナルレストレーションの咬合平面，前歯部の位置を診断する．咬合平面は依然としてSteepではあるものの，多少の改善が認められた

●治療の流れ

まず上顎前歯部の切縁を1 mm伸ばしたプロビジョナルレストレーションを装着する（**Fig. 79**）．

中切歯の唇面に鉛箔を貼り，臼歯部にスキャニングレジンを付け，セファロを撮影した（**Fig. 80**）．これでこのプロビジョナルレストレーションの咬合平面が適切かどうか診断する．結果として依然としてSteepではあるものの改善が認められた．

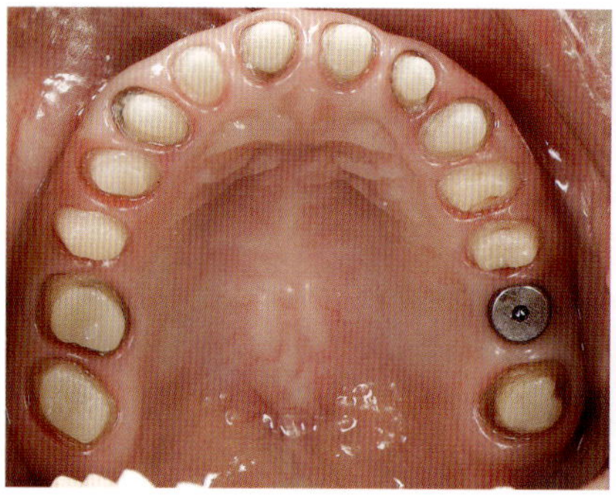

Fig. 81　プロビジョナルレストレーションを除去

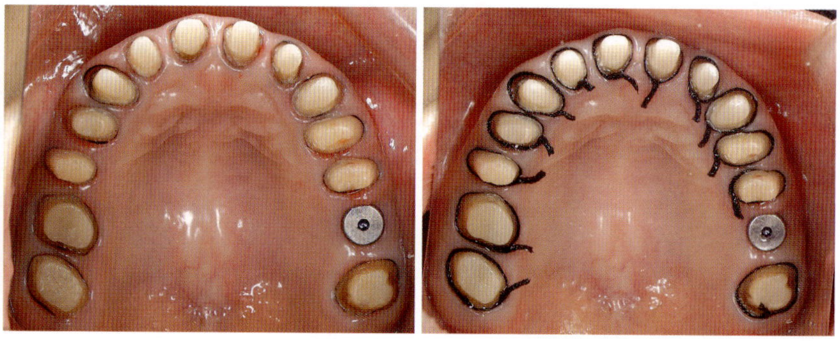

Fig. 82-1, 2　ダブルコードテクニックで印象採得を行う

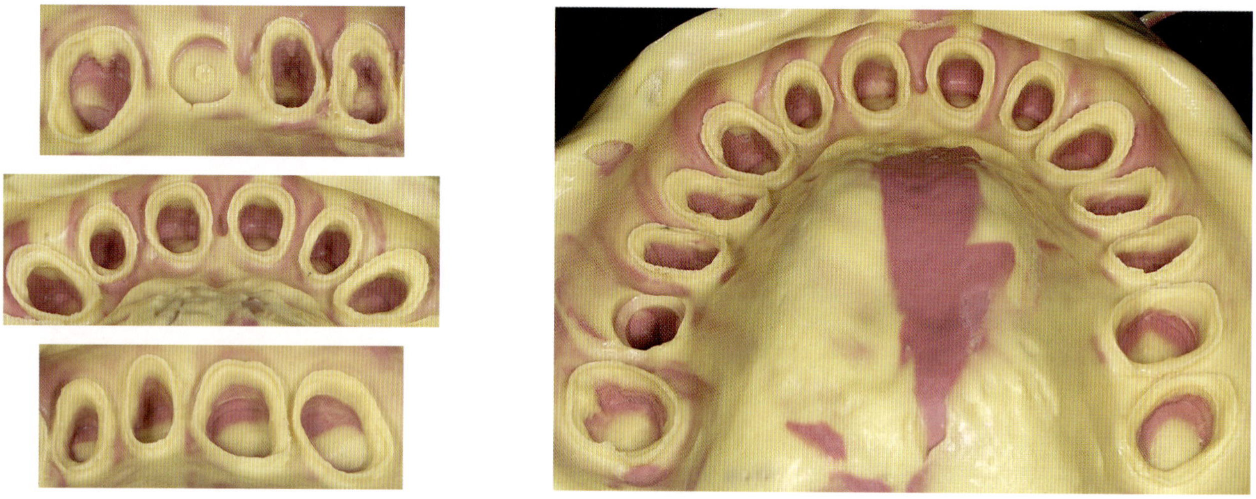

Fig. 83-1〜4　印象採得

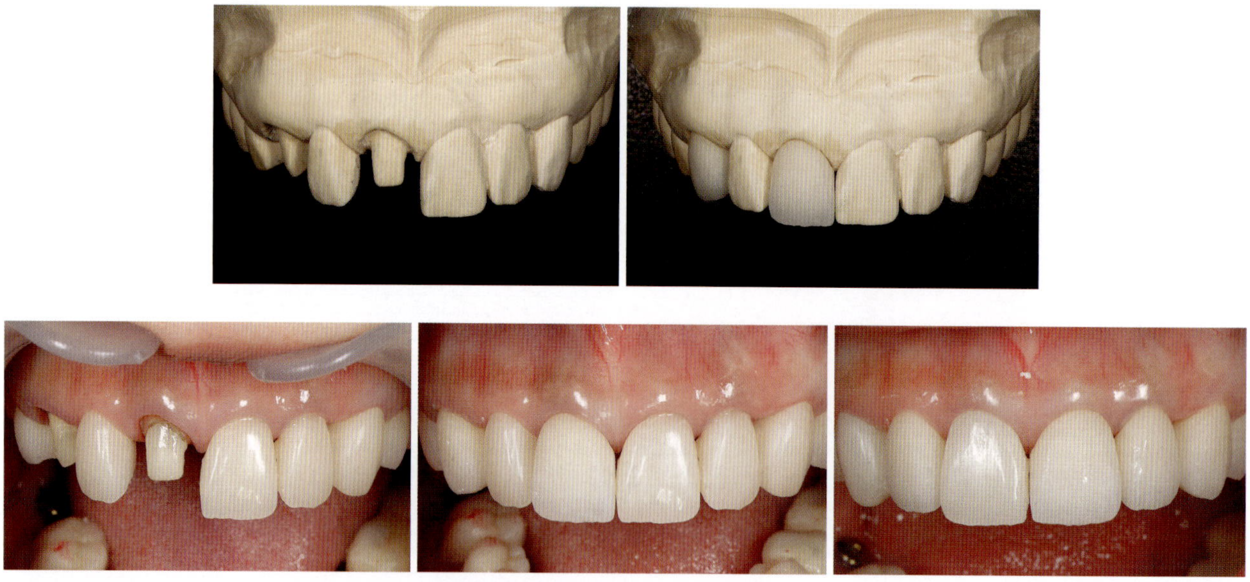

Fig. 84-1〜5　スキップモデルメソッドによる最終補綴物の作製

その後，ダブルコードテクニックで印象採得を行い（**Fig. 81〜83**），スキップモデルメソッドにより最終補綴物の作製を行い（**Fig. 84, 85**），最終補綴物を装着した（**Fig. 86〜88**）．

7|6 7 のインプラント上部構造だが，咬合平面を可及的にFlatにするためには，下顎臼歯部の歯冠長をなるべく短くする必要がある．アバットメントでセメンテーションするとほとんど歯冠長がなくなるため，スクリューリテインで固定している．

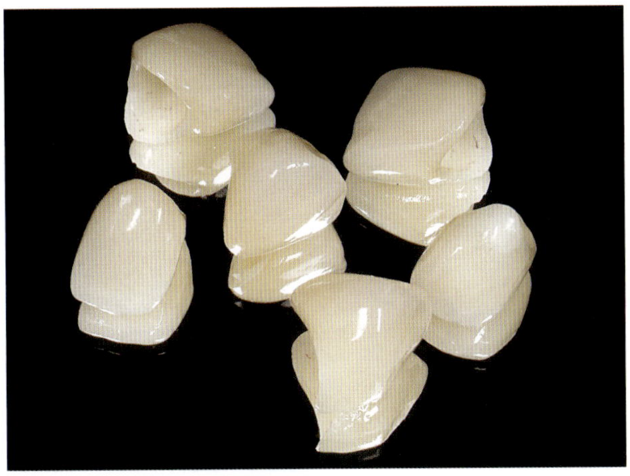

Fig. 85　完成した最終補綴物

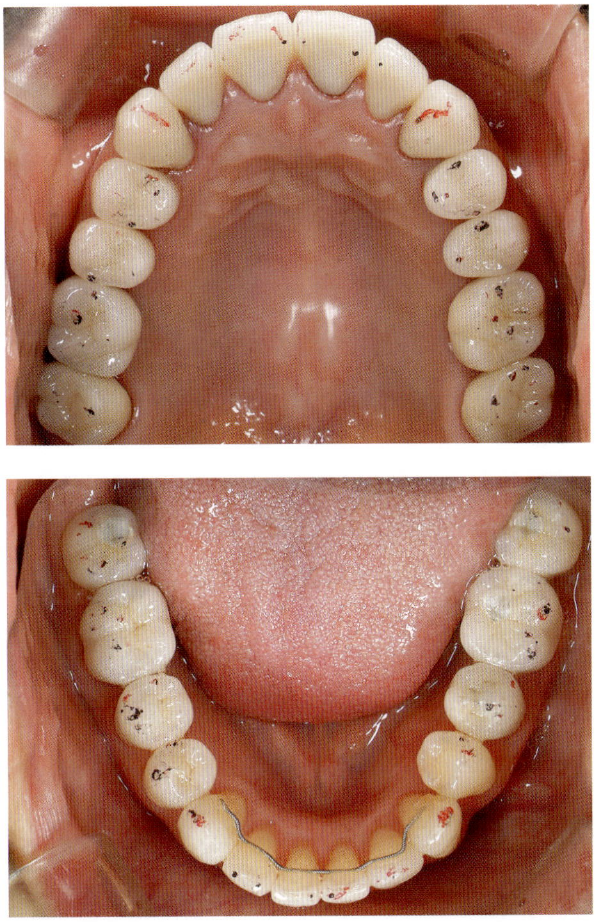

Fig. 86-1，2　最終補綴物装着時．咬合接触状態

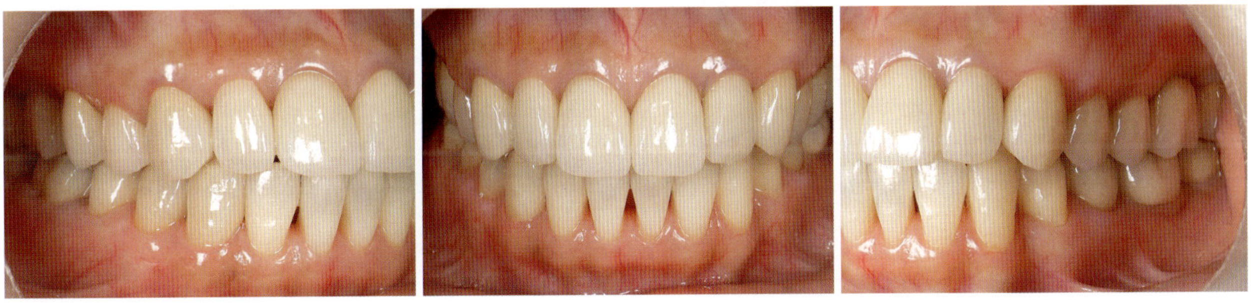

Fig. 87-1～3　最終補綴物装着時

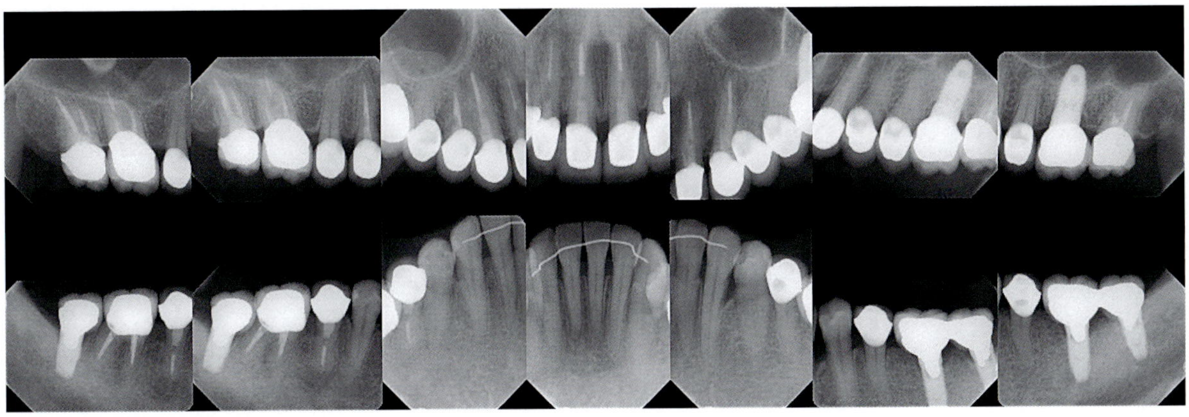

Fig. 88　最終補綴物装着時のデンタルX線写真

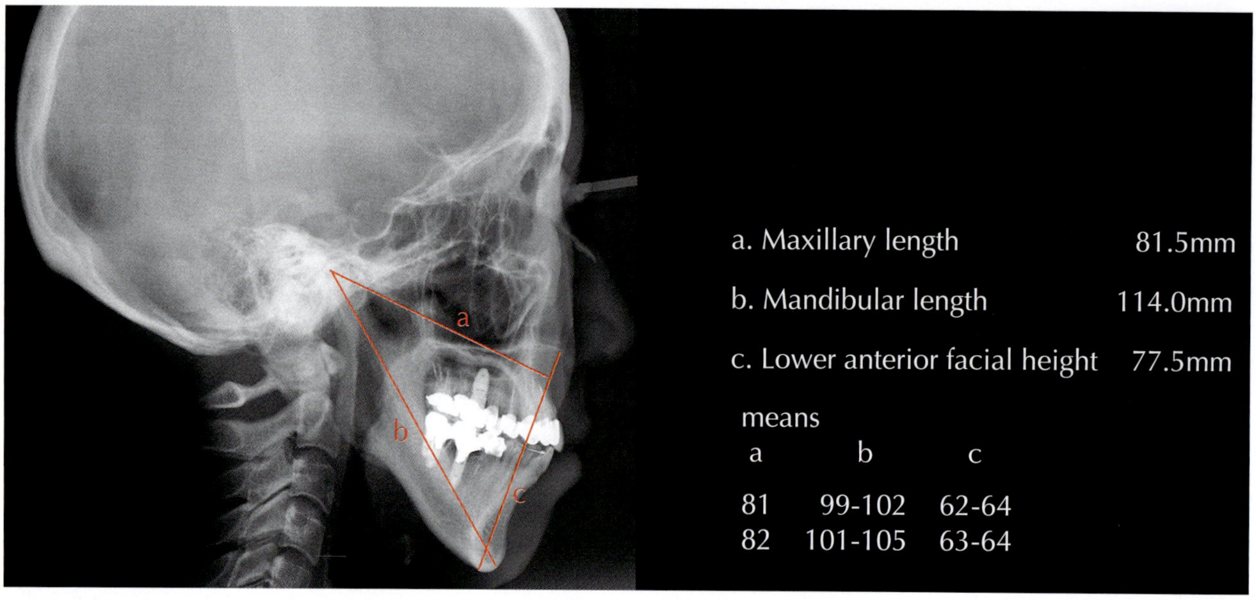

Fig. 89 セファロによる術後の再評価. Harvold-McNamara triangle では, a：81.5 mm　b：114.0 mm　c：77.5 mm と術前と変わらない

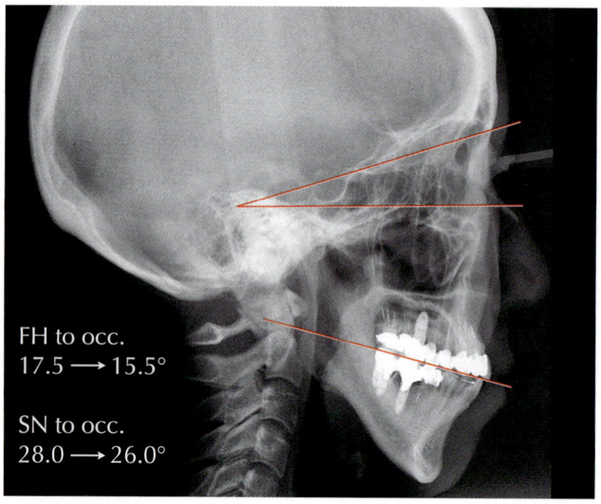

Fig. 90 咬合平面は FH to occ.が術前の 17.5° から 15.5° に変化した. まだ Steep ではあるものの, 可及的に改善が図られた

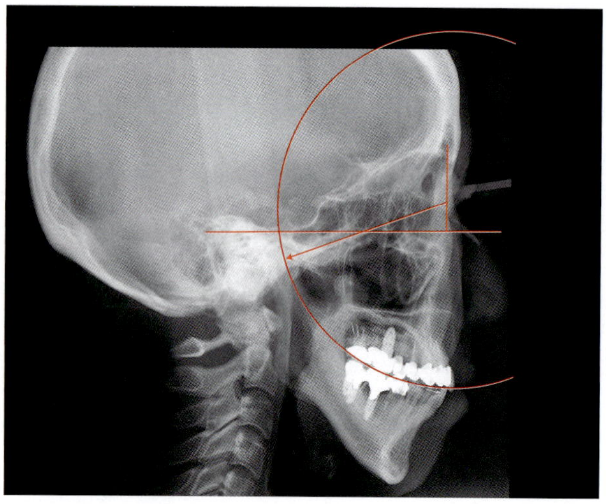

Fig. 91 咬合彎曲は平均に収まった

●セファロによる再評価

術後のセファロ分析により再評価を行う. Harvold-McNamara triangle では, a：81.5 mm b：114.0 mm c：77.5 mm と術前と変わらない（**Fig. 89**）. 咬合平面は 17.5° が, 15.5° に変化した（**Fig. 90**）. まだ Steep ではあるものの, 可及的に改善を図った. また咬合彎曲は平均に収まった（**Fig. 91**）

現在, 術後 8 年が経過しているが, 歯列は変化なく順調に推移している. 本人の希望により前歯部クラウン形態をリニューアルした（**Fig. 92, 93**）.

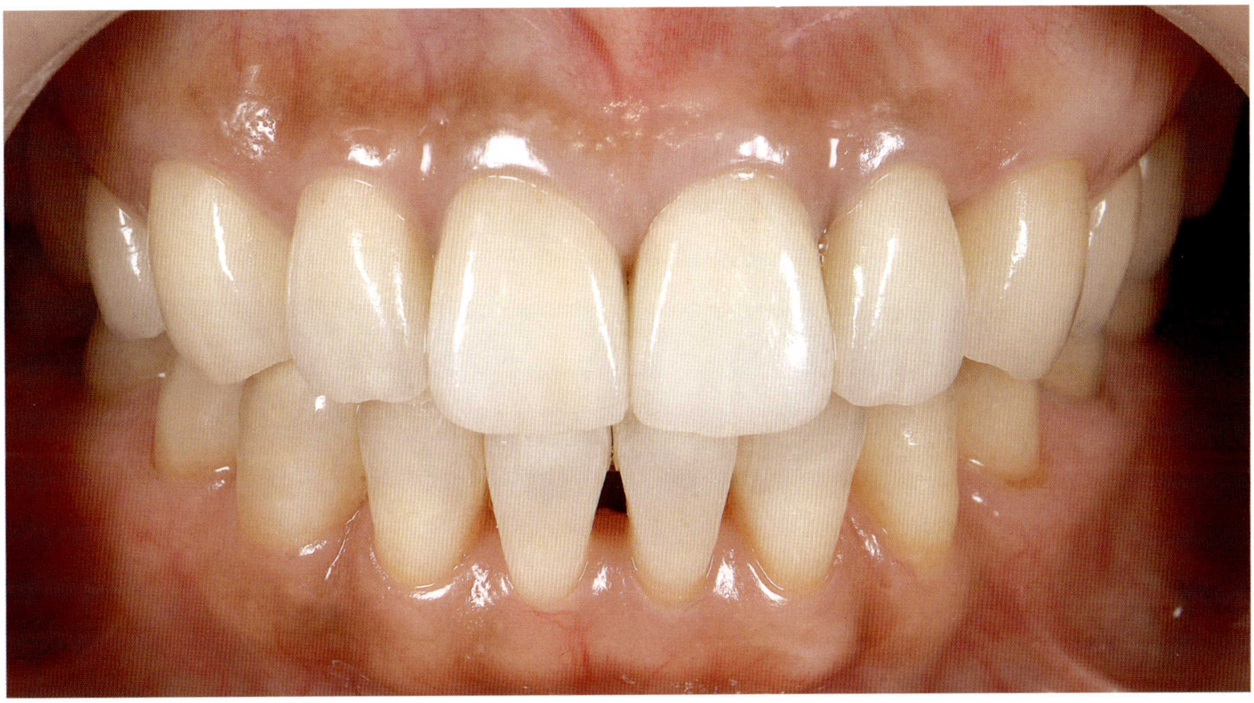

Fig. 92 術後８年を経て，本人の希望により前歯部のクラウン形態をリニューアルした

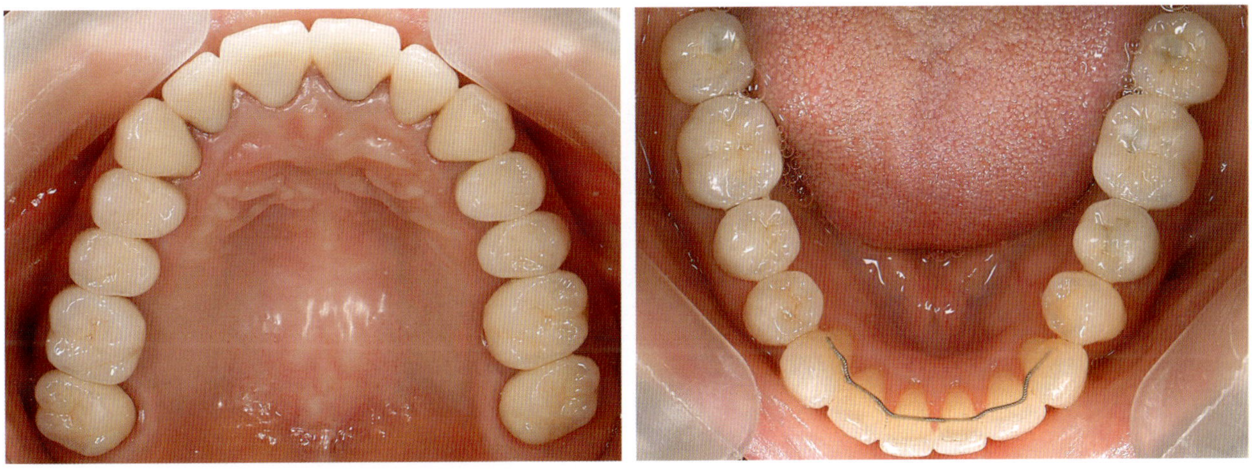

Fig. 93-1，2 術後８年経過時の上下顎咬合面観

まとめ

非常に難しいケースであったが，セファロを用いることで，「咬合高径は維持」，「咬合平面は可及的に Flat にする」，という本症例の治療コンセプトを明確にすることができた．口腔内だけで診断を行おうとすると，臼歯はクリアランスが少ないので，咬合高径を挙げたくなってしまうケースである．ここで咬合高径を挙げると，咬合平面はさらに Steep になってしまう．

このように，口腔内だけでなく，セファロで矢状面的に見ることも診査・診断に非常に重要である．

Case Ⅱ　ハイアングル，ClassⅢ症例の補綴治療

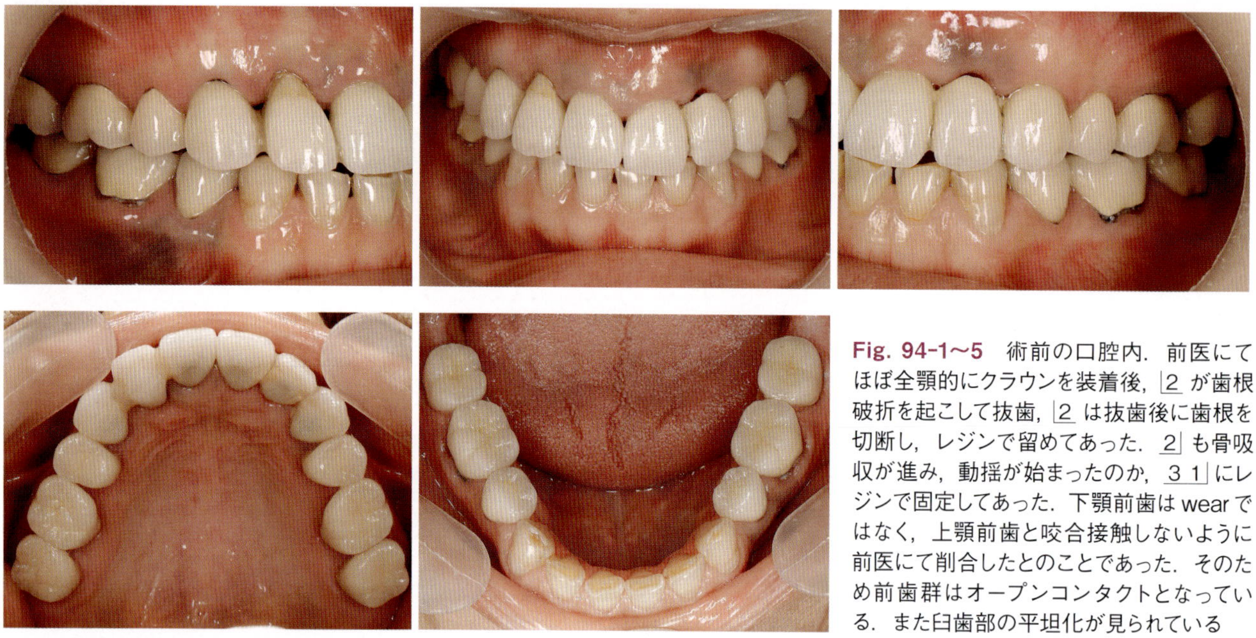

Fig. 94-1～5　術前の口腔内．前医にてほぼ全顎的にクラウンを装着後，|2 が歯根破折を起こして抜歯，|2 は抜歯後に歯根を切断し，レジンで留めてあった．2| も骨吸収が進み，動揺が始まったのか，3 1| にレジンで固定してあった．下顎前歯は wear ではなく，上顎前歯と咬合接触しないように前医にて削合したとのことであった．そのため前歯群はオープンコンタクトとなっている．また臼歯部の平坦化が見られている

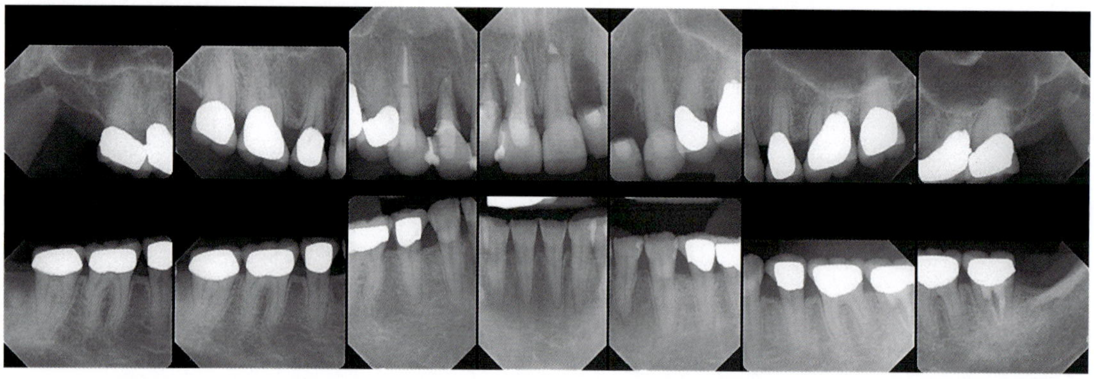

Fig. 95　術前のデンタル X 線写真．1| は根充材が認められるが，根管治療はしていないとのことであった

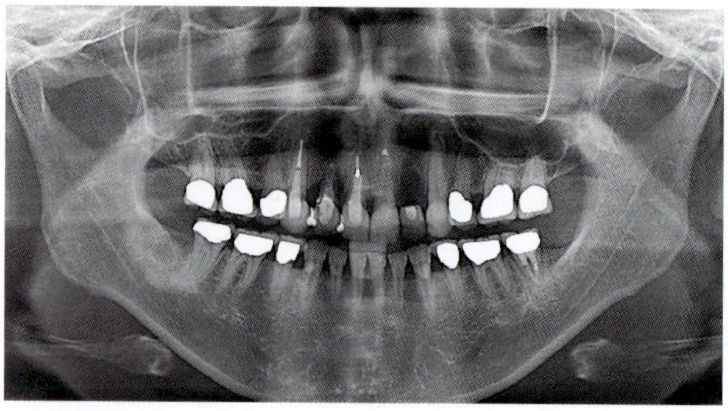

Fig. 96　術前のパノラマ X 線写真

患者は初診時30代，女性．前医にて全顎的にクラウンを装着後，数年で |2 が歯根破折を起こして抜歯，|2 は歯根を切断してレジンで留めてあった．1| 根尖部に根充材が認められるが，根管治療はしていないとのことであった．2| は術後に骨吸収による動揺が起きたため，隣接歯に固定してあった．下顎前歯以外はほとんどが処置されている（**Fig. 94～96**）．

その下顎前歯もリバースカーブを呈しているが，これは wear ではなく，上顎前歯と咬合接触しないように前医にて削合したとのことであった．そのため前歯群はオープンコンタクトとなっている．また臼歯部には wear なのか咬合調整なのかは不明だが，咬合面の平坦化が著しく，咀嚼不全を呈していた．

ここで上顎前歯の咬合面を見てみると，基底結節の位置が 1|1 より 2|2 が口蓋側寄りに位置しており，そもそも反対咬合か切端咬合であった可能性が示唆される．

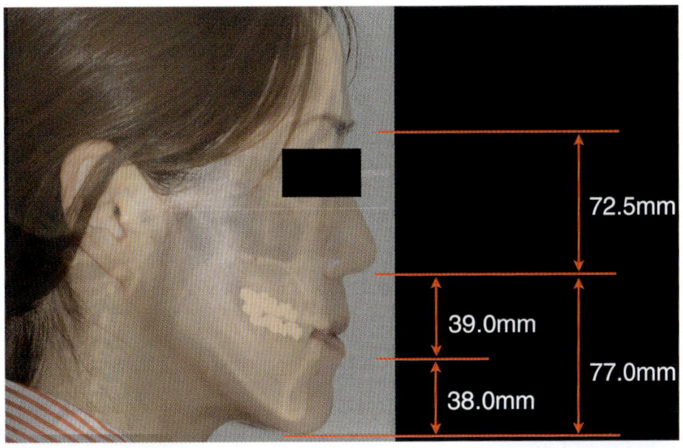

Fig. 97 セファロ分析．中顔面 72.5 mm に対し，下顔面は 77.0 mm であり，下顔面が長い．骨格性Ⅲ級のブレーキーフェイシャルであった

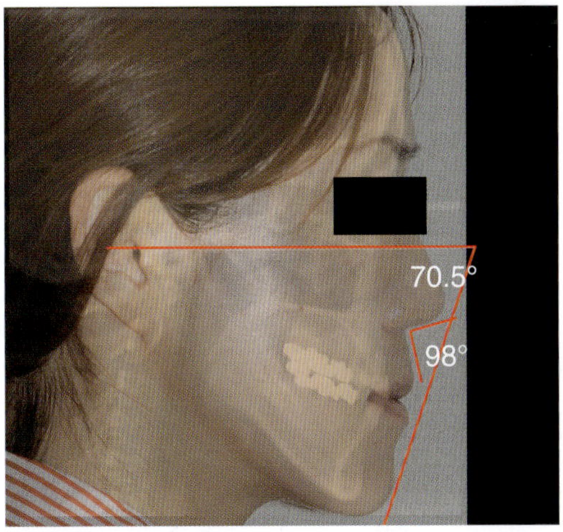

Fig. 98 Nasolabial angle は 98°，Z-angle は 70.5° であった

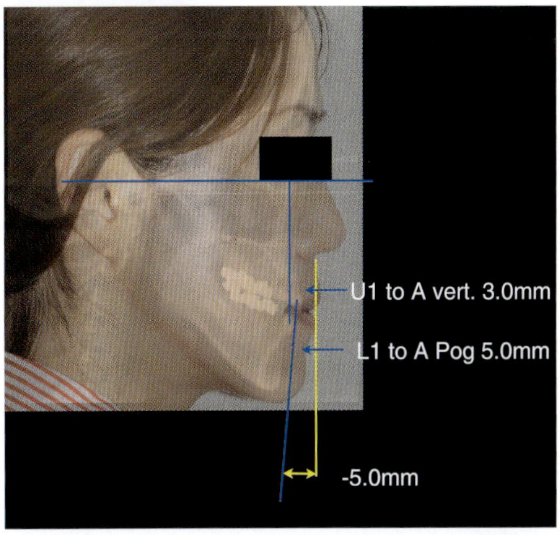

Fig. 99 U1 to A vert.が 3.0 mm と上顎中切歯の位置はそれほど悪くない．ただし下顎が出ているため，適正なオーバージェット，オーバーバイトの付与が必要である

●セファロ分析

セファロでは，中顔面 72.5 mm に対し，下顔面は 77.0 mm であり，下顔面が長い（**Fig. 97**）．骨格性Ⅲ級のブレーキーフェイシャルであった．また Nasolabial angle は 98°，Z-angle は 70.5° であった（**Fig. 98**）．

中切歯の位置は，U1 to A vert.が 3.0 mm とそれほど悪くない（**Fig. 99**）．ただし下顎が出ており，適正なオーバージェット，オーバーバイトの付与が必要である．

咬合高径は，Harvold-McNamara triangle では，a：95.0 mm，b：135.5 mm，c：76.0 mm であった（**Fig. 100**）．b は長いが，c は平均に入っている．c のレンジは 73-77 mm なので，少し咬合高径を挙げられるが，すでに下顔面の方が長いため，あまり挙げすぎるのも禁物である．しかしながら，下顎枝は Steep であり，クロックワイズローテーションで ClassⅢ を Class I になるべくもっていきたい．そのため，できれば咬合高径を挙げたいケースである．

咬合平面は，FH to occ.が 22.5° と非常に Steep である（**Fig. 101**）．咬合彎曲は，第一大臼歯部で 2 mm アンダーであった（**Fig. 102**）．以上から，治療目標を以下とした．

・前歯部で 1～2 mm 咬合高径を挙げる
・上顎中切歯の歯軸を変更する
・咬合平面を可及的に Flat にする
・上顎臼歯部を 2～3 mm 長くする

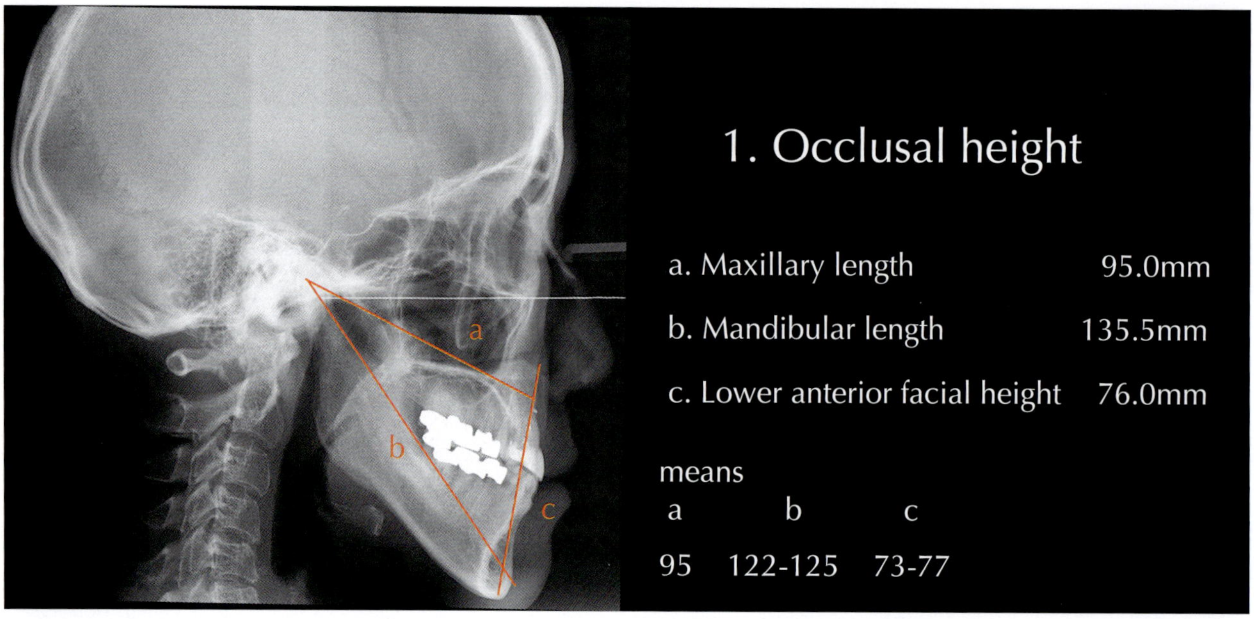

1. Occlusal height
a. Maxillary length 95.0mm
b. Mandibular length 135.5mm
c. Lower anterior facial height 76.0mm
means
a b c
95 122-125 73-77
a
b
c

Fig. 100 Harvold-McNamara triangle では，a：95.0 mm，b：135.5 mm，c：76.0 mm であった．b は長いが，c は平均に入っている．c のレンジは 73-77 mm なので，少し咬合高径を挙げられる

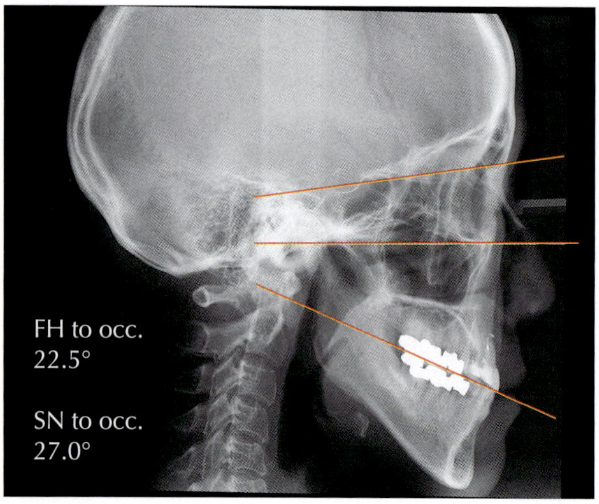

Fig. 101 FH to occ.は 22.5°，SN to occ.は 27.0°（平均：FH to occ.10.0°，SN to occ. 17.0°）と非常に Steep である

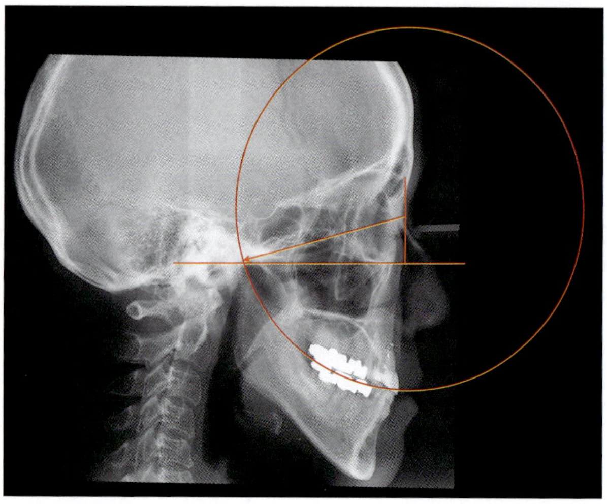

Fig. 102 咬合彎曲は，第一大臼歯部で 2 mm アンダーであった

●治療の流れ

まず診断用ワックスアップを作製する（**Fig. 103**）．上顎前歯の位置自体は悪くない．プロビジョナルレストレーションを作製するにあたって，咬合器上で前歯のインサイザルエッジを1〜2 mm 挙げた際に，臼歯をどの程度長くできるかを検討する．上顎臼歯部を 2〜3 mm 長くすることで咬合彎曲も正常になり，咬合平面も Flat になる．また咬筋の走行とも垂直になると思われる．下顎前歯は，削合された分と挙上する分を足す．その分，咬合平面は Flat になる．外科矯正は拒否されたため，下顎を舌側に入れることで前歯のカップリングを与えることとした．

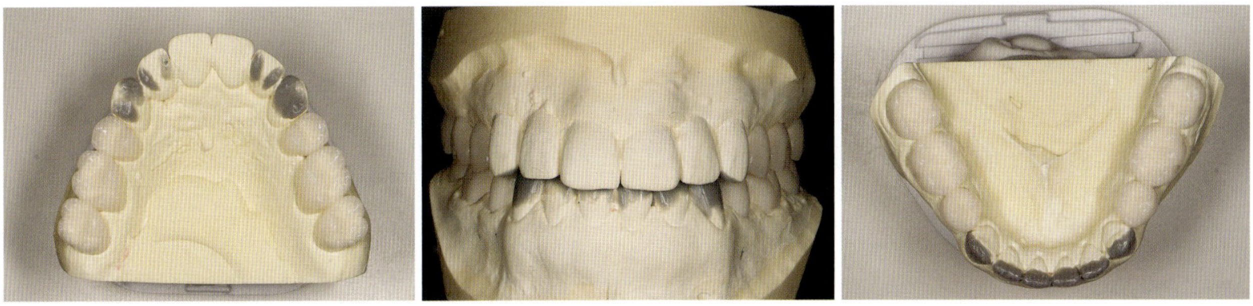

Fig. 103-1～3 診断用ワックスアップの作製．上顎臼歯部を 2～3 mm 長くすることで咬合彎曲も正常になり，咬合平面も可及的に Flat になる．下顎前歯は，削合された分と挙上する分を足すことで咬合平面を Flat にする

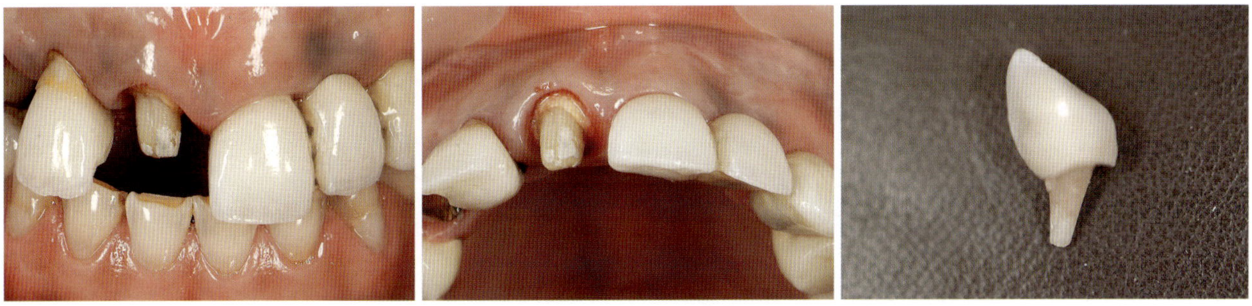

Fig. 104-1～3 1| クラウンを外すとコアごと取れてきた．歯根方向と歯冠方向が著しく異なる

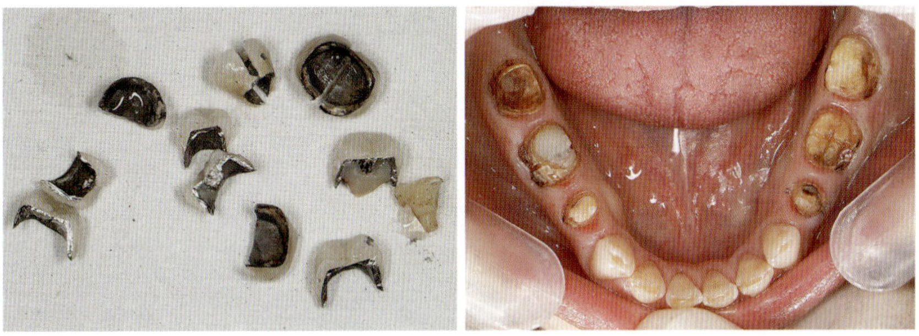

Fig. 105-1，2 既存の補綴物をすべて外す

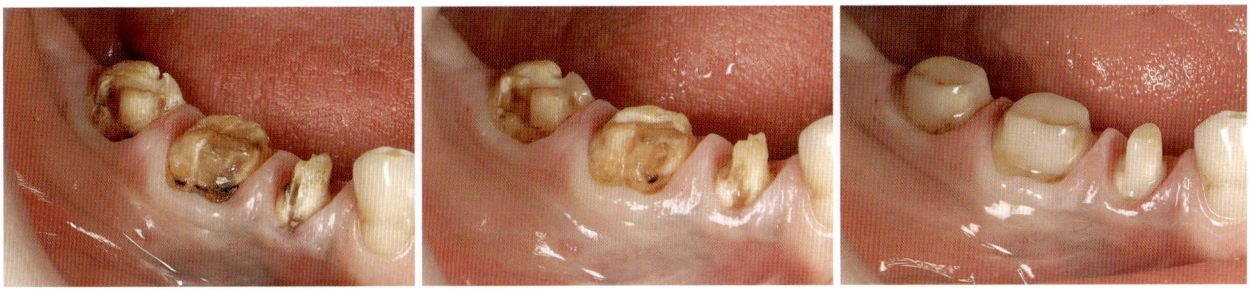

Fig. 106-1～3 カリエス処置，生活歯の支台築造を行う

次に 1| クラウンを外すとコアごと取れてきた．予想通り，歯根方向と歯冠方向の歯軸にこれだけの違いが見られた（**Fig. 104**）．この状態で咬合接触およびガイドさせることは，歯根，補綴物にとって非常にダメージが大きい．この形態では壊れるリスクが高いため，下顎前歯と咬合接触させないようにしていたと予想される．

次に既存の補綴物をすべて外し，カリエス処置，支台築造を行う（**Fig. 105, 106**）．インサイザルレベルで 2 mm 挙げ，臼歯部，上顎前歯部にプロビジョナルレストレーションを装着，下顎前歯はレジンでビルドアップした（**Fig. 107，108**）．

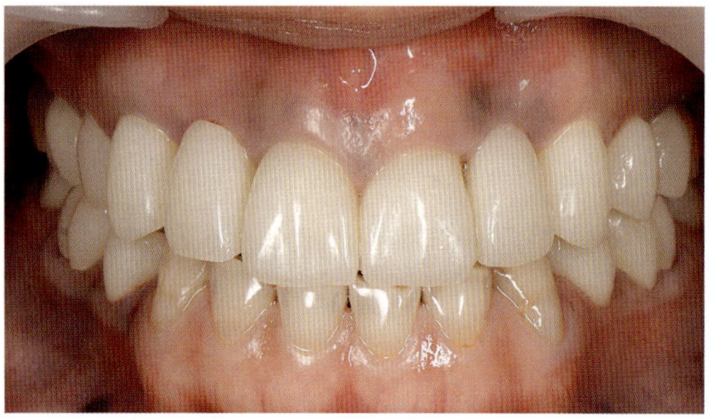
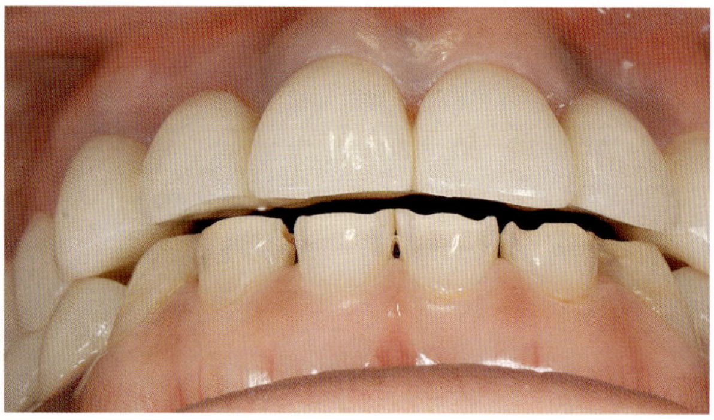

Fig. 107-1, 2　インサイザルレベルで 2 mm 挙げ，臼歯部，上顎前歯部にプロビジョナルレストレーションを装着．この時点では下顎前歯との隙間が認められる

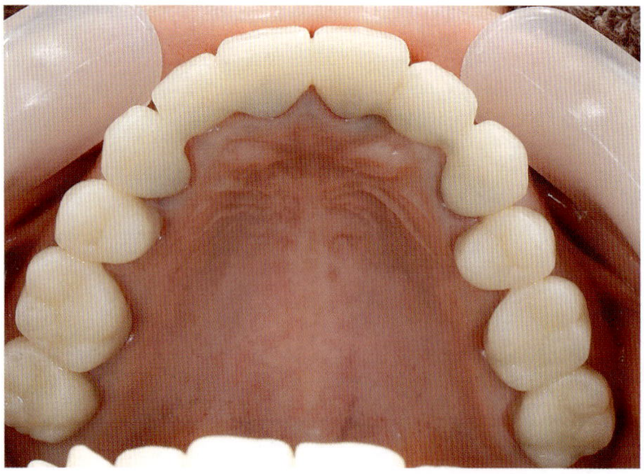
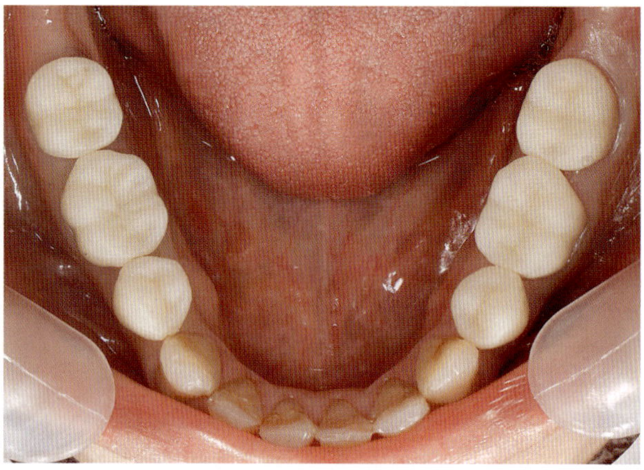

Fig. 108-1, 2　下顎前歯をレジンでビルドアップ．プロビジョナルレストレーション装着時の上下顎咬合面観

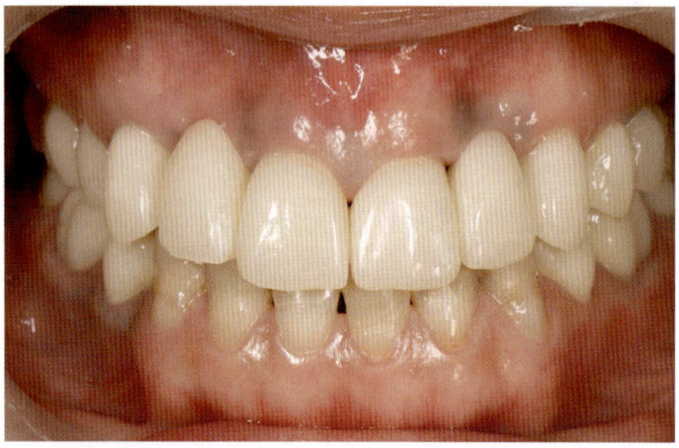
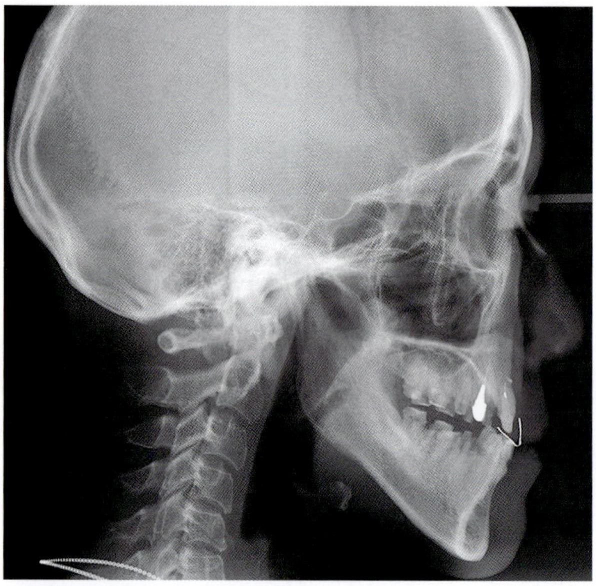

Fig. 109-1, 2　ここでセファロによる評価を行う．上顎中切歯は歯根方向と歯冠方向が著しく異なることがわかる．前歯部領域で約 1 mm 咬合挙上したため，骨格的には下顎の下縁平面が 1.5° 開大，ANB が約 1° 増加している

ここで，セファロによる評価を行う．中切歯に箔を巻いて撮影したところ，歯根方向と歯冠方向は著しく異なることがわかる．前歯部で約 1 mm 咬合挙上したため，骨格的には下顎の下縁平面が 1.5° 開大，ANB が約 1° 増加している（**Fig. 109**）．

ここから矯正治療により下顎前歯を可及的に舌側移動させてカップリング改善を図り，適切なオーバージェット，オーバーバイトを付与する．そしてできるだけ咬合平面を Flat にする．

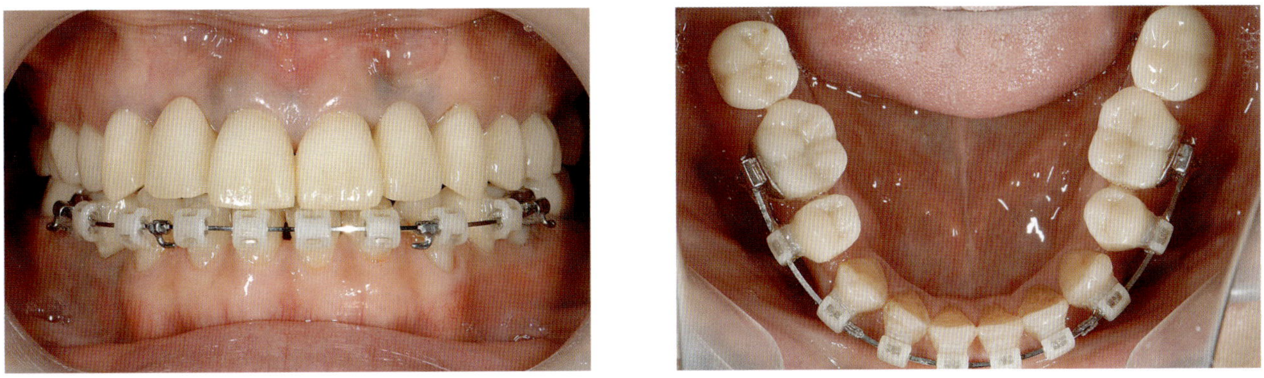

Fig. 110-1, 2 下顎の矯正治療．ディスキングをしてスペースを作り，可及的に舌側へ入れる

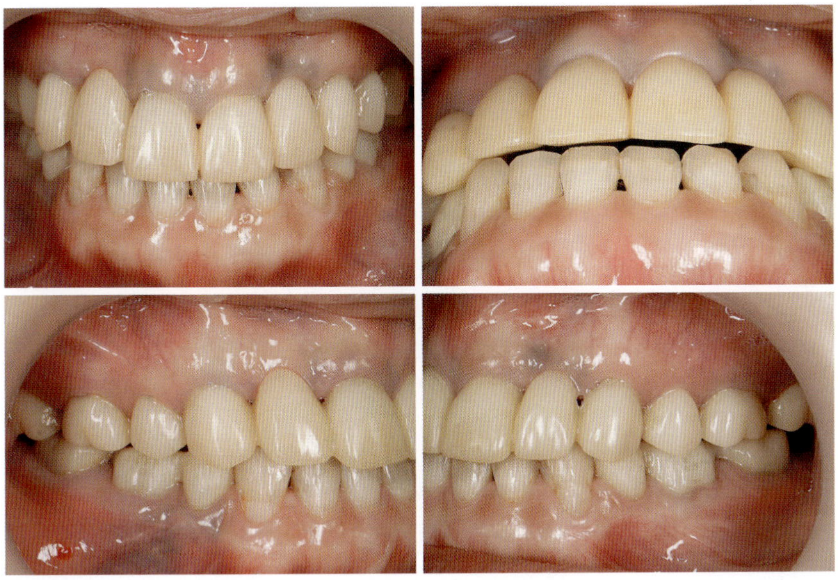

Fig. 111-1〜4 矯正治療終了時．下顎はだいぶ舌側に入った

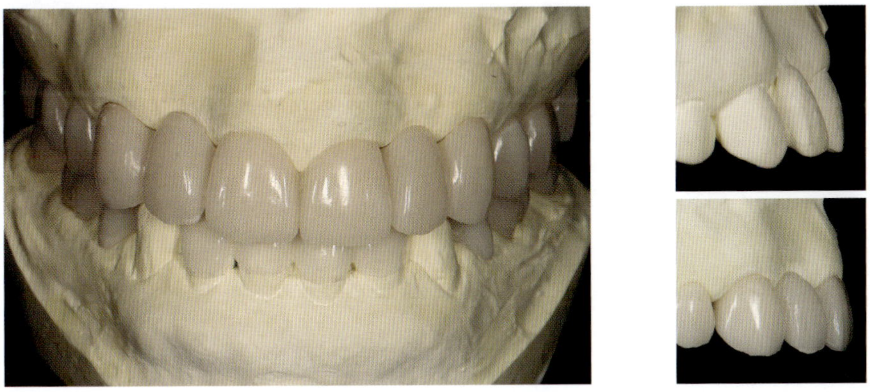

Fig. 112-1〜3 ここで再びプロビジョナルレストレーションを作製する．下顎が舌側に入ったことにより，上顎前歯は歯軸に近いプロビジョナルレストレーションとなった

●下顎の矯正開始

次に下顎の矯正治療を始める．ディスキングをしてスペースを作り，可及的に舌側へ入れる（**Fig. 110**）．矯正終了時ではだいぶ舌側に入っている（**Fig. 111**）．ここで再び，プロビジョナルレストレーションを作製する（**Fig. 112**）．下顎が舌側に入ったことにより，上顎前歯は歯軸に近いプロビジョナルレストレーションを作製，装着した（**Fig. 113**）．

側貌の比較では，劇的ではないが，下唇が出ているのが改善し，I 級に近い顔貌となった（**Fig. 114**）．

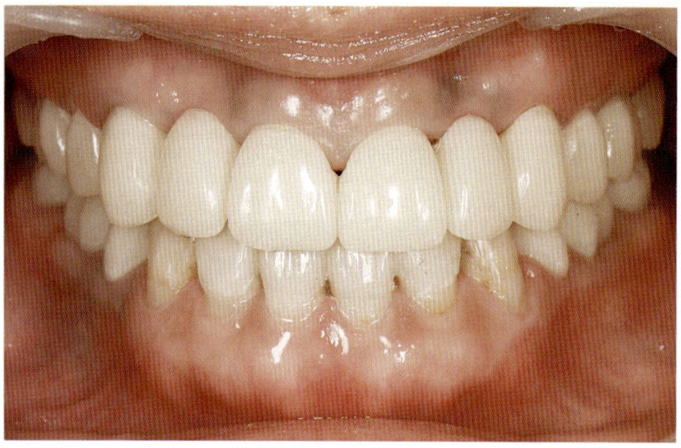

Fig. 113-1　プロビジョナルレストレーション装着

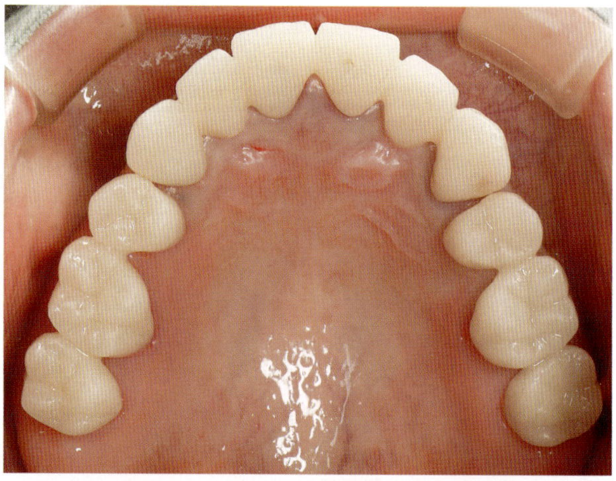

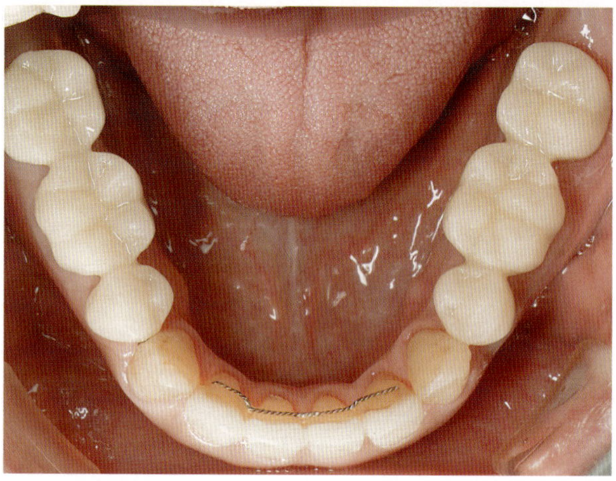

Fig. 113-2, 3　同，上下顎咬合面観

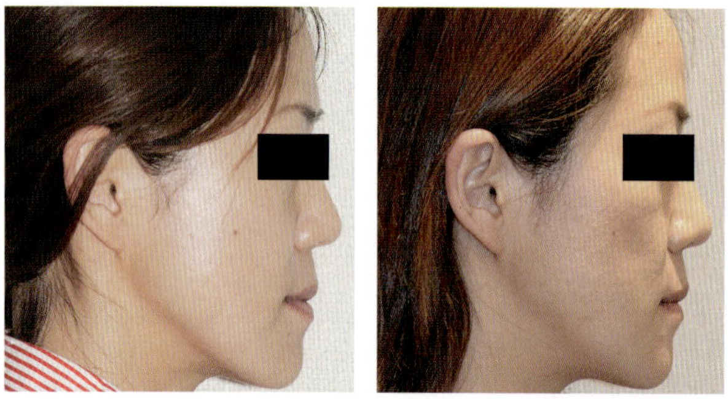

Fig. 114-1, 2　側貌では下唇の突出が改善し，Ⅰ級に近い顔貌となった

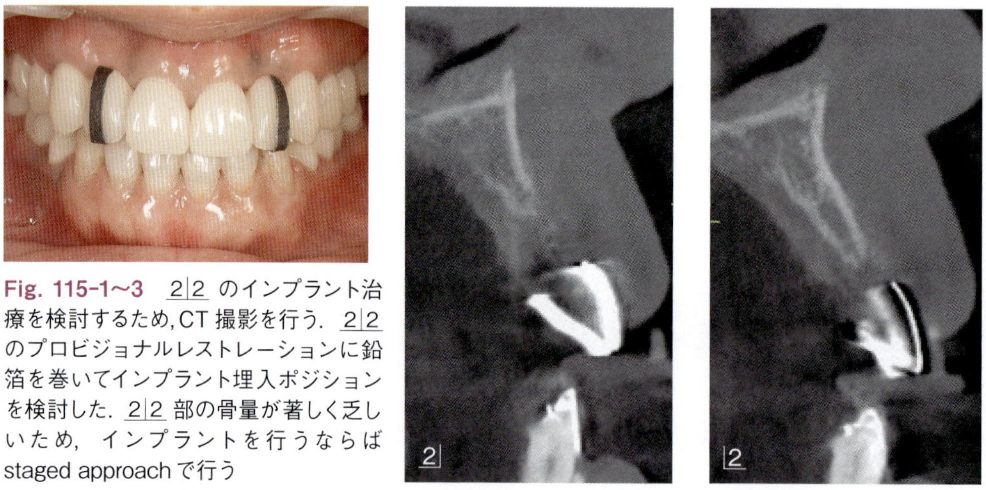

Fig. 115-1〜3　2|2 のインプラント治療を検討するため，CT 撮影を行う．2|2 のプロビジョナルレストレーションに鉛箔を巻いてインプラント埋入ポジションを検討した．2|2 部の骨量が著しく乏しいため，インプラントを行うならば staged approach で行う

この段階で 2|2 のインプラント治療を検討する．1| は根尖部に充填物が，|1 は失活歯でもあり，1|1 の予後に不安が残る．そこで患者と相談の上，1|1 の予後が悪ければ，2|2 にインプラントを行う計画を考えた．

CT 像からは，2|2 の骨量が著しく乏しいため（**Fig. 115**），インプラントを行うならば staged approach で行うのが安全である．そこで 2|2 に骨造成を行い（**Fig. 116**），その際に根管治療医とともに，1| の歯根端切除を行った（**Fig. 117**）．同時に

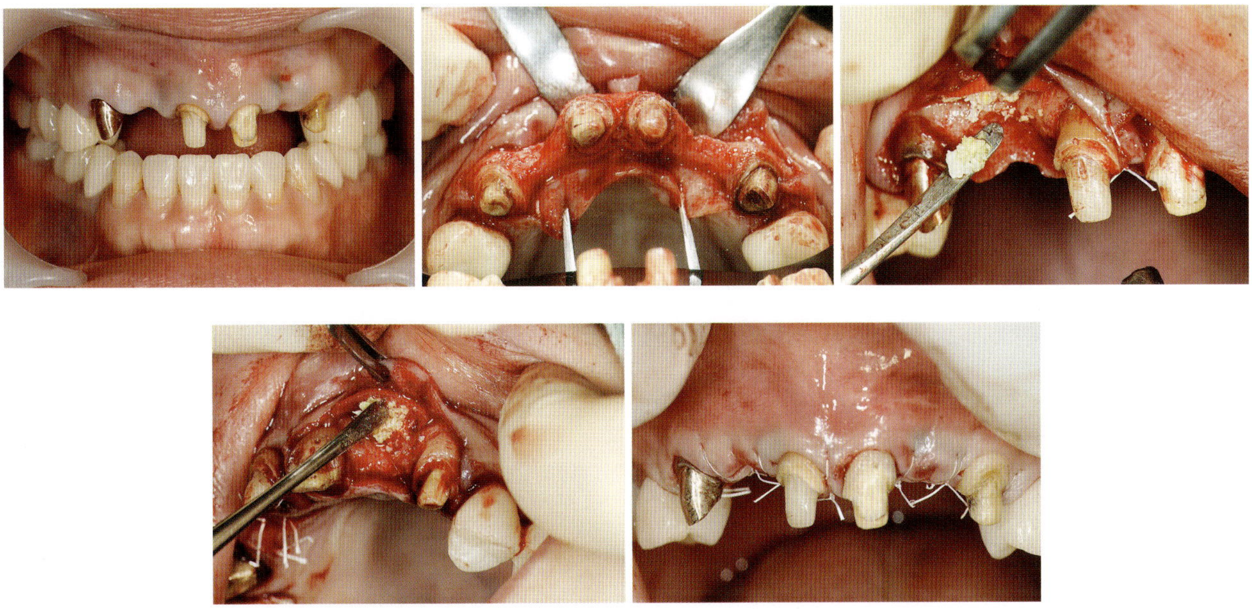

Fig. 116-1〜5　2|2 に骨造成を行う．同時に歯冠長延長術も行っている

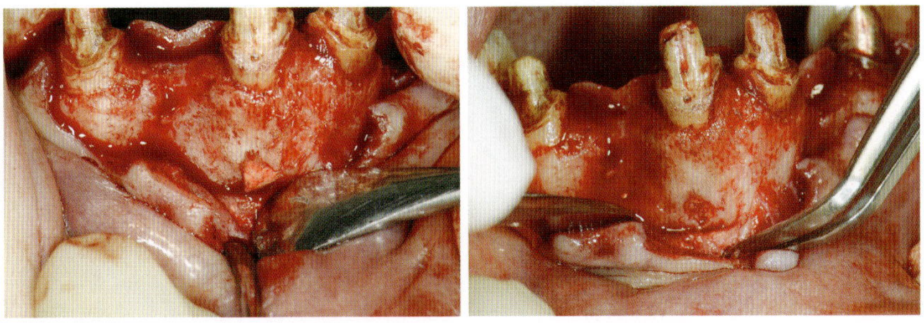

Fig. 117-1, 2　骨造成時に根管治療医とともに，1| の歯根端切除を行った．根尖には充填物らしき人工物が認められた

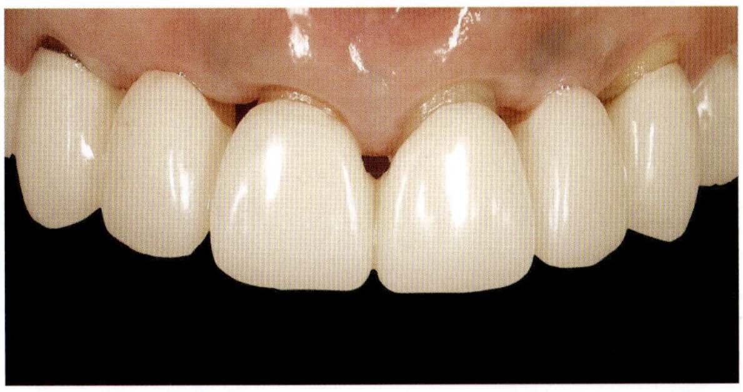

Fig. 118　治癒後

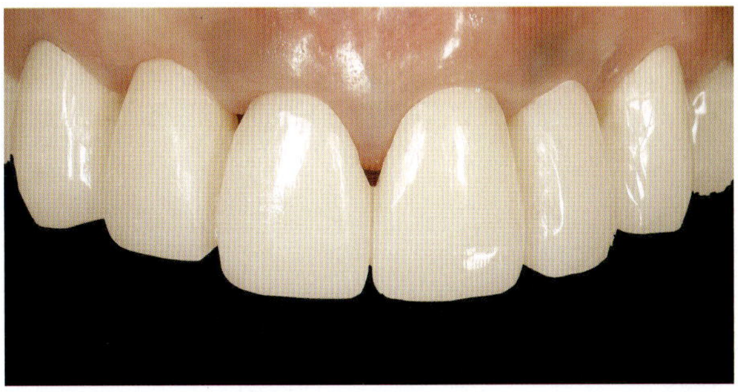

Fig. 119　リマージングを行った

1|1 のフェルール確保と審美改善の目的で歯冠を長くするための歯冠長延長術を行っている．治癒後（**Fig. 118**），リマージングを行った（**Fig. 119**）．歯冠長が長くなっていることが確認できる．

●上顎の矯正開始

下顎の矯正治療に続き，さらに上顎を歯軸通りの歯冠とするために上顎の矯正治療を行う（**Fig. 120**）．

歯軸通りのプロビジョナルレストレーションを装着後，矯正治療により唇側に傾斜させる．

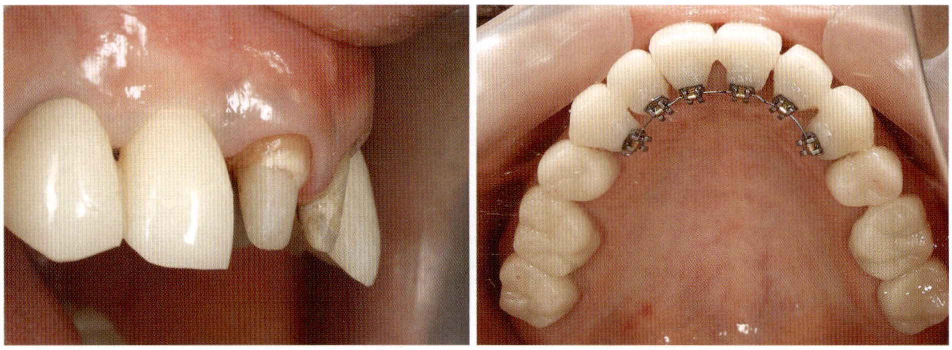

Fig. 120-1, 2　上顎前歯をさらに歯軸通りの歯冠とするため，上顎の矯正治療を行う

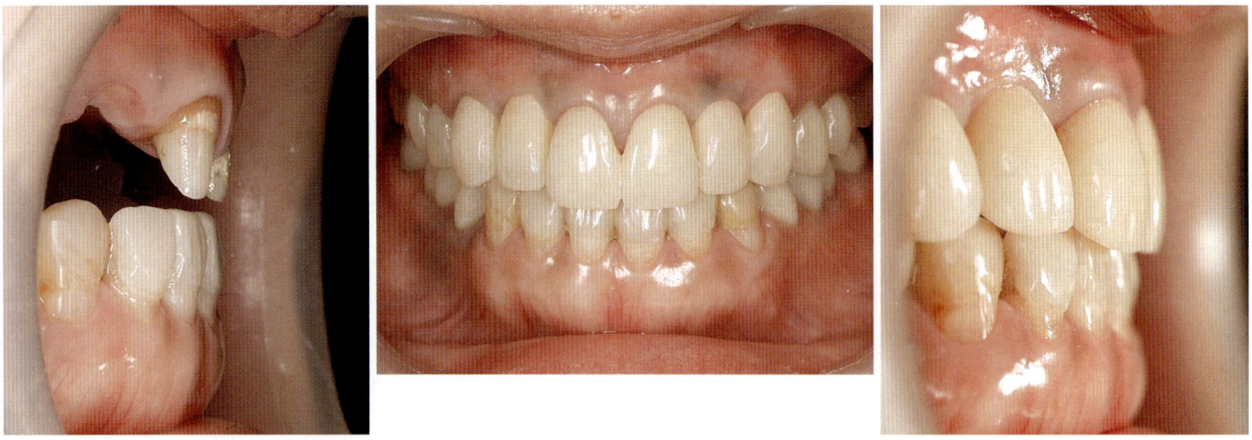

Fig. 121-1〜3　上顎の矯正治療終了．唇側に出すことで，ほぼ歯軸通りのプロビジョナルレストレーションになった

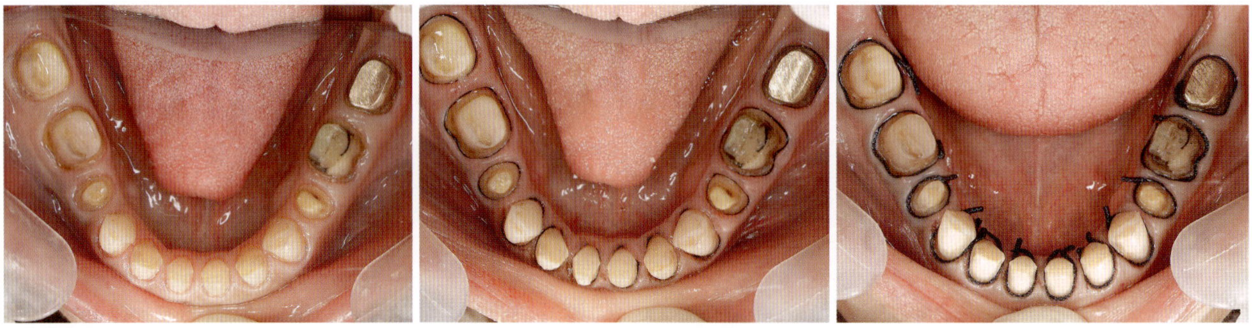

Fig. 122-1〜3　ダブルコードテクニックで印象採得を行う

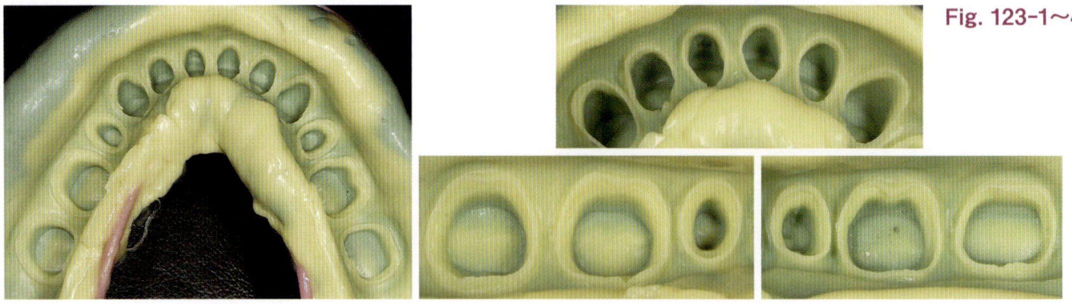

Fig. 123-1〜4　印象採得

その後の 1|1 だが，治癒がよく，支台歯としての耐久力を確認できたため，患者と相談の上，2|2 はインプラントをせずに3ユニットブリッジにすることとした．

下顎に最終支台歯形成，印象採得を行い（**Fig. 122, 123**），続いて上顎の最終支台形成，印象採得を行った（**Fig. 124〜126**）．

Fig. 124-1〜3 上顎も印象採得を行う．プロビジョナルレストレーション除去時

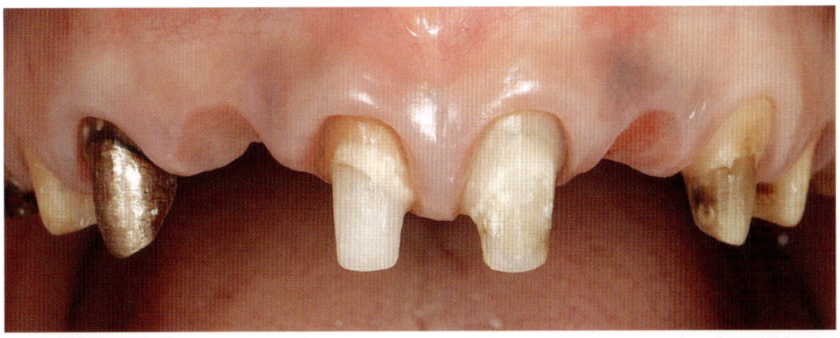

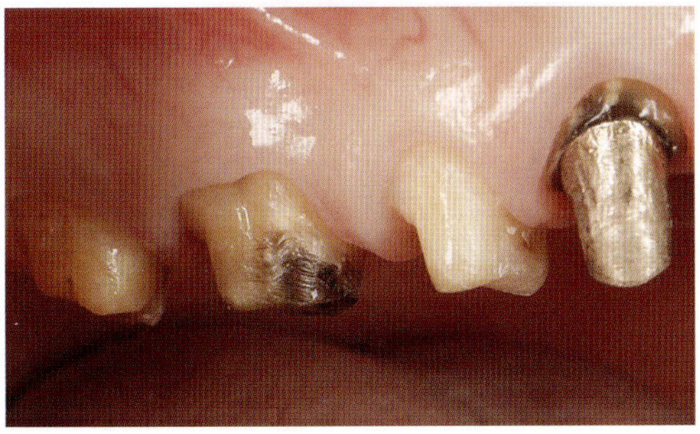

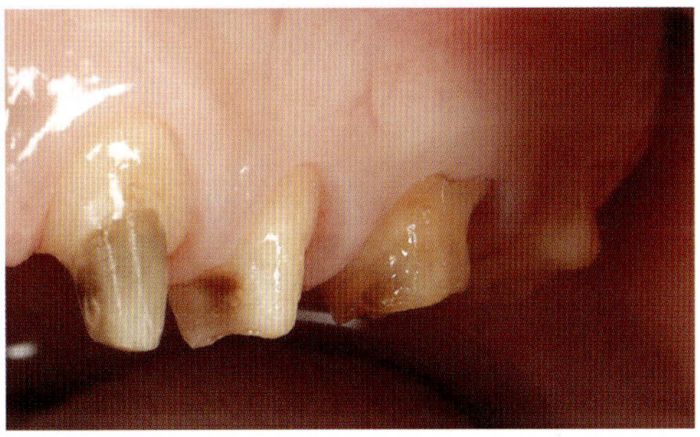

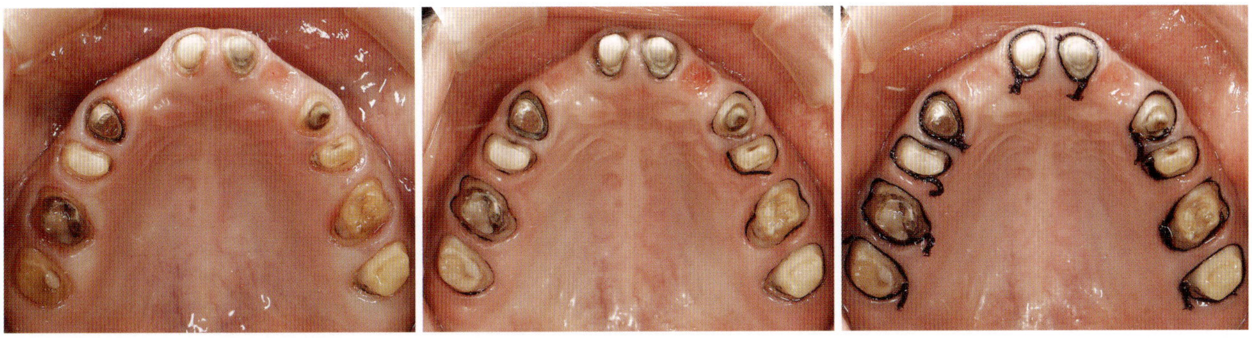

Fig. 125-1〜3 ダブルコードテクニックで印象採得を行う

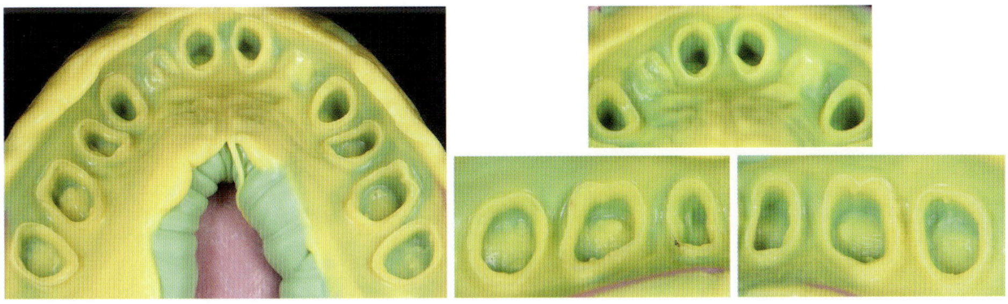

Fig. 126-1〜4 印象採得

●最終補綴物

上顎の前歯部は ③2①| と |①2③2 パートの3ユニットブリッジ，臼歯部 7 6 5|5 6 7 はクラウン，下顎は 3┼3 がベニア，臼歯部は 7 6 5|5 6 7 はクラウン（上下顎とも第一小臼歯は以前の矯正治療で抜歯したとのことであった）とした（**Fig. 127**）．

最終補綴物装着時では，適切なオーバーバイト，オーバージェットが得られ，審美的にも機能的にも満足できる仕上がりとなった（**Fig. 128**）．

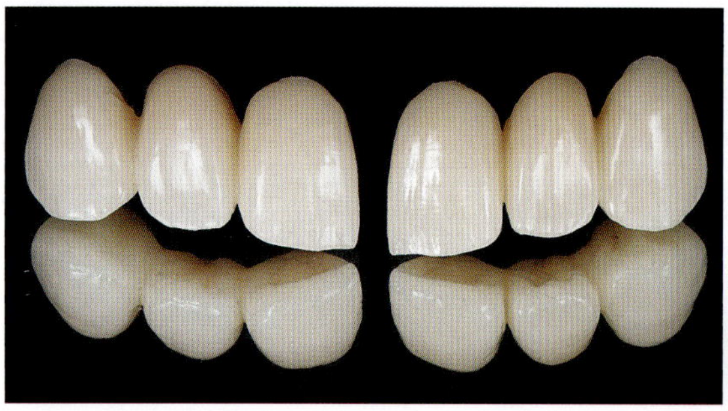
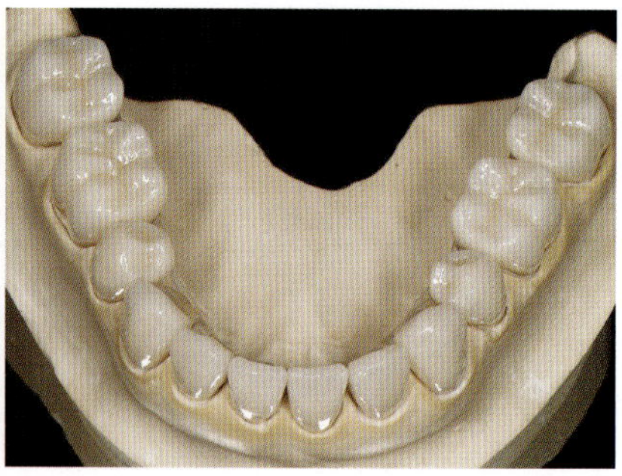

Fig. 127-1，2　完成した最終補綴物．上顎前歯部は3ユニットブリッジ，下顎は3┬3 がベニア，その他は765|567 はクラウン（上下顎第一小臼歯は以前の矯正治療で抜歯）

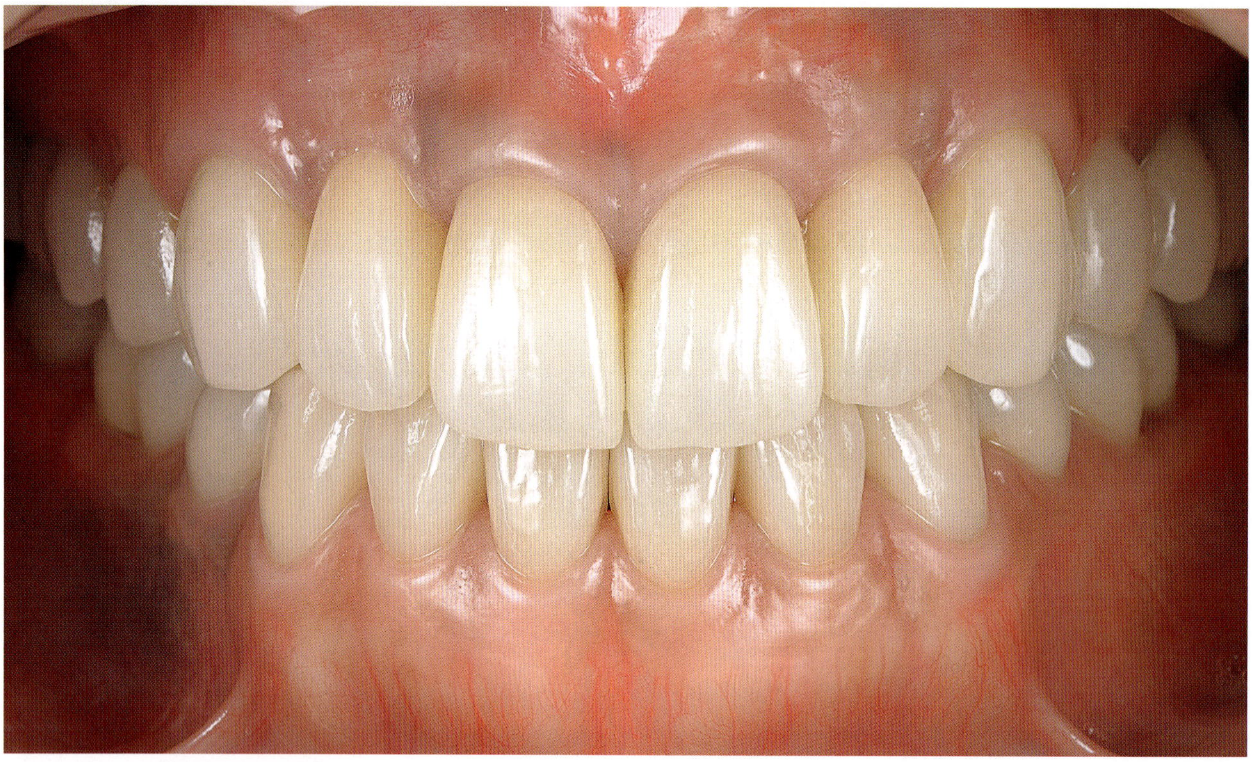

Fig. 128-1　最終補綴物装着時

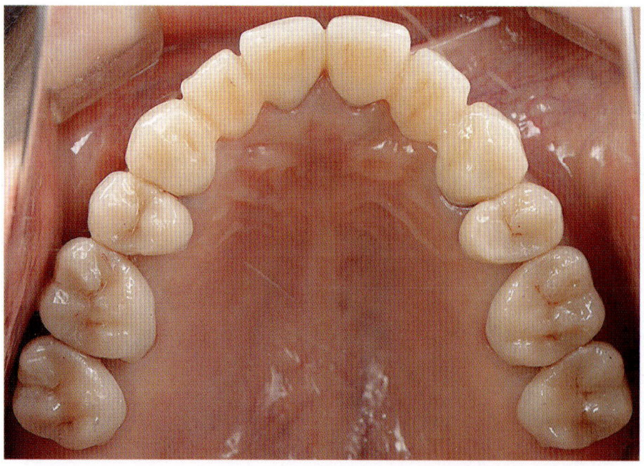
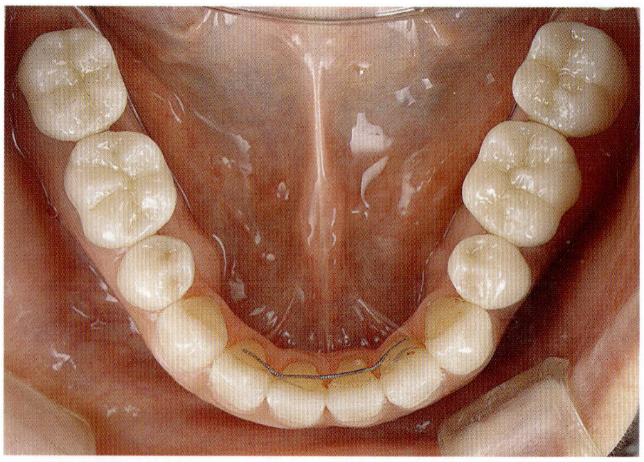

Fig. 128-2，3　最終補綴物装着時の上下顎咬合面観
臼歯部咬合面にこれだけの展開角を得るには，適正なカップリングと適正なアンテリアガイダンスの付与が不可欠である

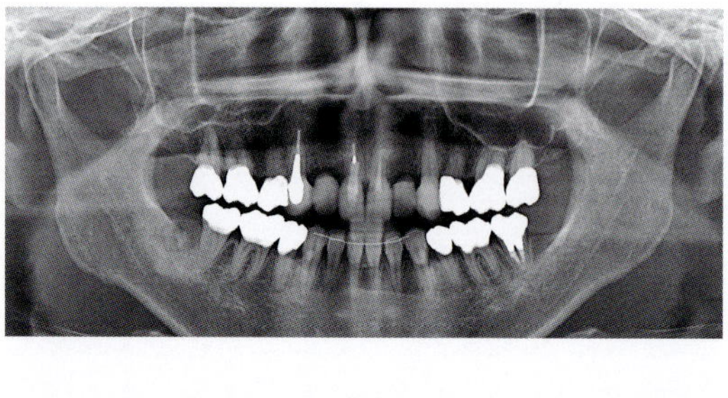

Fig. 128-4　最終補綴物装着時のパノラマX線写真

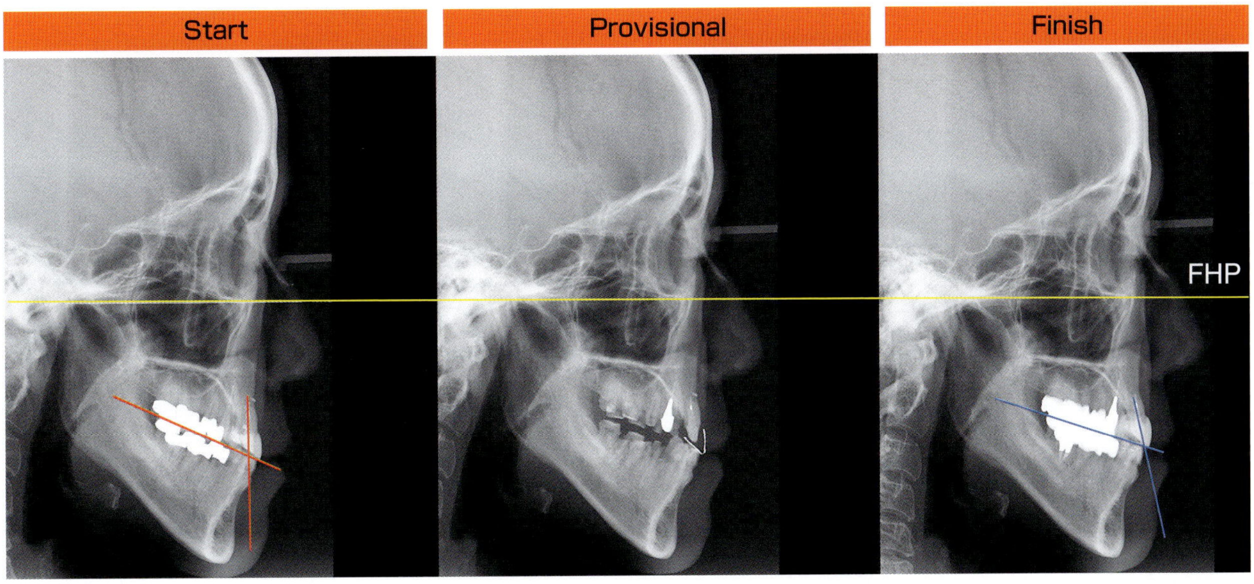

Fig. 129　セファロによる再評価．咬合平面はまだ Steep ではあるものの，可及的に Flat になっている．また上顎の歯軸も歯根方向と一致している

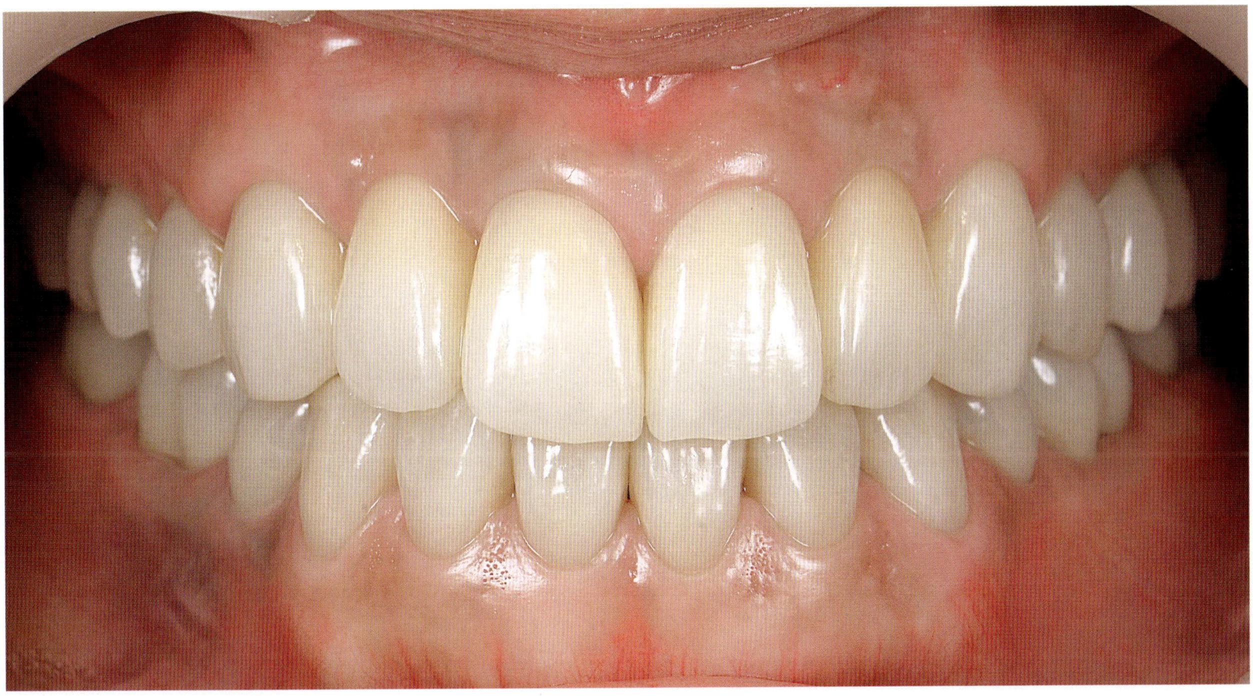

Fig. 130-1　術後 5 年経過時

●再評価

術後のセファロによる再評価では，咬合平面はまだSteep ではあるものの，可及的に Flat になっている．また上顎の歯軸も歯根方向と一致している（**Fig. 129**）．

現在，術後 5 年が経過しているが，問題なく，順調に推移している（**Fig. 130**）．

まとめ

そもそも骨格が正常で，咬合平面や歯軸も適正であれば，口腔内はここまで崩壊しないだろうし，歯科治療にこれだけの期間を費やすこともないだろう．口腔内がここまで悪くなるには，何らかの不調和を伴った複合的な問題がある．そこをなるべく調和のとれた方向に近づけながら治療することが重要であるが，その診断と解決法は複雑で，言うは易しだが実際は非常に困難である．

5 年後

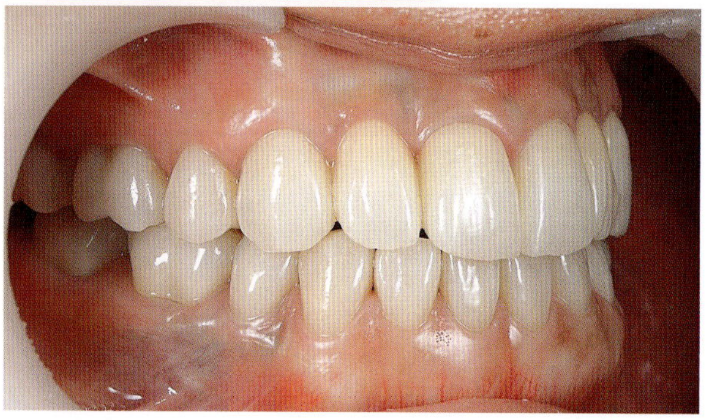

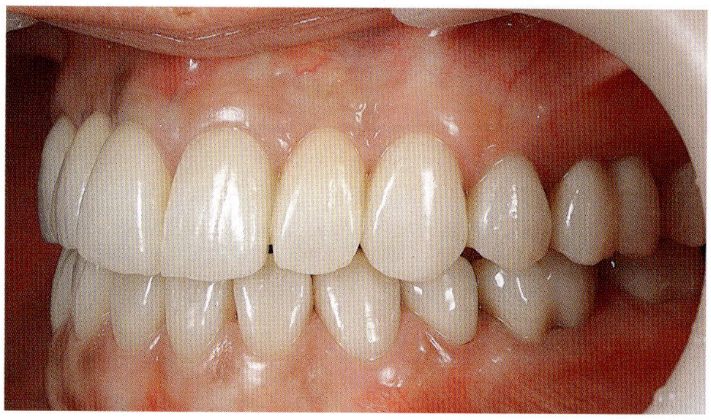

Fig. 130-2，3　術後 5 年経過時の左右側方面観

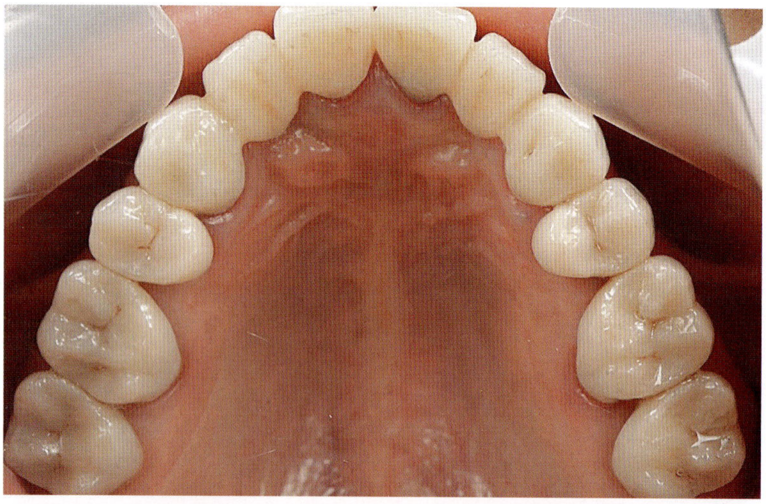

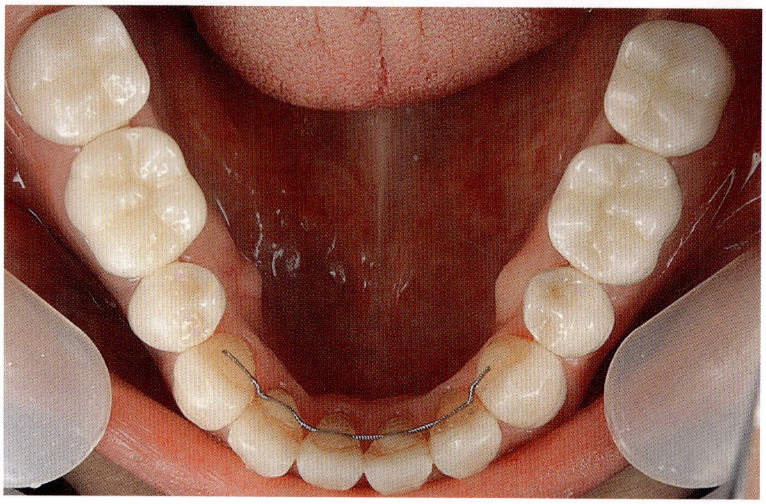

Fig. 130-4，5　術後 5 年経過時の上下顎咬合面観

そのための一助になるツールとして，骨格に合わせた咬合平面，咬合高径，顎位の分析と設定を数値化できるセファロは再評価として極めて有用と考える．

最後に紹介した 2 症例は，下顎骨体が両者とも大きいのにも関わらず一人はⅡ級，一人はⅢ級と骨格的に非常に難しいケースであった．咬合高径を挙げるべきケースなのか，挙げてはいけないケースなのか．術者の経験や感覚も大切であるが鑑別診断の視覚化にはセファロなどの数値は確たる証拠にもなり，武器にもなる．

Case I も，臼歯にクラウンのスペースがない．感覚でやっていたら，咬合高径を挙げてしまうケースである．そこをセファロを用いることで客観的に診断ができる．補綴医がセファロを用いる最大のメリットであろう．

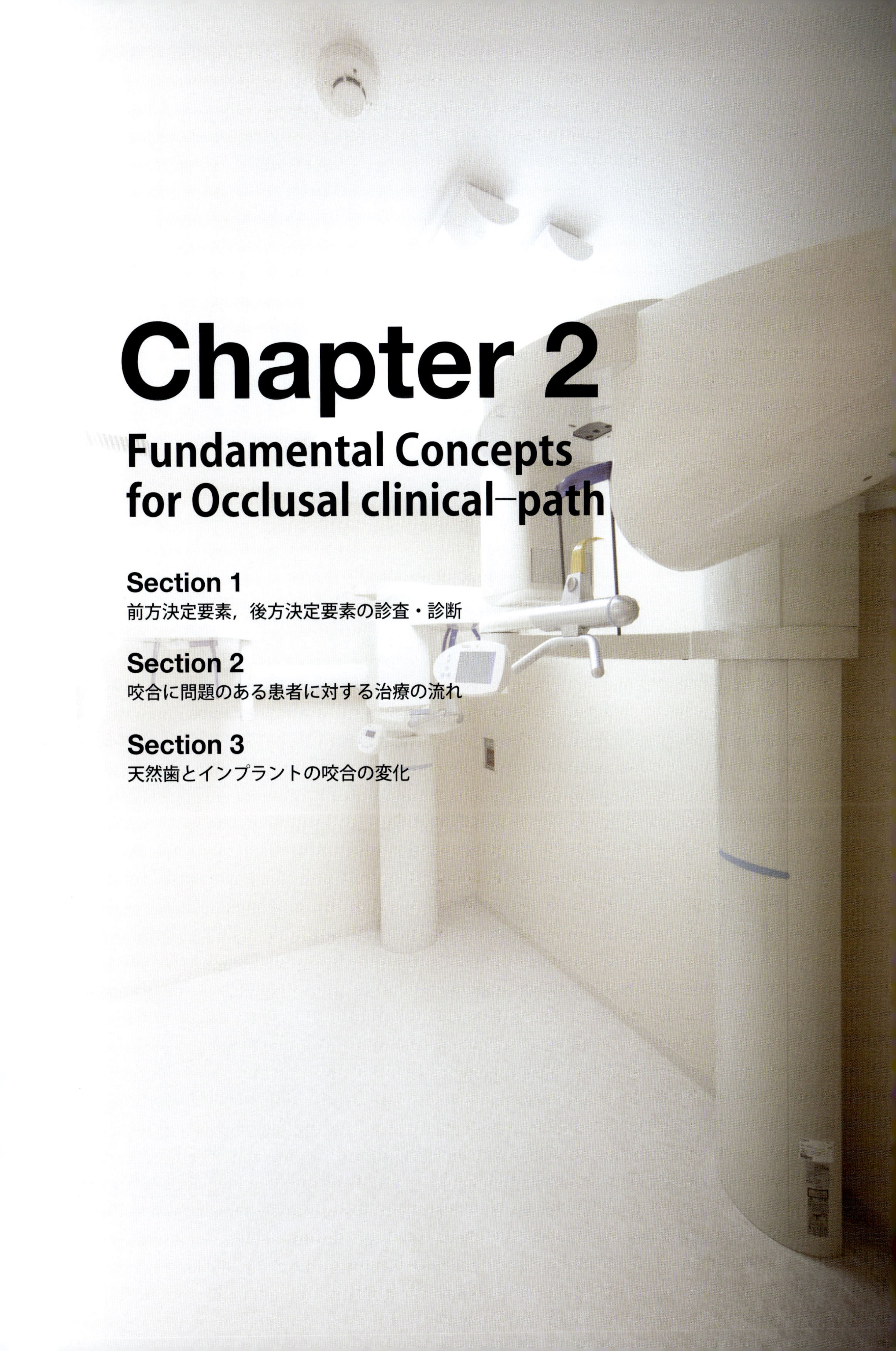

Chapter 2

Fundamental Concepts for Occlusal clinical–path

Section 1
前方決定要素，後方決定要素の診査・診断

Section 2
咬合に問題のある患者に対する治療の流れ

Section 3
天然歯とインプラントの咬合の変化

Section 1 前方決定要素，後方決定要素の診査・診断

はじめに

修復治療を長期維持させるために最も重要な機能的考慮点は「Force Control」，つまり口腔内に発生する力をいかにコントロールするかにかかっている．口腔内に制御不能な力が発生すると，破壊につながる．口腔内に発現する力によって「顎関節」「歯周組織」「骨」「歯牙」など，どの部位に破壊が生じるかは個体差があるが（Chapter 3参照），いずれにせよ，この力の発生には「顎運動」が関与しており，まずは生体がどのように顎運動を行っているかを理解する必要がある．

顎運動の 4 大決定要素

生体がどのような顎運動をするか，その決定に関して Guichet は「1．右顎関節」「2．左顎関節」「3．歯列」「4．神経筋機構」の 4 つの要素が関係していると述べている[1]（**Fig. 1**）．このうち，1．右顎関節と 2．左顎関節を「後方決定要素」，3．歯列を「前方決定要素」と呼ぶ．

実際に治療する際には，これら決定要素の診査・診断を行い，現状のままで治療を行うのか，決定要素の変更を行うのかを治療計画に組み込んでいく．

では実際に，どのように前方決定要素，後方決定要素の診査・診断を行うか見ていきたい．

前方決定要素の診査・診断

前方決定要素は，歯列による歯のガイドが適切に行われているかが最も重要である．筆者は具体的には次の項目を基準としている（**Fig. 2**）．

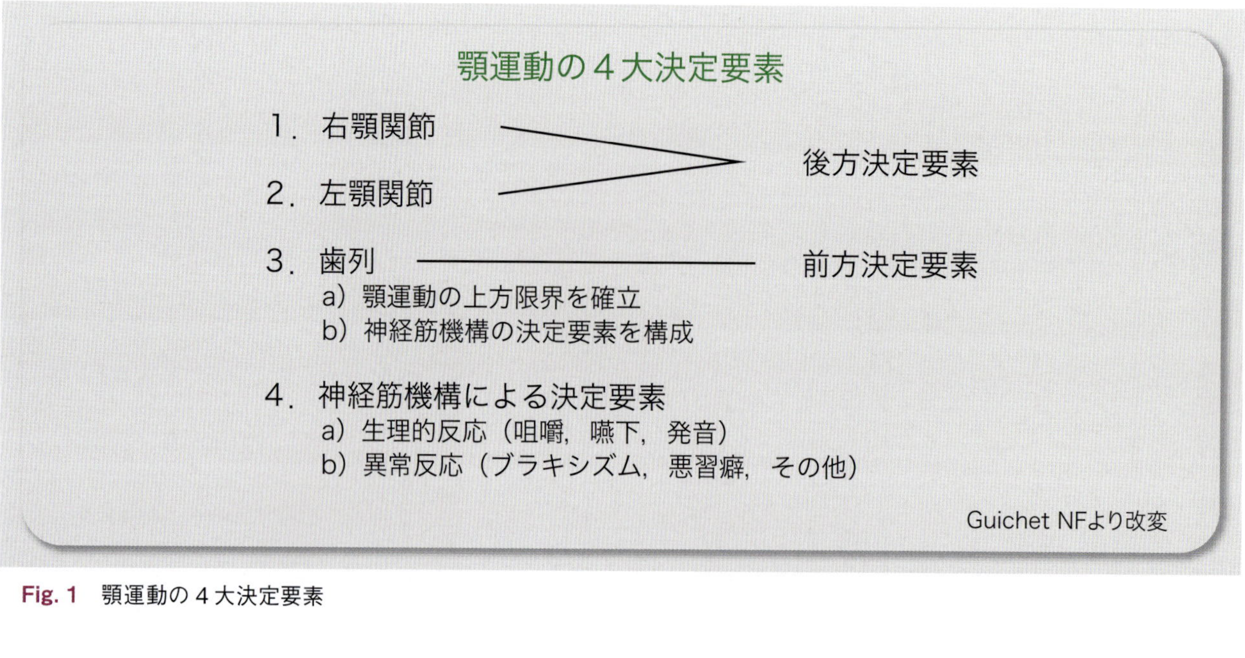

Fig. 1　顎運動の 4 大決定要素

- 作業側では犬歯単独，あるいは犬歯と前歯群もしくは小臼歯のガイドが望ましい．
- 非作業側は，弱い接触であれば問題ないが，作業側の接触がなくなるような強い接触は問題が起こる可能性がある．
- 側方運動を誘導する犬歯関係は，上顎犬歯の近心面と下顎犬歯の遠心面が接触して下顎を誘導するM型ガイドが好ましい．
- 咬頭嵌合位において咬合高径が適正で咬合接触が安定していること．
- 咬頭嵌合位への閉口時に早期接触がないこと．

Fig. 2 前方決定要素の指針

後方決定要素の診査・診断

後方決定要素においては，顎関節が正常に機能することにより，適切な下顎運動を営めているかを診査・診断する（**Fig. 3**）．

- 顎関節症状を呈していないこと※1
- 咬頭嵌合位において，顆頭安定位にあること
- 左右均等な下顎運動が営めているか
- スムーズな開閉口運動が営めているか

Fig. 3 後方決定要素の指針

※1 顎関節症の分類

顎関節症については，日本顎関節学会から顎関節症の病態分類（2013年）と診断基準（2014年）のガイドラインが公表されており，この定義を参考にしている．

咀嚼筋痛障害（Ⅰ型）

【病態】顎運動時，機能運動時，非機能運動時に惹起される筋に起因する疼痛障害で，その疼痛は咀嚼筋の誘発テストで再現される．

顎関節痛障害（Ⅱ型）

【病態】顎運動時，機能運動時，非機能運動時に惹起される関節に起因する疼痛障害で，その疼痛は顎関節の誘発テストで再現される．

顎関節円板障害（Ⅲ型）

復位性顎関節円板障害（Ⅲ-a型）

【病態】下顎頭—円板複合体を含むバイオメカニカルな顎関節内部障害．閉口位において関節円板は下顎頭の前方に位置し，開口に伴って復位する．関節円板の内方あるいは外方転位を伴う場合がある．円板復位に伴ってクリック音が生じることが多い．

非復位性顎関節円板障害（Ⅲ-b型）

【病態】下顎頭—円板複合体を含むバイオメカニカルな顎関節内部障害．閉口位において関節円板は下顎頭の前方に位置し，開口時にも復位しない．関節円板の内方あるいは外方転位を伴う場合がある．

変形性顎関節症（Ⅳ型）

【病態】下顎頭と関節結節の骨変化を伴う関節組織の破壊を特徴とする退行性関節障害

以上の前方決定要素，後方決定要素に加え，筆者は「esthetic site」「functional site」（P.248，249 **付録参照**）と分類して，審美的要素と機能的要素の資料採得を行っている．

● esthetic site（**付 1**，P.248）

esthetic site においては，まず患者の側貌（soft tissue profile）を分析する．「1. vertical proportion」の項目では，患者の垂直的な比率を見る．「2. subnasale horizontal」の項目では，鼻下点を基準として，上唇の突出度（a），下唇の突出度（b），オトガイの突出度（c）を分析する．そして「3. angle」では，鼻と上唇の角度（鼻唇角）（a），E-line と FH 平面の角度（b）を分析する．

続いて，セファロを用いて審美的要素の診断を行う．ここで注目するのは，中切歯の位置関係である．FH 平面から引いた垂線に対する上顎中切歯の位置，下顎前歯の位置，そして上顎中切歯と口唇との位置関係を見る．

また，SNA，SNB，ANB の角度，SN 平面に対する上顎中切歯，下顎中切歯の位置関係を見る．

● functional site（**付 2**，P.249）

functional site においては，セファロ分析によって「咬合高径」，「咬合平面」，「咬合彎曲」を見ていく．この三者の関係性は「Harvold-McNamara triangle」というデータがあり，「Co（condylion）」から A 点を結んだ距離（a：Maxillary length）によって，「b：Mandibular length」および「c：Lower Anterior facial hight」の平均的距離がわかるというものである．この値を参考として，咬合高径を上げるのか，維持するのか，といった診断を行うことができる．Harvold-McNamara triangle については，P.17 にて詳述しているのでそちらを参考にされたい．

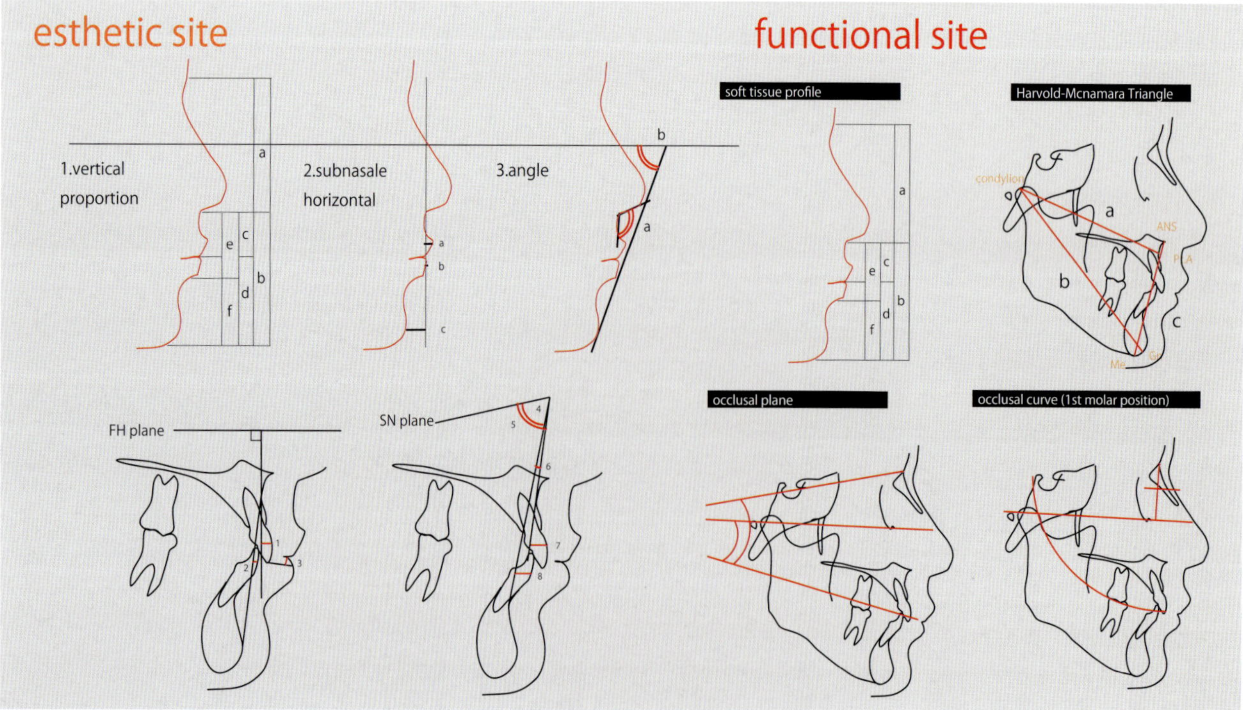

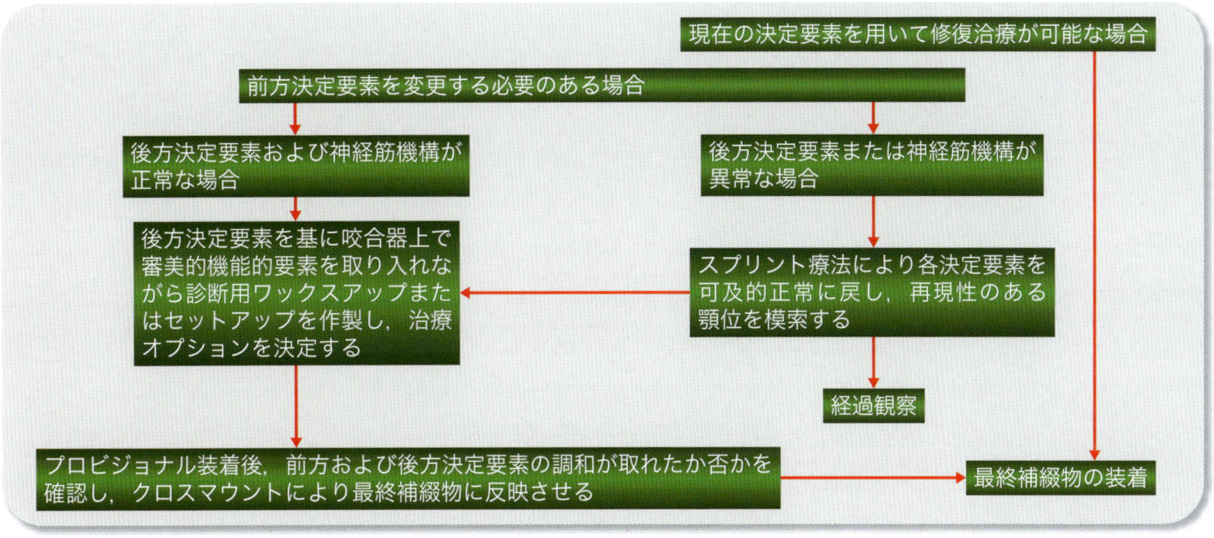

Fig. 4　前方決定要素，後方決定要素のディシジョンツリー

前方決定要素，後方決定要素の診査・診断を行い，そしてそれをどのように実際の治療へと反映させていくのか，ディシジョンツリー（**Fig. 4**）をもとに検討していく．まず「現在の決定要素（前方決定要素，後方決定要素）」で問題がない場合には，変更せずに補綴治療を行う．インレー，単冠，局所のブリッジ等を作製する場合は，現在の決定要素のままでマッシュバイトを採り，既存の顎位で装着する．臨床では大半がこの治療で終了している．

前方決定要素を変更する必要がある場合

●後方決定要素および神経筋機構が正常な場合

前方決定要素を変更する必要がある場合（ほぼ全歯列に再製必要な補綴物等が装着されているようなケース）は，次に後方決定要素および神経筋機構の診査を行う．

後方決定要素および神経筋機構に問題がない場合には，後方決定要素を基に咬合器上で審美的機能的要素（esthetic site・functional site）を取り入れながら診断用ワックスアップまたはセットアップを作製し，治療オプションを決定する．

その後は，プロビジョナルレストレーションを装着し，前方および後方の決定要素の調和がとれたかを確認した上で，クロスマウントを行って最終補綴物に反映させる．

●後方決定要素および神経筋機構が異常な場合

前方決定要素を変更する必要があり，さらに後方決定要素および神経筋機構が異常な場合には，スプリント療法により各決定要素を可及的に正常な状態に戻し，再現性のある顎位を模索する．

再現性のある顎位が得られた後は，後方決定要素および神経筋機構が正常な場合と同様に，後方決定要素を基に咬合器上で審美的機能的要素を取り入れながら診断用ワックスアップまたはセットアップの作製，プロビジョナルレストレーション装着，前方および後方の決定要素の調和がとれたかを確認した上で，クロスマウントを行って最終補綴物に反映させる．

では次に，臨床例を基に具体的な治療手順について見ていきたい．

Section 2　咬合に問題のある患者に対する治療の流れ

症例 1

患者は，初診時 30 代の女性で，「物が噛みづらい」との主訴で来院された（**Fig. 5**）．

基礎資料の収集を行い（**Fig. 6**），顎機能の診査・診断を行ったところ，顎関節に問題はなかったが，ガイドに問題があることがわかった（**Fig. 7**）．欠損している歯はすべて先欠であり，上顎側切歯部位に犬歯が，犬歯部位に第一小臼歯がある．補綴は⑤4|4⑤ に近心カンチレバーのブリッジが，⑥5④|④5⑥ には3ユニットブリッジ，②1|1② には接着ブリッジが施されており，この ②1|1② のブリッジが頻繁に脱離するとのことだった．

このように上下の歯列関係の不調和により，前歯の咬合接触が喪失しており，そのため，左右側方，前方ともにガイディングトゥースは臼歯部であり，前歯部の咬合接触は認められなかった．このことが患者の主訴である「物が噛みづらい」ことの原因と診断した．

症例 1　前方決定要素に問題のある症例の改善法

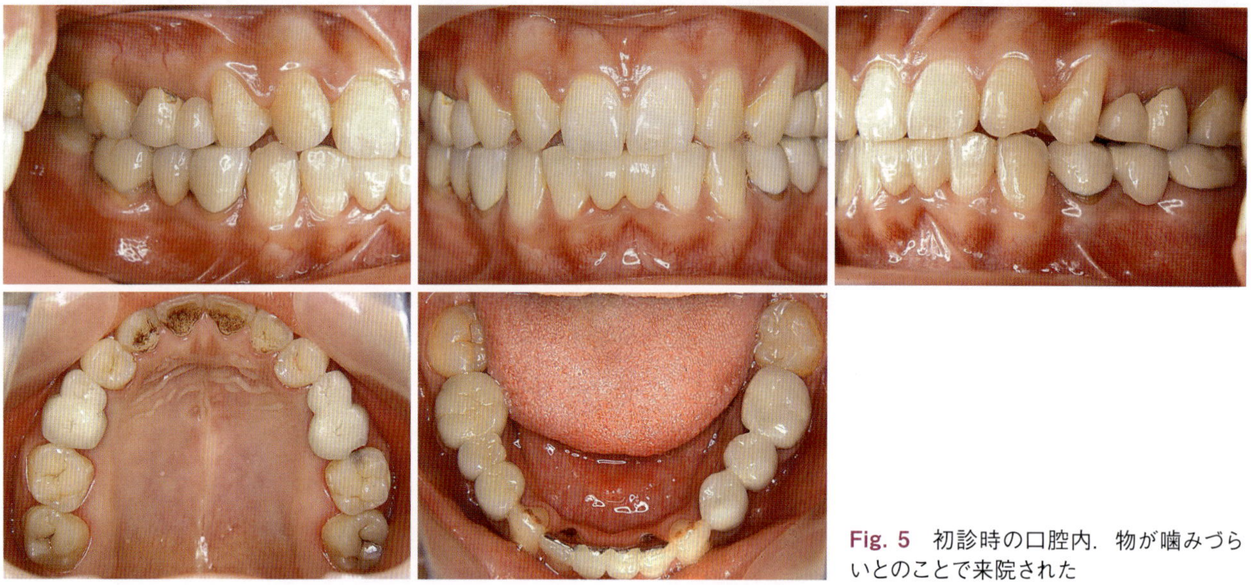

Fig. 5　初診時の口腔内．物が噛みづらいとのことで来院された

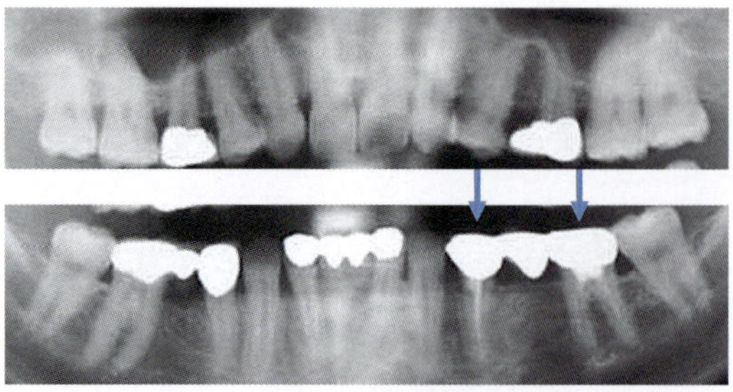

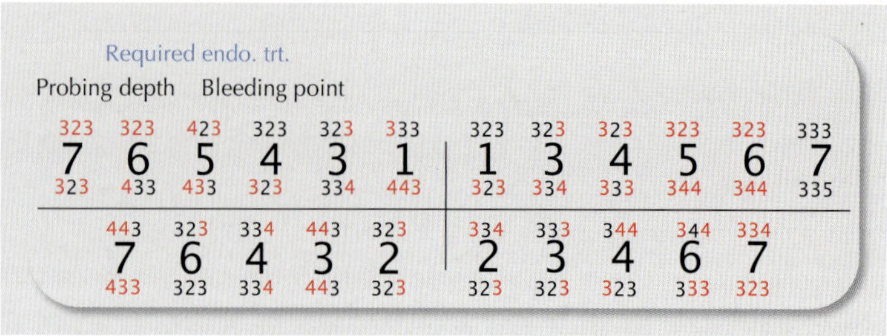

Fig. 6-1，2　パノラマ X 線写真とペリオチャート
修復物と欠損が多く認められる．歯周組織に関しては，出血は認められるものの，プロービングデプスはそれほど深くなく，歯周初期治療で改善可能と思われた

ディシジョンツリーで言うと,「前方決定要素を変更する必要がある場合」で,かつ「後方決定要素および神経筋機構は正常な状態」である(**Fig. 8**).

よって,後方決定要素は現在の顎位を基点としてガイドの不備や早期接触を改善し,さらに審美的機能的要素を取り入れながら診断用ワックスアップを作製する.

その際,患者の要望や了承可能な治療法を聞いておき,診断用ワックスアップに取り入れることも重要である.この患者の場合,「補綴処置」,「形成外科処置」等は受け入れて頂けたが,「矯正治療」「インプラント治療」は希望されなかった.また「治療期間」「治療費」についての制約はなかった(**Fig. 9**).以上の条件を加味した上で診断用ワックスアップを作製する.

	Upper right	Upper left	Lower right	Lower left
Defective Rest.	⑤4	4⑤	⑥5④②1	1②④5⑥
Carious Tooth		6	2	2
Missing Tooth	2	2	5 1	1 5
Version Tooth	4 3	3 4 6		
Mobility Tooth				
Hopeless Tooth				
Others				

	Upper right	Upper left	Lower right	Lower left
Guiding tooth R	7 6 5	7	7 6 5	7
Guiding tooth L	7	5 6	7	5 6
Prot.	6 5	5 6	6 5	5 6
Premature contact		6		6
TMJ dysfunction	No problem			
Others				

Fig. 7 基礎資料
全体的に不良補綴物が多く認められる.顎関節に問題はないものの,左右側方運動ともに臼歯部でガイドしており,さらに非作業側の咬合接触も認められた

前方決定要素を変更する必要がある
↓
後方決定要素および神経筋機構は正常
↓
後方決定要素を基に咬合器上で診断用ワックスアップ作製
↓
プロビジョナルレストレーション,最終補綴物作製

Fig. 8 治療のフローチャート

Accepted	Refused
機能および審美改善のための補綴処置	矯正治療
形成外科処置	インプラント
期間	
治療費	

Fig. 9 患者は矯正治療とインプラント治療を望まなかったため,補綴治療を中心に改善を図ることとなった

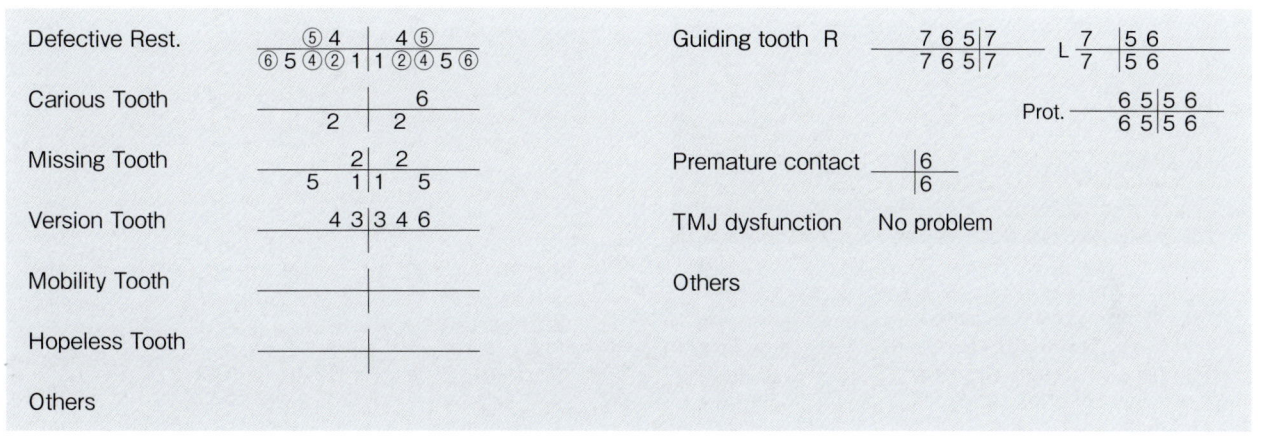

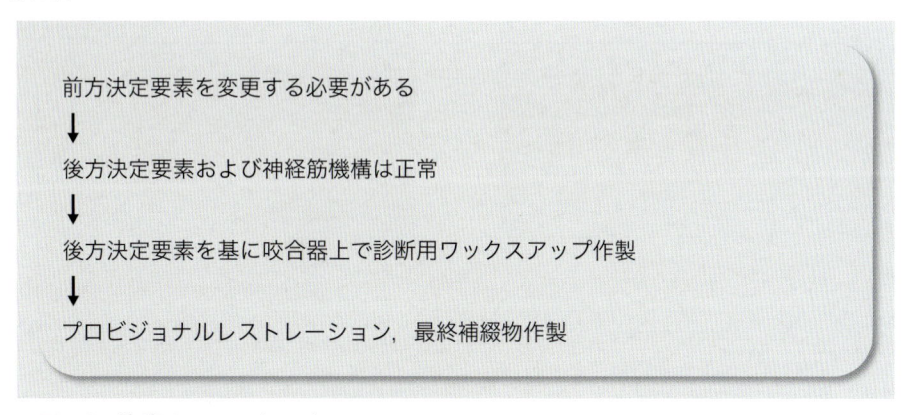

●診断用ワックスアップ

診断用ワックスアップの目的は，治療のゴールを明確にすることである．ゴールが明確になることで，補綴治療の範囲，欠損部の補綴方法，矯正治療の必要性など，診査・診断，治療計画立案の参考となる．本症例の場合，前歯部の審美性を回復させながら，適切なガイドを付与すること，臼歯部においては，咬頭嵌合位における安定した咬合面形態の再構築が求められる．本症例では本来は矯正治療が望ましいが，矯正治療は拒否されたため，補綴治療でどこまで改善が可能か，診断用ワックスアップを作製した（**Fig. 10, 11**）．

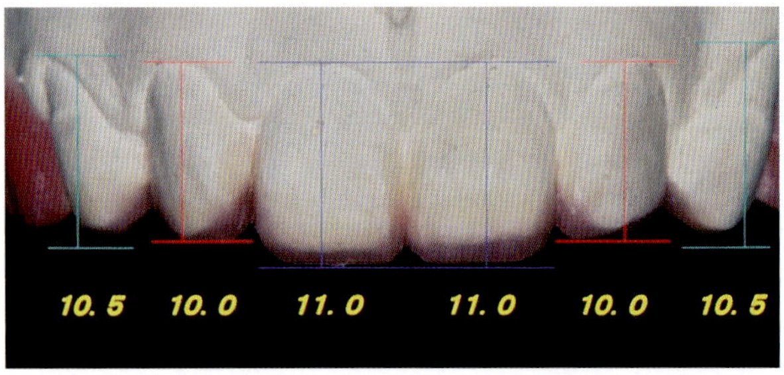

Fig. 10-1　診断用ワックスアップ．中切歯のインサイザルエッジポジションを決め，平均的歯冠長を参考に６前歯のバランスをとる．患者の歯冠長が平均よりやや短かったため，1|1 の切縁を少しのばして 11 mm，舌面にもワックスを足している．本症例は 2|2 欠損で両犬歯が側切歯の位置にあるため，側切歯に見立ててワックスアップしている

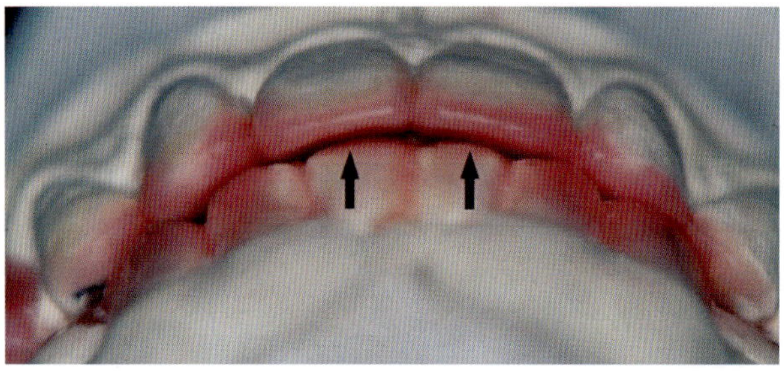

Fig. 10-2　下顎は 1|1 欠損で 2┼2 のブリッジが装着されていたが，上顎前歯部の舌側，および下顎前歯部の唇側から切端にかけてワックスアップすることでアンテリアガイダンスが付与できることがわかった．1|1 は切縁を伸ばす際に舌側に展開角カーブを付与している

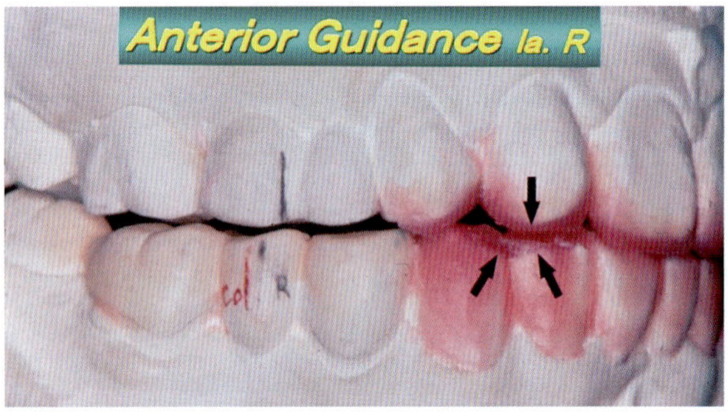

Fig. 10-3　下顎は ②1|1② ブリッジだったが，このブリッジを 3|3 まで延長して ③②1|1②③ ブリッジとすることで，D 型である上顎犬歯と下顎犬歯と側切歯の間を通って犬歯誘導できることがワックスアップより解読することができた．同時に小臼歯の尖頭を犬歯に見立てた形態を付与したとしても，小臼歯は離開運動させることができた．また術前の臼歯部のフラットな咬合面も，臼歯にスペースが生まれるため，適切な咬合面展開角形態を付与することができる

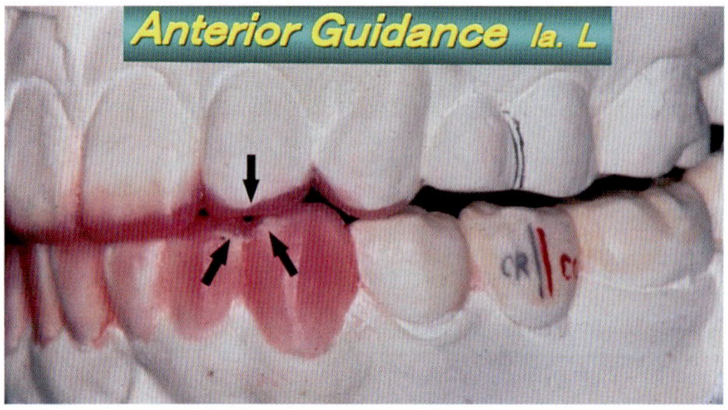

Fig. 10-4　同様に反対側においても，側切歯に見立てた上顎犬歯と D 型である下顎の犬歯と連結してある下顎側切歯の３点で犬歯誘導している．また臼歯部もスペースがとれ，咬合面展開角形態を付与することができる

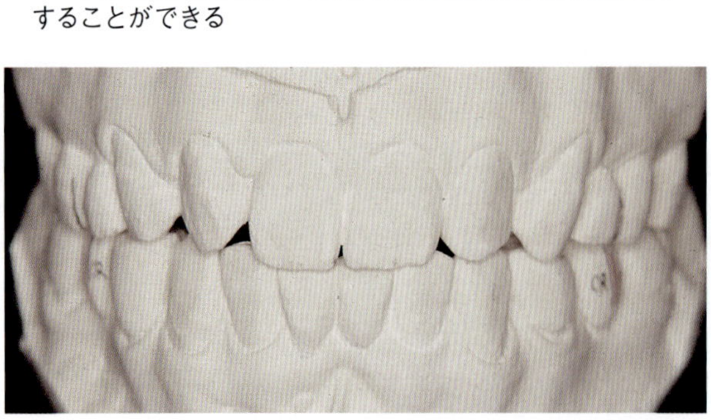

Fig. 11-1　術前の診断用模型．オープンバイトで空隙が認められる

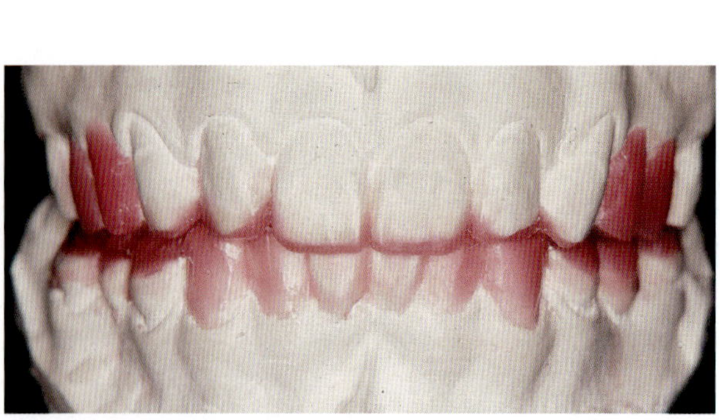

Fig. 11-2　完成した診断用ワックスアップ．オープンバイトも改善し，臼歯の展開角も付与できるワックスアップができた．この診断用ワックスアップは筆者自らが行っている．診断する歯科医師が自らワックスアップを行うことで，細かなエッセンスを理解することができる．これが診断用ワックスアップの醍醐味の一つである．まずは一度，自分自身で作製してみることを推奨する

●プロビジョナルレストレーション

プロビジョナルレストレーションのステージにおいては，最終補綴物を想定して作製した補綴物を装着し，機能面，審美面に不調和がないか確認し，必要に応じて修正を行う．診断用ワックスアップを基に，プロビジョナルレストレーションを作製，装着した（**Fig. 12〜14**）．

この段階で，患者の主訴である「物が噛みづらい」ことが改善されているか確認することはもちろんのこと，「違和感がないか」，「付与したガイドは適切か」，「歯冠形態などは審美的か」，「歯周組織に発赤等の問題が生じていないか」，「プロビジョナルレストレーションの厚みは確保されているか（適切な支台歯形成）」，「異常な摩耗，咬耗等は生じていないか」，「咀嚼，嚥下，発音に問題はないか」「清掃しやすい歯冠形態か」，といった点を確認していく．

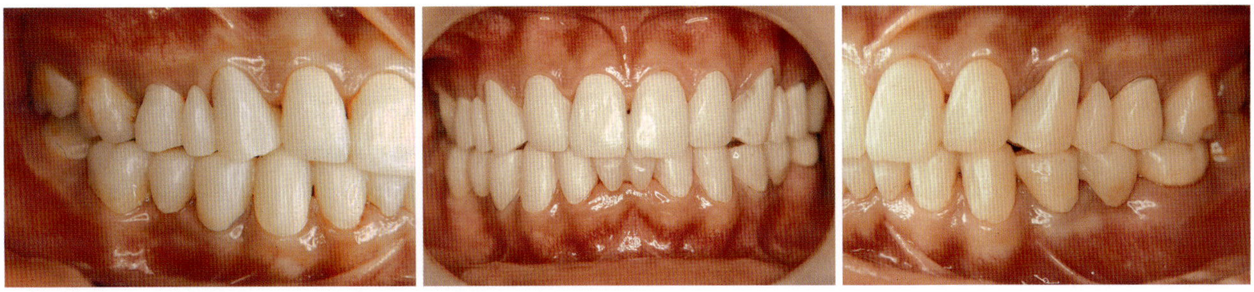

Fig. 12-1〜3 診断用ワックスアップを基に最初のプロビジョナルレストレーションを作製し，機能，審美を評価する．このプロビジョナルレストレーションを装着しながら，スケーリング，根管治療等の初期治療を進めていく．また必要に応じてプロビジョナルレストレーションの調整を行う

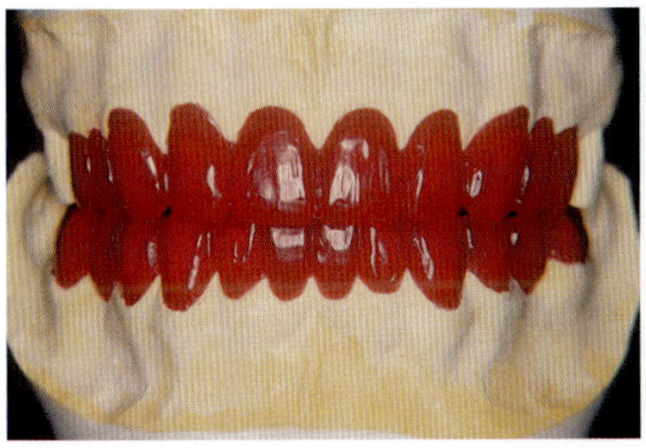

Fig. 13-1 初期治療終了後，調整したプロビジョナルレストレーションの機能的な形態をワックスアップに移行する．また審美的要素も改善して，最終プロビジョナルレストレーションに反映させる

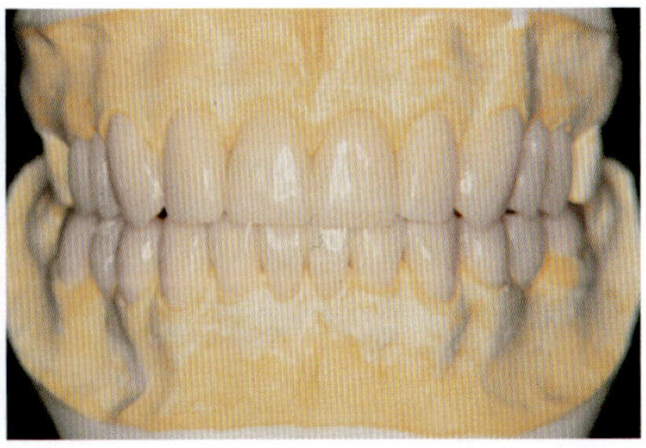

Fig. 13-2 機能と審美を兼ね備えた最終プロビジョナルレストレーション
このステップにおいては支台歯形成模型を基にワックスアップ，プロビジョナルレストレーションの作製ができるので，より精密な歯肉縁下の形態の付与が可能となる

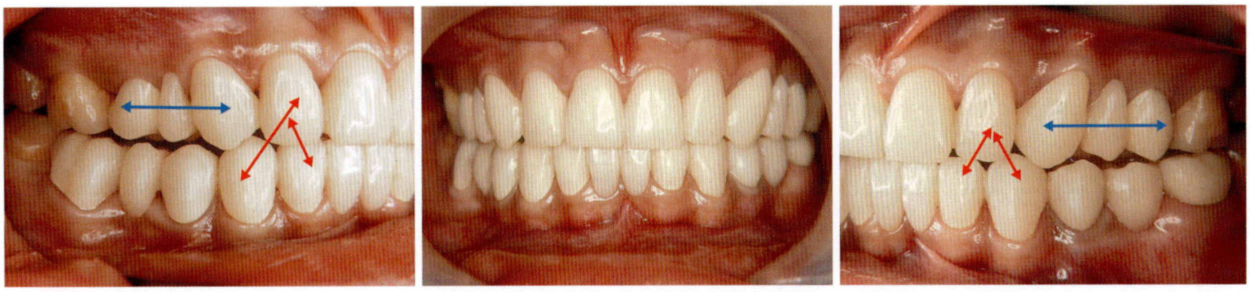

Fig. 14-1〜3 最終プロビジョナルレストレーション装着．イレギュラーではあるが，赤矢印部（上顎は側切歯部にある犬歯，下顎は側切歯，犬歯）で犬歯誘導を行い臼歯離開ができていることを確認する．特に小臼歯部はブリッジであり（青矢印部），干渉が起こらないようにする．臼歯に展開角が付与されているが，臼歯離開できていることに注目されたい

●支台歯形成～最終補綴物装着

最終プロビジョナルレストレーションを装着して，3～6カ月間生活していただく．最終支台歯形成を行い（**Fig. 15**），最終的なプロビジョナルレストレーションをクロスマウントして（**Fig. 16，17**），最終補綴物を作製，装着した（**Fig. 18，19**）．

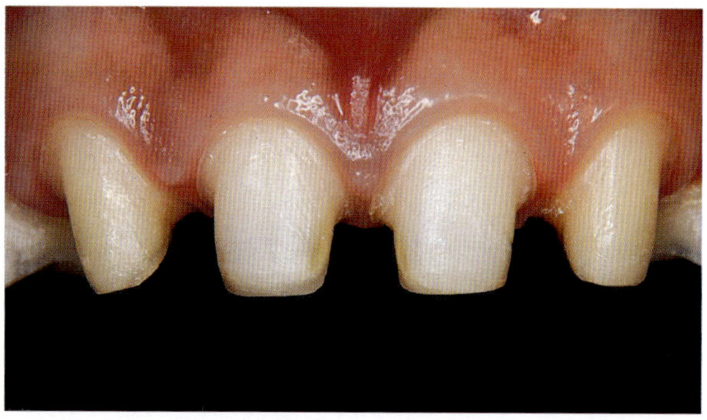

Fig. 15-1　最終支台歯形成．補綴物はすべてPFMクラウン．当時（1990年代前半）はマテリアルの制約もあり360°形成のクラウンとしたが，インタクトトゥースに対して支台歯形成する際には，最大限の注意を払って形成し，歯髄の保存と歯周組織への低侵襲を心がけるべきであろう

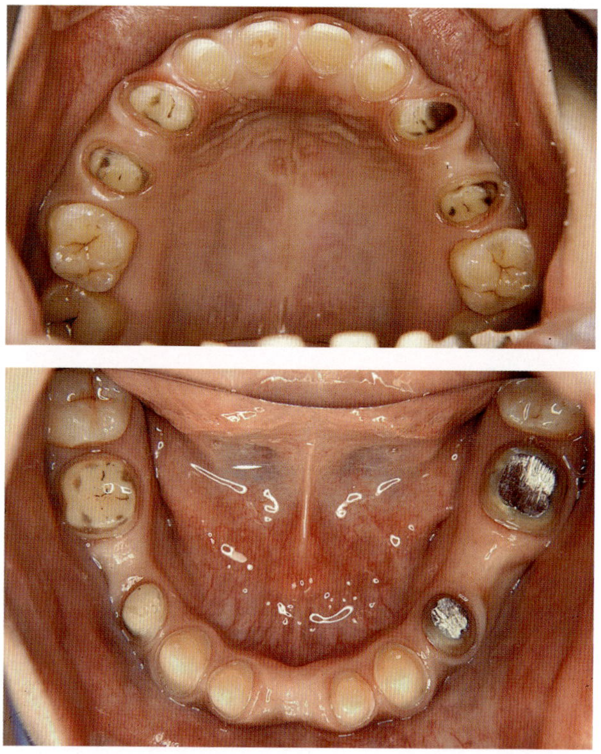

Fig. 15-2，3　支台歯形成後の咬合面観

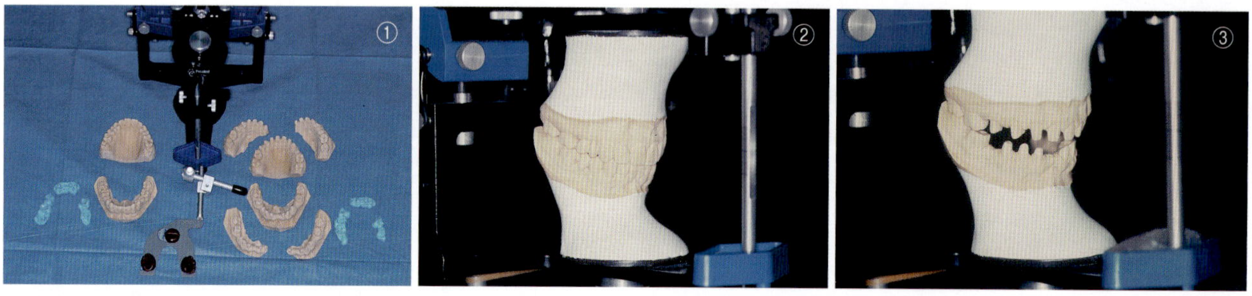

Fig. 16-1～3　クロスマウントを行う
口腔内で一定期間装着したプロビジョナルレストレーションの機能面を咬合器に再現し，最終補綴へ反映させる手法である．プロビジョナルの模型とフェイスボウ，上下支台歯模型，プロビジョナルと支台歯のバイト，支台歯と支台歯のバイトをそれぞれ取り（①），プロビジョナルの模型をマウント後，インサイザルテーブルにそのアンテリアガイダンスをレジンで写し取り（②），支台歯模型をバイトを介して順次咬合器にマウントする（③）

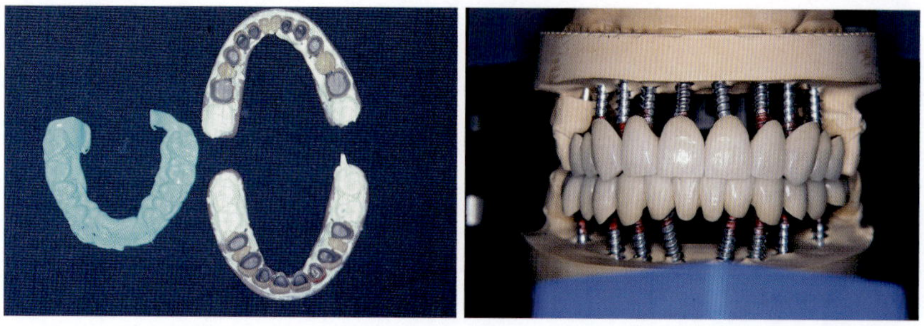

Fig. 17-1，2　リマウントを行う
初期の頃は咬合器上での誤差をうめるためリマウントを行っていた．こうすることで，最終補綴の咬合調整をより少なくすることができる

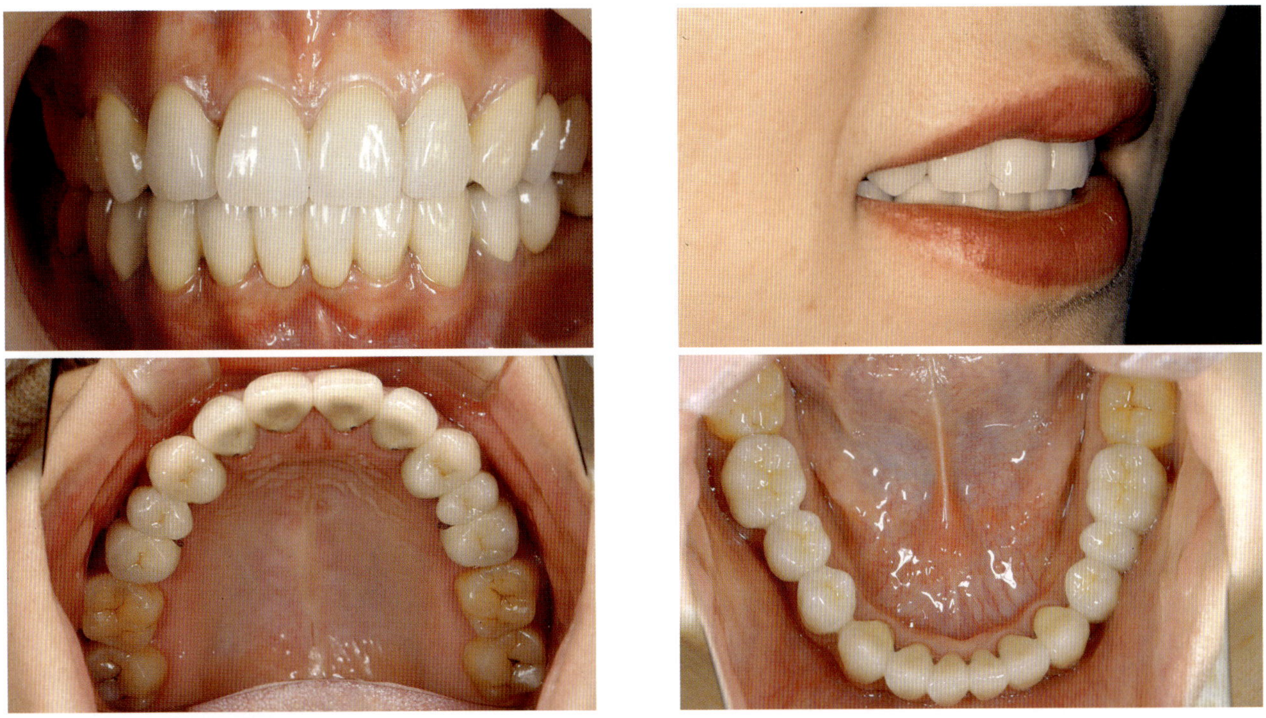

Fig. 18-1～4　最終補綴物装着時

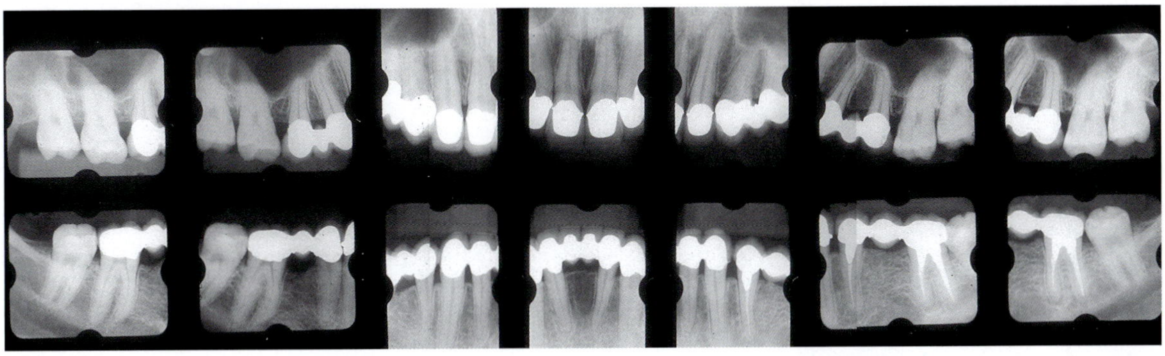

Fig. 19　術後のデンタル X 線写真

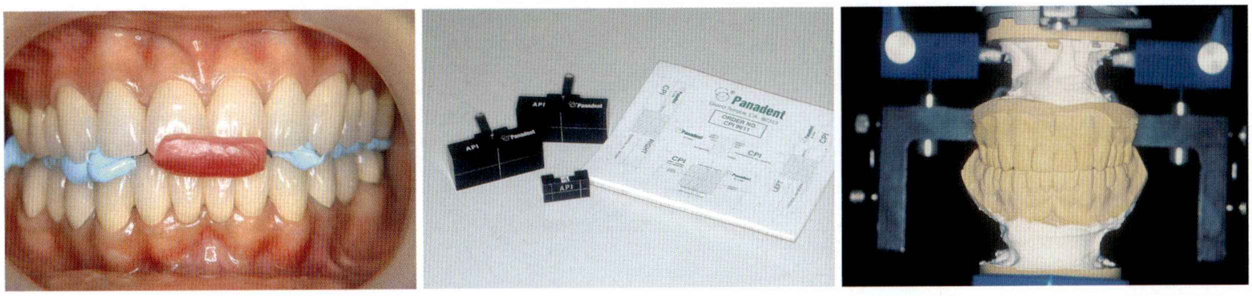

Fig. 20-1～3　術後，セントリックバイトを採って咬合器に付着し，咬頭嵌合位と中心位にずれがないかを Axis Position Indicator を用いて確認する

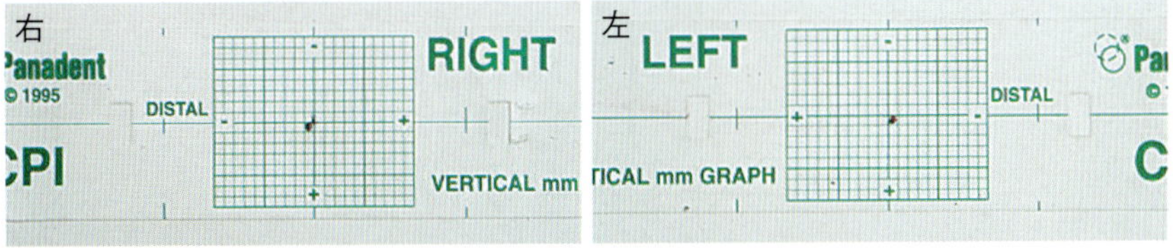

Fig. 21-1，2　両側とも，咬頭嵌合位と中心位にずれは見られなかった

術後，セントリックバイトを採って咬合器に付着し，咬頭嵌合位と中心咬合位のずれを確認したが，ずれはなかった（**Fig. 20，21**）．

術後，特に問題なく経過していたが（**Fig. 22，23**），術後 20 年が経過した頃，下顎

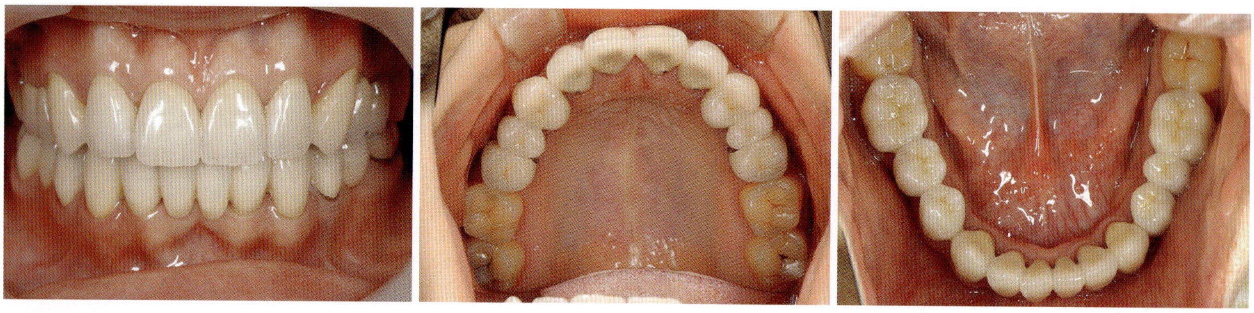

Fig. 22-1〜3　術後 8 年経過時

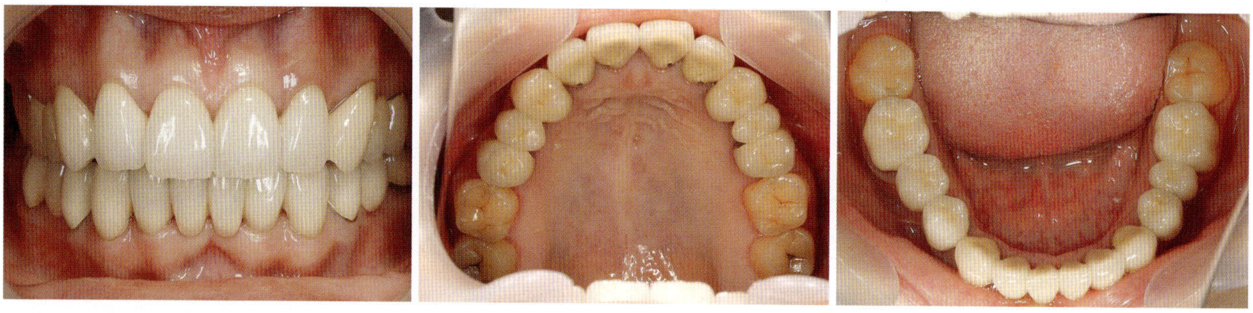

Fig. 23-1〜3　術後 16 年経過時

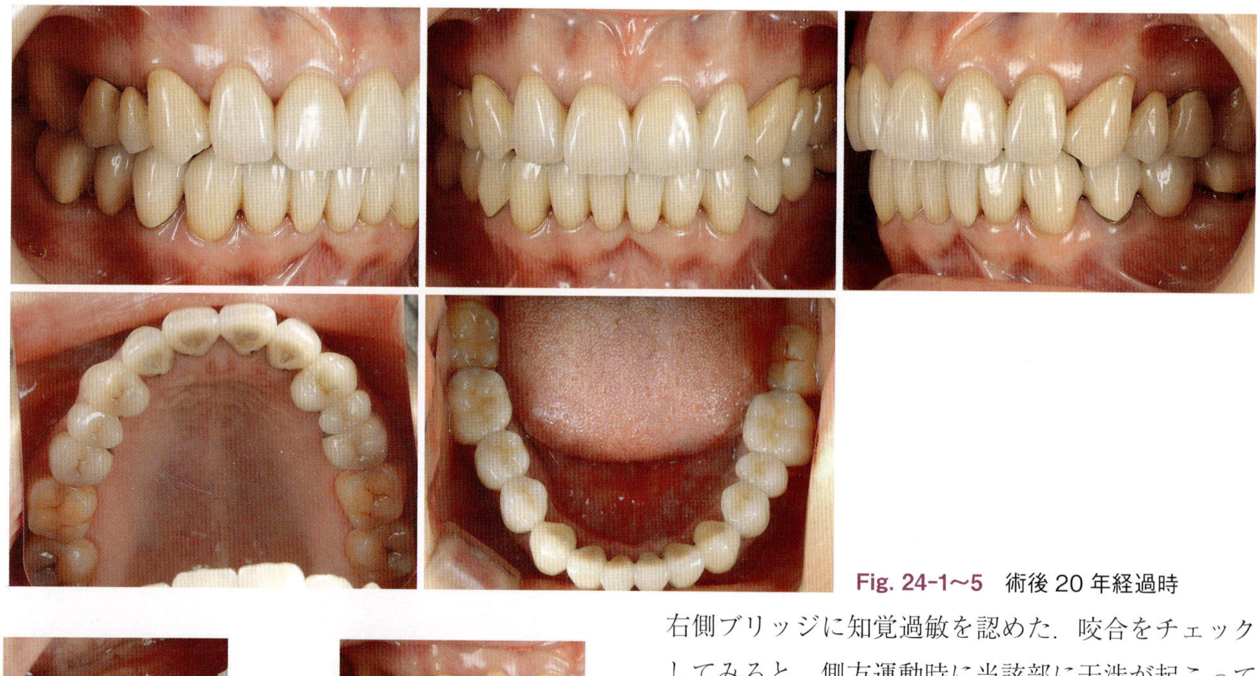

Fig. 24-1〜5　術後 20 年経過時

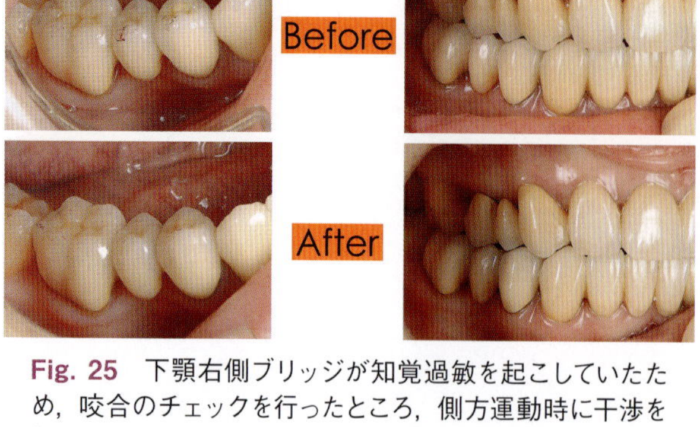

Fig. 25　下顎右側ブリッジが知覚過敏を起こしていたため，咬合のチェックを行ったところ，側方運動時に干渉を起こしていた（上）．そこで咬合調整を行ったところ，知覚過敏は消失した（下）

右側ブリッジに知覚過敏を認めた．咬合をチェックしてみると，側方運動時に当該部に干渉が起こっていた（**Fig. 25-上**）．犬歯誘導していたガイド歯のポーセレンも，術後 20 年を経て咬耗が起こり，側方運動での干渉により知覚過敏を起こしたと診断した．そこで干渉部の咬合調整を行ったところ，知覚過敏は消失した（**Fig. 25-下**）．

本症例は特に悪習癖もなく，長期にわたり安定した歯列と咬合を保っていた．しかしながら，咬合力の強さが崩壊の一因となり，修復を余儀なくされた場合などは，術後にさまざまな変化を呈することがある．次の症例は，その徴候の見える術後経過をたどるケースである．

症例 2

患者は初診時 40 代の男性で，やはり物が噛みづらいとの主訴で来院された（**Fig. 26, 27**）．歯科恐怖症で歯科医院にほとんど通院せずに放置していたとのことであった．また，下顎前歯部の咬耗からも以前はブラキサーだったと推察される．

症例 2　歯の欠損により前方決定要素が失われた患者への治療

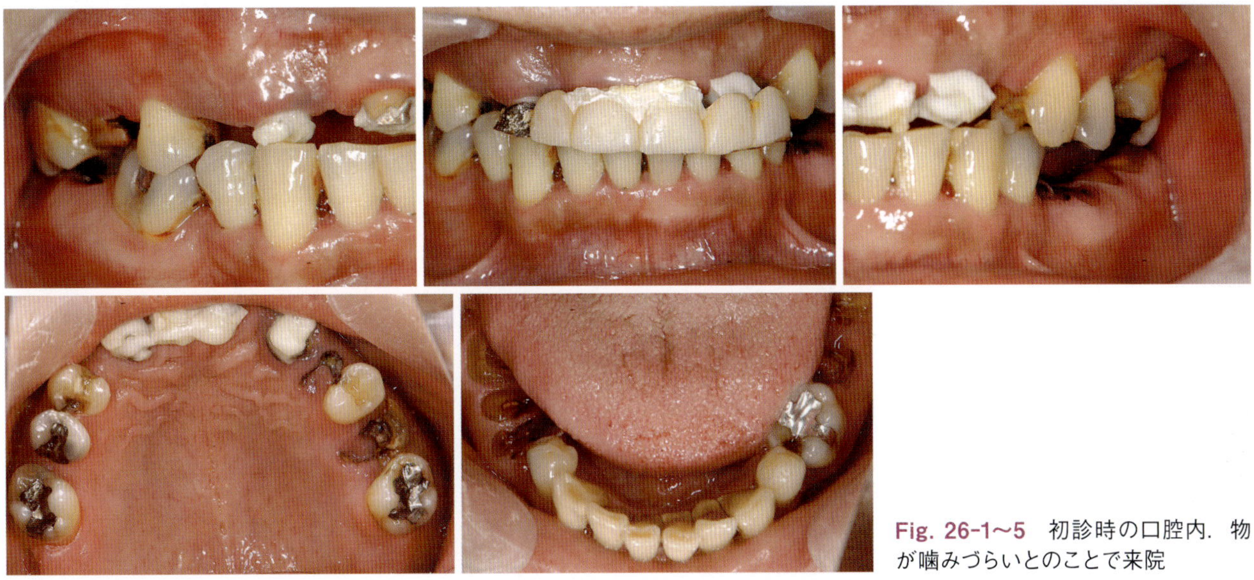

Fig. 26-1～5　初診時の口腔内．物が噛みづらいとのことで来院

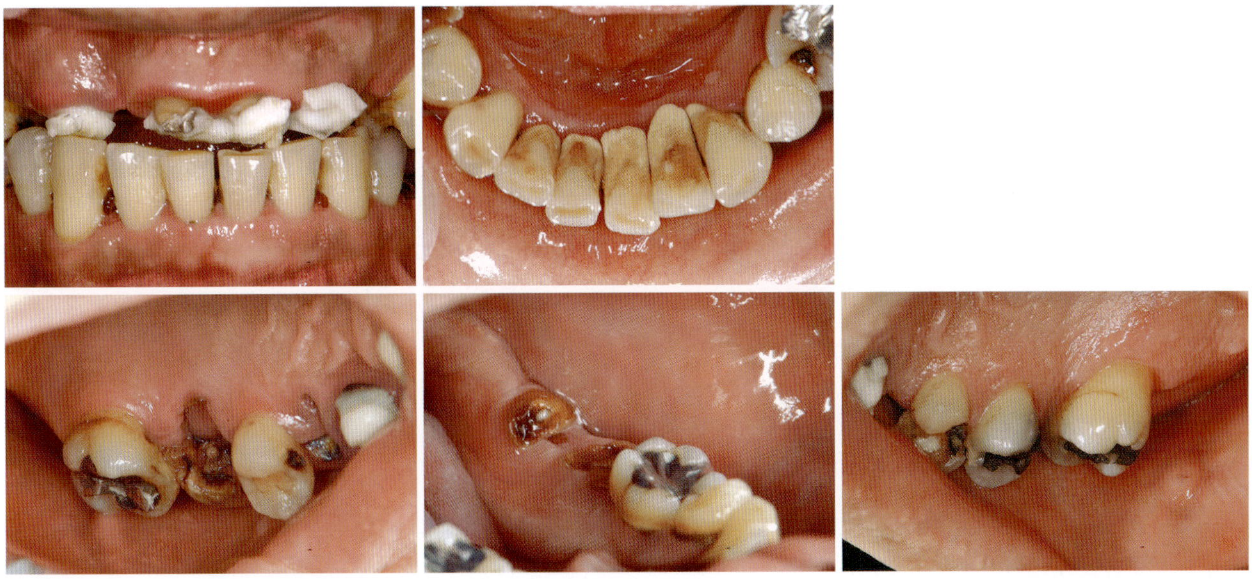

Fig. 27-1～5　口腔内の清掃状態は非常に悪く，残根状態の歯も多く認められる

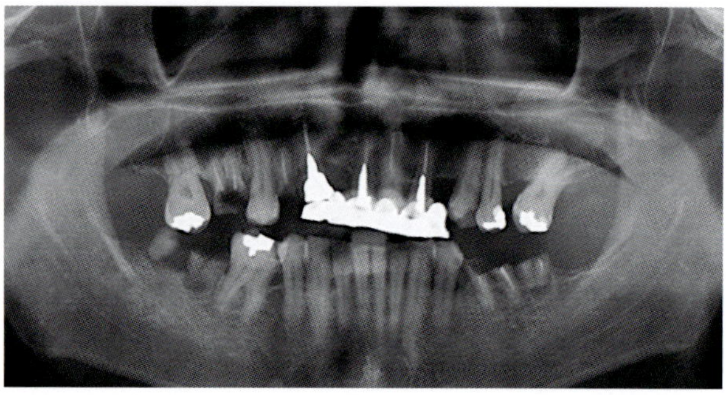

Fig. 28　術前のパノラマX線写真．2|3，5|5 は欠損，643|，|67，76| は保存不可能であった

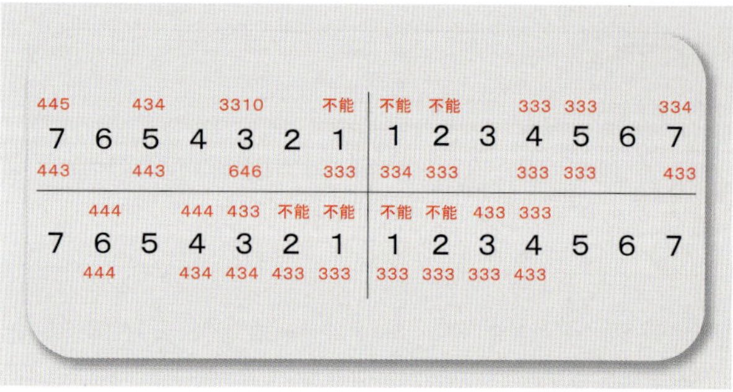

Fig. 29　術前のペリオチャート

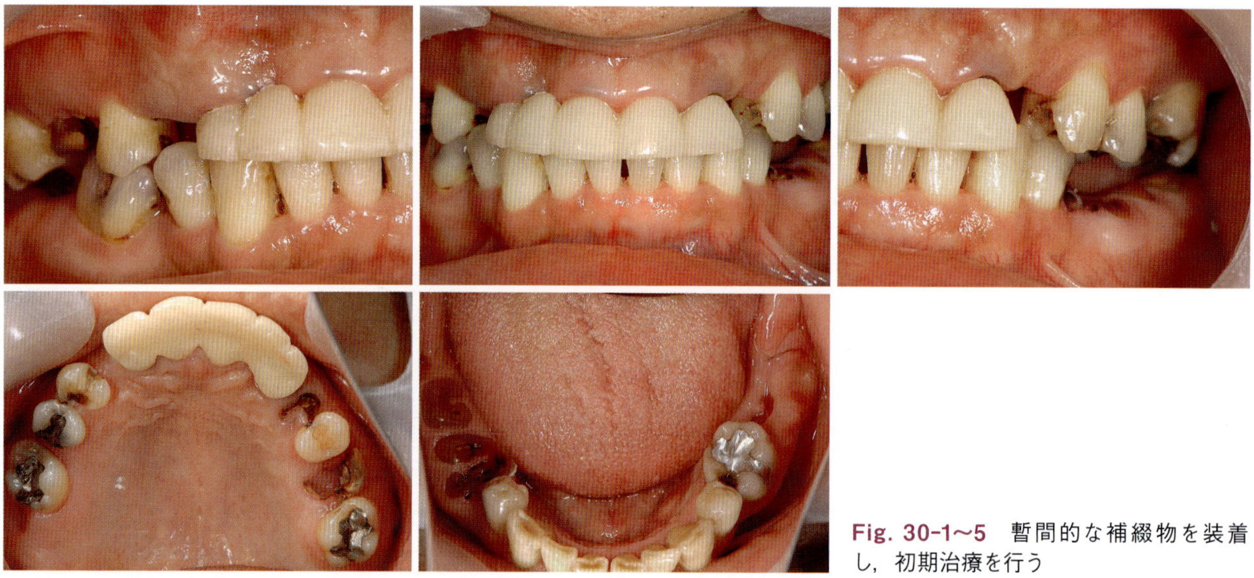

Fig. 30-1〜5　暫間的な補綴物を装着し，初期治療を行う

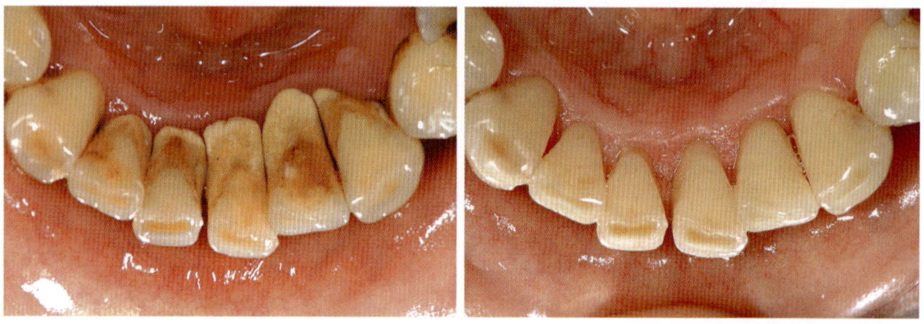

Fig. 31-1　術前の下顎前歯

Fig. 31-2　初期治療後の下顎前歯

レントゲンおよび口腔内診査より保存の可否を診断し（**Fig. 28, 29**），暫間的な補綴物を装着した（**Fig. 30**）．顎位の診査・診断を行いつつ，初期治療を行う（**Fig. 31-1, 2**）．

本症例の患者は,「前方決定要素を変更する必要がある場合」で，かつ「後方決定要素および神経筋機構は正常な状態」と診断し，診断用ワックスアップを作製した（**Fig. 32**）．

このケースは早期に咬合を安定させる必要があるため，まずは下顎にインプラント埋入後，プロビジョナルレストレーションを装着し，プロビジョナルレストレーションの調整を行う（**Fig. 33〜35**）．また，ジンジバルレベルを揃え，歯冠長のバランスを改善する目的で，1|12 に臨床的歯冠長延長術を行った（**Fig. 36**）．

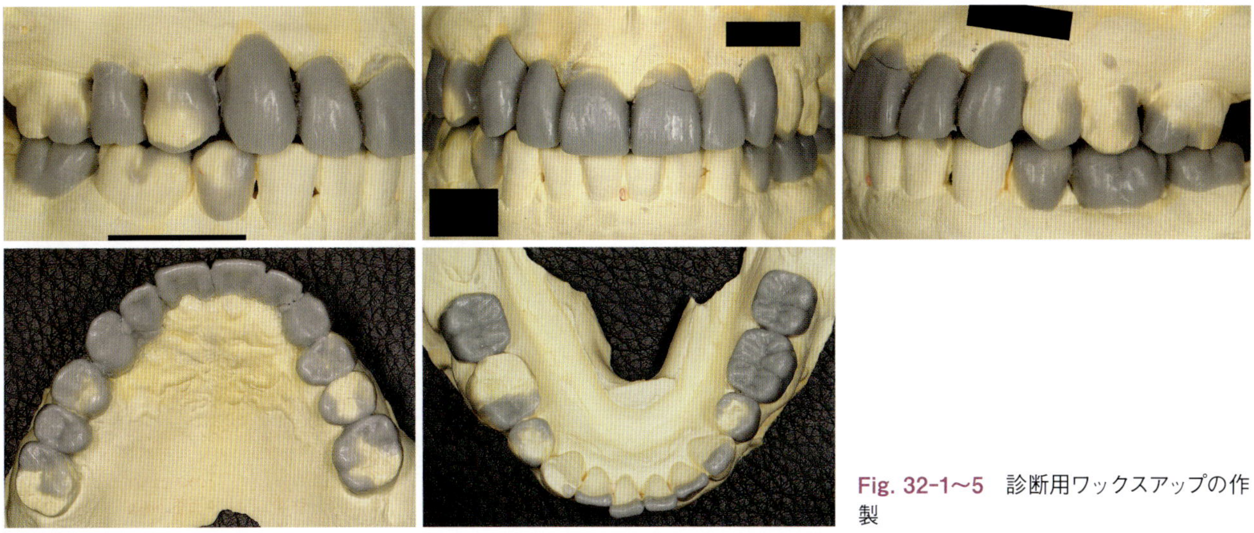

Fig. 32-1〜5 診断用ワックスアップの作製

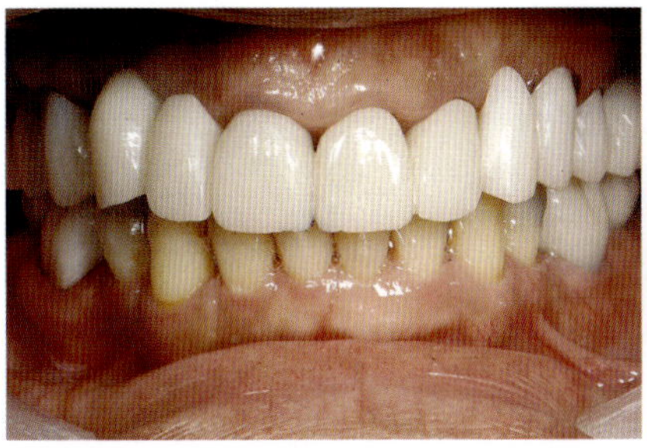

Fig. 33-1 下顎にインプラント埋入後，プロビジョナルレストレーション装着

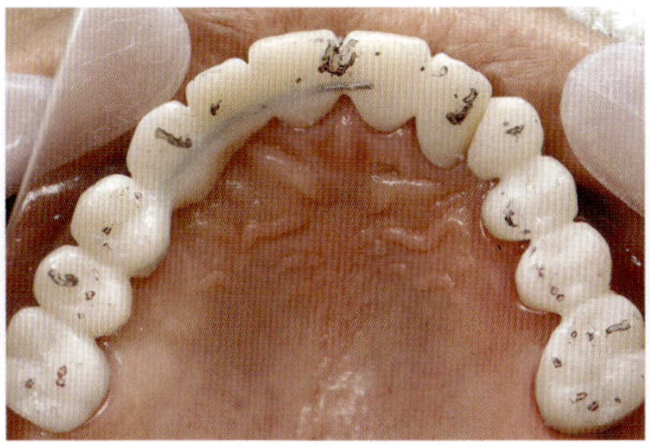

Fig. 33-2 上顎のプロビジョナルレストレーション

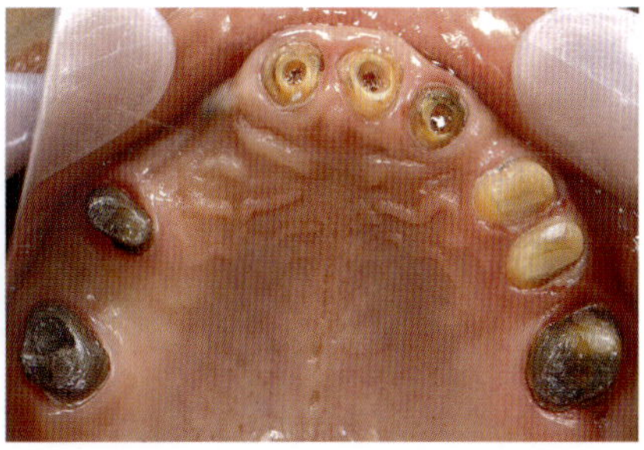

Fig. 33-3 プロビジョナルレストレーションを外した状態

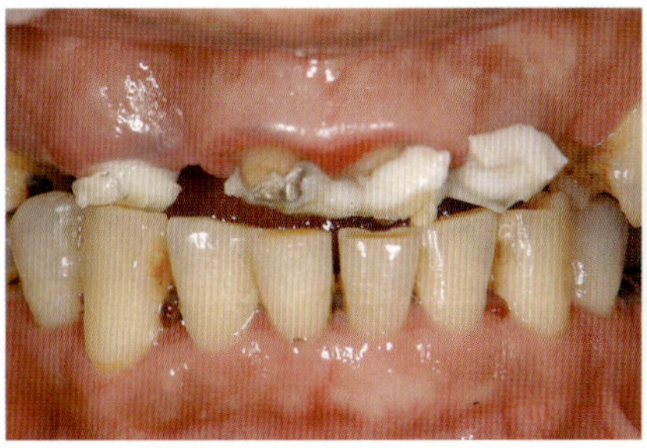

Fig. 34-1 術前の正面観

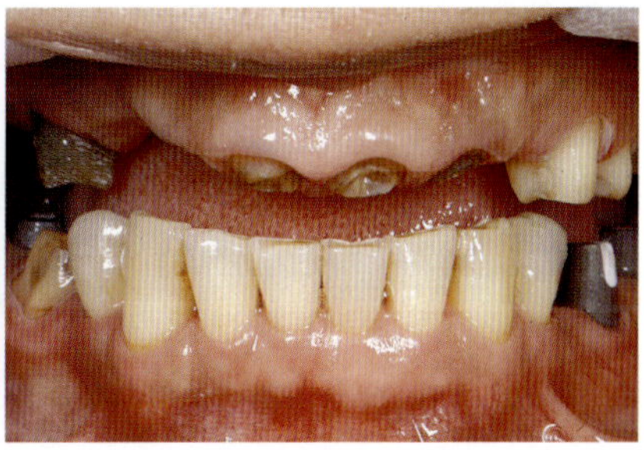

Fig. 34-2 プロビジョナルレストレーションを外した状態

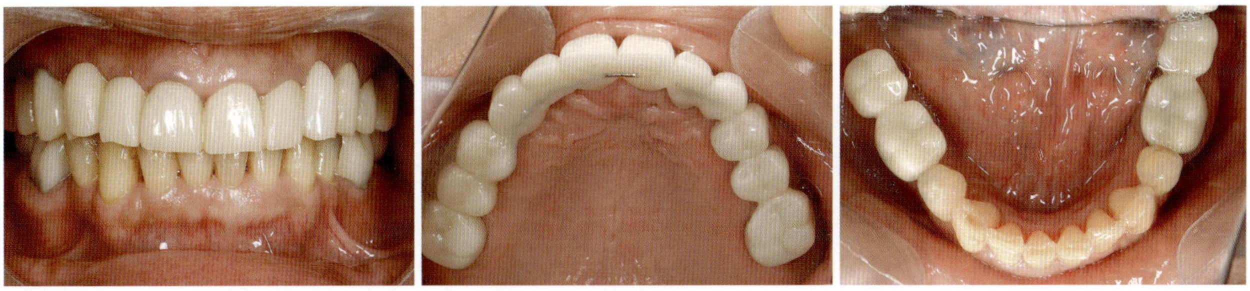

Fig. 35-1〜3 プロビジョナルレストレーション装着から 6 カ月経過時

Fig. 34-1，2 を見てもわかるように，術前と比べ下顎前歯の隙間がプロビジョナルレストレーション装着後に消失している（矯正治療は行っていない）．歯石の付着状況にもよるが，術前の前歯のみのバーティカルストップから，臼歯の確固たるバーティカルストップを付与することによって下顎前歯のフレアアウトが改善したのだと推測した．咬合力が歯列の保全を左右する一例だと考える．

最終的なプロビジョナルレストレーションの調整後（**Fig. 37**），印象採得を行い（**Fig. 38**），最終補綴物を装着した（**Fig. 39**）．

継続してメインテナンスを行っているが，1年後には $\underline{3|}$ のチップ（**Fig. 40**），5年後に $\underline{2|}$ のチップが起こった（**Fig. 41**）ため，研磨による形態修正で対応した．

8年後では，犬歯誘導からグループファンクションに変化したが（**Fig. 43**），咬合干渉等は起こっていない．また，下顎切縁の wear，下顎臼歯部のメタルの摩耗が起こっている（**Fig. 44, 45**）．これらは，ブラキシズムによるものと思われ，ナイトガードの使用をあらためて指導している．

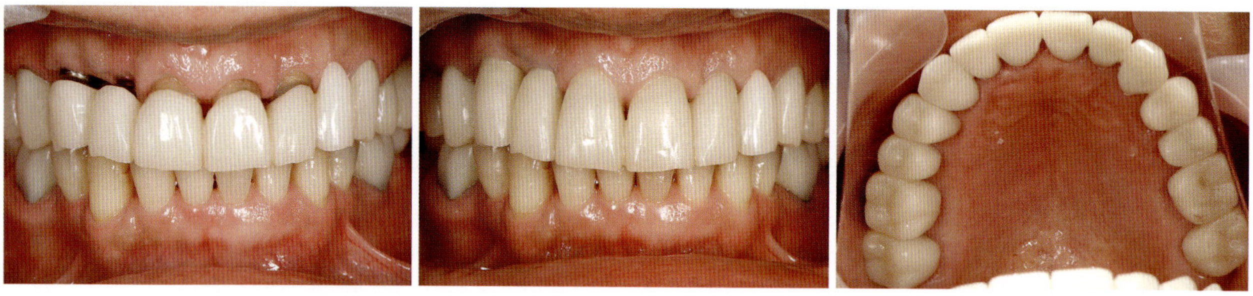

Fig. 36-1〜3　臨床的歯冠長延長術を行った後，リマージングしてプロビジョナルレストレーションの調整を行う

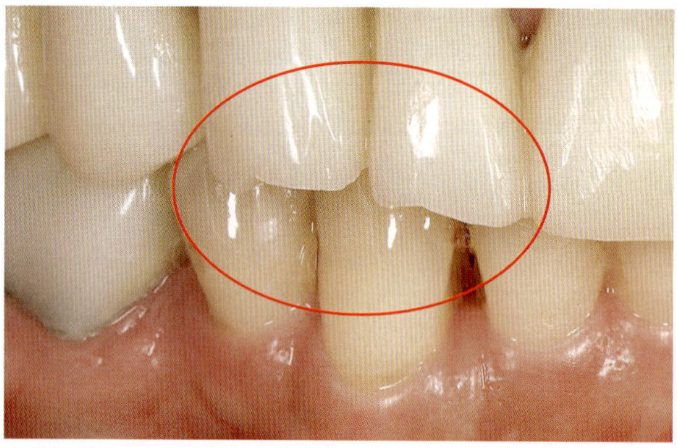

Fig. 37　術後の経過を見ればなるほどと感じるが，側切歯，犬歯部位のレジンの減り方がリバース型で著しい（赤丸内）．右側の顎運動が切端を越えていることが予想される

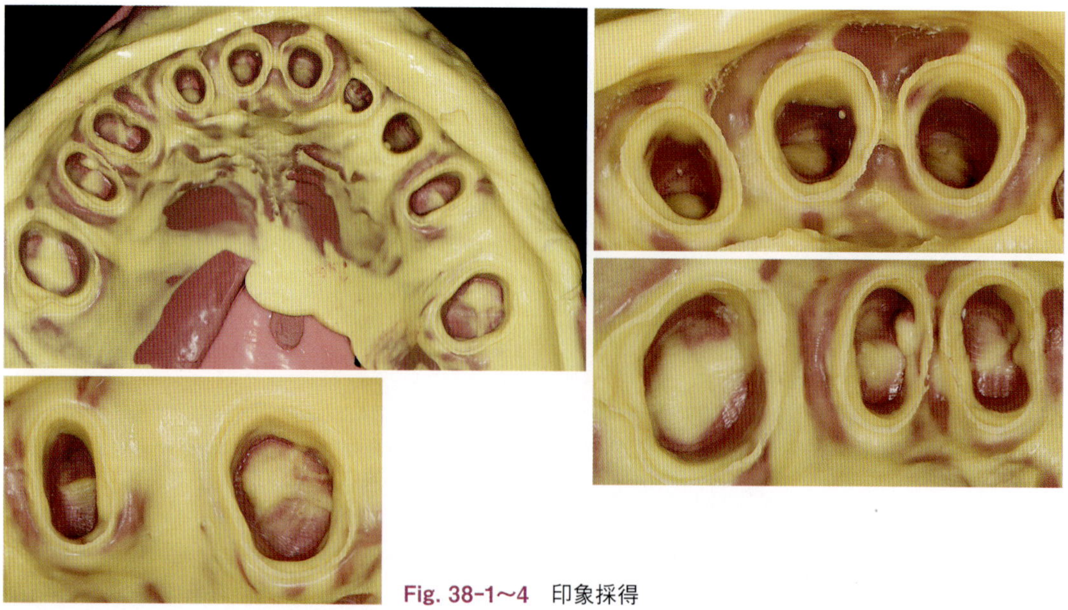

Fig. 38-1〜4　印象採得

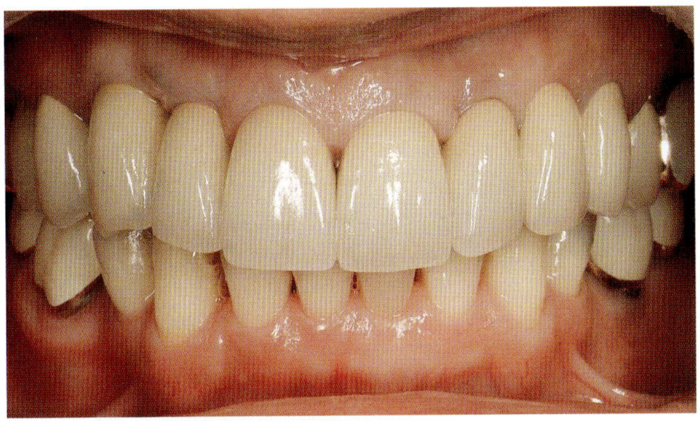

Fig. 39-1 最終補綴物装着時正面観

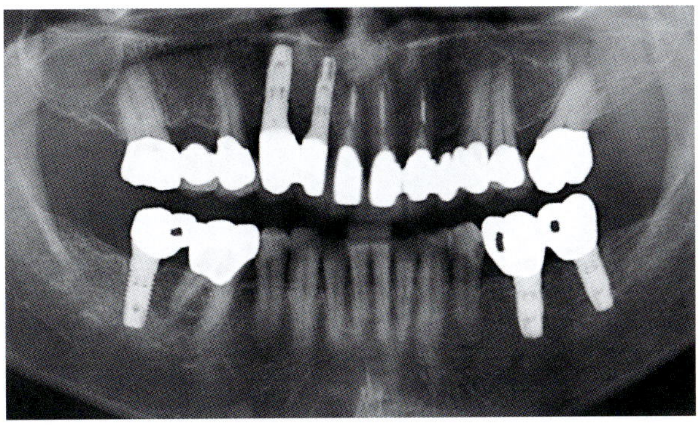

Fig. 39-2 最終補綴物装着時パノラマX線写真

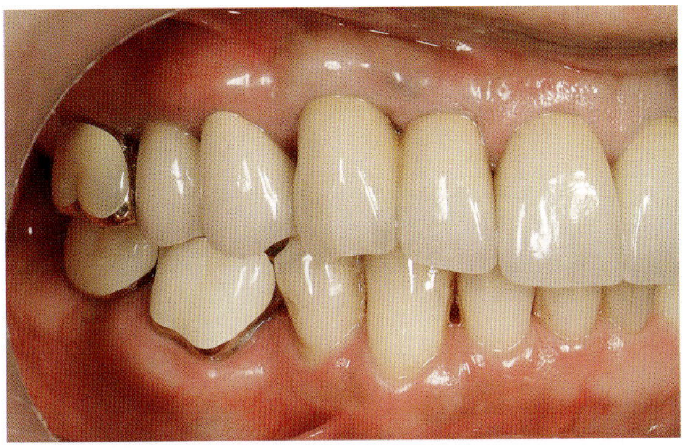

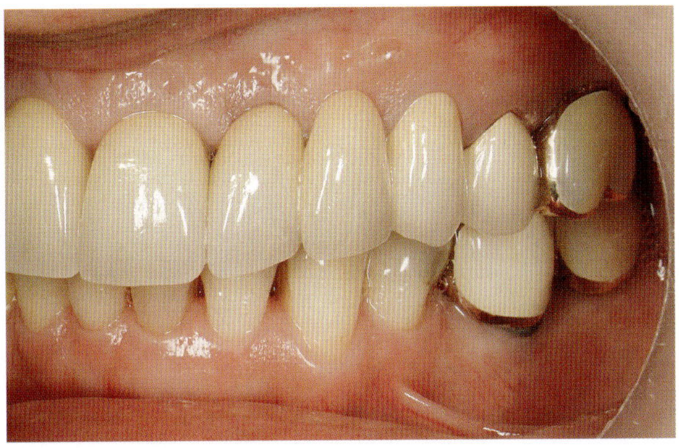

Fig. 39-3, 4 最終補綴物装着時左右側方面観
右側側切歯，犬歯はインプラント補綴ではあるが，臼歯のブリッジを守るため犬歯誘導を付与した

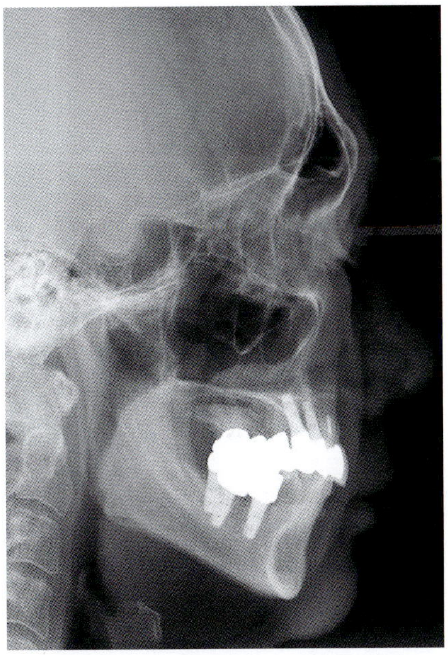

Fig. 39-5 最終補綴物装着時のセファロ

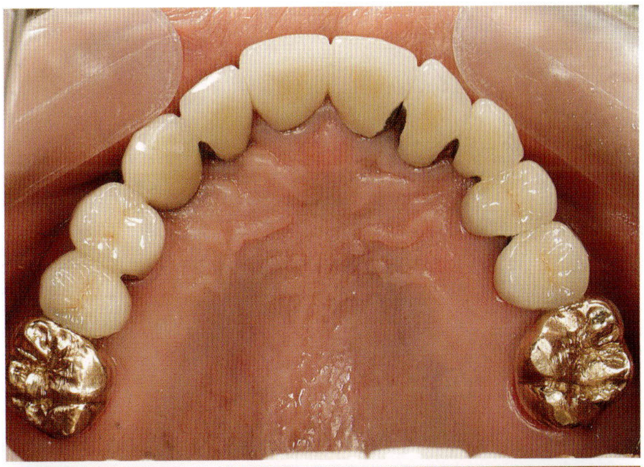

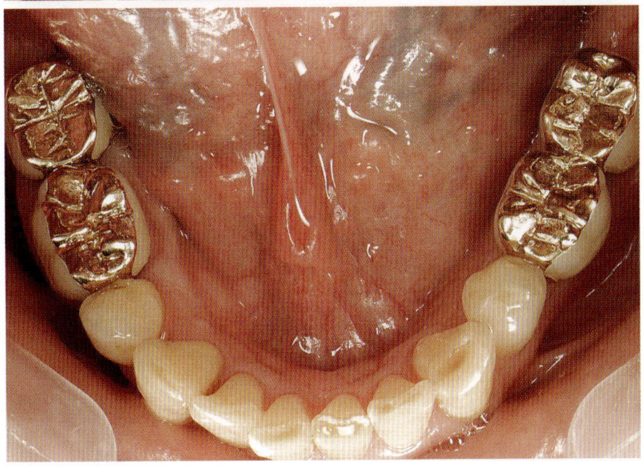

Fig. 39-6, 7 最終補綴物装着時の上下顎咬合面観

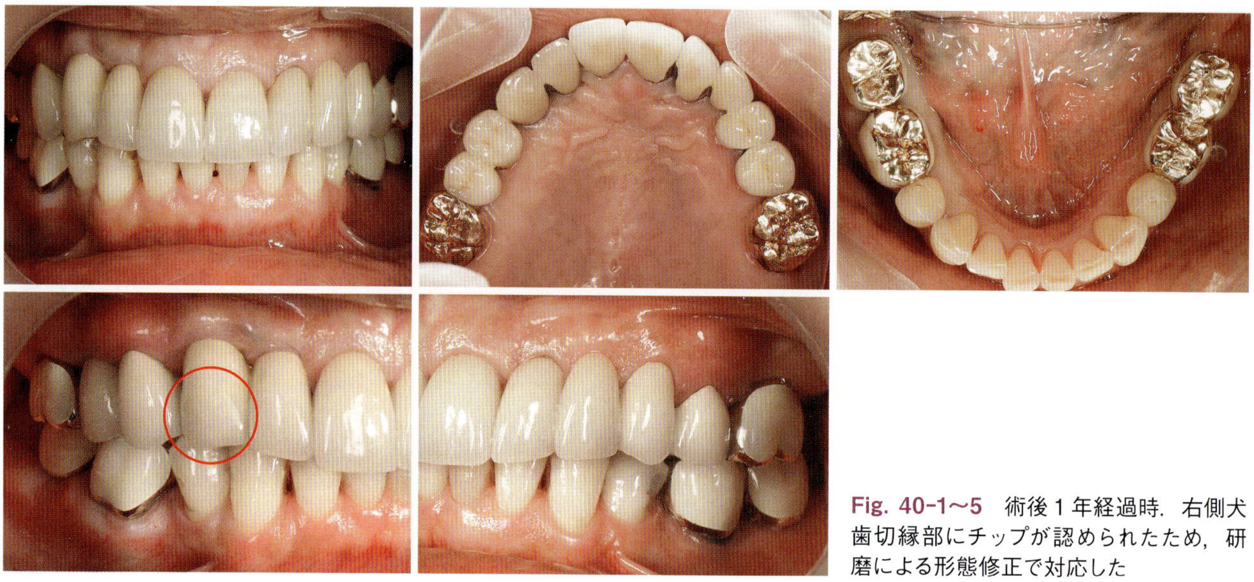

Fig. 40-1～5 術後１年経過時．右側犬歯切縁部にチップが認められたため，研磨による形態修正で対応した

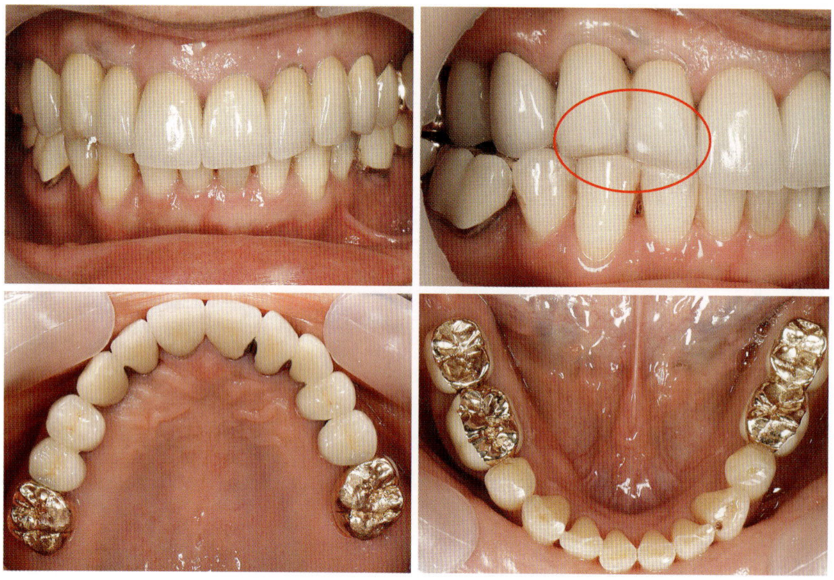

Fig. 41-1～4 術後５年経過時．大きな変化はなく順調に推移しているが，今度は右側側切歯切縁部にチップが認められ研磨による形態修正を行った
プロビジョナルレストレーションの経過時の咬耗の形態を再現するかのようなポーセレンのチップが起きている．赤丸内を見ると，やはり切端を越えてのガイドも考慮に入れなければならないことを痛感した

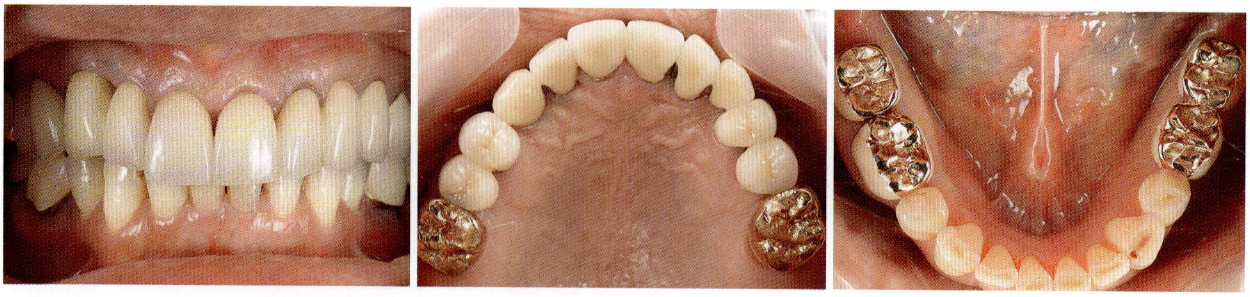

Fig. 42-1～3 術後８年経過時
それ以来，3 2|にチップは見られないが，いたるところに咬合のすごさを思わせる

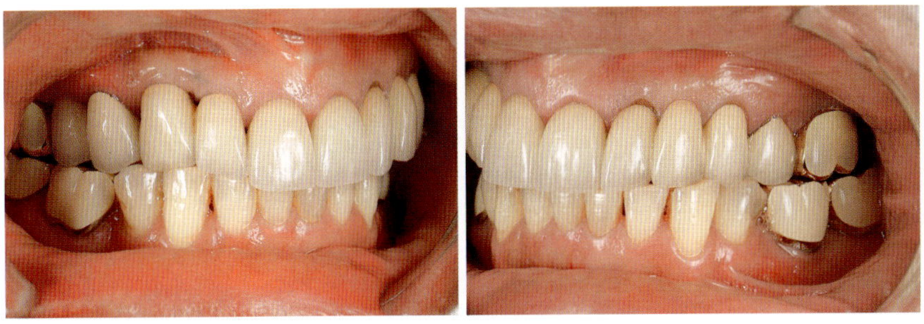

Fig. 43-1, 2 ガイドの状態．犬歯誘導からグループファンクションに変化しているが，現在のところ咬合干渉等は起こっていない

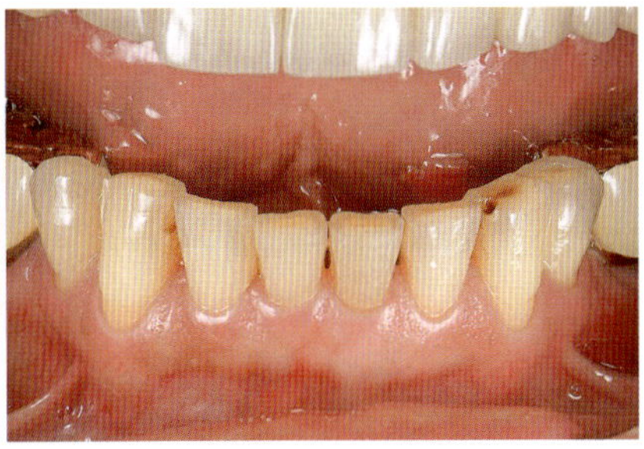

Fig. 44 術後8年，下顎切縁のwearの状態

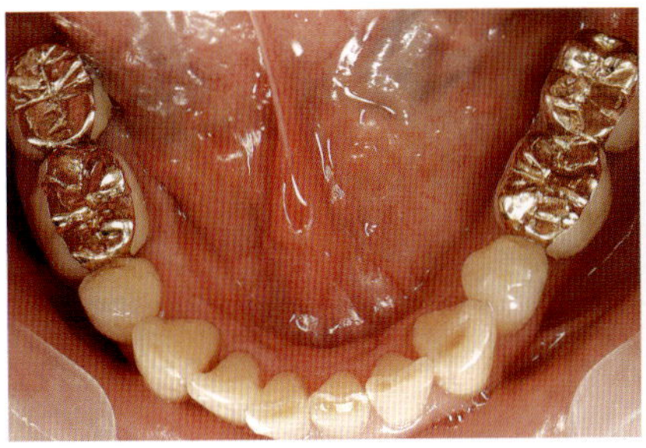

Fig. 45-1 術直後の下顎咬合面観

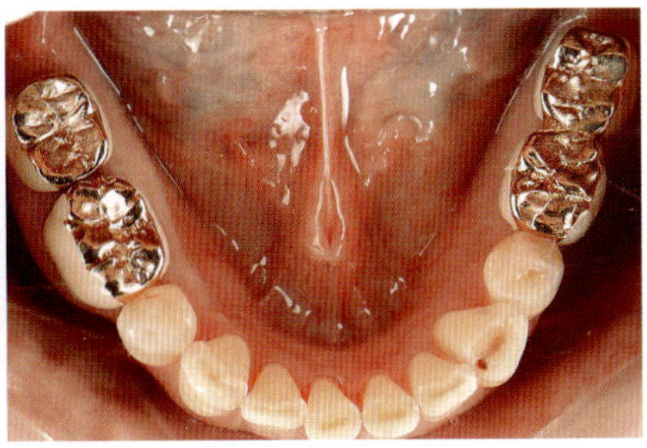

Fig. 45-2 8年後の下顎咬合面観．臼歯部にメタルの摩耗が起こっている

8年後を術直後の状態と比較すると明らかだが，下顎前歯部の咬耗と臼歯のメタルの咬耗が大きく見られる．対合歯がポーセレンなのか，メタルなのかによっても違いはあるが，咬耗の分，天然歯の挺出によって歯列はなんとか保全を守られているのかもしれない．

正常機能活動と異常機能活動

我々は，口腔内に発現する力自体をコントロールすることはできないが，発現した力が，歯，顎関節，歯周組織を損傷せずに機能するための環境（歯列，顎間関係，歯周組織，カリエスコントロール等）を整備することは実現可能であり，それを目標にすべきである．

ところが，ブラキシズムに代表されるパラファンクションは，我々の想像をはるかに超えるものであり，咬合力は正常時の約6倍，歯の接触時間も，最大で約8倍にもなる（**Table. 1**）．このパラファンクションは術者がコントロールすることはできないため，夜間はナイトガードを使用してもらう．また，昼間の噛みしめ，歯の接触（TCH：Tooth Contacting Habit）も行わないよう指導する．

Table. 1 正常機能活動と異常機能活動との対比

要素	正常機能活動（オルソファンクション）	異常機能活動（パラファンクション）
咬合力	12 kg/cm^2	74 kg/cm^2
歯の接触下顎位	咬頭嵌合位	咬頭嵌合位・偏心位
歯の接触時間	15～20分/日	2～162分/日
筋の状態	生理的	非生理的
保護反射の有無	有	無
情動変化の影響	無	有

症例 3

患者は初診時 30 代の女性で，顎関節の痛みと開口障害を主訴に来院された（**Fig. 46**）．以前，小臼歯 4 本抜歯による矯正治療の既往があった．診査・診断においては，開口時の左側への偏位が認められる（**Fig. 47**）．

審美性については，患者は前歯部が内方に位置しており，口元が暗く見えることを気にしていた．実際，口腔内を見ると，顔貌に対して前歯部が極端に内方に傾斜しているのがわかる（**Fig. 48**）．この原因としては，患者は以前，上下顎第一小臼歯 4 本を抜歯して矯正治療を行っており，そのため口唇との関係において前歯部が内方に位置していると診断した．同時に下顎前歯も内方に傾斜しているため，おそらく矯正時に一時的に前歯部に早期接触が起こり，顎位が後方に偏位した可能性も否定できない．

症例 3　後方決定要素に問題がある患者への対応

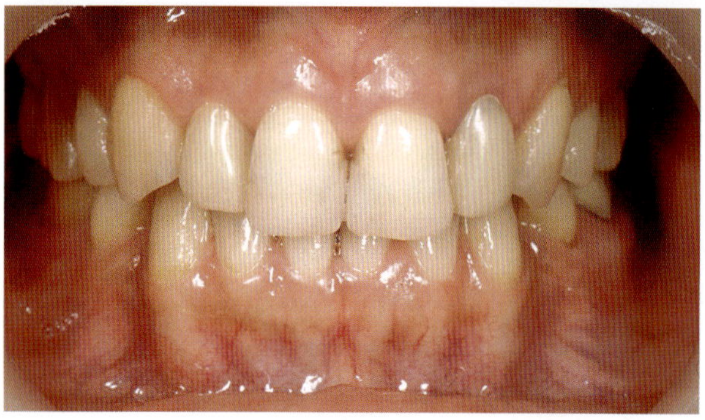

Fig. 46-1　初診時．顎関節の痛みと開口障害を主訴に来院

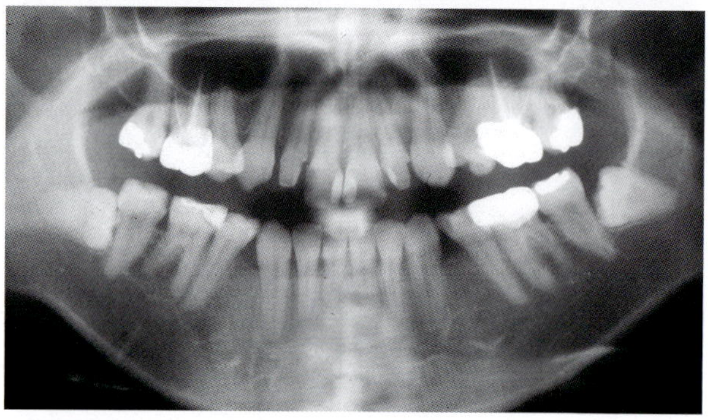

Fig. 46-2　上下顎第一小臼歯抜歯による矯正治療の既往があった

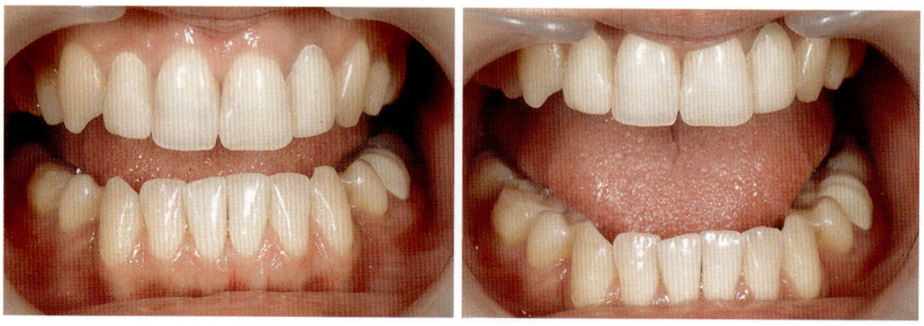

Fig. 47-1，2　開口時の左側への偏位が認められる

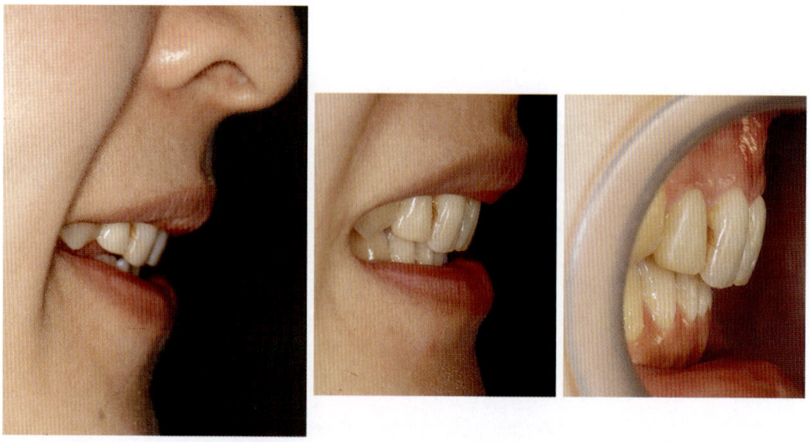

Fig. 48-1～3　上顎前歯部が内方に位置していることにより，口元が暗く見える

アキシオグラフを用いて顎運動を計測したところ，左側顎関節の動きが悪く，後方にやや押し込まれた状態であった（**Fig. 49, 50**）．そこでスプリントを一定期間使用したところ（**Fig. 51**），改善が認められたため（**Fig. 52, 53**），スプリント装着時の顎位でバイトを採得し，咬合器付着を行った（**Fig. 54-1, 2**）．

咬合器付着した顎位にて，シェル状のプロビジョナルレストレーションを作製する（**Fig. 55-1, 2**）．このプロビジョナルレストレーションを装着し（**Fig. 56-1**），定期的に咬合のチェックをしながら1年ほど使用してもらった（**Fig. 56-2**）．

右　側　　**左　側**

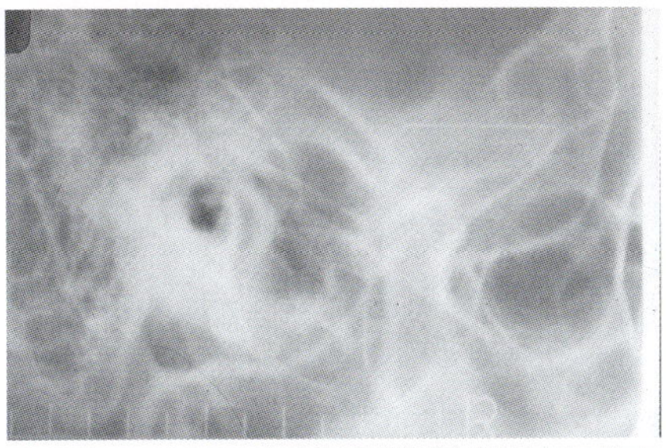

Fig. 49-1　右側顆頭

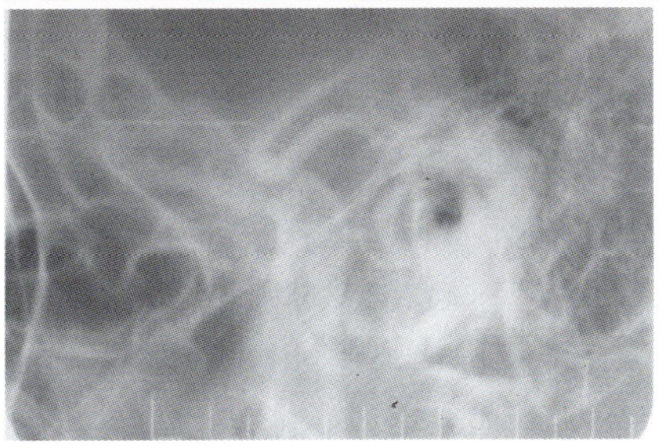

Fig. 49-2　左側顆頭

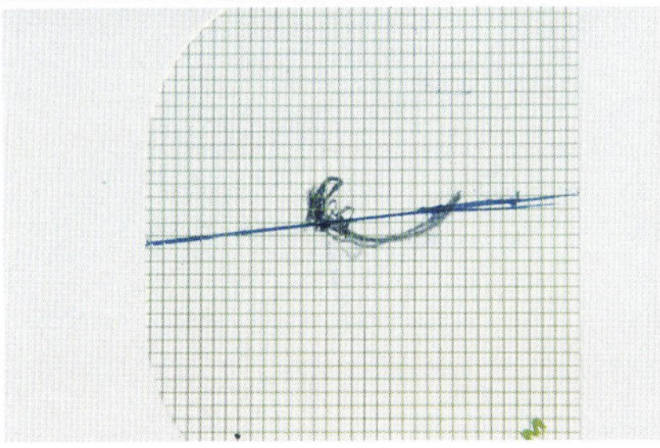

Fig. 50-1　右側顆頭の動き

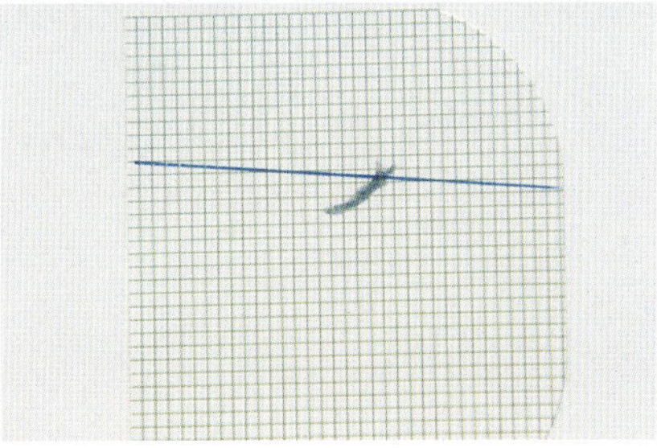

Fig. 50-2　左側顆頭の動き．動きが悪い

スプリント治療

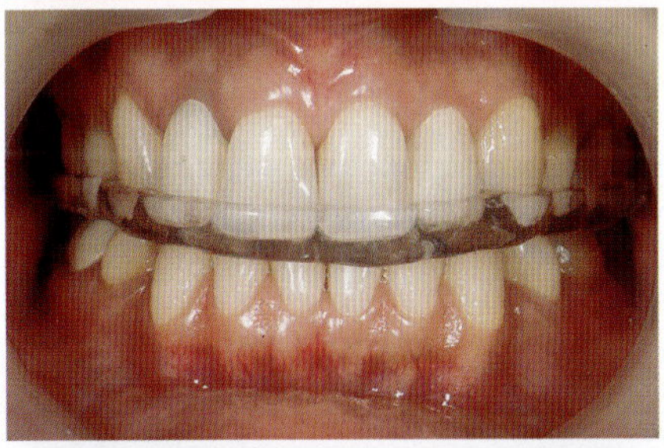

Fig. 51　スプリント治療を行う

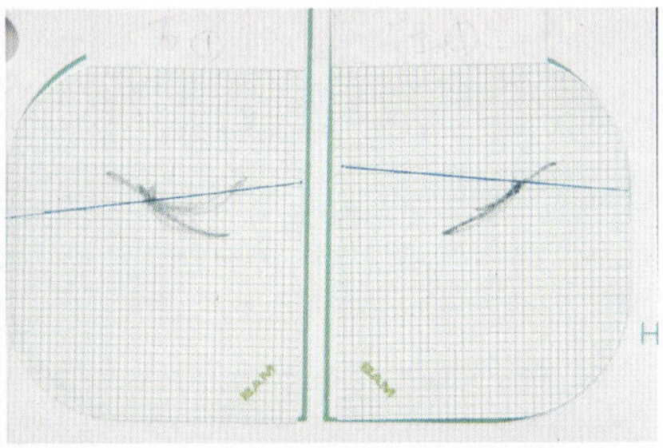

Fig. 52　スプリント治療後，顆頭の動きが改善された

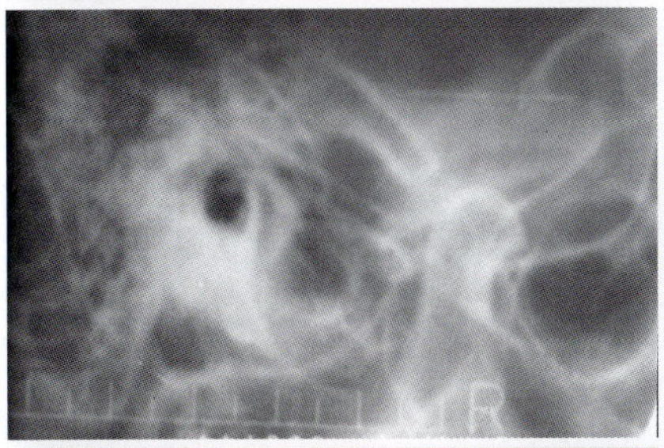

Fig. 53-1　右側顆頭

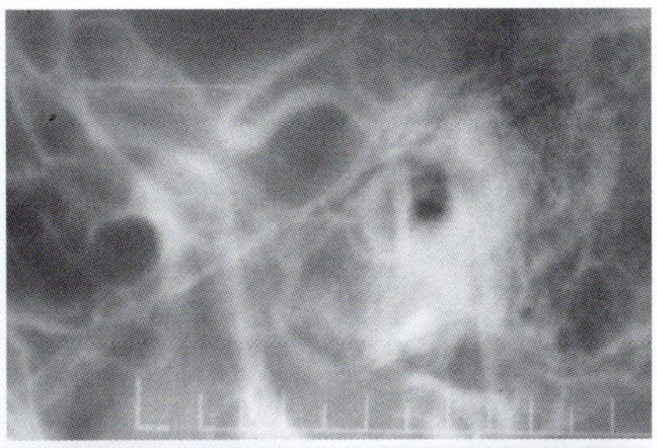

Fig. 53-2　左側顆頭

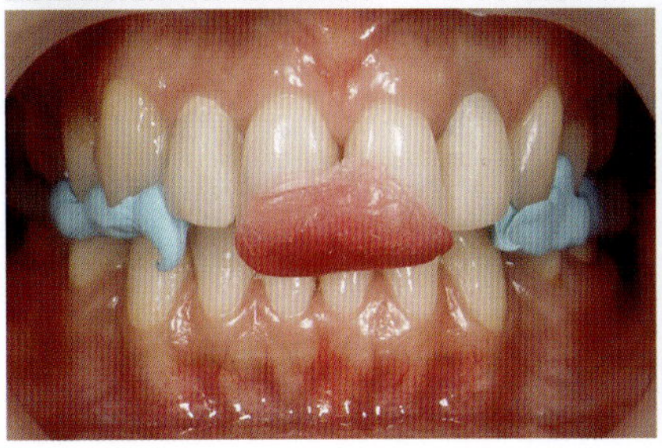

Fig. 54-1　スプリント装着時の顎位でバイトを採得

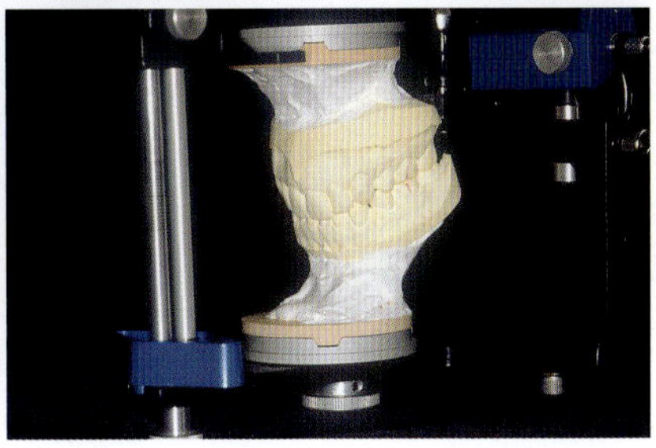

Fig. 54-2　咬合器に付着

機能的にも改善が認められ，審美的にも患者の満足が得られたことから，確定的処置へと移行する．まず臼歯部はプロビジョナルレストレーションを最終補綴に移行する際，現在の顎位とアンテリアガイダンスに同調させた．次に前歯部は 21|12 において機能面の回復と審美性回復のためにフルクラウンを，3|3 は機能面のみの回復のために舌側ベニアを作製した．犬歯の唇面はホワイトニングにより色調の改善を施した．最初にプロビジョナルレストレーションの模型を作製し（**Fig. 57-1**），シリ

プロビジョナルレストレーション

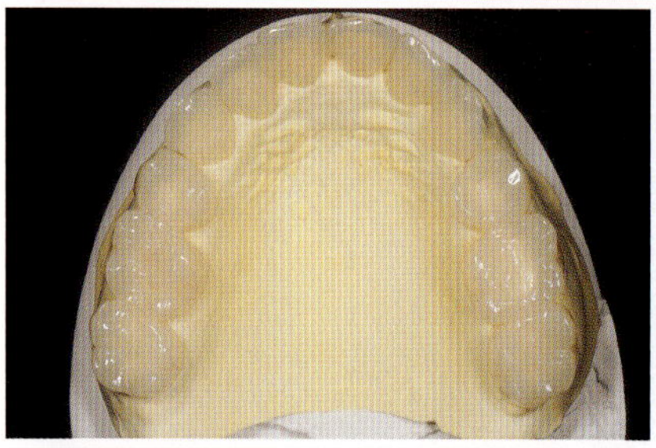

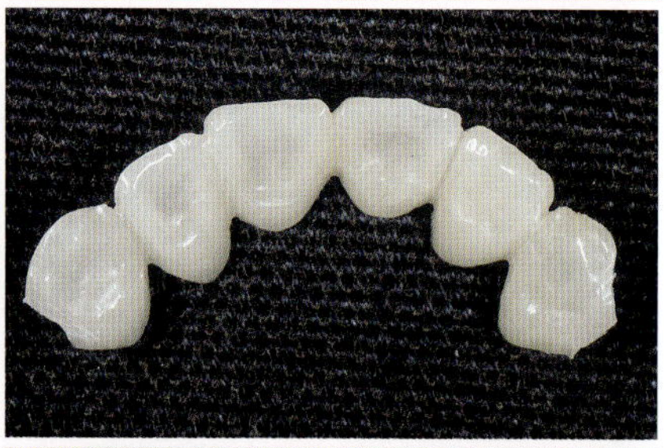

Fig. 55-1, 2 ビルドアップのプロビジョナルレストレーションを作製

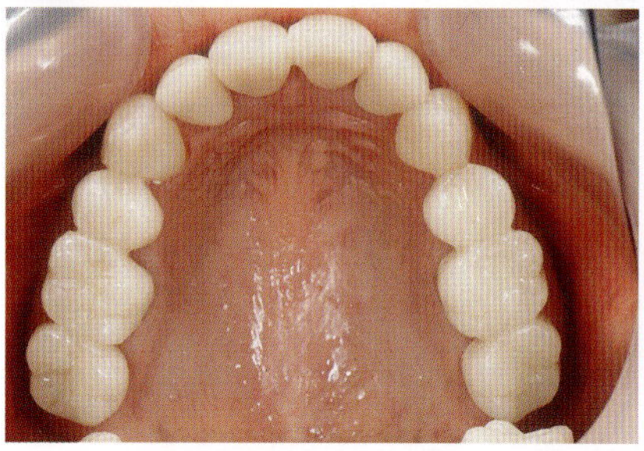

Fig. 56-1 装着時．スプリント治療時と同じ顎位でのプロビジョナルレストレーションである

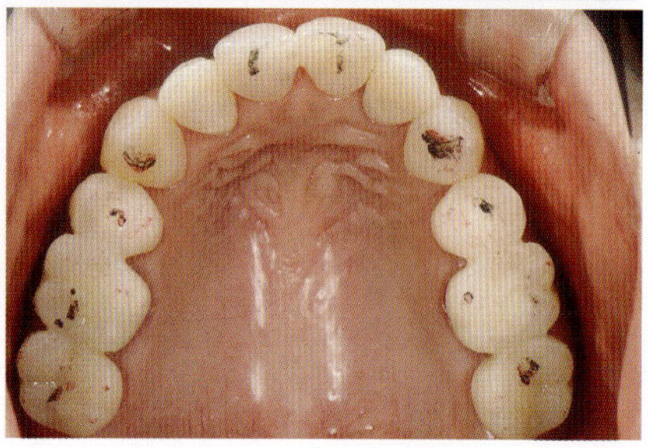

Fig. 56-2 1年経過時．顎関節等の問題もなく，順調に推移したため，確定的処置へと移行する

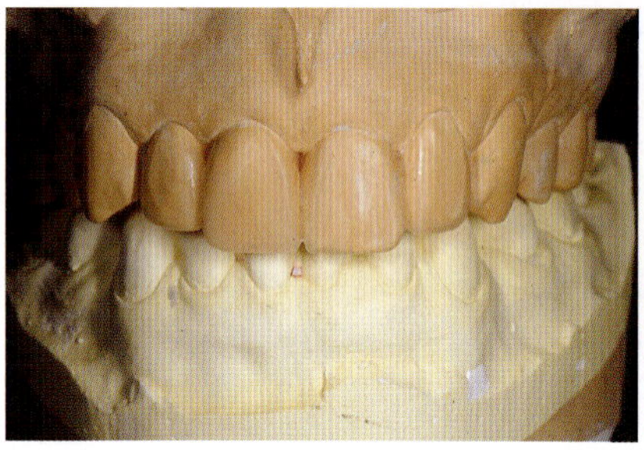

Fig. 57-1 プロビジョナルレストレーションを装着した状態で印象採得し，模型を作製し，その模型を基にシリコーンインデックスを作製する

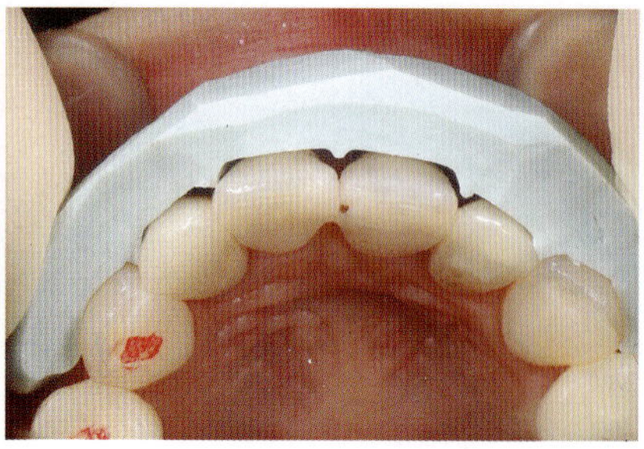

Fig. 57-2 シリコーンインデックスを口腔内で試適する

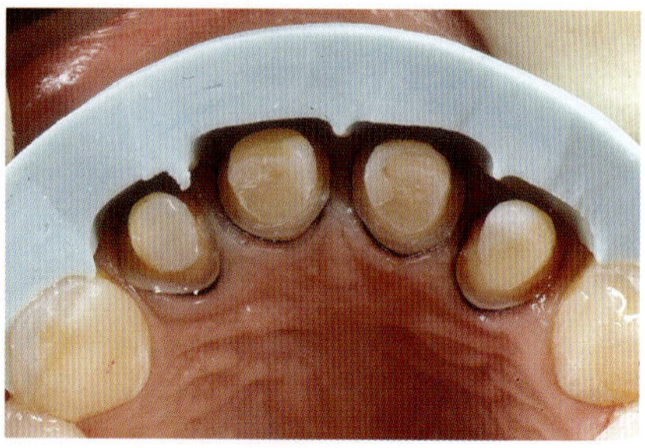

Fig. 57-3 補綴物の厚みを勘案しながら支台歯形成を行う

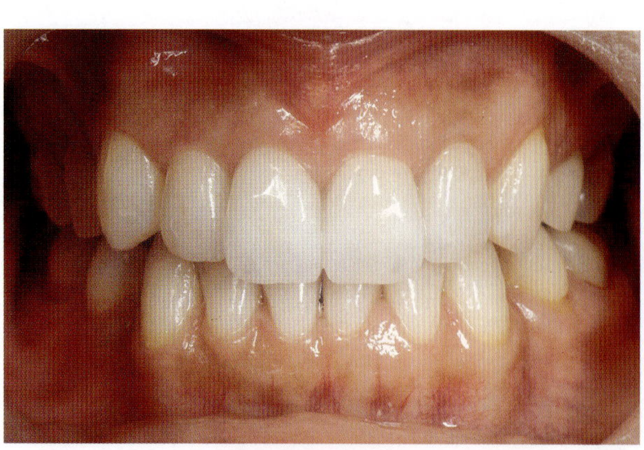

Fig. 58 最終補綴物装着時（2┼2 は Empress，3|3 は舌側ベニア，臼歯は PFM およびメタルクラウン）

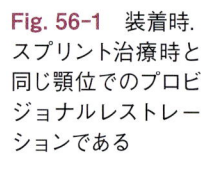

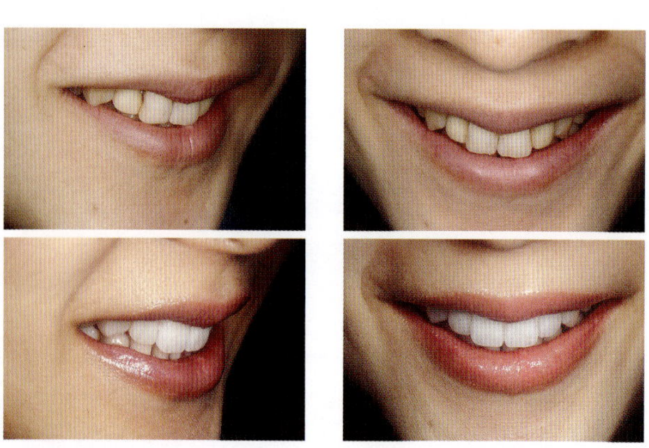

Fig. 59 口唇との関係（上段：術前，下段：術後）

コーンインデックスを作製しておく．口腔内で試適し（**Fig. 57-2**），そこから一様に唇面の削除を行い補綴物の厚みを確保しつつ，唇面の歯質の過剰削除に注意しながら支台歯形成を行った（**Fig. 57-3**）．

最終補綴物装着時では，中切歯のインサイザルエッジポジションは改善され，口元は明るい印象となった（**Fig. 58, 59**）．

その後も経過を追っているが，術後8年経過時では特に審美性に変化もなく，顎関節頭の不調和も認められない（**Fig. 60**）．術後10年経過時では，天然歯の黄変にともない色調に差異が認められるが，その他，審美，機能に問題は認められず順調に推移している（**Fig. 61**）．

フォローアップ

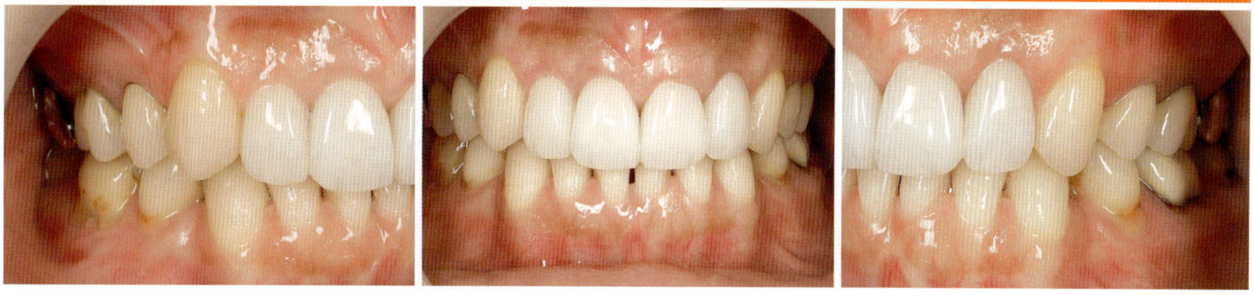

Fig. 60-1〜3 術後８年経過時．術後，1|に歯髄炎が発生してしまい，やむなく根管処置を行った

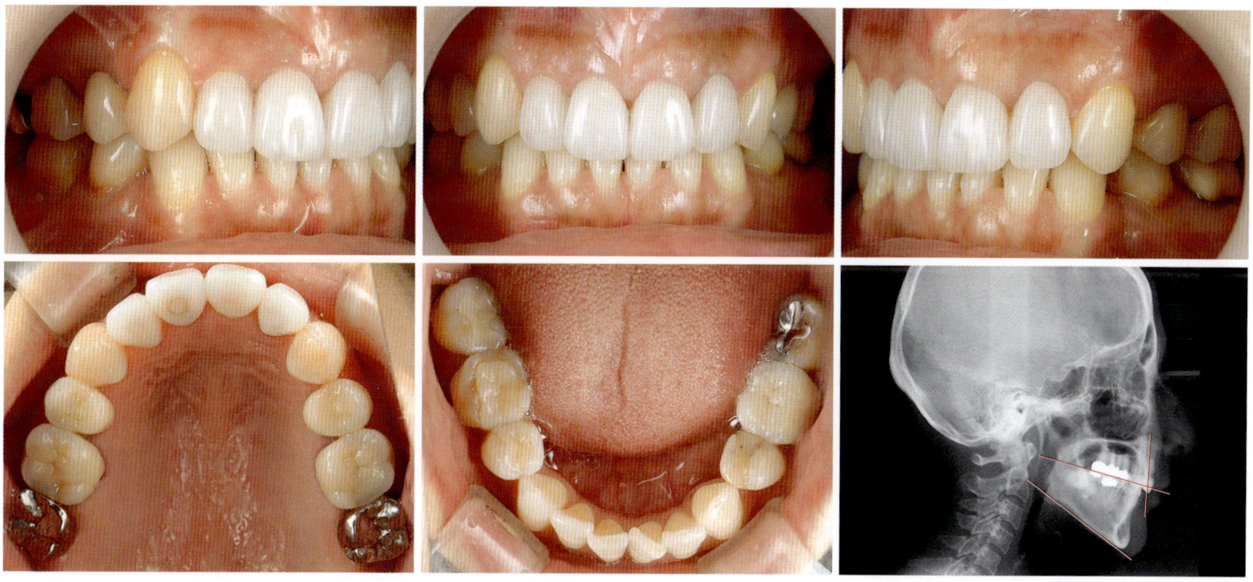

Fig. 61-1〜6 術後10年経過時．審美，機能とも順調に推移している．セファロにおいては，前歯の唇面を外方に出すことで中切歯の位置を改善している．最終補綴作製以降，ホワイトニングをしていないため，前歯部天然歯の後戻りにより色調の差が認められる

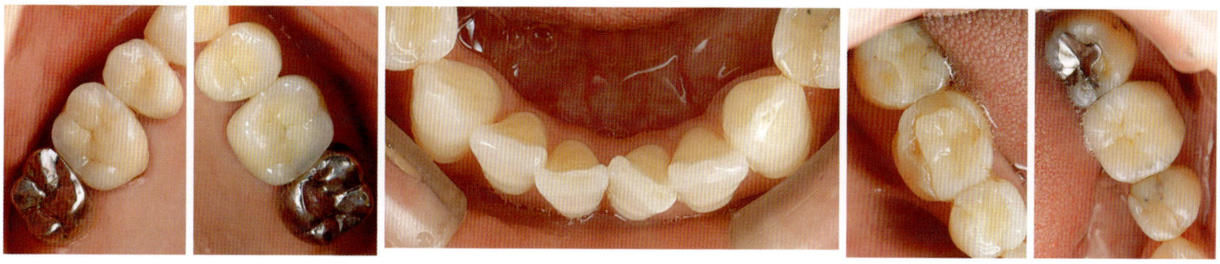

Fig. 61-7〜11 下顎前歯部，上下顎左右臼歯部に大きな変化は認められない

Section 3　天然歯とインプラントの咬合の変化

はじめに

次に，天然歯とインプラントでは経年的に咬合がどのように変化していくのか，似た症例を比較してみたい．

症例 4　天然歯に装着した補綴物咬合面の経時的変化

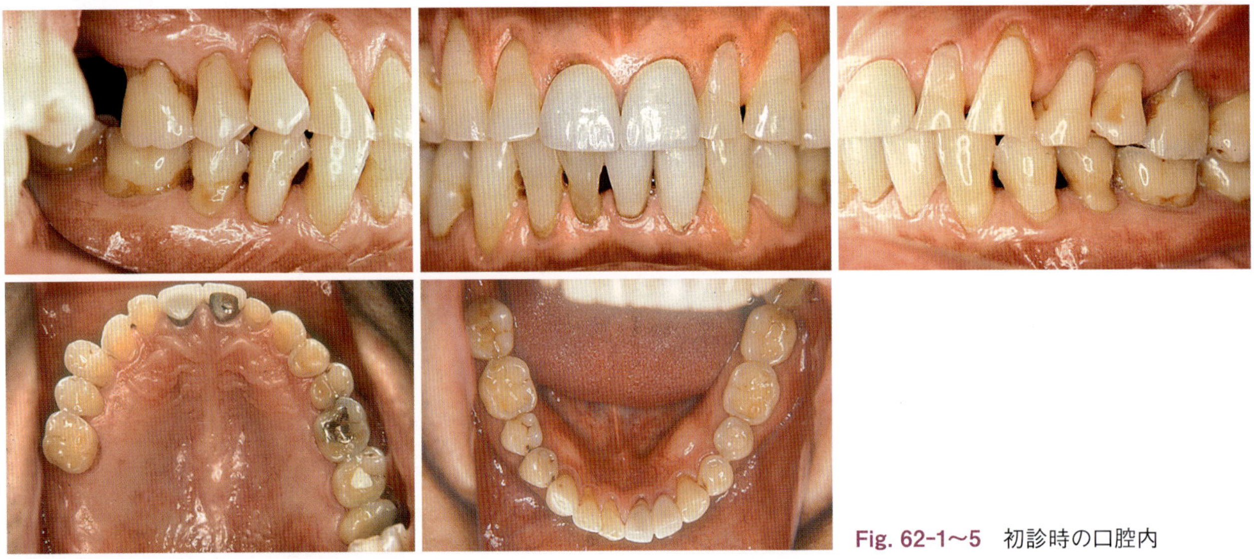

Fig. 62-1～5　初診時の口腔内

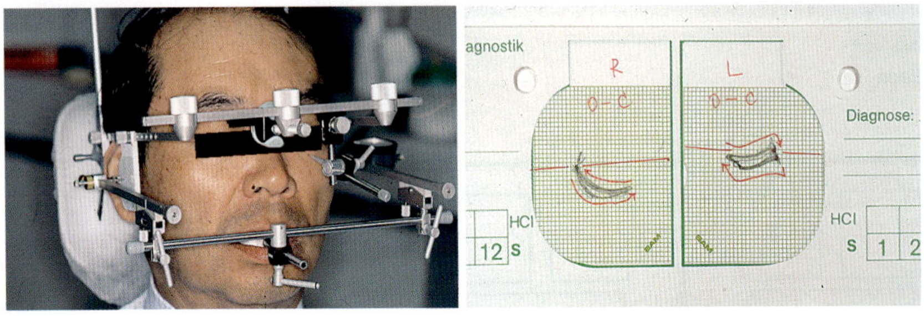

Fig. 63-1，2　アキシオグラフを用いて顎機能診査を行う．筋に緊張が見られ，開閉口に左右差が認められる

症例 4

患者は，初診時 50 代の男性で「舌の置き場所がない」とのことで来院された（**Fig. 62**）．全体的に wear が認められ，WSD により歯頸部にはコンポジットレジンが充塡されていた．

顎運動が不自然であったため，アキシオグラフを用いて顎機能診査を行った結果，筋に緊張が見られ，開閉口に左右差が認められた（**Fig. 63**）．そこでスプリントを作製し，一定期間使用して顎運動の改善を図った結果，筋の緊張が取れ，開閉口運動はスムーズな軌跡を描いた（**Fig. 64，65**）．

この咬合高径を維持するため，スプリントと同様の高さになるようにレジンビルドアップを行い，トライアルセラピーとして一定期間使用してもらう（**Fig. 66**）．この高さで快適に経過したため，トライアルセラピーの咬合高径で最終補綴物を装着した（**Fig. 67**）．

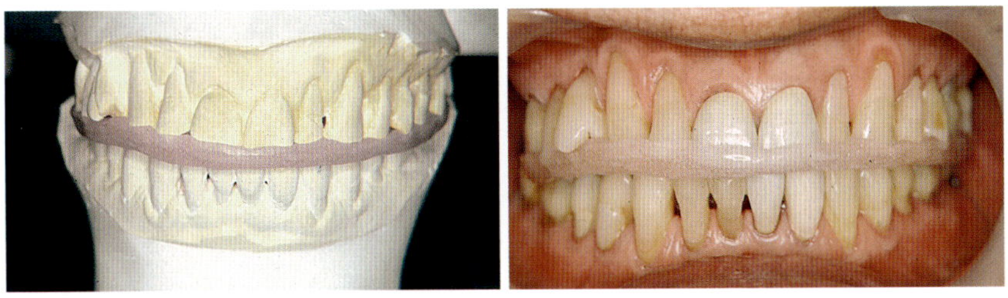

Fig. 64-1, 2 スプリントを作製

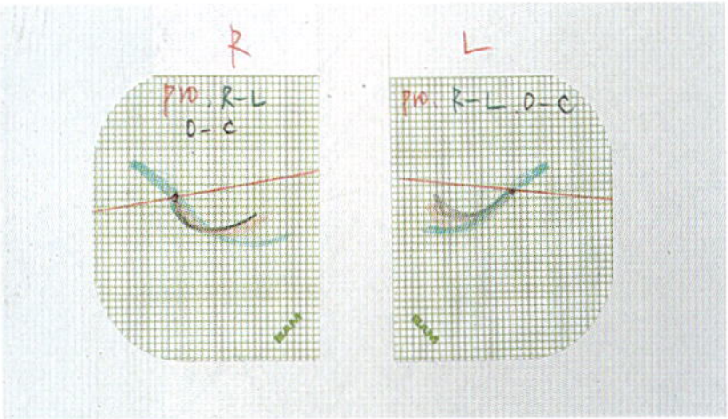

Fig. 65 一定期間スプリントを使用して顎運動の改善を図る．再度アキシオグラフで診査を行うと，筋の緊張が取れ，スムーズな開閉口運動を呈した

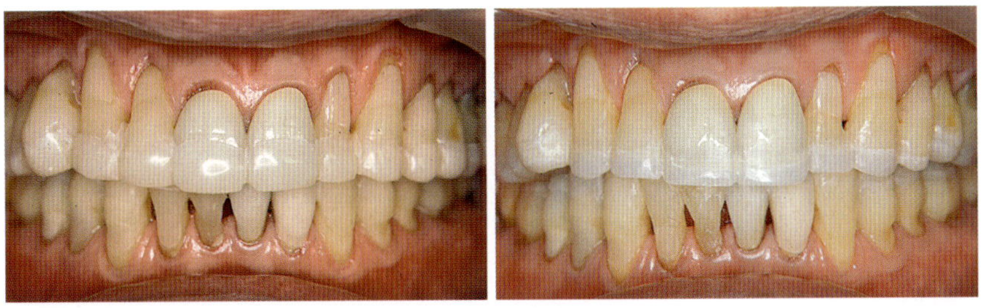

Fig. 66-1 スプリントに合わせた咬合高径で，咬合面にレジンをビルドアップする

Fig. 66-2 このレジンビルドアップにおいても犬歯誘導を付与し，3～4 カ月使用してもらう

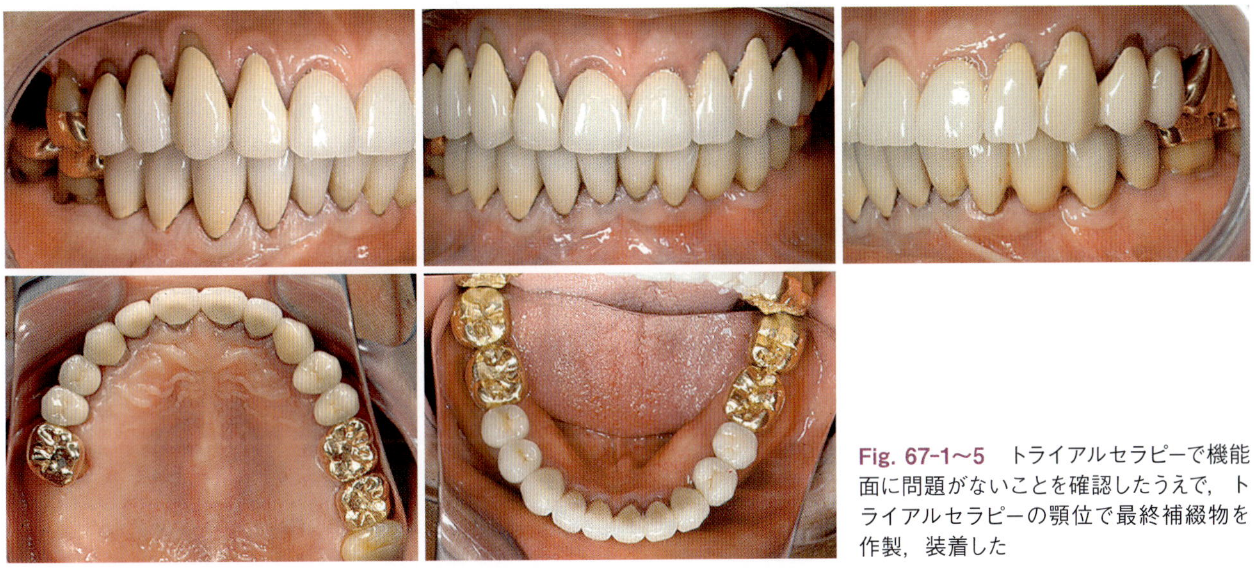

Fig. 67-1～5 トライアルセラピーで機能面に問題がないことを確認したうえで，トライアルセラピーの顎位で最終補綴物を作製，装着した

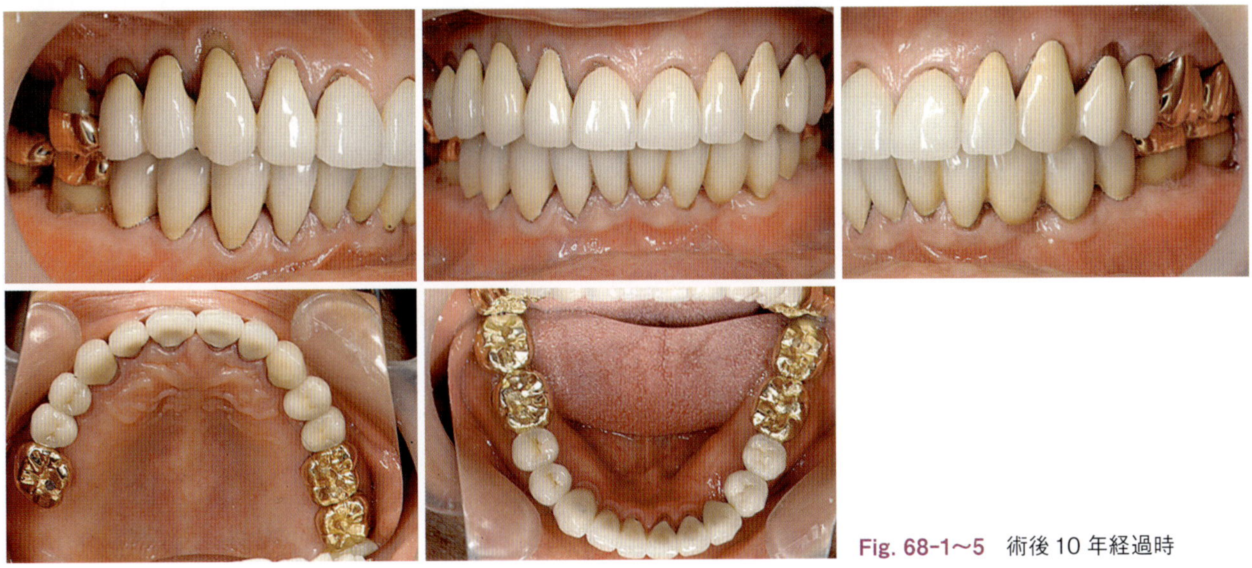

Fig. 68-1～5 術後 10 年経過時

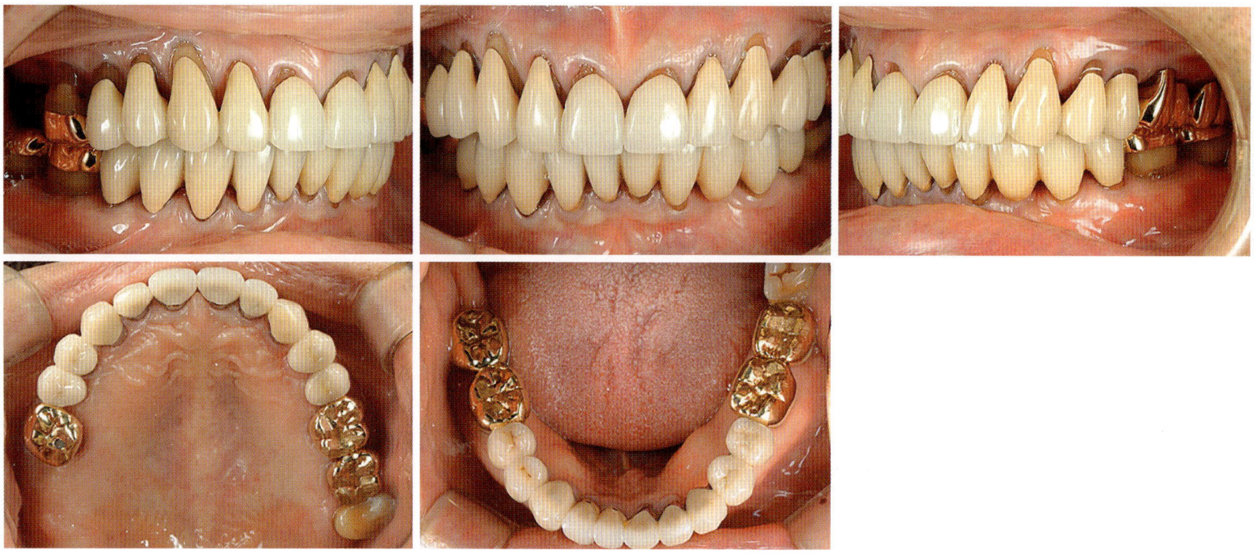

Fig. 69-1～5　術後 20 年経過時

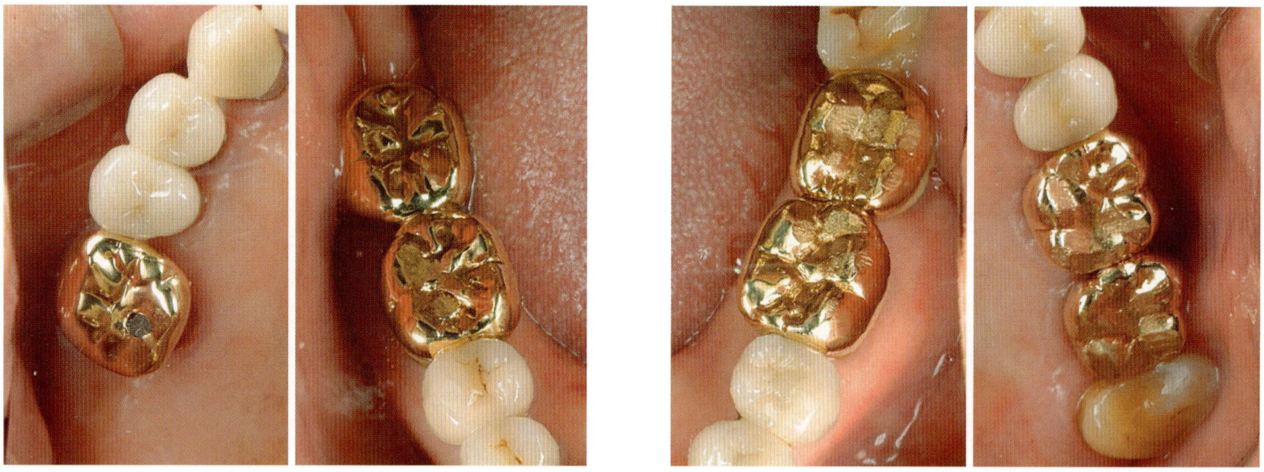

Fig. 70-1～4　咬合面のメタルが摩り減って穴が開いている．隆線も消失している．このようにメタル補綴物には問題が生じているものの，セラミック補綴物には破壊は認められない

術後10年では特に変化はなかったが（**Fig. 68**），その後，配偶者の認知症にともない介護が始まり，そのストレスなのか術後20年で臼歯部のメタル製補綴物の咬合面に咬耗が認められた（**Fig. 69，70**）．メタル製補綴物には咬耗が認められたものの，他のセラミックスには問題は認められなかった．メタルに穴が開くほどの咬耗が生じたにもかかわらず，その他のセラミックスに問題が生じなかったのはなぜだろうか．術後20年間，咬耗もなく正常に機能していた理由には，スプリントによって顎関節と調和した適切な咬合高径を導き出し，それをトライアルセラピーによって確認して最終補綴物を装着したことはもちろんのこと，咬耗に対する天然歯の生体反応によって長期にわたって咬合が維持されたと考えている．

比較として，インプラント支台にメタル製上部構造を装着した症例を次に提示したい．

症例 5 インプラント上部構造の咬合面の経時的変化

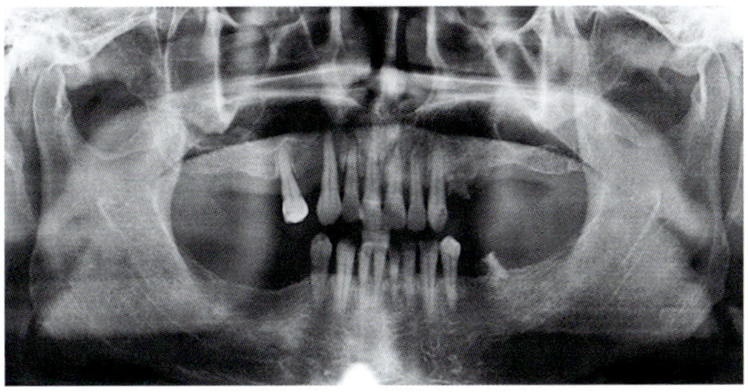

Fig. 71 術前のパノラマX線写真．上下顎両側臼歯部に欠損が認められる

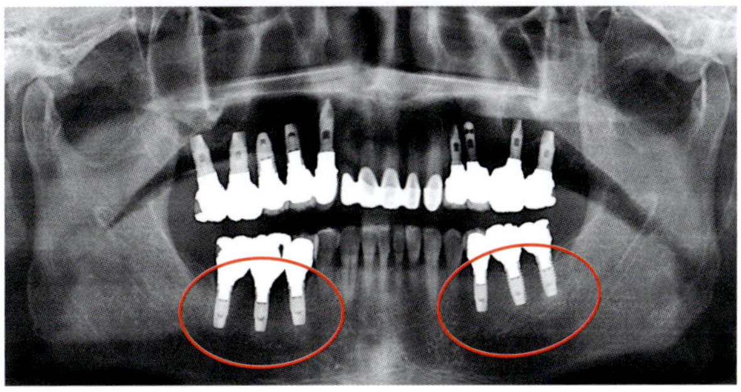

Fig. 72 術後のパノラマX線写真．上下顎両側臼歯部にインプラントを埋入した．術後わかったことだが，咬合平面がわずかに左右で高さが異なる．これは，骨頂に合わせてインプラントを埋入したため，左右の深度が異なるにもかかわらず，左右の歯冠長を同じに作製していたためと思われる

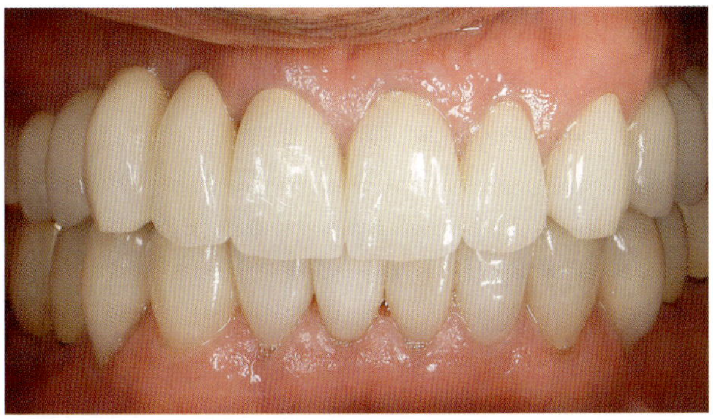

Fig. 73-1 最終補綴物装着時の正面観
インプラント補綴の上下の歯冠長のバランスをとろうと作製したため，左右の咬合平面が合っていない

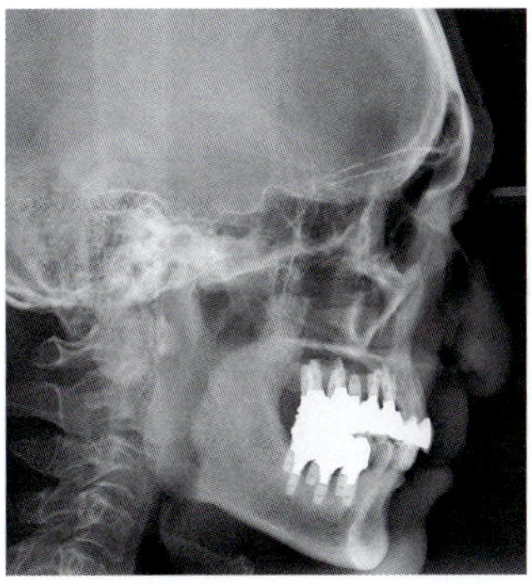

Fig. 73-2 術後のセファロ．臼歯が Flat である

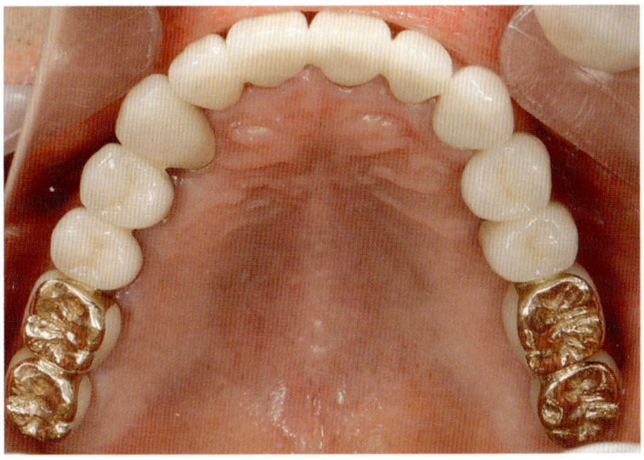

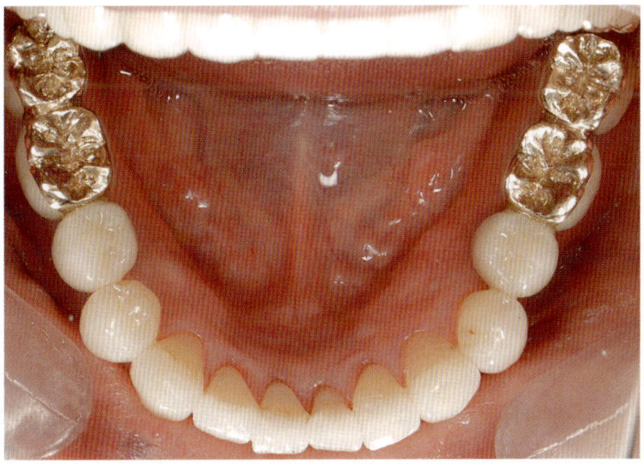

Fig. 73-3, 4 最終補綴物装着時の上下顎咬合面観．大臼歯部はメタル咬合面のクラウン，その他はセラミックスで補綴している

症例 5

患者は初診時50代の男性で，両側上下顎臼歯部の欠損による咀嚼障害を主訴に来院された（**Fig. 71**）．両側上下顎臼歯部にインプラントを埋入し，治療を終えた（**Fig. 72, 73**）．補綴物のマテリアルは，$\underline{76|67}$，$\overline{76|67}$ には咬合面がメタルの補綴物を用い，連結している．その他はセラミックス修復を行っている．

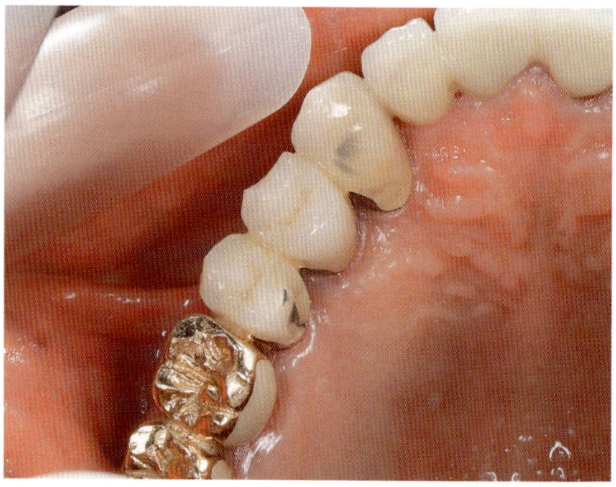

Fig. 74　術後３年で，上顎右側インプラント上部構造のセラミッククラウンが破損した

術　後

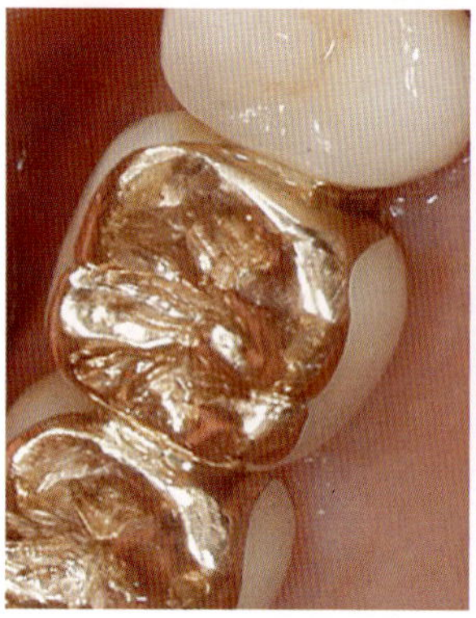

Fig. 75-1　最終補綴物装着直後

3 年後

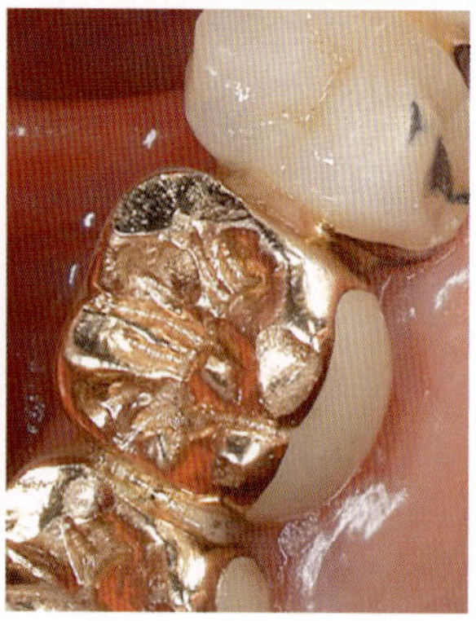

Fig. 75-2　最終補綴物装着から３年後．メタルクラウンの wear とセラミックスの破折が認められる

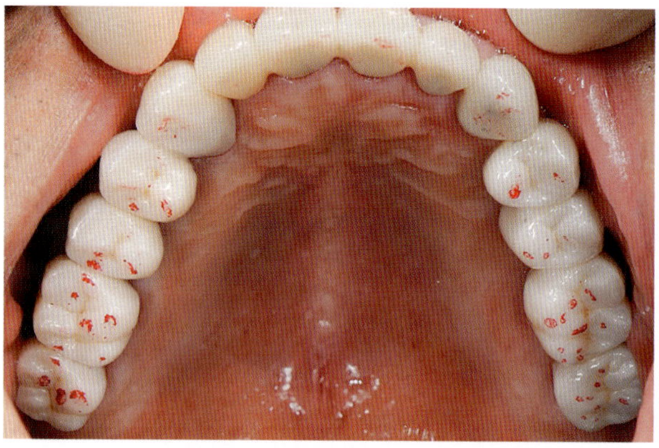

Fig. 76　フルジルコニアの補綴物により全顎的な再補綴作製を余儀なくされた

術後わかったことだが，咬合平面がわずかに左右で高さが異なる．これは，インプラントの埋入深度が異なるにもかかわらず，上部構造を作製するにあたり審美性を重視するあまり左右の歯冠の長さを同じに作ろうとしていたためと思われる．

術後，特に問題なく経過していたが，術後３年経過時にインプラント上部構造のセラミックスが破損して来院された（**Fig. 74**）．よく観察してみると 76| のメタル咬合面にも著しい wear が認められる（**Fig. 75-1, 2**）．治療当時，“割れないように”と大臼歯部にメタル咬合面の上部構造を装着したが，小臼歯部のセラミックスが破損してしまうという結果であった．最終的には，フルジルコニアの補綴物による全顎再補綴を行う結果となってしまった（**Fig. 76**）．

ここで思い返すのは，症例 4（P.84）である．症例 4 は，大臼歯部にメタルクラウン，その他の部位はセラミックスである．20 年が経過して，メタルの咬合面には wear や穴が認められるものの，セラミックスには全く問題はない．

本症例も，使用しているマテリアルは大臼歯部にメタルの咬合面，その他の部位はセラミックス，とほとんど同じである．にもかかわらず，かたや 20 年間問題なし，かたや３年で破損，と全く異なる経過を辿った．この違いはなんだろうか．考察を行うこととした．

症例 4

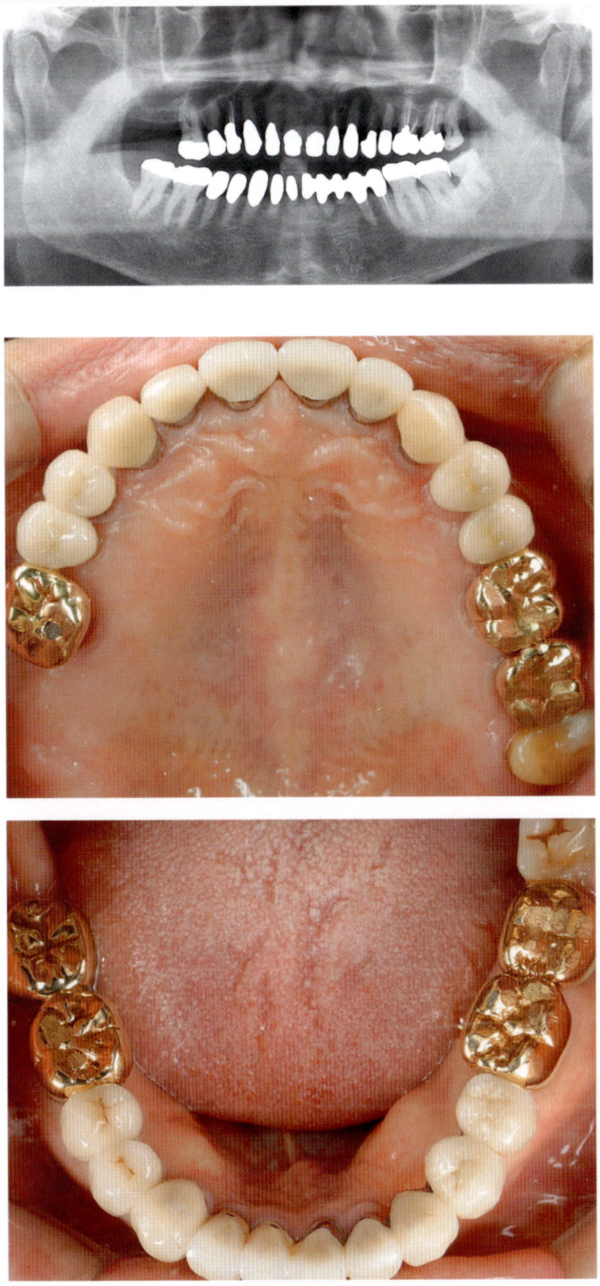

Fig. 77-1〜3　症例 4 の術後 20 年経過時

症例 5

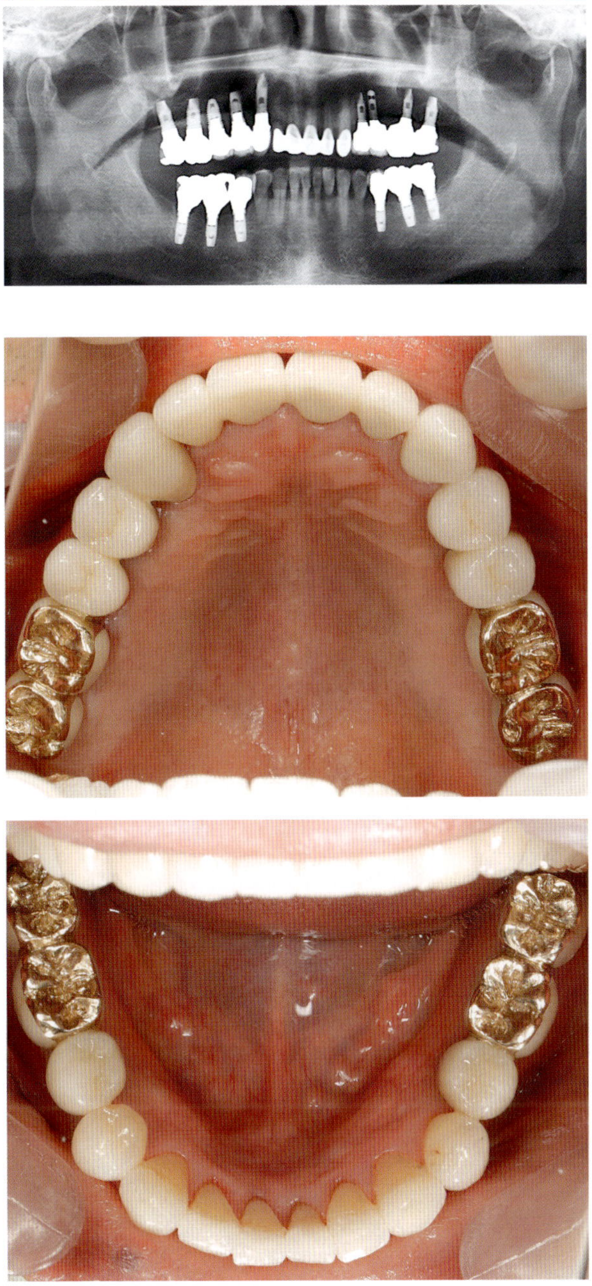

Fig. 78-1〜3　症例 5 の術後

●考察

この 2 症例で異なるのは，咬合平面の不調和はもちろんのこと，症例 4 は天然歯，症例 5 はインプラントという点である．どちらの症例も，wear 自体は起こっているが，異なるのは wear が生じた後の動きである．天然歯の場合，wear が起こると多くの場合，失われた高さを回復しようと挺出する．インプラントの場合は，wear が起こっても，当然のことながらインプラント体は挺出しない．すなわち wear で失われた分，咬合高径も下がることになる．そのため，セラミックス部での咬合接触の当たりが強くなり，セラミックの破損が起こったと考えられる．

Dawsonは,「多くの臨床経験から，ひどく咬耗した咬合でも咬合高径が失われないことがわかっている．咬耗した咬合における“失われた”咬合高径を回復するには，咬合を挙上することになる．なぜなら正常では咬耗は咬合高径の消失を生じることはなく，最初の咬合高径を保つように萌出が起こり，咬耗した状態と調和するからである」と述べている[2]．咬耗が起こった場合に「歯の挺出によって咬合高径は維持される」もしくは,「挺出不能により，咬合高径は減少する」の2つの経路があることを忘れてはならない.

以上の点を考慮して，wearが生じやすい患者に対するインプラント治療において，特に上下インプラント補綴の場合，上部構造は可及的に摩り減りにくいマテリアルを使用するか，あるいは，マテリアルの種類はなるべく混在させず，経時的に同等に減る素材に統一すべきであろう．

まとめ

本Chapterで見てきたように，顎関節を中心とした後方決定要素，そして顎運動をコントロールする前方決定要素の診査・診断が，咬合治療における基本となる．口腔内を保全し，適切な力のコントロールを行うためには，アンテリアガイダンスと臼歯のバーティカルサポートが必要である．

しかしながら，術後に遭遇する咬合力に起因した状況変化は術前，術中にその予測をはるかに超えることも少なくない．

術後の補綴物の破損，咬耗，歯牙移動，動揺，歯根破折，二次カリエス，顎関節障害など，さまざまな形で表面化する．それらを防ぐべく，破損しない補綴物，歯根破折しないインプラント等を入れて“武装”しても，咬合力は弱い部分を目がけて襲ってくる．次のChapterでは，それらの力が影響を及ぼす部位の鑑別とそのマネジメントについて考えていきたい．

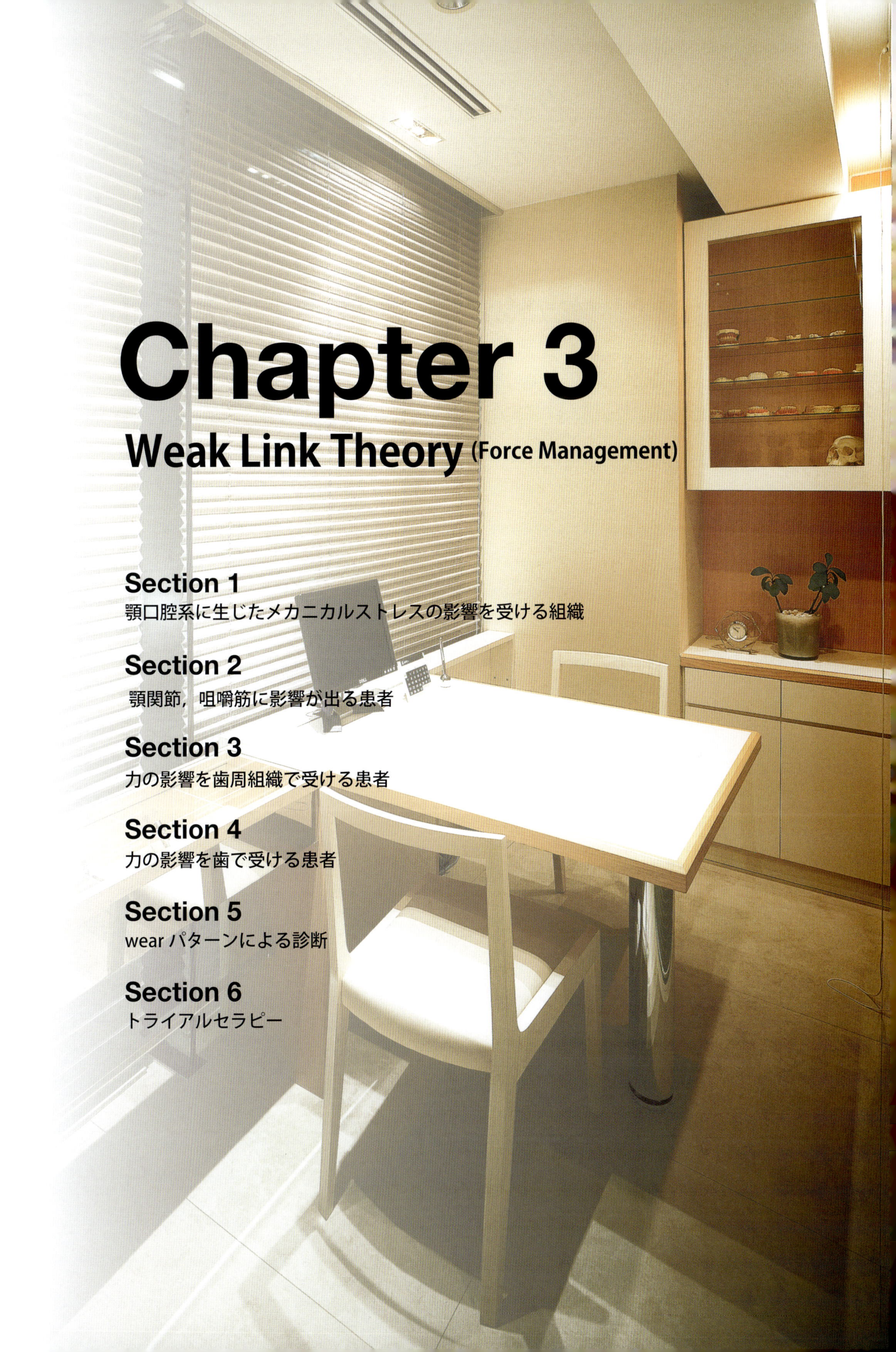

Chapter 3

Weak Link Theory (Force Management)

Section 1
顎口腔系に生じたメカニカルストレスの影響を受ける組織

Section 2
顎関節，咀嚼筋に影響が出る患者

Section 3
力の影響を歯周組織で受ける患者

Section 4
力の影響を歯で受ける患者

Section 5
wear パターンによる診断

Section 6
トライアルセラピー

Section 1 顎口腔系に生じたメカニカルストレスの影響を受ける組織

メカニカルストレスはどこで影響を受けるか

口腔内においては，咀嚼のみならず，夜間のブラキシズム，日中の Tooth Contacting Habit（TCH）など，さまざまな力が発生している．こうした異常な咬合力は，どのような影響を及ぼすのだろうか．

臨床的な所見としては，顎関節痛，筋肉の疲労などのこわばり，垂直的な骨吸収，歯の動揺，歯根膜腔の拡大，歯の咬耗，楔状欠損，歯根吸収といった影響が現れる．つまり「顎関節，咀嚼筋」，「歯周組織」，「歯および修復物」のいずれかに影響が表れる（**Fig. 1**）．

顎関節，咀嚼筋

顎関節の疼痛，顎関節雑音，咀嚼筋の過緊張，開口障害，咀嚼障害

歯周組織

垂直性骨吸収，歯の動揺，移動，歯周病の早期進行，歯根膜腔の拡大，歯の増殖（骨瘤），骨密度

歯および修復物

打診痛，咬合痛，咬耗，歯頸部の楔状欠損，歯根吸収，歯牙破折，修復物の破損

Fig. 1 顎口腔系に生じたメカニカルストレスが影響を与える部位と症状

こうした異常咬合の力は，顎口腔系のいずれかの部位にダメージを与えるのだが，その部位には以下のように個体差がある（**Fig. 2**）．

歯が弱いとき	▶ 歯が摩り減る，破折
骨が弱いとき	▶ 骨吸収→骨縁下ポケットの進行→歯牙動揺→歯牙脱落
歯周組織が弱いとき	▶ 歯牙の動揺→歯肉退縮→歯肉の炎症
歯髄が弱いとき	▶ 知覚過敏，外傷・感染により歯髄壊死，根尖病巣
歯周組織が強いとき	▶ 顎関節に過剰負荷→顎関節異常
骨が強いとき	▶ 骨が肥厚することによって咬合に抵抗する

Fig. 2 異常咬合の力は，顎口腔系のいずれかの部位が補償する

口腔内に生じたメカニカルストレスは，患者の個体差によって破壊される部位が異なる．患者によって，「顎関節・咀嚼筋」(**Fig. 3**)，「歯周組織」(**Fig. 4, 5**)，「歯および修復物」(**Fig. 6〜9**) に影響が出る．

① 口が開かない

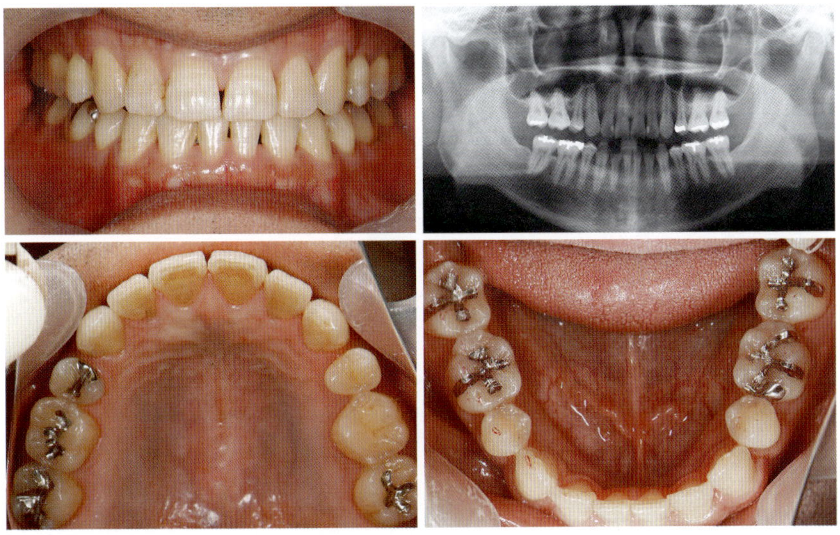

Fig. 3-1〜4 患者は「口が開かない」を主訴に来院された．口腔内の歯列は矯正の既往もあり整然と並んでおり，歯の咬耗なども認められず，一見問題がないように見える．またパノラマX線写真からは歯周組織，骨吸収等は認められない．

このように歯周組織，骨に問題がなく，歯に咬耗が認められない症例では，顎関節になんらかの異常が起こることが多い

② 歯が揺れる

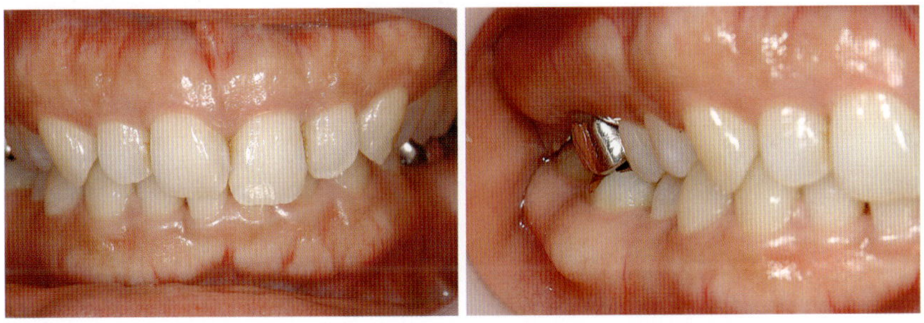

Fig. 4-1, 2 |5 が動揺して来院された患者．骨隆起が著しく咬合力が強い

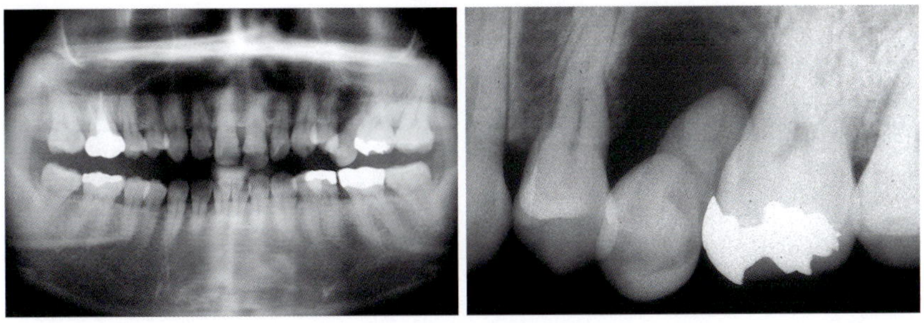

Fig. 4-3, 4 レントゲン像．|5 以外に歯周病の所見は認められない．このことからも，骨の吸収は歯周病だけで起こるのではなく，力によっても起こりうることが示唆される

③ うまく噛めない

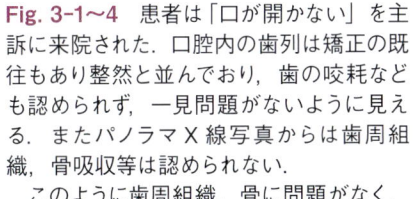

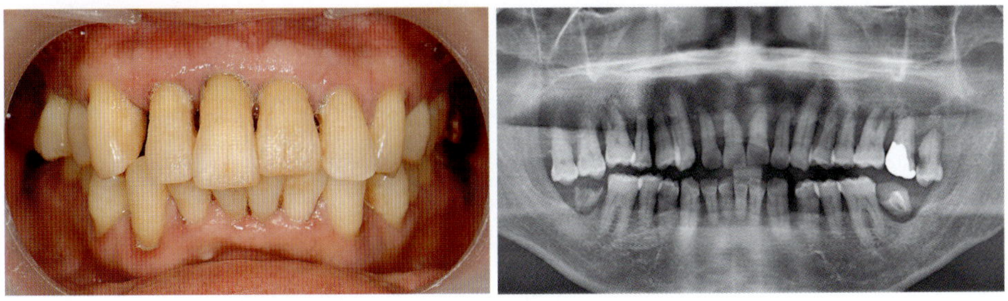

Fig. 5-1, 2 「うまく噛めない」と来院．重度の歯周病に罹患しており，全顎的に歯の動揺が認められ，骨吸収も著しい．しかし顎関節の症状はなく，歯の咬耗も認められない

④ 歯の破折

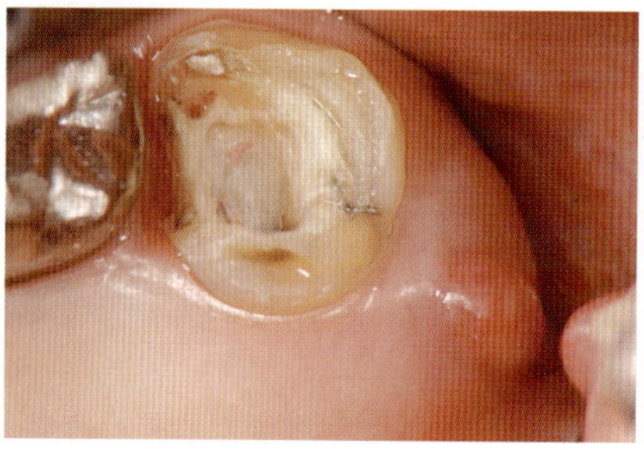

Fig. 6-1 プロビジョナルレストレーションが装着されていた上顎最後臼歯の遠心にアブセスが認められた

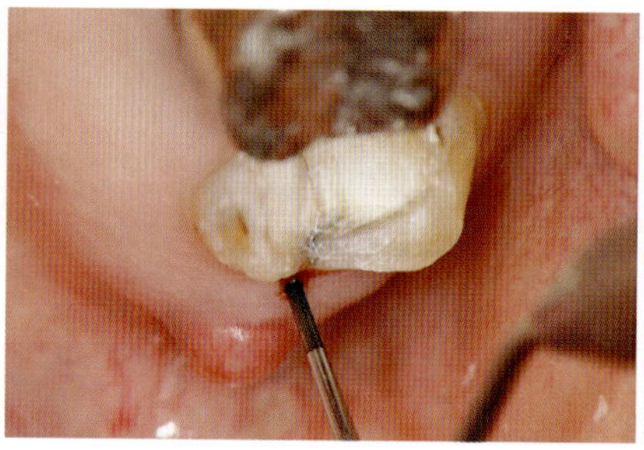

Fig. 6-2 歯には大きなクラック，そして遠心には深いポケットが認められた

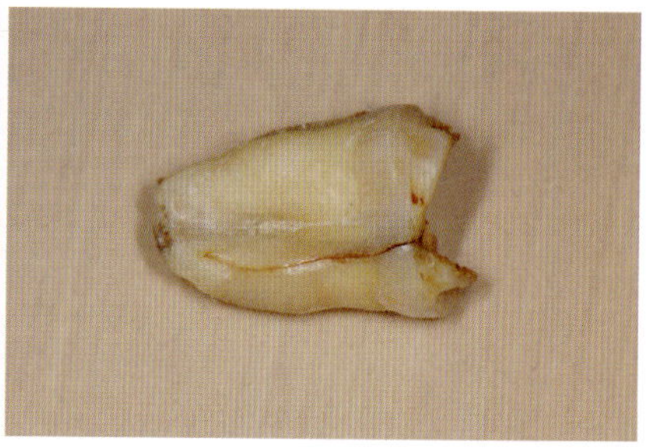

Fig. 6-3 歯は根尖付近まで破折していた

⑤ 臼歯がしみる

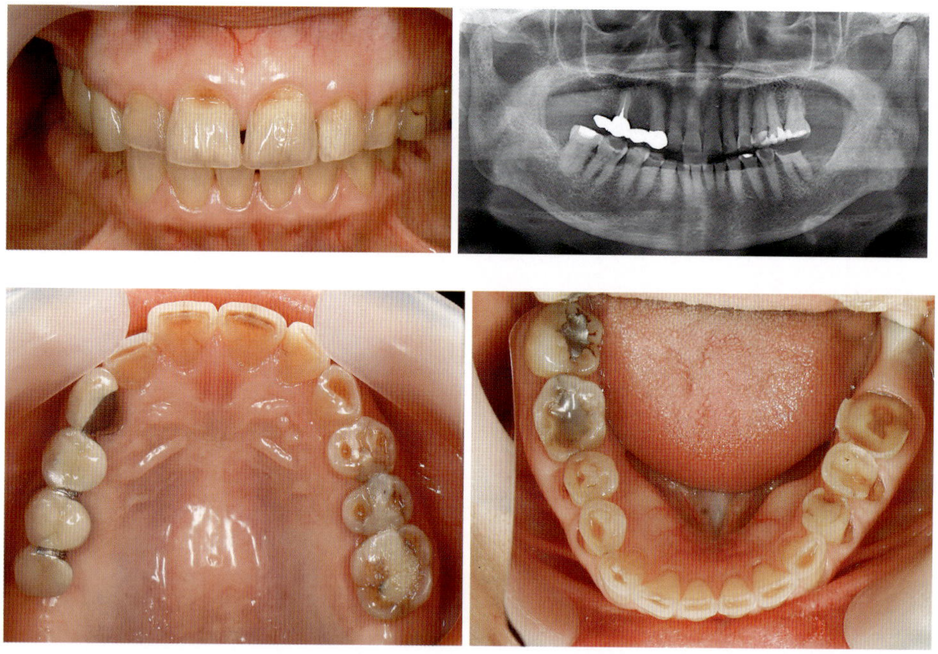

Fig. 7-1～4 60 代，女性.「臼歯がしみる」と来院. 全顎的に咬耗が認められるが，特に臼歯部の咬耗が著しい. 顎関節，歯周組織には問題が出ていない

⑥ 前歯がしみる

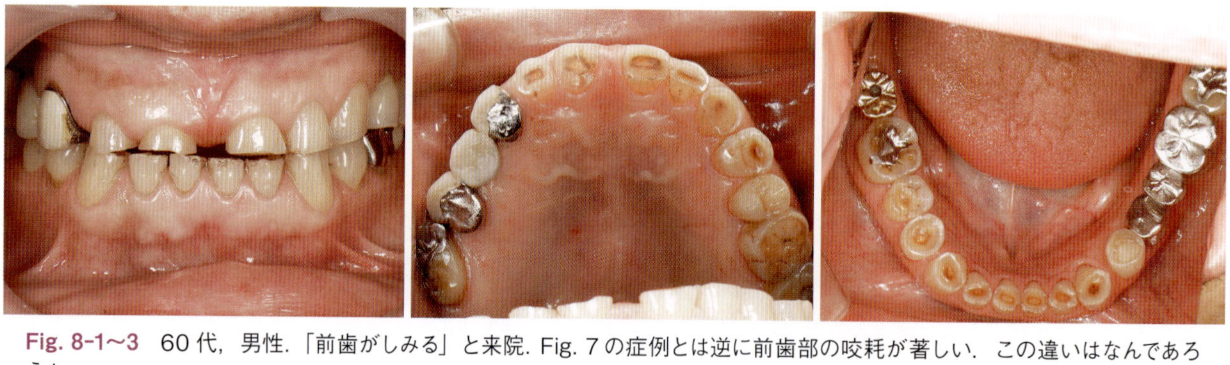

Fig. 8-1～3 60 代，男性.「前歯がしみる」と来院. Fig. 7 の症例とは逆に前歯部の咬耗が著しい. この違いはなんであろうか

⑦ 補綴物が壊れる

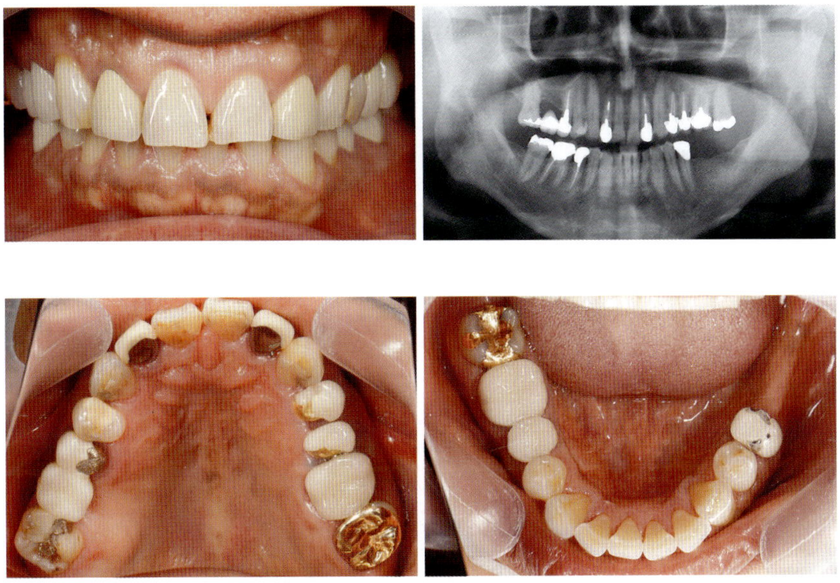

Fig. 9-1〜4　補綴物が壊れて来院．骨吸収もそれほど認められず，歯周病の問題も少ないが，補綴物の損傷が著しい．欠損に至る原因も歯の咬合力による崩壊であった

The Weak Link Theory

上記の症例のように，「歯，歯周組織に問題はないが，顎関節に症状がある」「歯，顎関節に問題はないが，歯周組織に問題がある」「歯周組織，顎関節に問題はないが，歯および修復物に咬耗あるいは破折，破損がある」といった様相が挙げられる．

この現象には明確な答えはないが，患者一人ひとりがもつ顔面骨格，咬合様式，歯のポジション，関節，筋肉，歯，歯周組織の自己免疫能力の違いなどによって崩壊過程はさまざまな進行経路を辿る．しかしすべてに共通して言えることは，咬合力の関与が主たる原因であるということである．

Mehta らは，こうした患者の弱い部位に症状が発現する現象を「The Weak Link Theory」と名付けた[1)]．

彼らの研究では，患者を「Muscle and TMJ Disorder」（筋・顎関節の障害），「Periodontal Disease Assessment」（歯周病），「Tooth wear Assessment」（歯の咬耗）の3つの評価項目において，それぞれの重症度を分類しているのだが（Fig. 11），その結果を見ると非常に興味深いことがわかる．

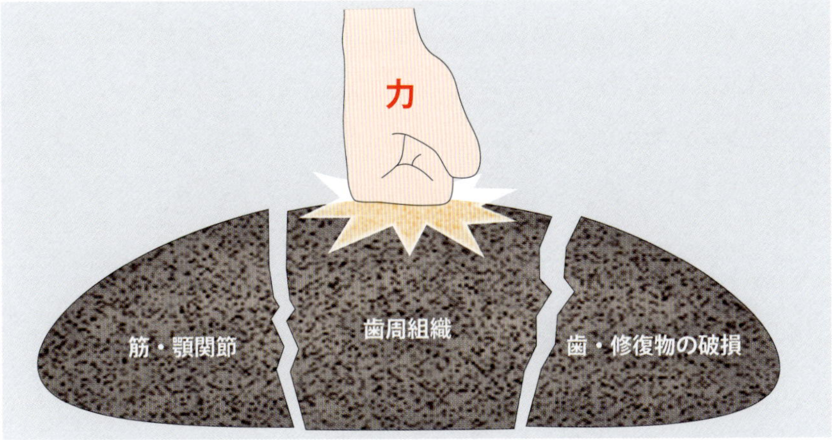

Fig. 10　The Weak Link Theory
口腔内に発生した力が，患者個々の弱い部位に影響が生じる

1 Tooth wear Assessment 咬耗
ファセットの発生数による評価

No wear	0 facets
Mild wear	1-5 facets
Moderate wear	6-10 facets
Severe wear	11-20 facets
Flattened	>20facets

2 Muscle and TMJ Disorder 筋・顎関節
Helkimo index による評価

Clinically symptom free	Di0
Mild dysfunction	Di1
Moderate dysfunction	Di2
Severe dysfunction	Di3

3 Periodontal Disease Assessment 歯周病
P.I.index による評価

Normal	P.I.<0.3
Simple gingivitis	P.I.0.3-0.9
Beginning destrutive	P.I. 0.9-1.5
Advance destrutive	P.I. 1.6-5.0
Terminal	P.I. >5.0

Patients（患者）	Wear（咬耗）	Helkimo（筋・顎関節）	P.I.（歯周病）	結果
A	38	Di1	0.47	HLL
B	20	Di1	0.27	HLL
C	14	Di1	0.28	HLL
D	21	Di1	0.27	HLL
E	5	Di3	0.80	LHL
F	24	Di1	0.00	HLL
G	2	Di3	0.00	LHL
H	2	Di3	0.30	LHL
I	4	Di1	0.00	LLL

Patients（患者）	Wear（咬耗）	Helkimo（筋・顎関節）	P.I.（歯周病）	結果
J	5	Di2	0.25	LHL
K	15	Di1	0.00	HLL
L	4	Di3	0.75	LHL
M	5	Di1	1.25	LLH
N	2	Di3	0.44	LHL
O	5	Di1	0.44	LLL
P	16	Di1	2.25	HLH
Q	14	Di1	0.04	HLL
R	7	Di1	1.22	LLH

Fig. 11 患者の「咬耗」「筋・顎関節」「歯周病」を調べる（A〜R）．正常の範囲を超えているところを赤字で示した．問題が発生している患者でその箇所は（患者P以外は）すべて1箇所のみである（[1] より）

Fig. 11 の「結果」に注目していただきたいのだが，患者 A，B，C，D は「HLL」，つまり，歯の咬耗が多く認められるが，筋・顎関節，歯周病の問題は認められない．患者 E は「LHL」で咬耗，歯周病には問題ないが，筋・顎関節に問題がある．

このように，ここで調べているほとんどの患者は「H」が一つしかなく後は「L」である．筋・顎関節に問題がある場合には，歯周病，歯の咬耗はなく，シビアな歯周病の場合には，筋・顎関節，歯の咬耗はなく，著しい歯の咬耗がある場合には，筋・顎関節，歯周病に問題がない．

つまり，それぞれの患者によって，顎口腔系の弱い部位に症状が発現するということである．よって，その患者がどこに症状が発現するのか，といったタイプを分析することにより，集中的に対処すべき部位が明確になるのである．

次にそれぞれのタイプ別特徴と対応について述べていきたい．

Section 2　顎関節，咀嚼筋に影響が出る患者

どのタイプの患者かを把握する

このように口腔内で生じた力のよって，患者の「歯（咬耗）」「筋・顎関節」「歯周組織」に問題が生じるわけだが，患者がどのタイプに分類されるか，まずこのSectionでは顎関節，咀嚼筋に影響が出る患者について見ていきたい．

筋やTMJに不調が出現する症例の特徴としては，以下が挙げられる（**Fig. 12**）.

1. 早期接触が認められる
2. CR-ICPの滑走方向が後方である
3. ガイディング時に干渉がある
4. 骨吸収や歯の動揺等が認められない
5. 天然歯の咬耗が少ない

Fig. 12　筋や顎関節に問題がある症例の特徴

Fig. 12で示すように，早期接触やガイディング時の干渉があるにもかかわらず，骨吸収，歯の動揺，天然歯の咬耗が認められない場合には，筋・顎関節に問題が生じていることが多い．

顎関節障害は成人の30%前後が有するとのデータもあり，発生頻度の高い疾患である．顎関節症の病因には，「咬合原因説」（咬合の不調和による顆頭の生理的位置関係のずれによって生じる円板の圧迫，偏位等の顎関節構造への影響を重視する考え方）と「ストレス原因説」（顎関節の疼痛の原因は関節よりも咀嚼筋群にあり，精神的ストレスが咀嚼筋群の疼痛と機能障害を惹起する原因であるとする考え方）があるが，これはブラキシズムの発現を伴うことが多い．

●ブラキシズム

ブラキシズムは，“安定した咬合を得るために障害となっている不調和を無意識のうちに取り除こうとする行動である”（Shore 1959），ブラキシズムは“咬合の不調和によって下顎が長時間異常に偏位させられ筋肉が疲労した時に老廃物を取り除こうとする現象である”（Guichet 1973）とさまざまな説があるが，現象としては，

1．筋が過剰に収縮するとメタボリックプロダクトがたまり血管と神経を圧迫する
2．軽度であれば圧痛，重度になると常時疼痛が起こる
3．長期間その状態が続くと円板の偏位が起こり，円板またはバイラミナゾーンに穿孔が起きる

といった点が挙げられる（**Fig. 13**）.

- ブラキシズムは安定した咬合を得るために障害となっている不調和を無意識のうちに取り除こうとする行動である

Shore（1959）

- ブラキシズムは咬合の不調和によって下顎が長時間異常に偏位させられ筋肉が疲労した時に老廃物を取り除こうとする現象

Guichet（1973）

1. 筋が過剰に収縮するとメタボリックプロダクトがたまり血管と神経を圧迫する
2. 軽度であれば圧痛，重度になると常時疼痛が起こる
3. 長期間その状態が続くと円板の偏位が起こり，円板またはバイラミナゾーンに穿孔が起きる

Fig. 13　ブラキシズムの原因と発生する現象

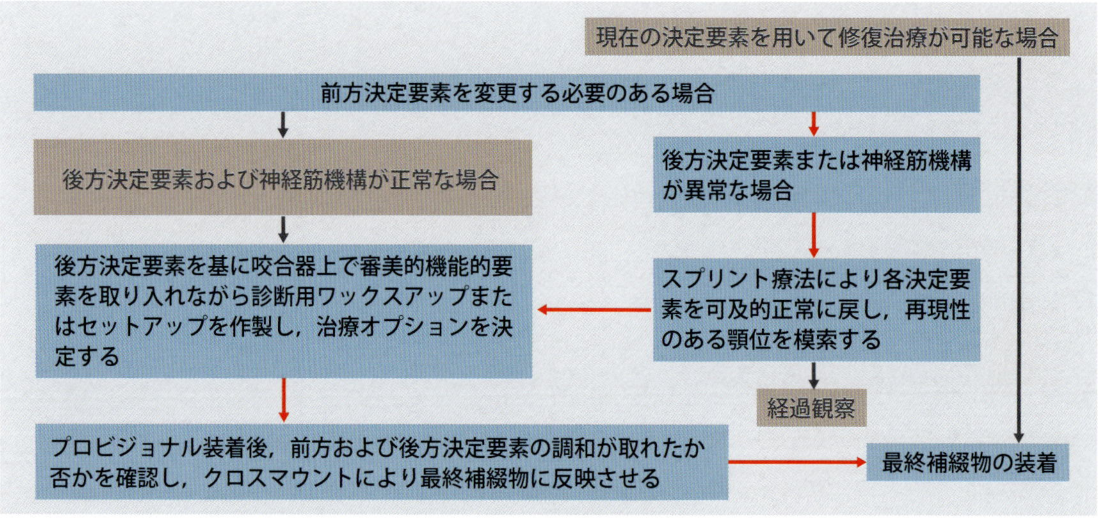

Fig. 14　後方決定要素や神経筋機構に異常がある症例の治療フローチャート

●顎機能に異常がある場合の臨床的対処法

後方決定要素や神経筋機構に異常が認められた場合には，治療を進める前に再現性のある顎位を模索する必要がある．また治療咬合を与える場合，可及的に顎関節へストレスのかからないステップを踏むことが大切である．

そこで筆者は，まずスプリントを用いて各決定要素を可及的に正常に戻し，再現性のある顎位を模索する．

再現性のある顎位を得られたならば，後方決定要素を基に咬合器に付着し，審美的要素を取り入れながら診断用ワックスアップまたはセットアップを作製し，治療オプションを決定する．

診断用ワックスアップからプロビジョナルレストレーションを作製し，装着する．ここで経過観察を行い，前方決定要素と後方決定要素の調和が図れたかを確認する．このプロビジョナルレストレーションにおいて咬合調整やマージンの調整を行い，問題がないことを確認した後，クロスマウントを行い最終補綴物に反映させる（**Fig. 14**）．次に症例を通してそのステップを解説する．

症例 1　筋・顎関節に問題がある症例

Fig. 15 の患者は，開口障害を主訴に来院された．

「Muscle and TMJ Disorder」は（＋）だが，「Periodontal Disease Assessment」（－），「Tooth wear Assessment」（－）であった．歯周組織，歯・修復物には問題がないが，顎関節・筋に症状が出ているという症例である．

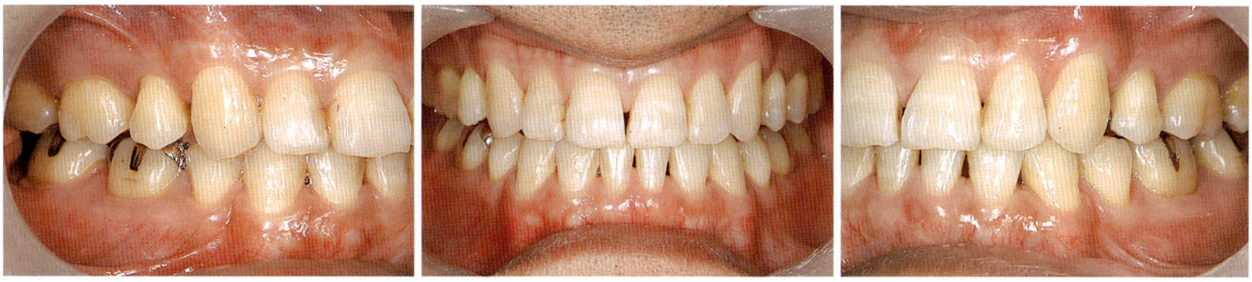

Fig. 15-1～3　初診時．開口障害を主訴に来院．下顎の正中がやや左側にシフトしている．歯周組織や歯の咬耗等は認められず，顎関節・筋に症状が発生するタイプである．患者は当時 40 代男性．矯正治療の既往がある．今後，矯正治療の再介入は希望されなかった

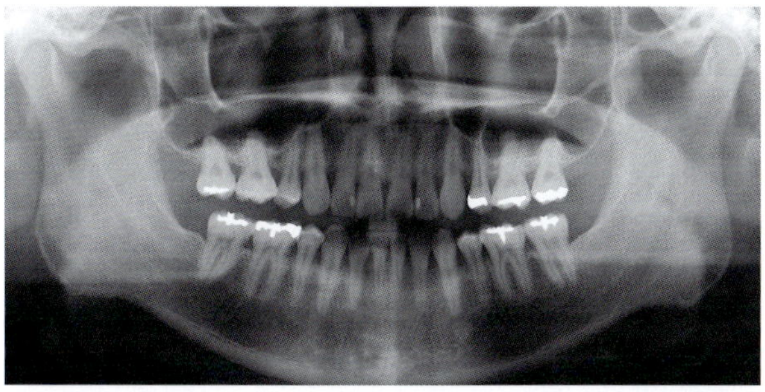

Fig. 16　初診時パノラマX線写真．数年前に矯正治療の既往があり，一見すると歯列は整然と並んでいるが，顆頭の位置が後方に押し込まれているように推察される

1・最大開口量の減少（M40mm　F35mm以下）
2・開口路の患側への偏位
3・開口速度の減少
4・開閉時のジグザグあるいは震え

Fig. 17　開口運動に問題がある症例に起こる症状

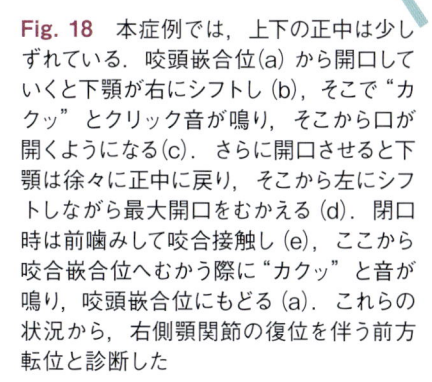

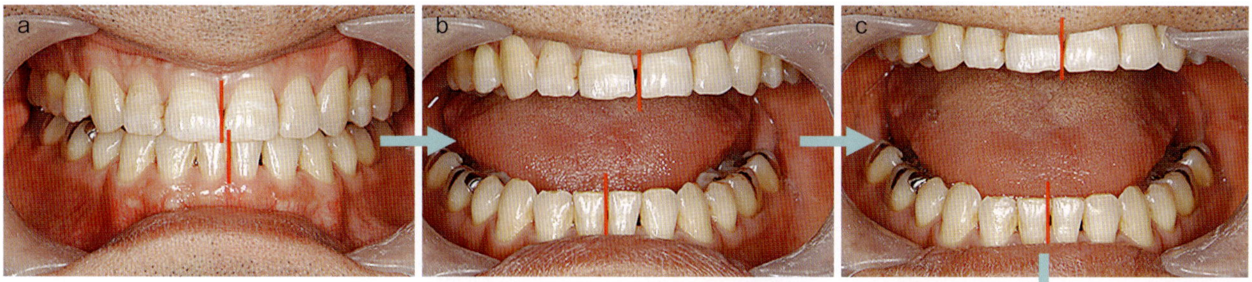

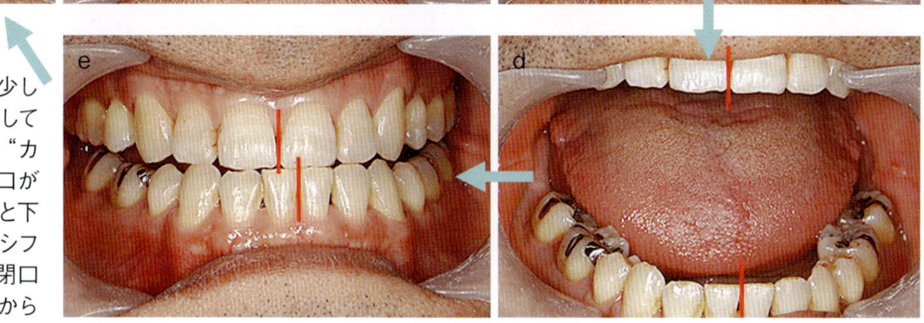

Fig. 18　本症例では，上下の正中は少しずれている．咬頭嵌合位(a) から開口していくと下顎が右にシフトし (b)，そこで“カクッ” とクリック音が鳴り，そこから口が開くようになる(c)．さらに開口させると下顎は徐々に正中に戻り，そこから左にシフトしながら最大開口をむかえる (d)．閉口時は前噛みして咬合接触し (e)，ここから咬合嵌合位へむかう際に“カクッ” と音が鳴り，咬頭嵌合位にもどる (a)．これらの状況から，右側顎関節の復位を伴う前方転位と診断した

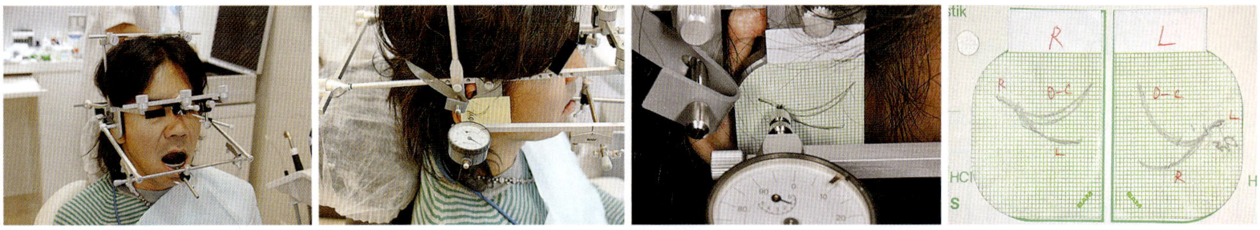

Fig. 19-1～4　アキシオグラフからも左側のオープン-クローズは一定だが，右側はオープン-クローズの軌跡が異なる

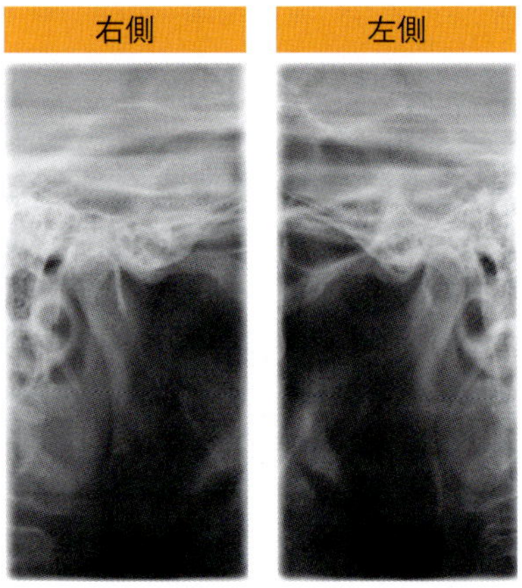

Fig. 20　咬頭嵌合位での撮影．顎関節断層撮影からは，右側顆頭がやや後方にシフトしていると思われる

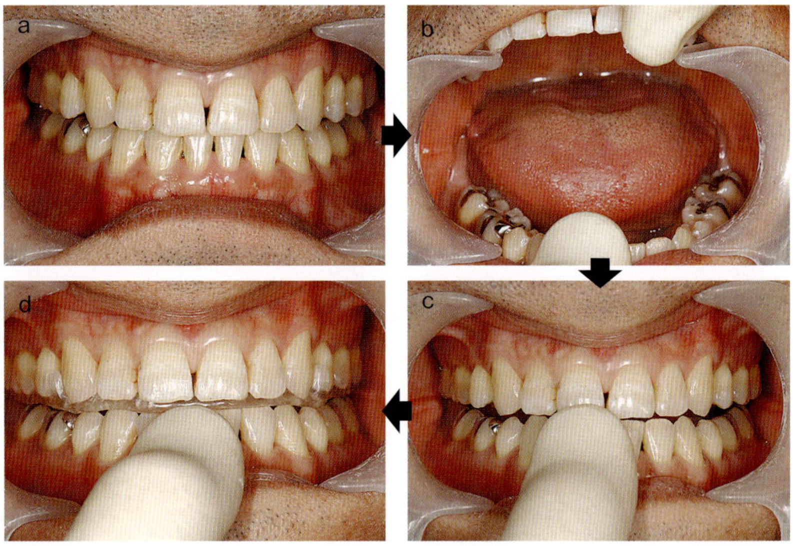

Fig. 21　スプリントの作製．開口してもらい（b），そこから前噛みし，関節円板が落ちる寸前のところでバイトを採る（c）．そのバイトで咬合器に付着し，スプリントを作製した（d）

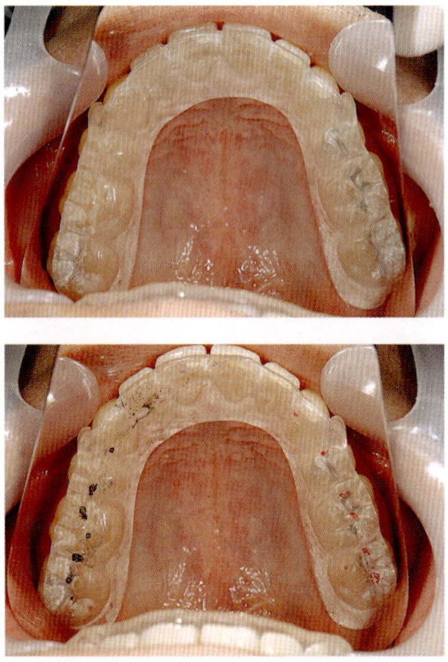

Fig. 22-1，2　咬合調整を行う．患側の右側が関節円板に乗っている状態で左右が均等に当たるように調整する

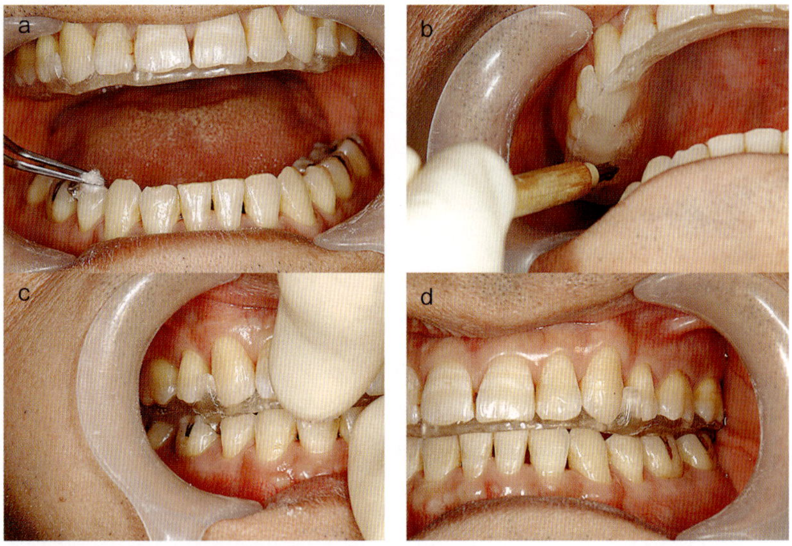

Fig. 23　しばらく使用して頂くと，靱帯の修復等により上下顎に隙間が空いてくるため，右側にレジンを添加する（a，b）．またスプリント上で犬歯誘導を付与している（c，d）．このようにスプリントを調整しながら，一定期間できるだけ長時間装着していただきながら回復を待つ．患者は装着している時は症状も出ず楽だが，外してしばらくすると痛みが出てくるという結果となった

このような症例に対しては，前頁で述べたように，確定的処置を行う前に，スプリントを用いて筋の緊張を取りながら再現性のある顎位を模索する．そして再現性のある顎位が得られたら，その顎位を維持するための方法を検討していく．

本症例の患者は，数年前に矯正治療の既往があり，歯列は整然と並んでいるが，開

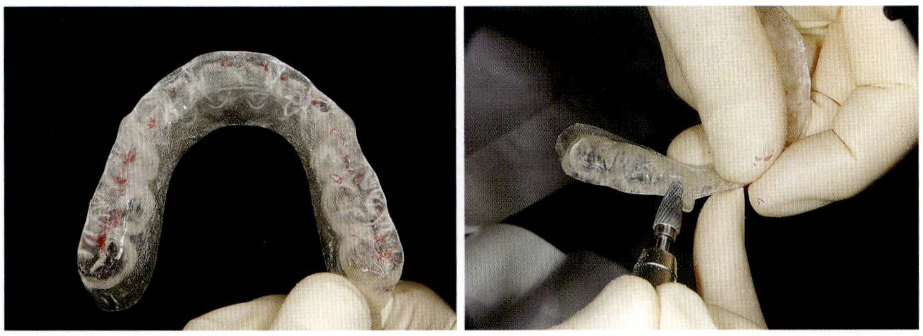

Fig. 24-1, 2　スプリントの咬合調整を行う

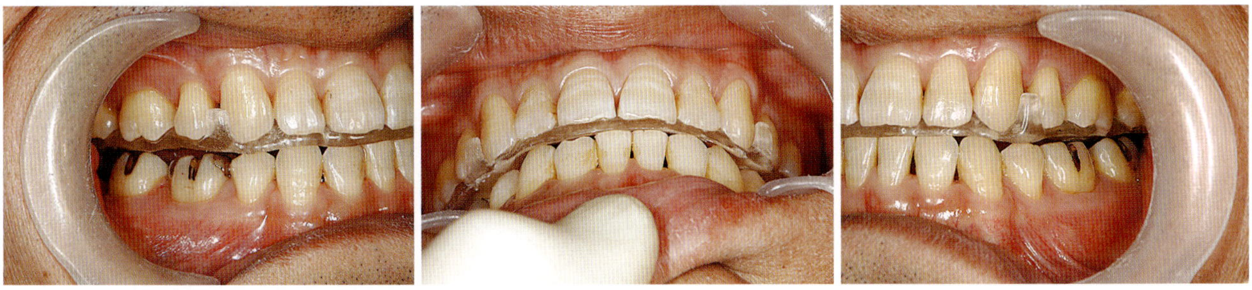

Fig. 25-1～3　調整終了．継続して犬歯誘導を付与している

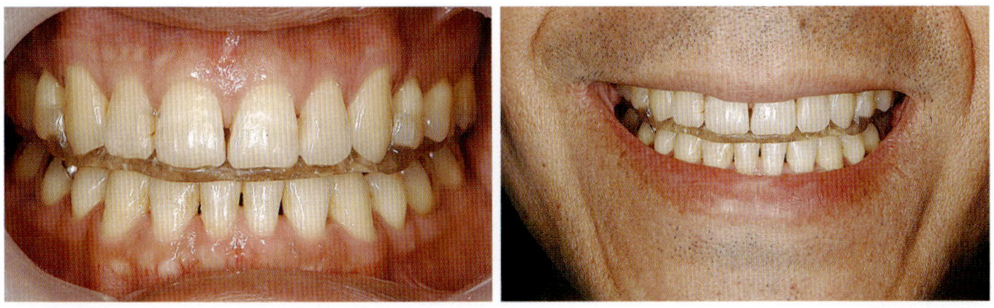

Fig. 26-1, 2　約 1 カ月ほど，できるだけ長い時間使用していただく

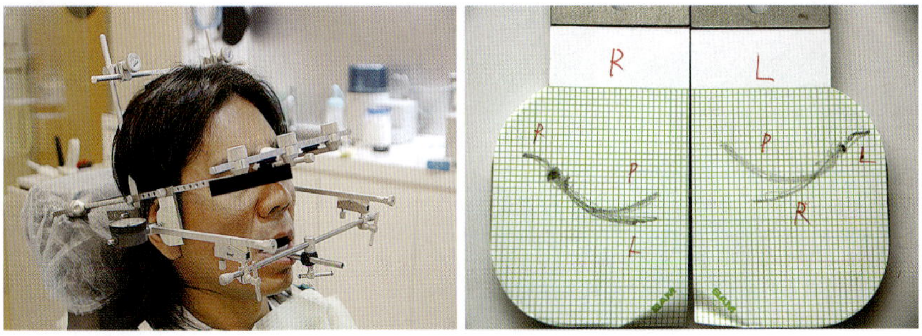

Fig. 27-1, 2　スプリントを 1 カ月使用していただき，再評価を行う．スプリントを装着した状態での開閉口運動では，右側の開閉口路が安定してきたことがわかる

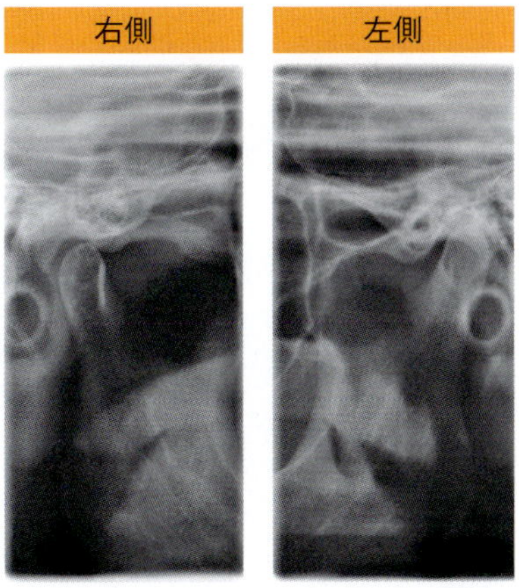

Fig. 28　スプリント装着時の顎関節断層撮影からも，右側顆頭の位置が改善されている

口運動に問題があった（**Fig. 16～19**）．特に右側顆頭が後方へシフトしていると思われる（**Fig. 20**）．そこでスプリントを作製するのだが，まず患者に開口してもらい（**Fig. 21-b**），そこから前噛みをして関節円板が落ちるところでバイトを採得し（**Fig. 21-c**），その位置でスプリントを作製する（**Fig. 21-d**）．完成したスプリントは咬合調整を行い左右均等の接触を与え（**Fig. 22**），犬歯誘導を付与している．また使用中は上下顎に隙間が空いてくることもあるが，その際にはレジンを添加して作製当初の顎位を可及的に維持する（**Fig. 23～26**）．

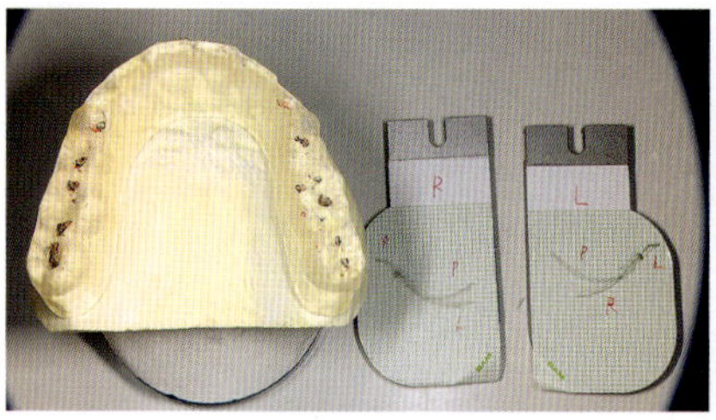

Fig. 29 再評価後，症例の改善が見られたら，スプリントを作製した模型をリマウントする．スプリントに圧痕をつける

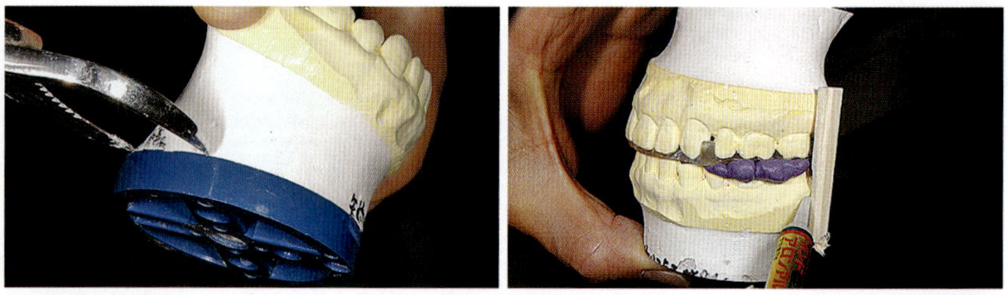

Fig. 30-1, 2 下顎の座金を外す．スプリントの圧痕をつけたところに合わせて下顎をセットする．セット後，添え木で上下顎を固定する

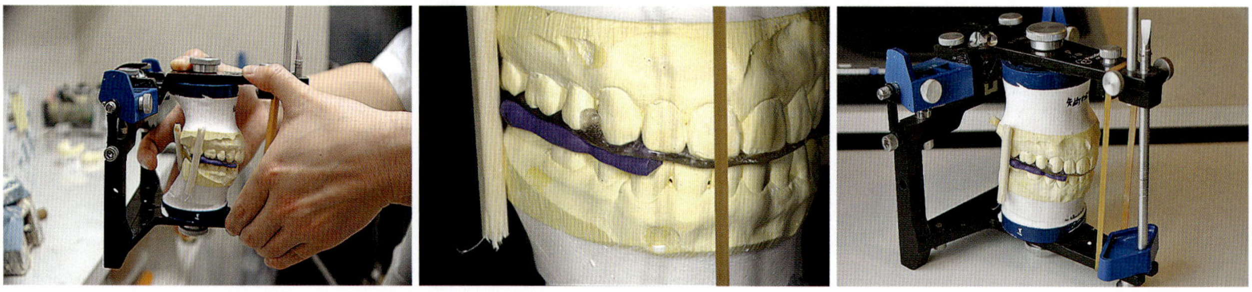

Fig. 31-1〜3 下顎に座金をつけてリマウントを行う

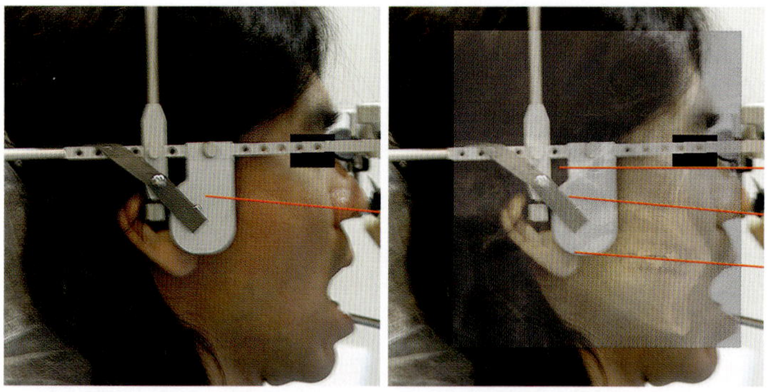

Fig. 32-1, 2 セファロでの咬合平面を参考にワックスアップを行う

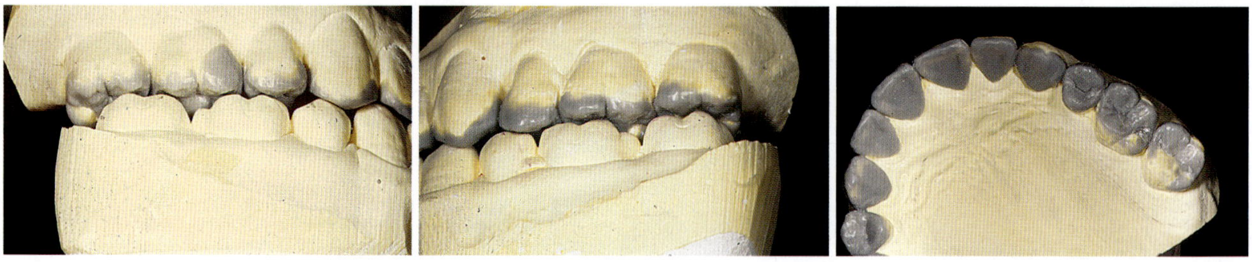

Fig. 33-1〜3 上顎のみのワックスアップで適正な咬合平面，咬合高径を付与できると診断し，上顎にワックスアップを行う．これは使用していたスプリントの高さを基準としている

約１カ月間，スプリントを使用して頂いた後，再評価を行う（**Fig. 27, 28**）．再評価により症状の改善が認められたならば，その顎位を維持する方法を検討する．まずリマウントを行い，スプリント装着時の顎位を模型上で再現する（**Fig. 29〜31**）．そしてセファロでの咬合平面を参考にワックスアップを行う（**Fig. 32, 33**）．本症例では上顎のみのワックスアップで適正な咬合平面，咬合高径を付与できると診断した．このワックスアップよりレジンシェルを作製し，口腔内に装着する（**Fig. 34, 35**）．

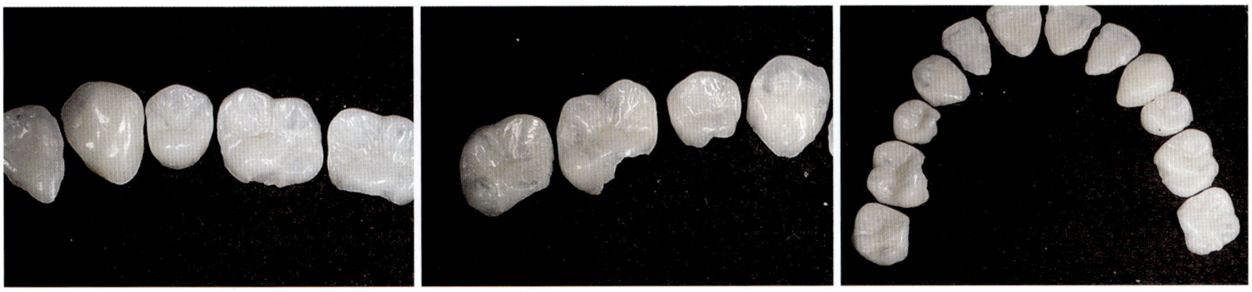

Fig. 34-1～3　ワックスアップからレジンシェルを作製

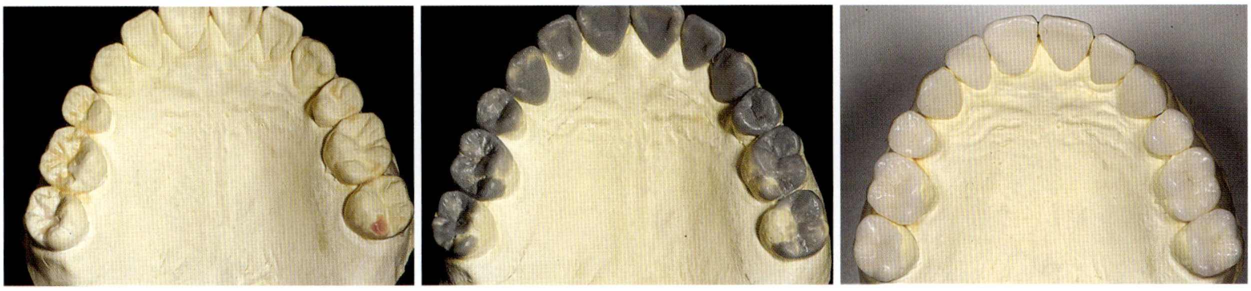

Fig. 35-1～3　左：術前，中：診断用ワックスアップ，右：レジンシェル．咬合面は削っていない

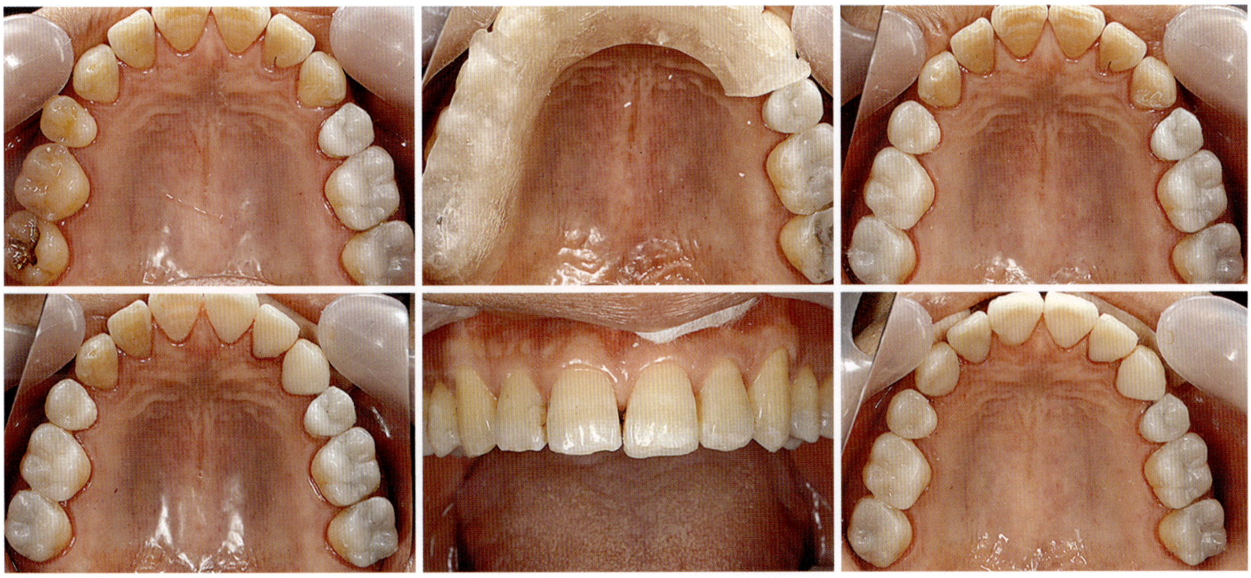

Fig. 36-1～6　レジンシェル装着時にはテクニカルエラーにより咬合高径，顎位が変わらないように注意する必要がある．まずスプリントの|5 6 7 部を切断してレジンシェルを装着して咬合調整を行う．次にスプリントの 7 6 5| を切断してレジンシェルを装着する．臼歯部を安定させた後，3┼3 の舌側レジンシェルを装着する．スプリントの顎位を可及的に維持させるために，このようにスプリントの一部とレジンシェルを同一口腔内で調和させる手法は有用である

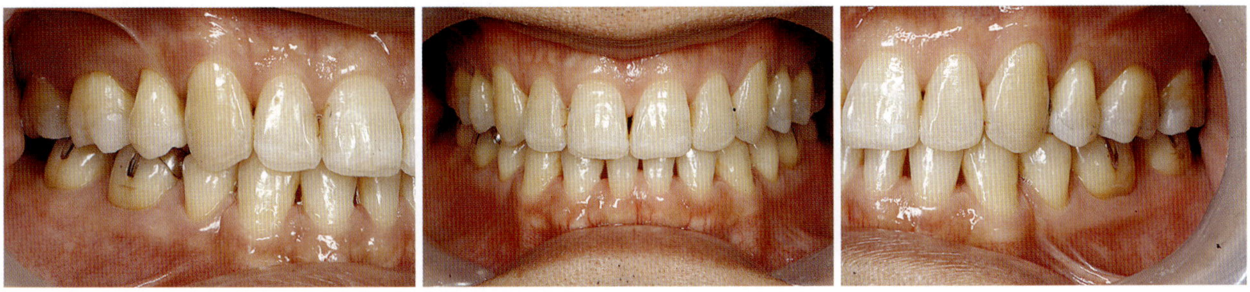

Fig. 37-1～3　スプリントと同様の咬合高径と顎位が付与された

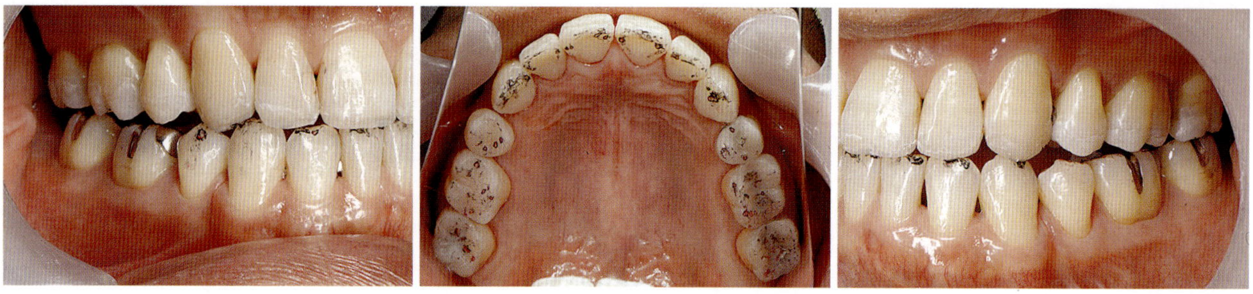

Fig. 38-1～3　咬合調整を行う．犬歯誘導を確立している．顎関節のクリック音はない

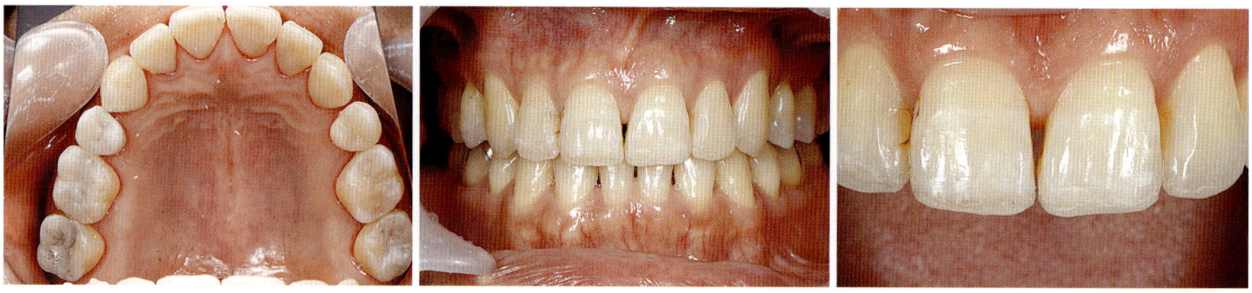

Fig. 39-1～3　3 カ月後. wear や不定愁訴が出ていないか確認する．患者は良好とのことであった.

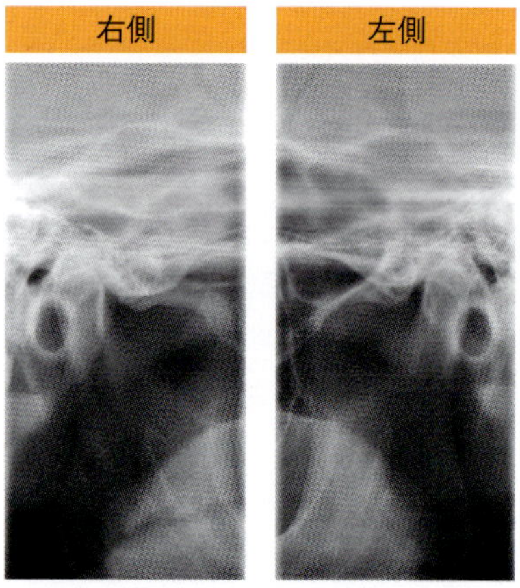

Fig. 40　顎関節断層撮影では顆頭の位置はスプリント装着時とほぼ一致している

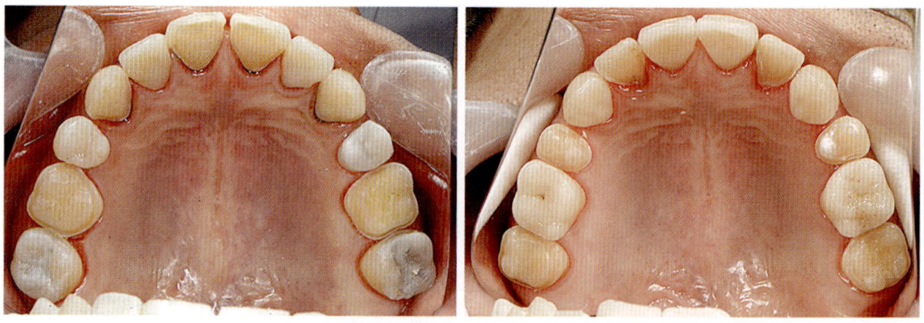

Fig. 41-1, 2　ファイナルへの移行を行う．顎位保全のため，スキップテクニックにより，6 3 1|1 3 6 のプロビジョナルレストレーションを外して支台歯形成，印象採得を行う．次回，6 3 1|1 3 6 にセラミックオンレーおよび舌側ベニアをセット後，7 5 2|2 5 7 のプロビジョナルレストレーションを外し，支台歯形成，印象採得を行う．次回，7 5 2|2 5 7 にセラミックオンレーおよび舌側ベニアをセットした（ファンクショナルスキップメソッド）．オンレー，舌側セラミックスの支台歯形成は無麻酔下にてエナメル質内で形成を行い，ボンデッドレストレーションで修復している．

咬合に関しては，常に患者が快適なリファレンスポイントを維持して最終補綴物へと移行している

このレジンシェルを装着する際には，テクニカルエラーによって容易に顎位が変わってしまうため細心の注意を払う（**Fig. 36～38**）.

このレジンシェル装着時の顎位は，スプリント装着時の顎位と理論的には同じであるが，模型やシェルの作製時の寸法変形，装着時のずれなどが全くないとは言い切れないため，経過を注意深く観察する．ここで問題がないことを確認し（**Fig. 39, 40**），最終補綴物へと移行した（**Fig. 41～44**）.

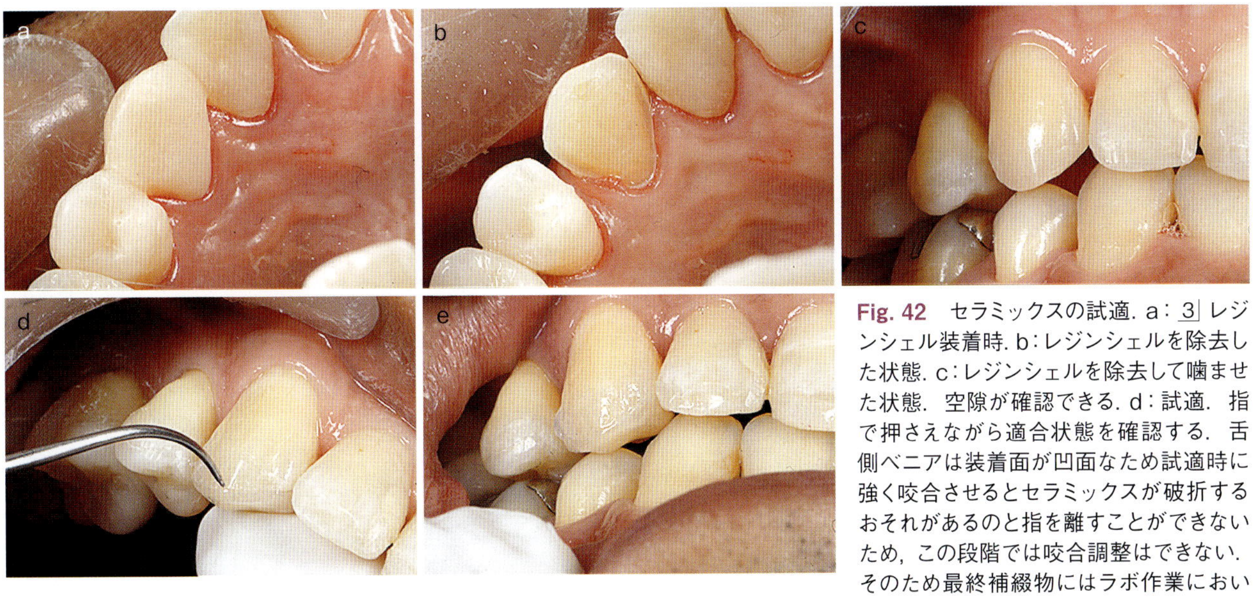

Fig. 42　セラミックスの試適. a：3| レジンシェル装着時. b：レジンシェルを除去した状態. c：レジンシェルを除去して噛ませた状態. 空隙が確認できる. d：試適. 指で押さえながら適合状態を確認する. 舌側ベニアは装着面が凹面なため試適時に強く咬合させるとセラミックスが破折するおそれがあるのと指を離すことができないため, この段階では咬合調整はできない. そのため最終補綴物にはラボ作業において接触面の角度, マージンなど高い精度が求められる. e：装着後

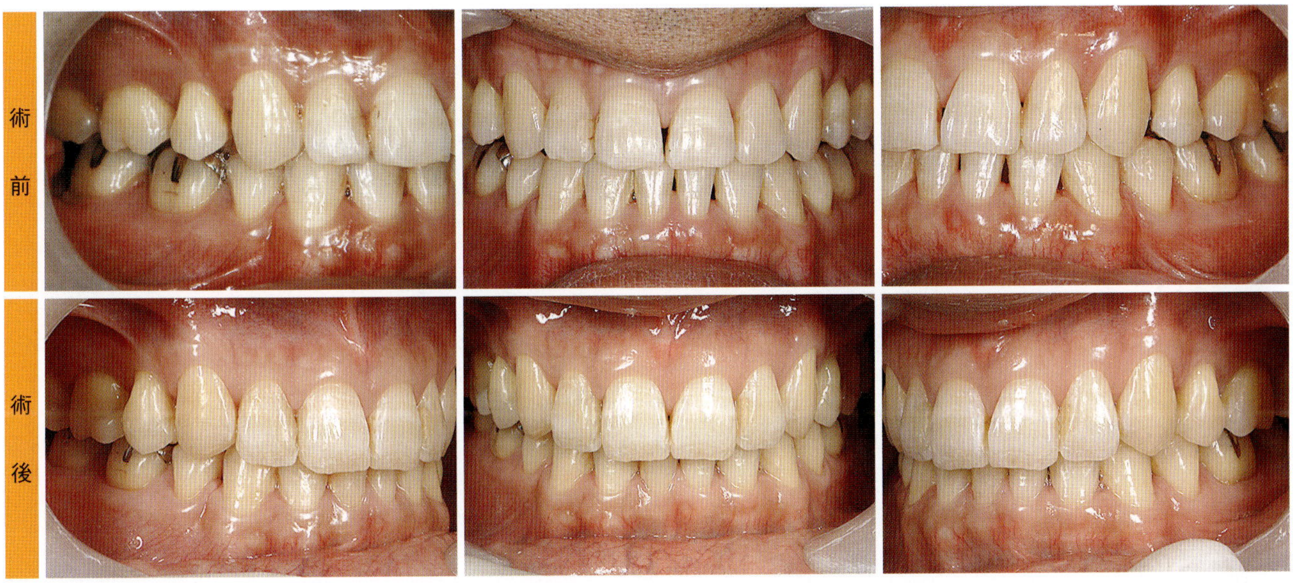

Fig. 43-1～6　術前 (上段), 術後 (下段). 咬合高径を上げた分, 前歯部の歯冠長は長くなっている. そのため, 前歯部唇面にかかる舌側ベニア部分は既存の天然歯と色調の調和を図るため試適時にチェアサイドでステイニングをしてから焼成して色調を合わせた

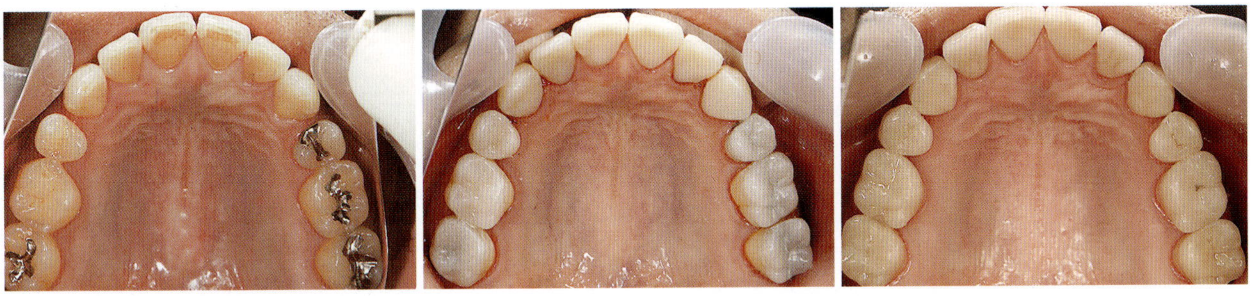

Fig. 44-1～3　左：初診時, 中：プロビジョナルレストレーション, 右：最終補綴物装着時. 切縁はチップを防止する目的でバットジョイントで仕上げている

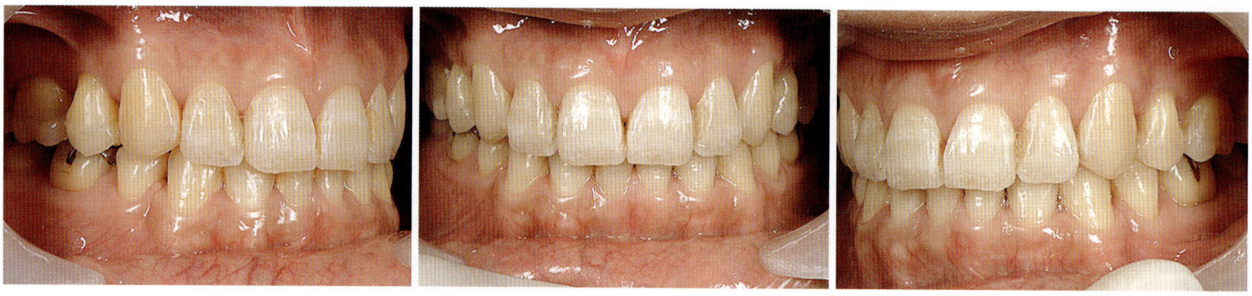

Fig. 45-1～3　3 年後

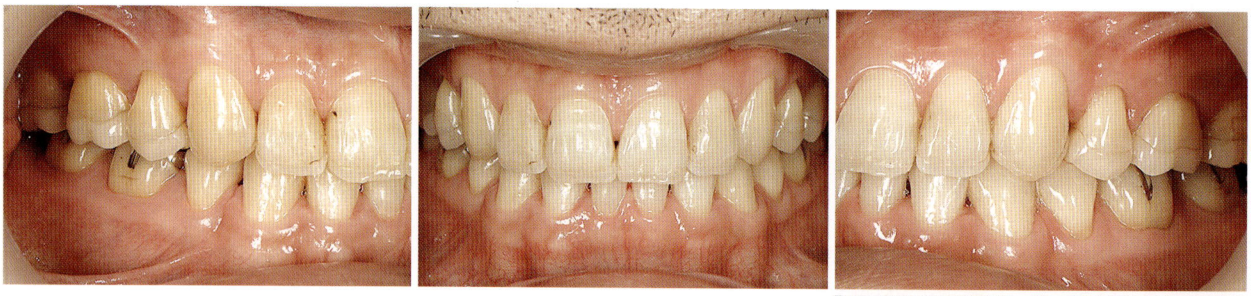

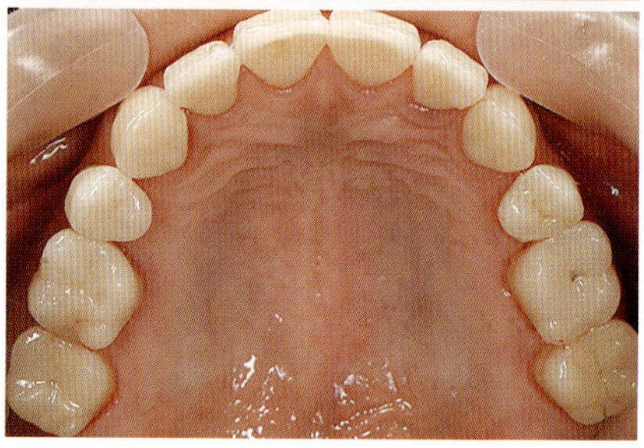

Fig. 46-1～4　5 年後

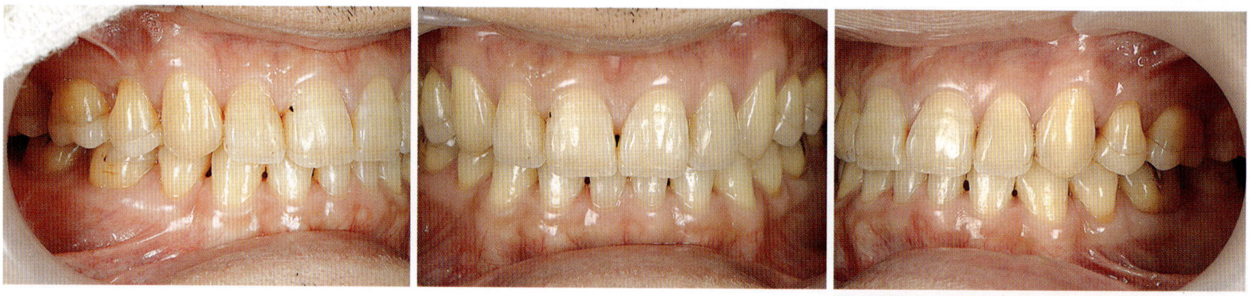

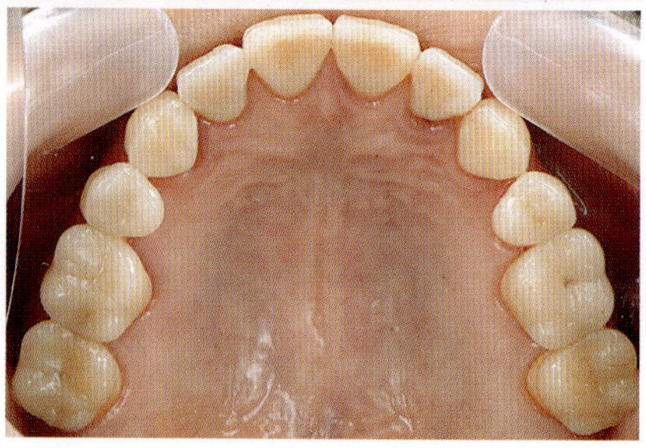

Fig. 47-1～4　10 年後

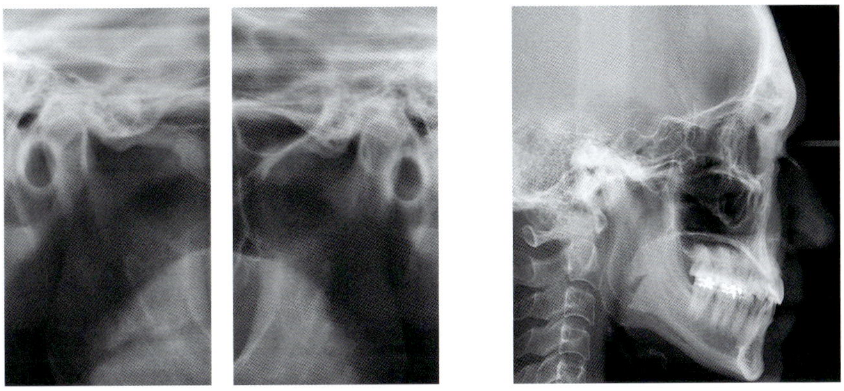

Fig. 48 術後の顎関節断層撮影とセファログラム．顎関節の状態も変わらず良好に維持している

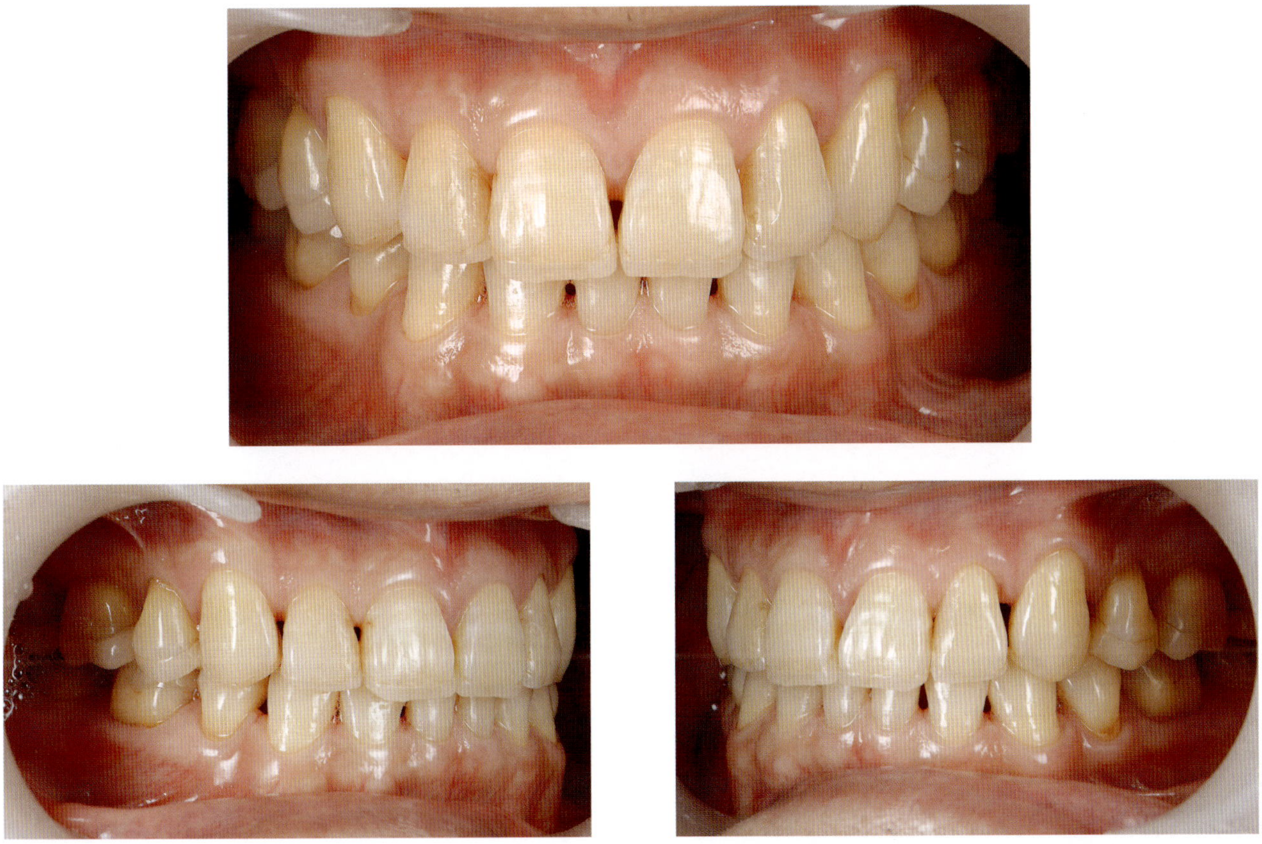

Fig. 49-1〜3 15年後．バットジョイントで仕上げたため切縁のセメントラインが確認できるが，機能面は変化なく順調に推移している

まとめ

現在，術後15年が経過しているが，開口障害はなく，補綴物の破損，咬合面の摩耗等も起こっていない．審美面においては，バットジョイントで仕上げたため，切縁のセメントラインが確認できるが，機能面においては問題なく順調に推移している（**Fig. 49**）．

Weak Link Theoly における咬合力によって顎関節に障害を表すケースの場合は，顎位の模索を慎重に行い，可及的に顎関節にストレスのかからない治療を最優先することが大切である．

症例 2　顎関節に問題がある症例へのスプリント治療

患者は開口障害と顎関節のクリックを主訴に来院された．本症例の患者は，筆者が 15 年前に前歯部の審美補綴治療を行った症例である（**Fig. 50**）．その後もメインテナンスに来院されていたが，術後 15 年が経った頃，顎関節の違和感を訴えて来院された（**Fig. 51-1, 2**）．6|は，8|を近心に移動させているが動揺度がⅡであり，臼歯部のバーティカルストップが不安定になってきていることも顎関節の違和感の原因の一つと推測される．

顎関節規格写真からは，関節窩と顆頭の空隙は，両側ともあまりなく，特に右側はその傾向が顕著である（**Fig. 52-1**）．セファロ分析では，骨格性のⅡ級傾向を示し，上顎前歯の歯軸がやや立っている．また顎位が少し後位にシフトしている可能性がある（**Fig. 52-2**）

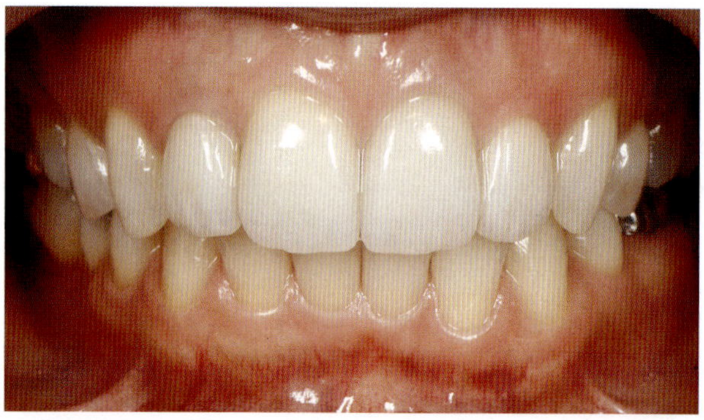

Fig. 50　今から 15 年前，2| クラウン，1|1 2 ラミネートベニアの最終補綴物を装着した（『包括的治療戦略』2010. P.170 参照）

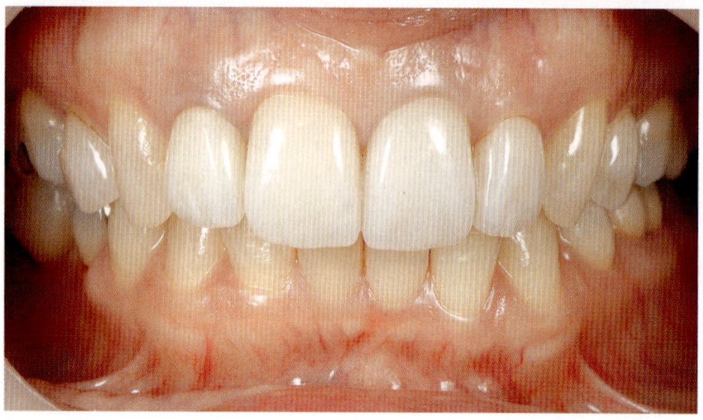

Fig. 51-1　術後15年．メインテナンスには定期的に来院されており，補綴物には大きな変化もなく順調に推移していたが，この頃に顎関節の違和感を訴えた

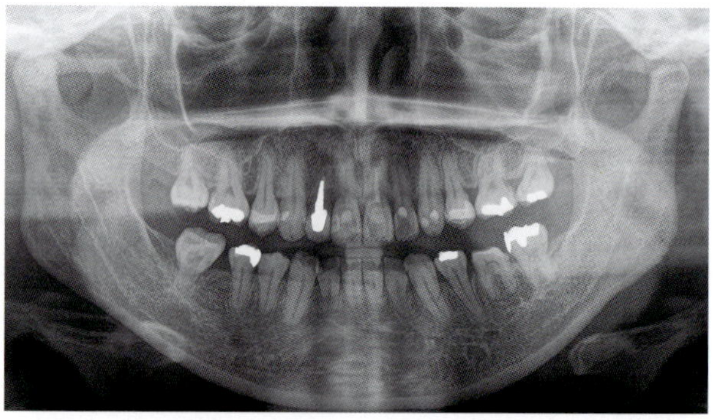

Fig. 51-2　術後 15 年のパノラマ X 線写真．8| を 6| に移動させているが，動揺度Ⅱである．歯根も短く，保存は難しいため抜歯の可能性もあることを患者に伝えた

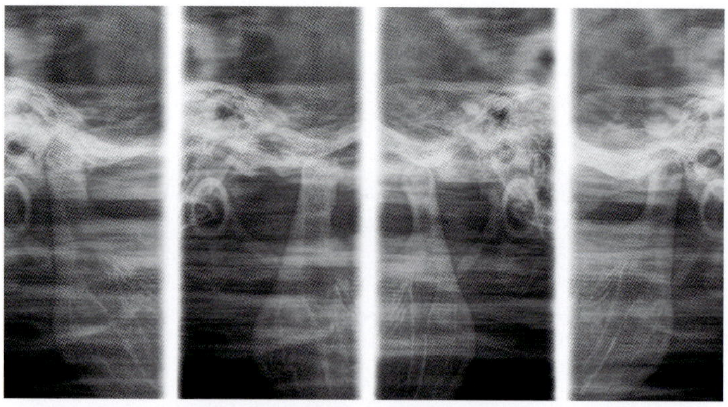

Fig. 52-1　顎関節 X 線規格写真．関節窩と顆頭の空隙は両側ともあまりなく，特に右側はその傾向が顕著である

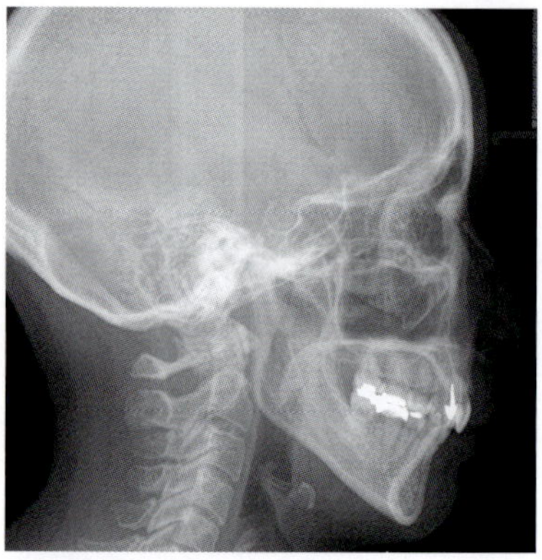

Fig. 52-2　セファロ分析では骨格性のⅡ級傾向を示している．上顎前歯の歯軸がやや立っている．また顎位が少し後位にシフトしている可能性がある

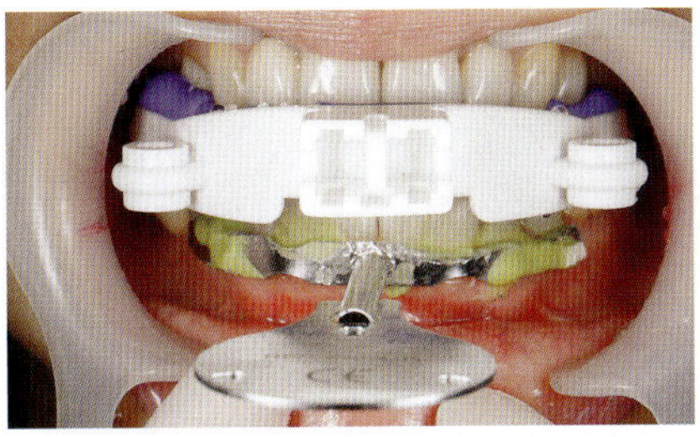

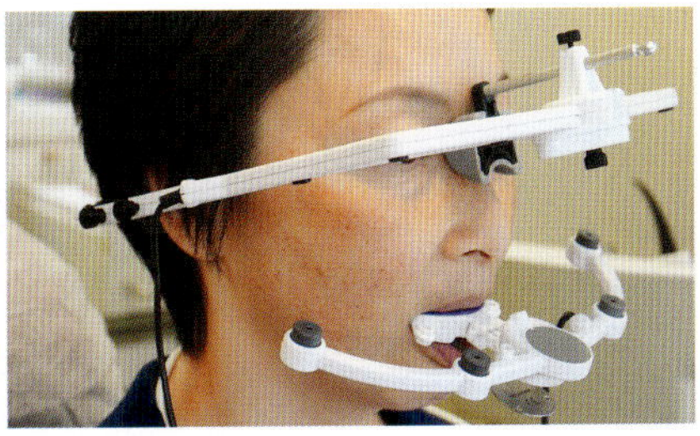

Fig. 53-1 バイトフォークを噛ませ，この位置で CT を撮影する

Fig. 53-2 測定装置を装着して顎運動させる

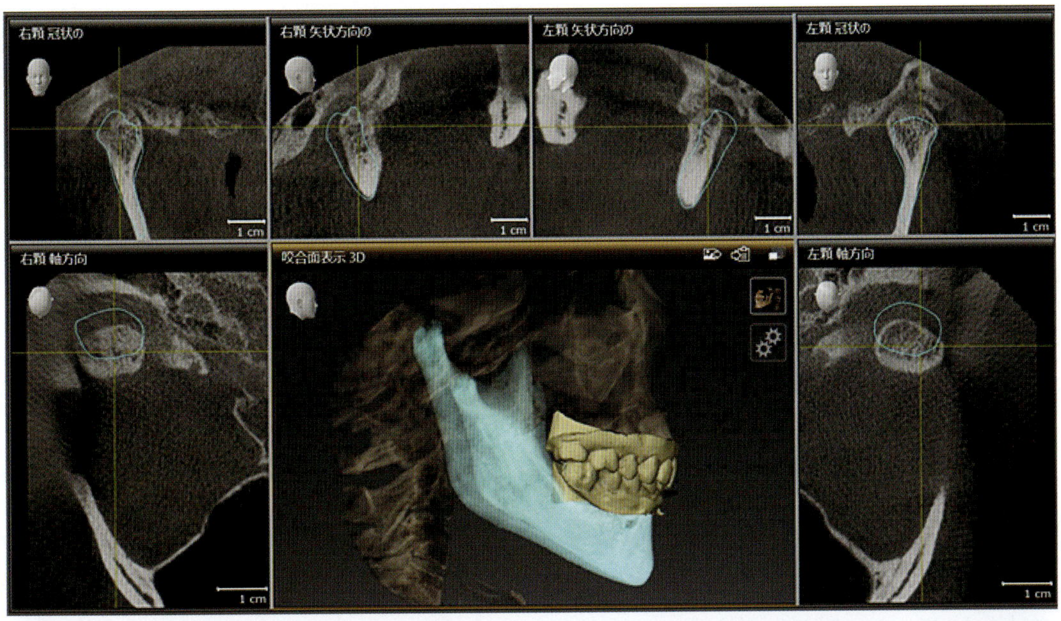

Fig. 54 咬頭嵌合位．青い丸の位置が，咬頭嵌合位における顆頭の位置である．骨はバイトフォークを噛んで(Fig. 53-1)，CT 撮影した位置である

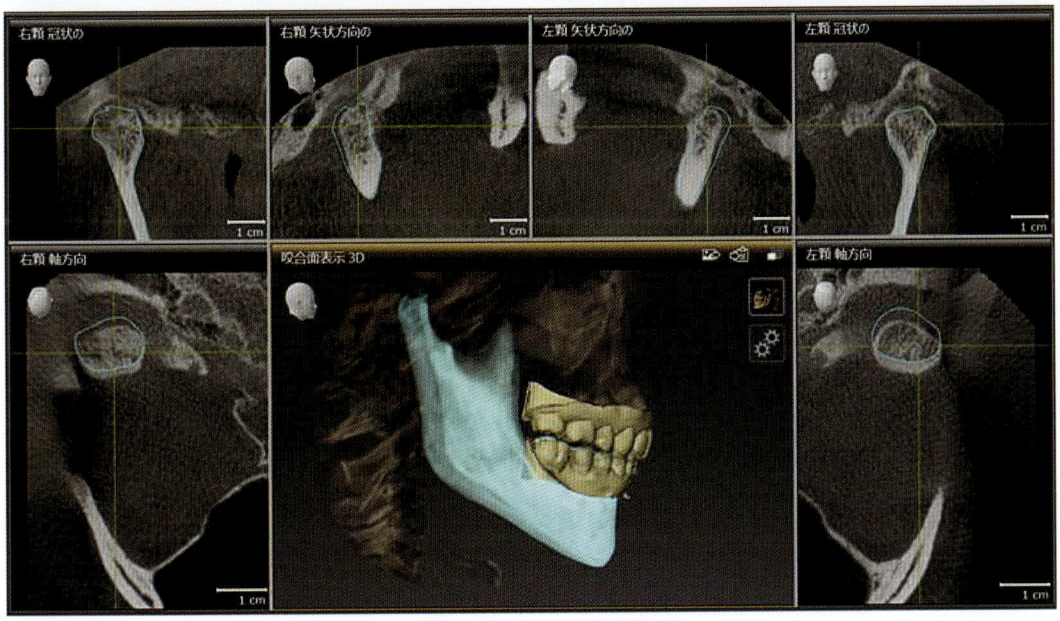

Fig. 55 前歯早期接触時．青い丸の位置が，早期接触時の顆頭の位置である．ここから噛み込んでいくと，顆頭は後方に変位していく

前症例ではアナログのアキシオグラフであったが，この症例においては，Sicat Function（sirona 社）を用いて，顎運動の軌跡をデジタル化することとした．まず専用のバイトフォークを噛ませて CT を撮影する（**Fig. 53-1**）．そして顎運動測定装置を装着し（**Fig. 53-2**），患者の顎運動を記録する．

測定結果では，咬頭嵌合位（**Fig. 54**）では顆頭は後方に変位している．誘導してクリックが発生しないようにしながら，閉口させると前歯で早期接触が起こり（**Fig. 55**），そこから噛み込んで咬頭嵌合位に向かうと，顆頭が後方にシフトしていくこと

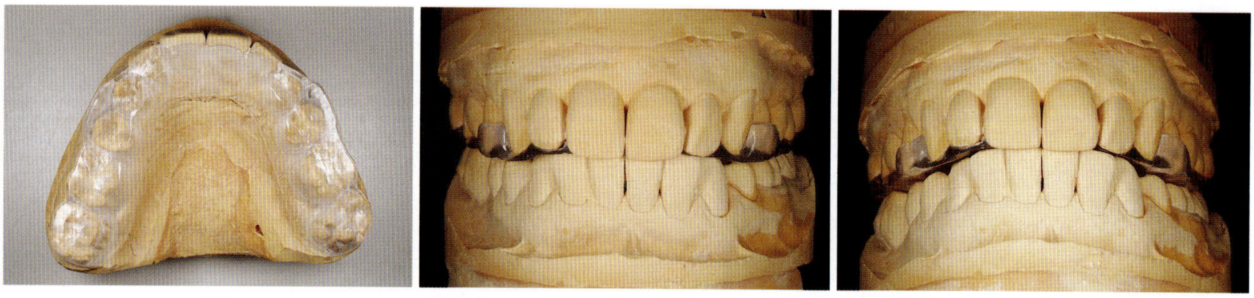

Fig. 56-1～3　早期接触した位置を基準として，ラボでスプリントを作製した．この時点ではクリックはしていない

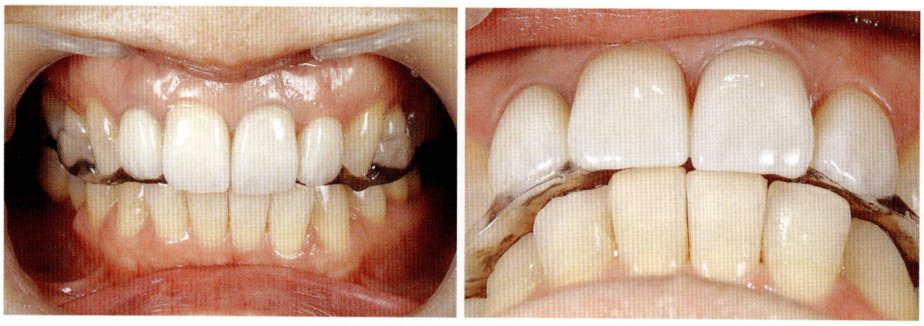

Fig. 57-1，2　スプリント装着時

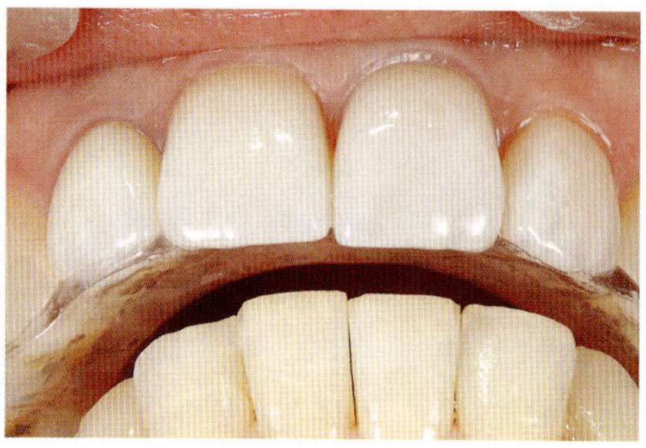

Fig. 57-3　スプリントを装着した状態でユニットに横になって噛んでもらうと，顎位が後方にさがり前歯が開いた状態で臼歯部で咬合する dual bite と呼ばれる状態である

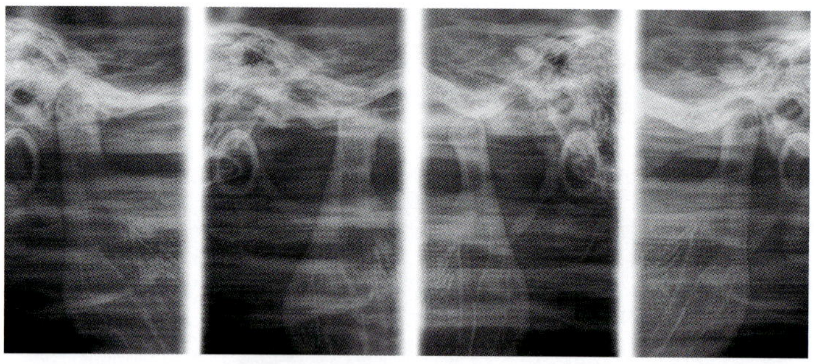

Fig. 58-1　術前の顎関節 X 線規格写真

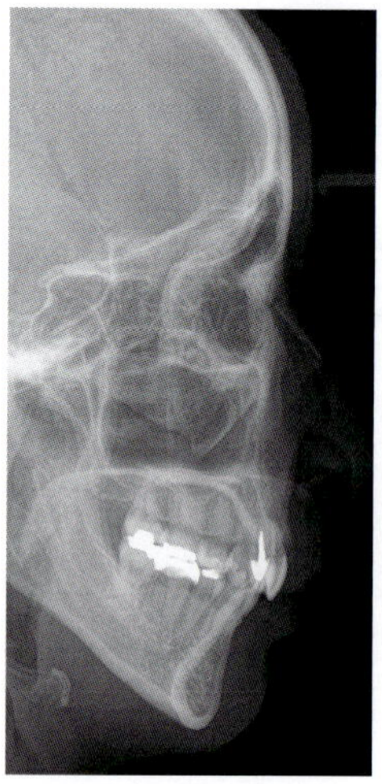

Fig. 58-3　術前のセファログラム

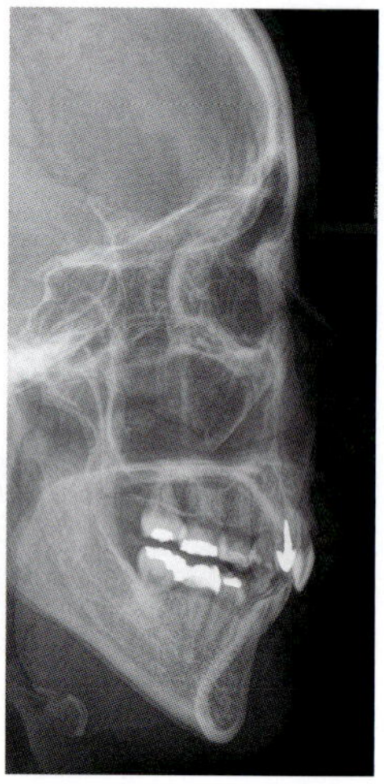

Fig. 58-4　スプリント装着時のセファログラム

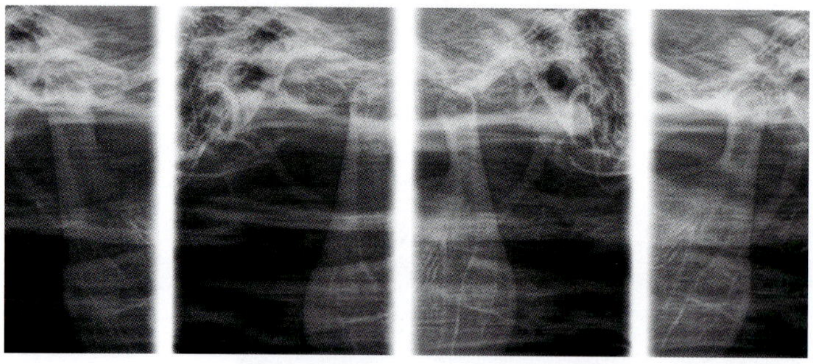

Fig. 58-2　スプリント装着時の顎関節 X 線規格写真．顆頭と関節窩の間に空隙が生まれ，疼痛も消失している

がわかった．この噛み込んでいく動きが，顎関節へのコンプレッションとなっていると推測された．そのため，噛み込む前の位置＝前歯の早期接触時の顎位でスプリントを作製することとした．

そこで，前歯部で早期接触した位置のバイトを採り，ラボでスプリントを作製した（**Fig. 56-1～3**）．スプリントを装着すると，クリックや疼痛もなく，患者にとって快適な状態であった（**Fig. 57-1，2**）．ところが，スプリントを装着した状態でユニットに横になって噛んでもらうと，顎位が後方へシフトし，前歯が開いた状態で臼歯部で咬合する（**Fig. 57-3**）．このように起きている状態と寝ている状態で顎位が異なる状態は「dual bite」（P.203 参照）と呼ばれる状態である．この状態から噛み込むと顎関

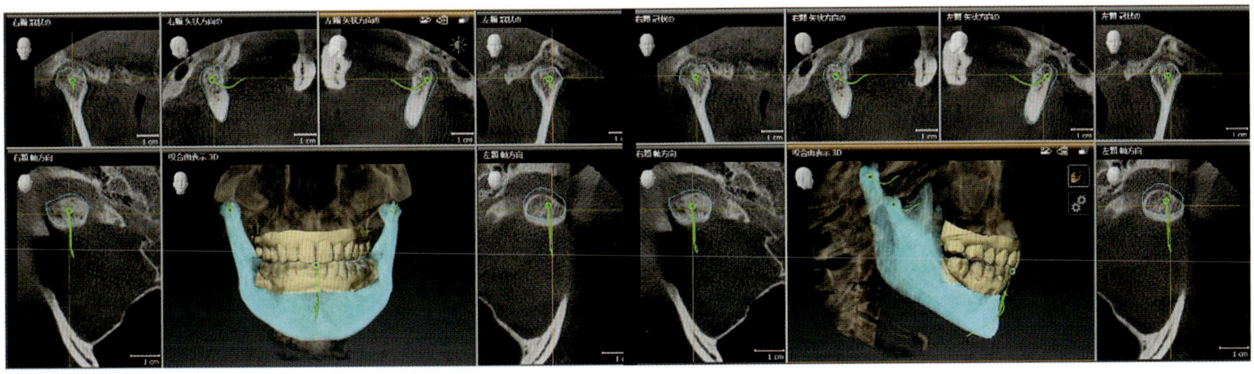

Fig. 59-1 スプリント装着時の咬頭嵌合位の状態

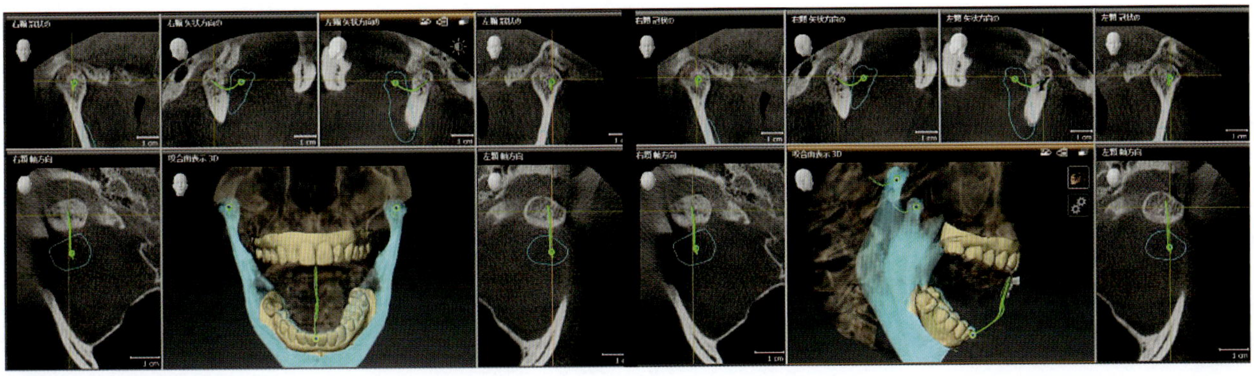

Fig. 59-2 最大開口位

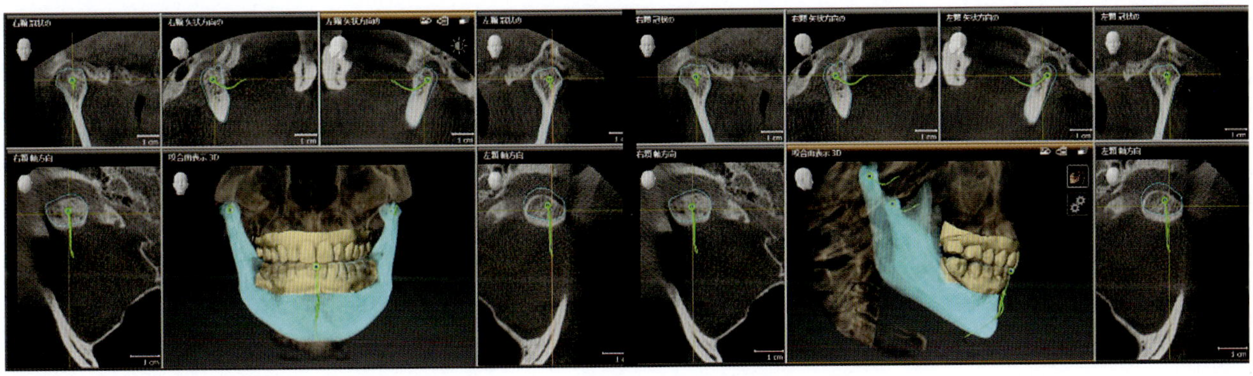

Fig. 59-3 閉口時．顆頭が上方に行くことなく，スムーズな回転・滑走運動を行っている

節へかなりコンプレッションがかかる危険な状態である．スプリント装着時では，これ以上上方に噛み込むことはないが，術前の状態では，顎関節へ強くコンプレッションしていたことが推測され，このことが患者の主訴である開口障害とクリックの原因であると考えられた．

一定期間使用した後，スプリントを装着した状態では，顆頭と関節窩の間に空隙も生まれ，疼痛も消失したため，しばらく装着していただく（**Fig. 58**）．

スプリントを装着した状態でSicat Functionによる分析を行う．まず，咬頭嵌合位から（**Fig. 59-1**），最大開口をしてもらい（**Fig. 59-2**），閉口させる（**Fig. 59-3**）．

開閉口運動の軌跡は安定しており，また顆頭が上方へ向かうことなく回転・滑走運動をしている．仮にスプリントを装着していなければ，臼歯部で噛もうとして顆頭が後上方へ向かう顎関節に為害性のある動きとなることが予想される．それを避け，顆頭の位置を安定させるためにも，臼歯部を挙上することが望ましい．

左右側方運動もスムーズに行われており（**Fig. 59-4〜7**），このスプリントの顎位で

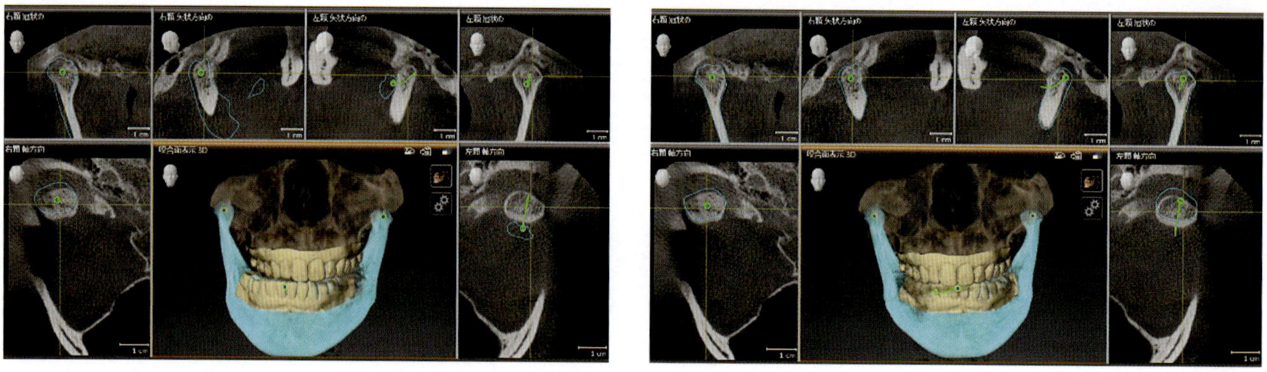

Fig. 59-4，5　右側方運動

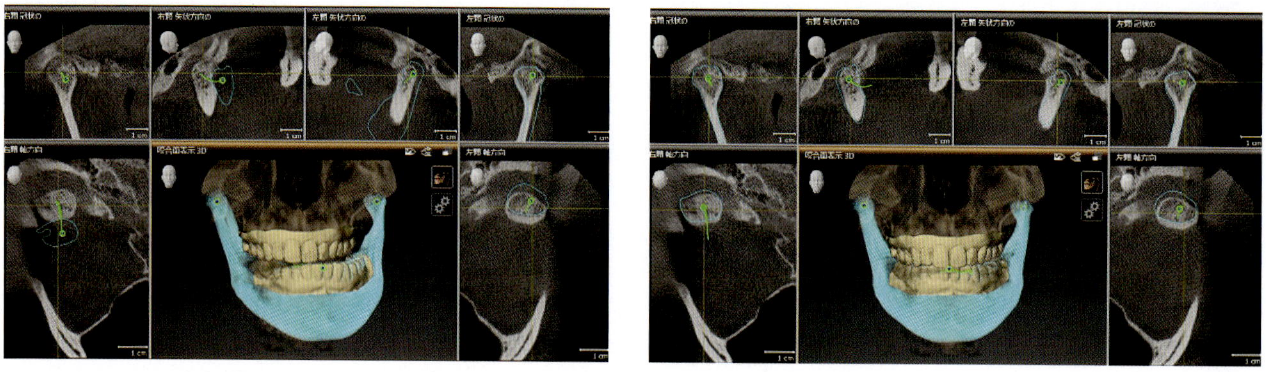

Fig. 59-6，7　左側方運動

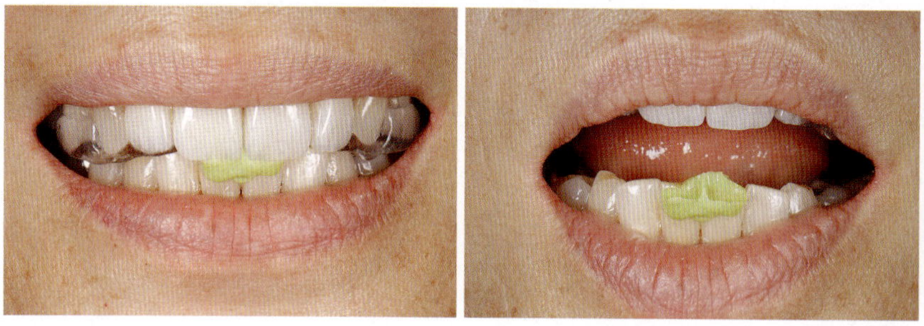

Fig. 60-1，2　インサイザルジグを用いて，スプリントのポジションでバイトを採得する

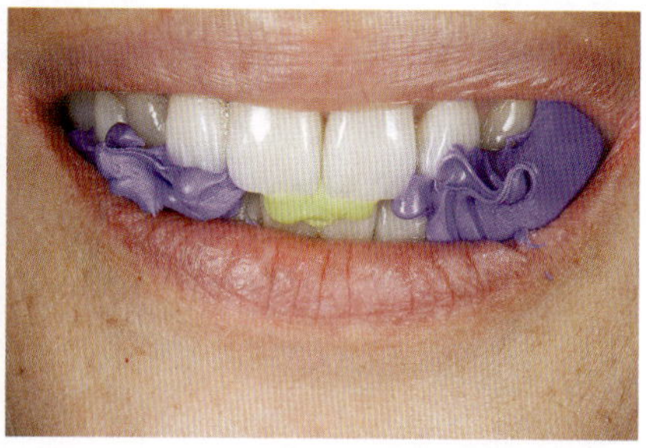

Fig. 60-3　この位置で臼歯のバイトを採る．これがスプリントの顎位となる

治療を進めることとした．

スプリントと置き換えるように臼歯部にプロビジョナルレストレーションを装着するが，上顎にビルドアップするのか，下顎にビルドアップするのか，それとも上下顎両方にビルドアップするのか，といった検討も必要である．仮に下顎臼歯部にビルドアップすると咬合平面はSteepになり，上顎をビルドアップするとFlatになる．その判断基準として，セファロ分析を用いる（**Fig. 61**）．検討の結果，本症例では上下顎にビルドアップを行うこととした．

スプリントの顎位で模型をマウントしたところ（**Fig. 62**），上下顎間の空隙が広く，補綴治療のみで高径を回復させることは困難である．セファロ分析から，咬合高径をわずかに下げても，Harvold-McNamara triangleのレンジの範囲内であることを確認したうえで，咬合器上で咬合調整を行い，空隙を減少させてから補綴治療を行うこととした．

まず模型上で咬合紙を用いて咬合接触させると，$\underline{|1}$ と $\overline{|1}$ が当たる（**Fig. 63-1，2**）．

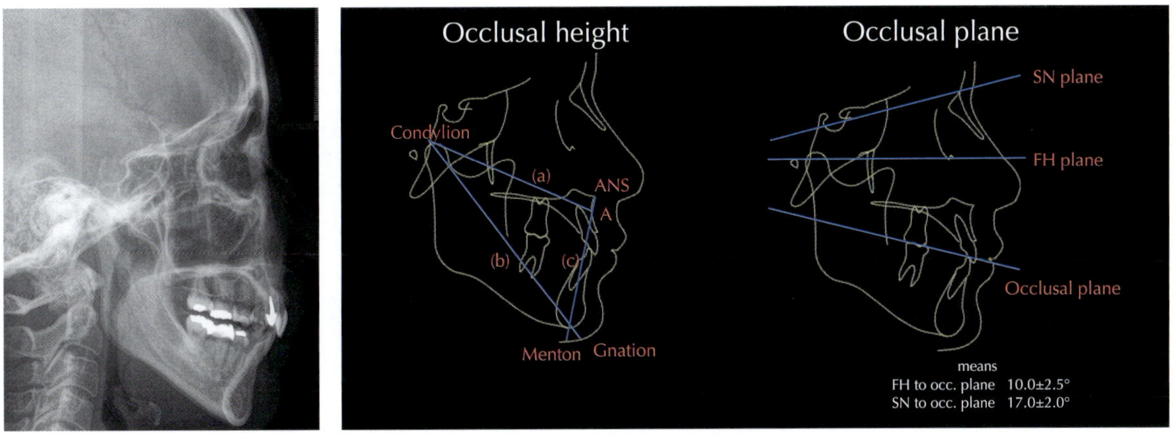

Fig. 61-1, 2 スプリント装着時のセファロ．咬合高径，咬合平面の設定においては，P.17の「Occlusal height」「Occlusal plane」を参考にしている

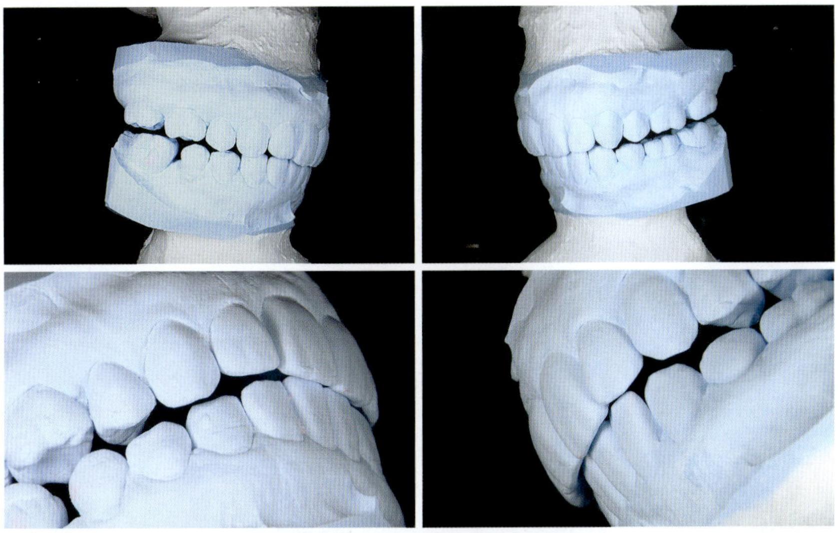

Fig. 62-1～4 スプリントの顎位で模型を咬合器にマウントしたところ，空隙量が大きく，補綴治療のみでの高径の回復は困難である

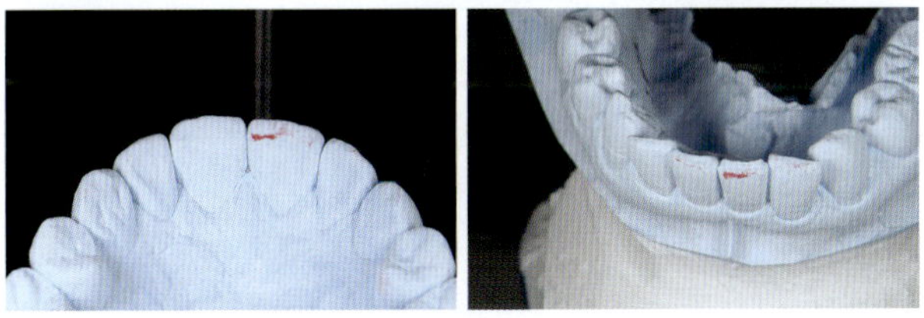

Fig. 63-1, 2 ⌊1 と ⌈1 が当たっている

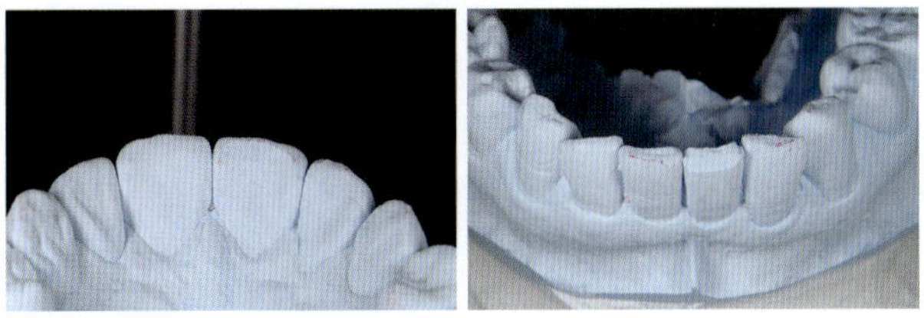

Fig. 63-3, 4 咬合調整を行う

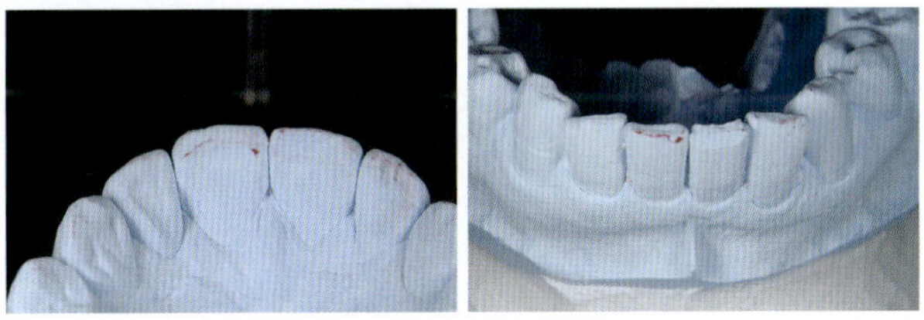

Fig. 64-1, 2 すると次に 1⌋ と 1⌉ が当たってくるため咬合調整を行う

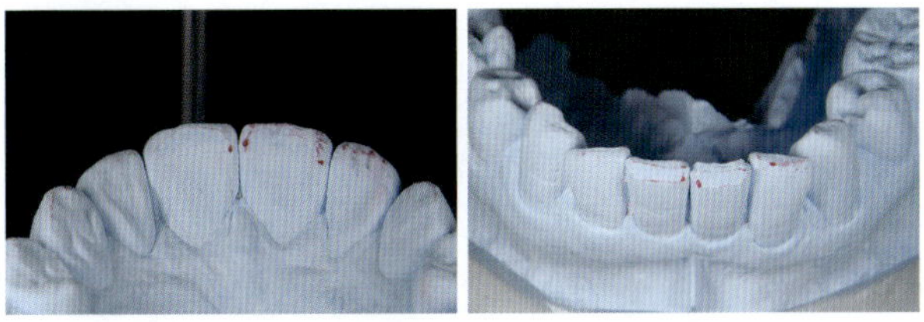

Fig. 65-1, 2 咬合調整を行い，咬合紙を噛ませると，1⌋⌊1，1⌉⌈1 近心と ⌊1 遠心，⌈2 が当たってくるので，咬合調整を行う

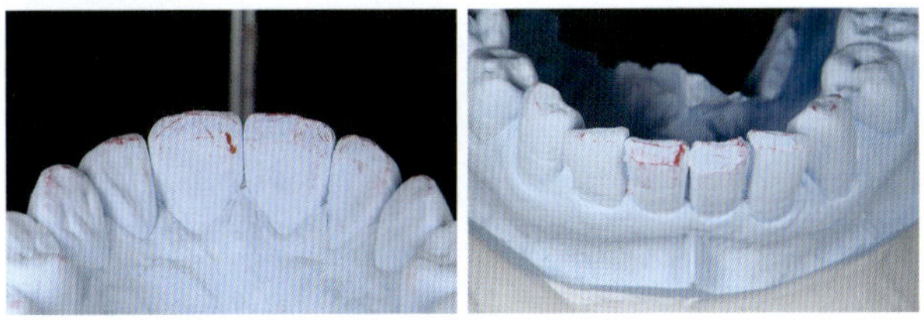

Fig. 66-1, 2 次に 1⌋ と 1⌉ が当たる．この咬合調整で終了とする．ここまでの咬合調整の順番，咬合接触点は記録しておく

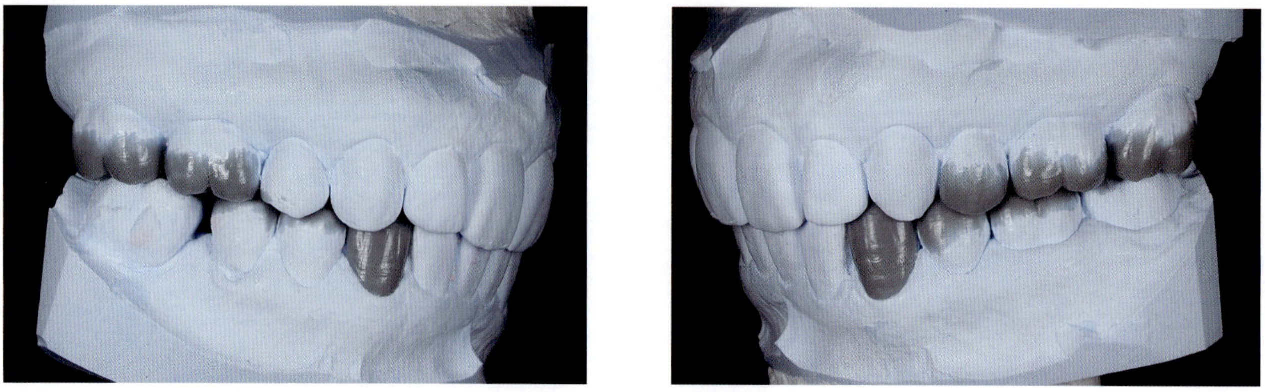

Fig. 67-1, 2　咬合調整の結果，スプリント装着時の顎位から顎関節の回転運動の範囲内で上下歯列間の空隙を減少させてから診断用ワックスアップを作製する

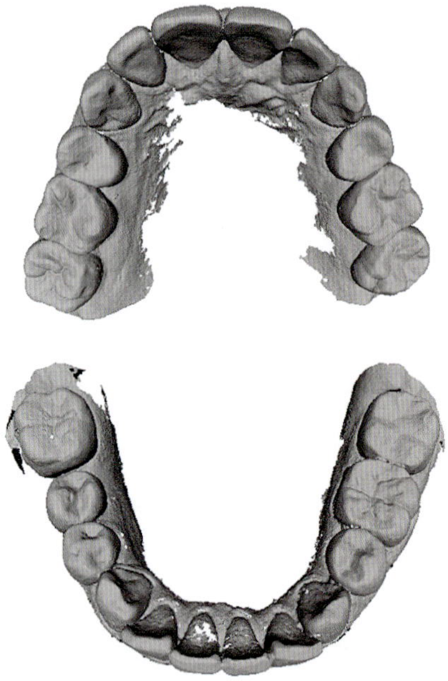

Fig. 68-1, 2
ワックスアップ前の模型をラボスキャンする

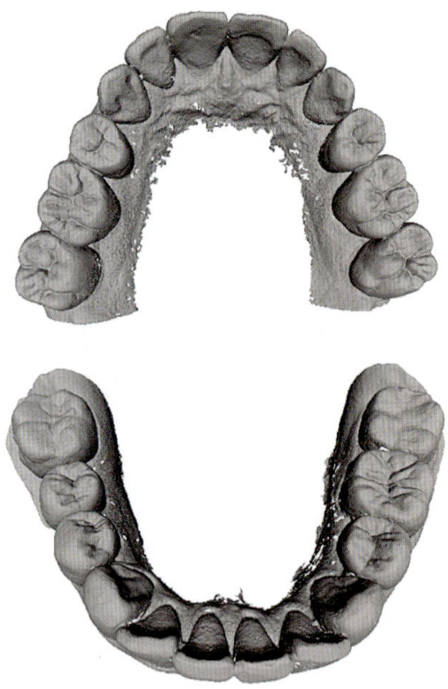

Fig. 69-1, 2
診断用ワックスアップ後の模型をラボスキャンした．この２つの模型を重ね合わせることで，その差が咬合面シェルの形態となる

そして咬合接触点の咬合調整を行う（**Fig. 63-3, 4**）．すると今後は $\underline{1|}$ と $\overline{1|}$ が当たってくるので咬合調整を行う（**Fig. 64-1, 2**）．次に $\underline{1|1}$，$\overline{1|1}$ 近心と $\underline{|1}$ 遠心，$\overline{|2}$ が当たってくるので，咬合調整を行う（**Fig. 65-1, 2**）．次に $\underline{1|}$ と $\overline{1|}$ が当たる．この咬合調整で終了とする（**Fig. 66-1, 2**）．ここまでの咬合調整の順番，咬合接触点は記録しておき，口腔内での実際の咬合調整時に参考とする．

こうして上下顎間の空隙を少なくしたうえで，診断用ワックスアップを行う（**Fig. 67**）．咬合調整を行ったが，この高さは，スプリント装着時の顎位から回転軸で下がっており，顎関節へのコンプレションは起こらない．

そして，ワックスアップ前の模型，診断用ワックスアップ後の模型をラボスキャンする（**Fig. 68, 69**）．この２つの模型を重ね合わせ，その差が咬合面シェルの形態となる．

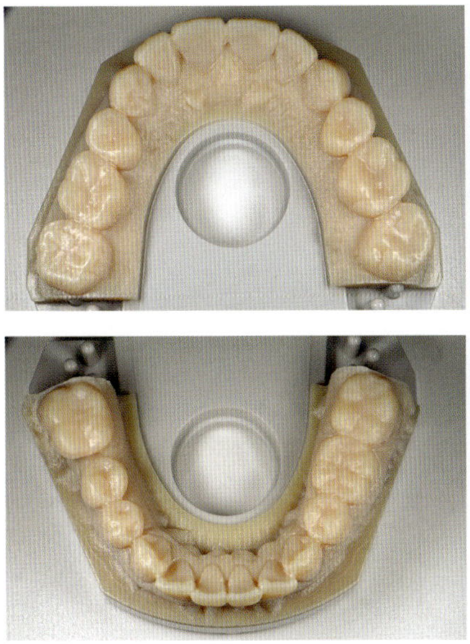

Fig,70-1, 2　3D プリンターで作製したワックスアップ前の模型

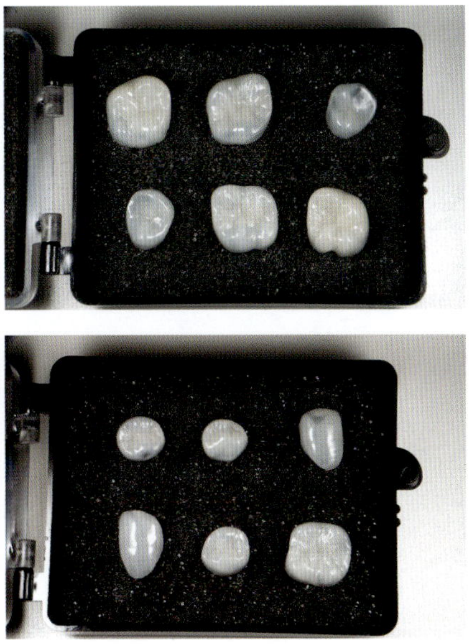

Fig. 71-1, 2　ブロックからハイブリッドレジンでシェルを作製

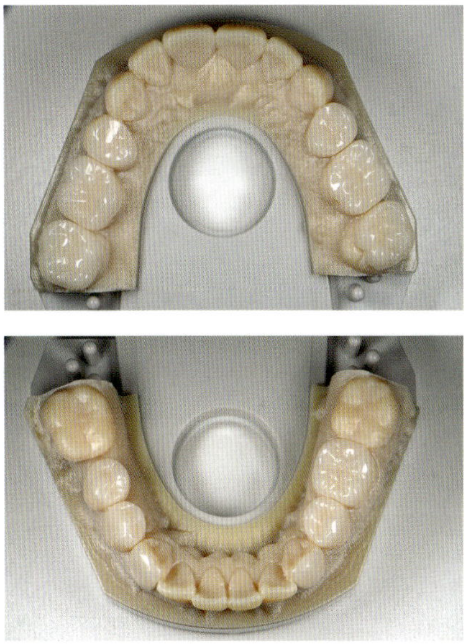

Fig. 72-1, 2　シェルを模型に装着. 良好な適合を得られている

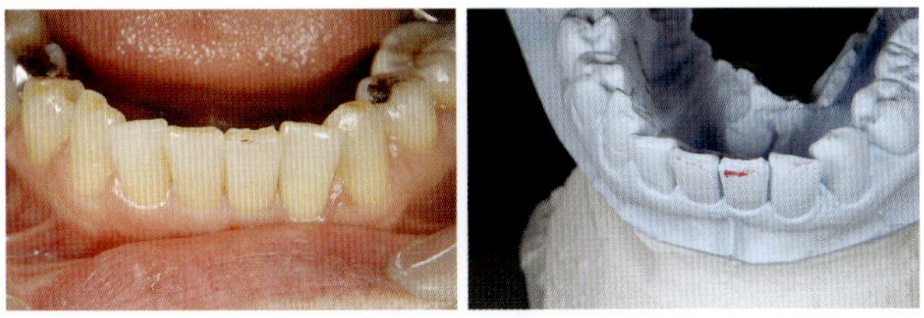

Fig. 73-1, 2　実際に口腔内で咬合調整を行う. 模型でのシミュレーション通りの位置に咬合紙が印記されている

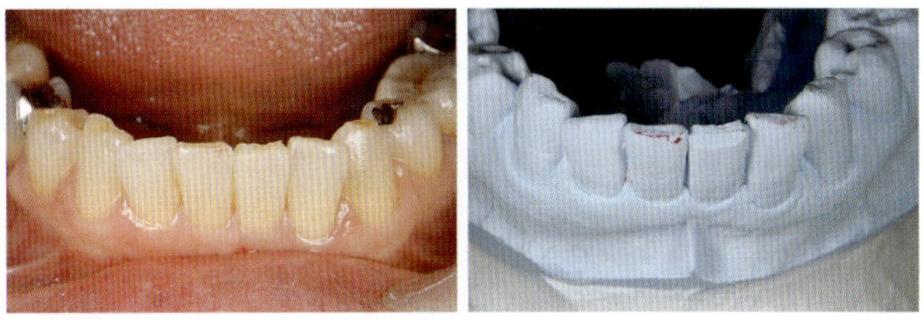

Fig. 74-1, 2　次に 1| が当たる

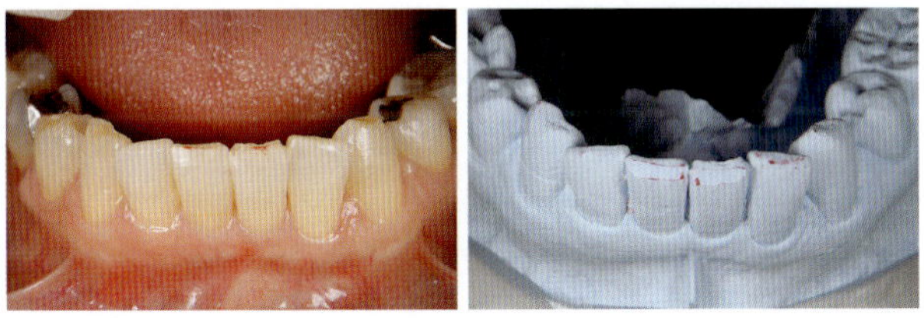

Fig. 75-1, 2　次に 1|1 が当たる

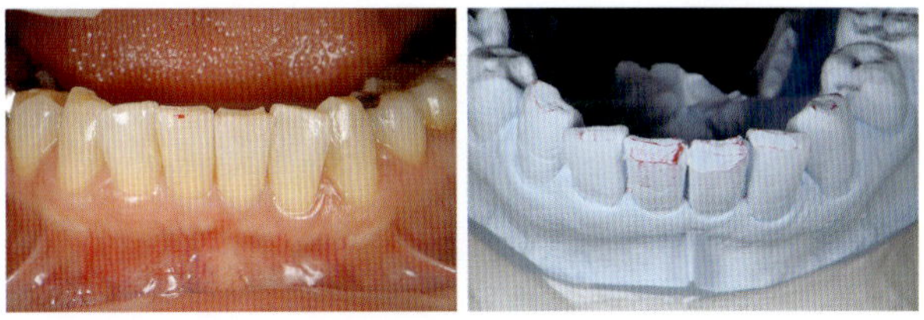

Fig. 76-1, 2　次に 1| が当たる. シミュレーション通りここで終了とする. 当然のことながら口腔内にはインサイザルピンはなく, どこまでも削っていってしまうため, 模型上での咬合調整の部位, 回数, 最終咬合調整点を記録しておくことは大切である

3D プリンターで模型を作製し（**Fig. 70**）, ハイブリッドレジンの削り出しでシェルを作製した（**Fig. 71, 72**）. 実際に口腔内で咬合調整を行い（**Fig. 73〜76**）, 次に, スプリントからレジンシェルに置き換えた（**Fig. 77**）.

そして最終補綴物を装着した（**Fig. 78, 79**）. 顎位が安定し, 犬歯誘導も付与されたことにより, 術前に動揺度Ⅱで歯根が短かった 6| の動揺が消失した. 術後 6 カ月の状態では, 問題なく順調に推移している（**Fig. 80**）.

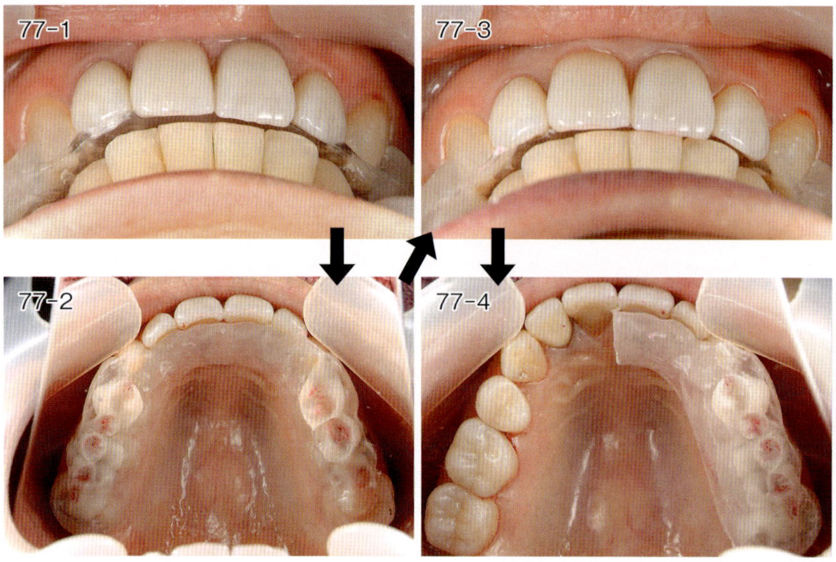

Fig. 77-1　シェルの装着方法．まずスプリントを装着する．咬合調整後のため，前歯で噛んでいない

Fig. 77-3　スプリントを削り終え，ウォッシュをして固定する

Fig. 77-2　前歯が当たるところまでスプリントを削っていき，当たったところでウォッシュをして動かないようにする

Fig. 77-4　スプリントの右半分をカットして顎位を確認しつつシェルをセットする．セット後，反対側を装着

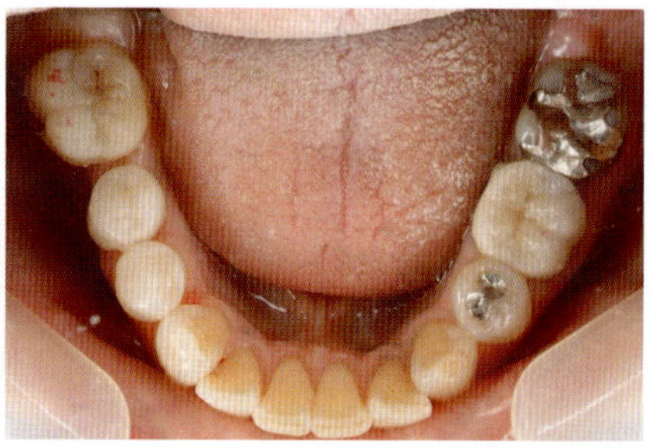

Fig. 77-5　先に上顎をセットした後，下顎を装着する

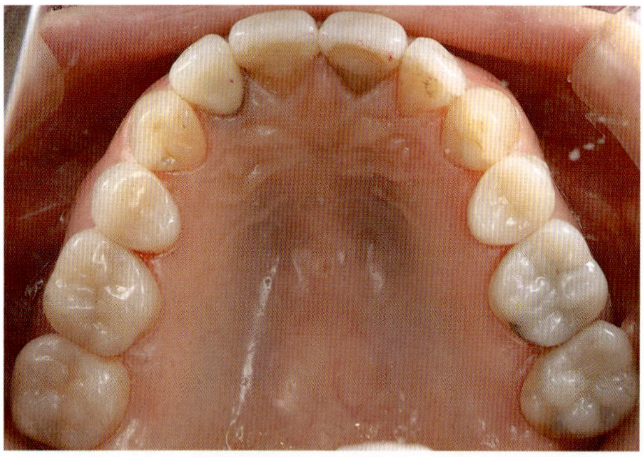

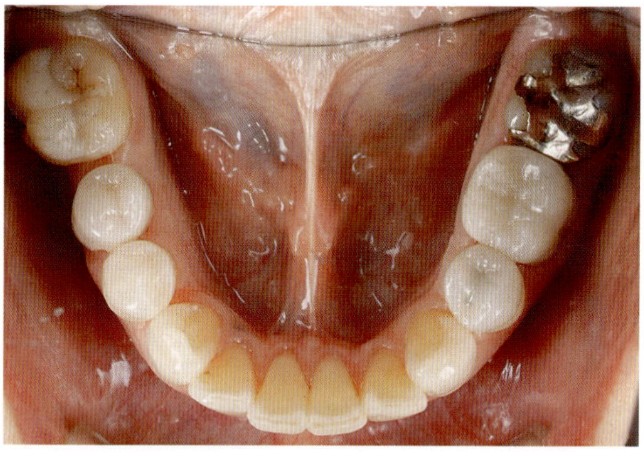

Fig. 78-1，2　最終補綴物装着時の上下顎咬合面観

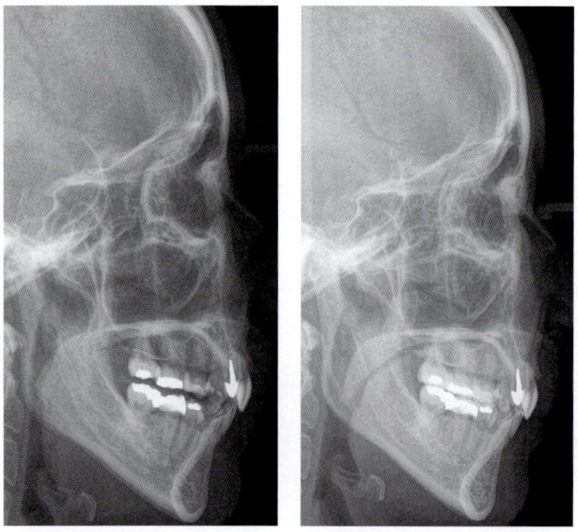

Fig. 79-1，2　スプリント装着時のセファロ（左）と最終補綴物装着時のセファロ（右）．ほぼ一致している

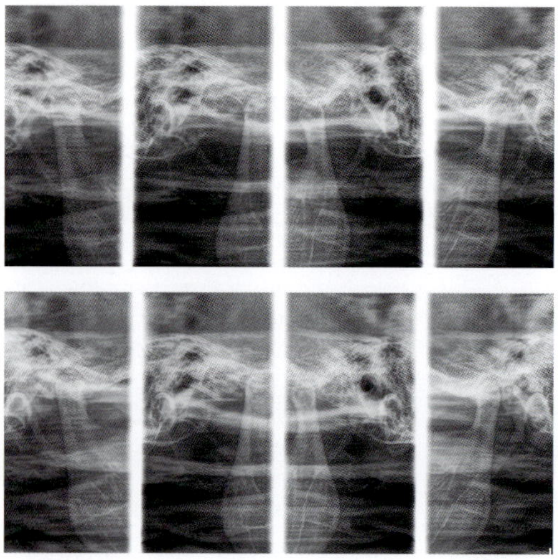

Fig. 79-3，4　スプリント装着時の顎関節規格 X 線写真（上）と最終補綴物装着時の顎関節規格 X 線写真（下）．こちらもほぼ一致しており，スプリントの顎位が最終補綴物へ正確に移行されている

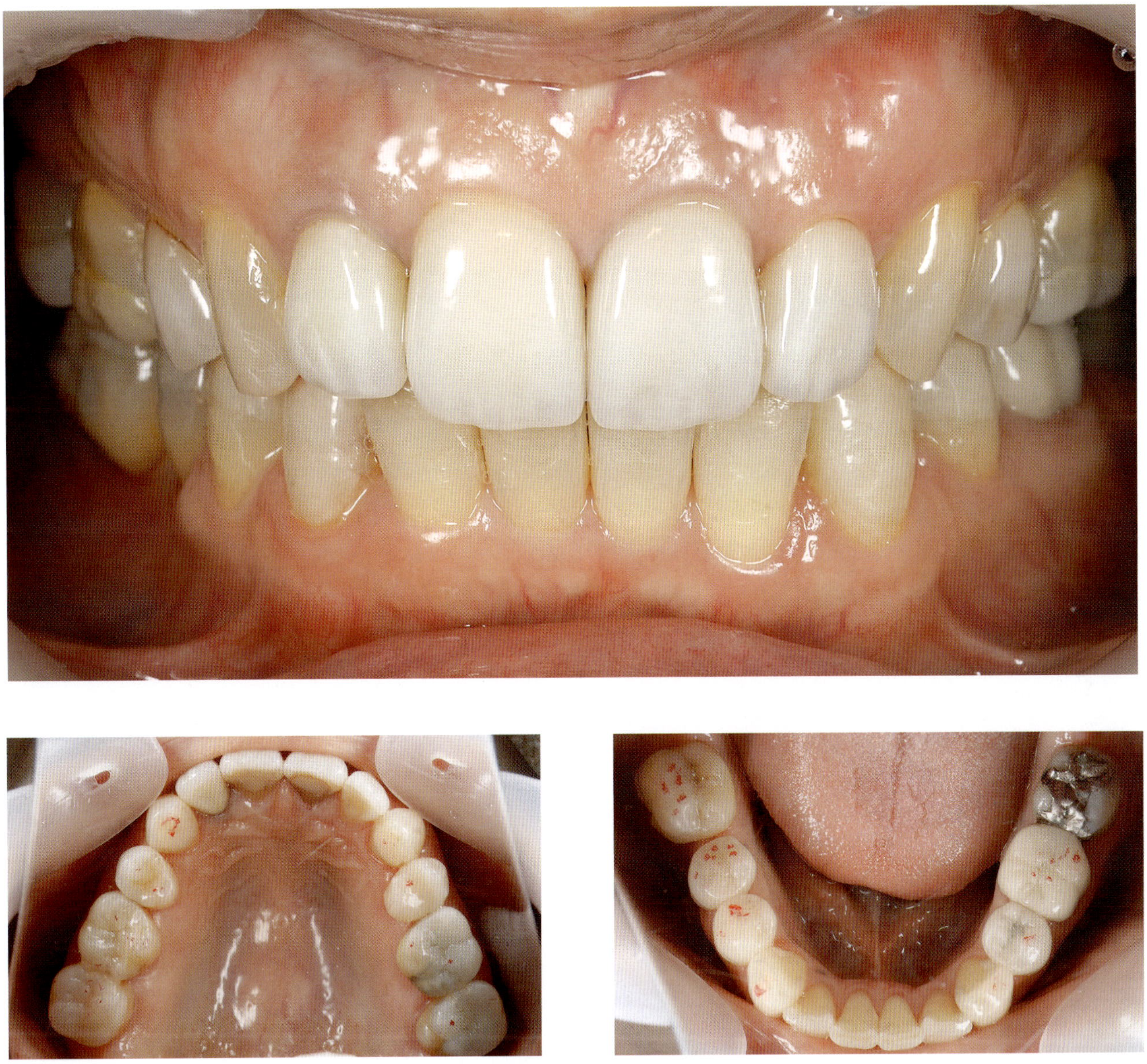

Fig. 80-1〜3　最終補綴物装着から６カ月後．初診時，動揺度Ⅱだった $\overline{6|}$ の動揺も消失し，適正なオクルーザルコンタクトを付与することが可能となった

おわりに

本 Section では，顎口腔内に生じたメカニカルストレスが，顎関節・咀嚼筋に現れた症例に対する対処法について述べた．顎関節症への対応は，スプリントを用いた可逆的な処置を第一選択とし，スプリント治療時の顎位をどのように補綴治療へ移行させるかが重要となる．

次にメカニカルストレスが歯周組織に現れる患者について見ていきたい．

Section 3 力の影響を歯周組織で受ける患者

歯周組織に問題がある患者の特徴としては以下が挙げられる（**Fig. 81**）．歯周組織に問題がある患者には，歯周病以外にも，アンテリアガイダンスの不足（**1**）やガイディング時の干渉（**2**）といった力の問題を抱えていることも多い．

1 アンテリアガイダンスが不足している
2 ガイディング時に干渉がある
3 干渉している歯に垂直的な骨吸収や歯の動揺等が認められる
4 歯根膜の拡大や歯槽硬線の幅増大が認められる
5 TMJ に問題はない
6 天然歯の咬耗が少ない

Fig. 81 歯周組織に問題がある患者の特徴

●歯周組織に問題がある患者が有する特徴

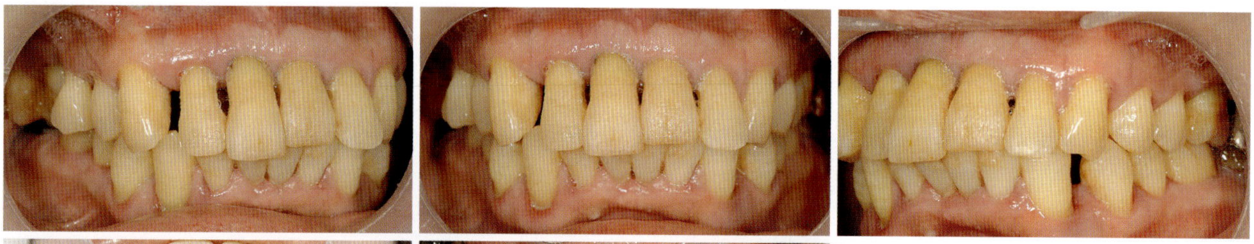

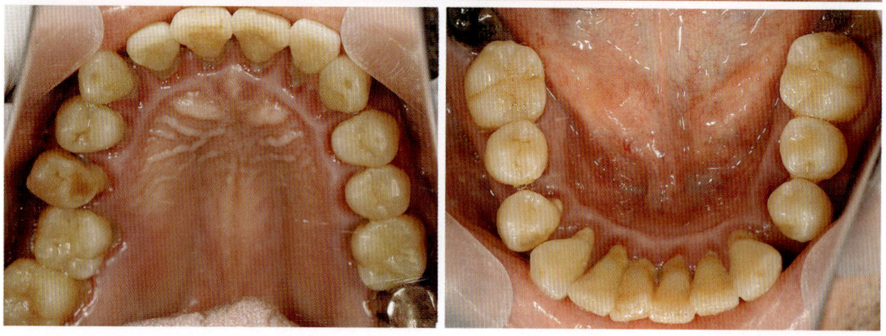

Fig. 82-1〜5 患者は 50 代，男性．「歯が揺れる」を主訴に来院
全顎的に歯の動揺，歯肉退縮が認められる．アンテリアガイダンスは不足しており，小臼歯部にガイディング時の干渉が認められる．

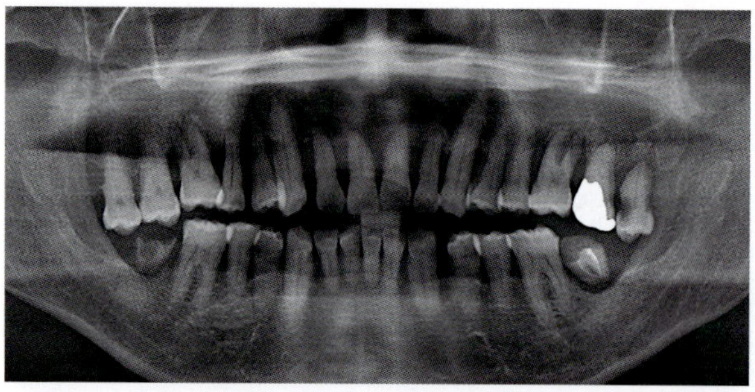

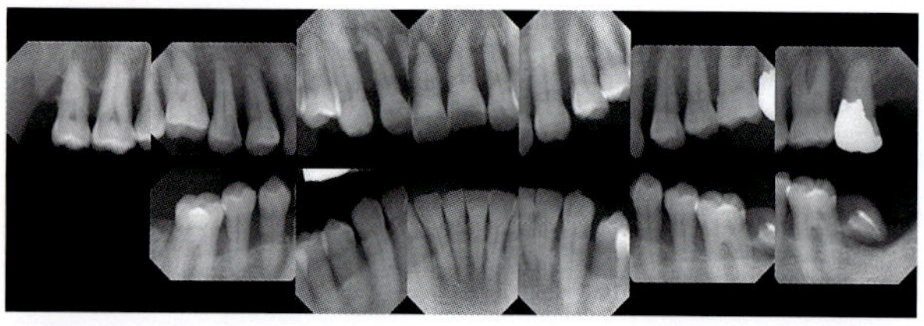

Fig. 83-1, 2 パノラマ，デンタル X 線写真．全顎的に骨は根尖まで吸収し重度な歯周疾患に罹患している．歯根膜の拡大や歯槽硬線の幅増大が認められる

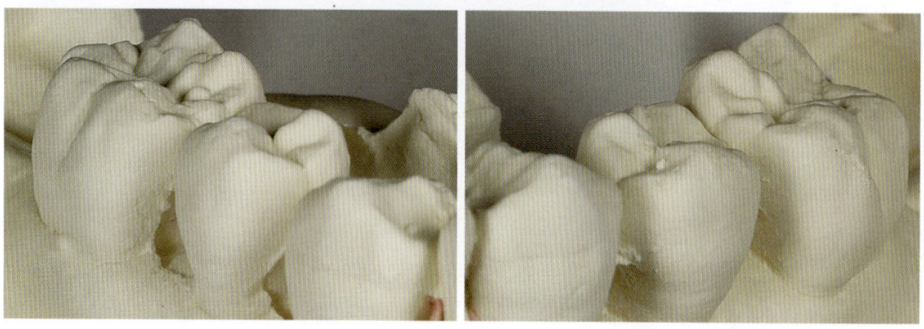

Fig. 84-1, 2 下顎臼歯部天然歯の模型．これだけ歯周組織，硬組織にダメージがあり，年齢も 50 代という年を重ねてきたにもかかわらず，天然歯には咬耗は全く見られなかった
咬合力に対して，歯が揺れることによって咬耗は起こらなかったが，骨は吸収し，崩壊に至ったと推測される例であろう

歯周組織における咬合性外傷の影響

歯周組織の状態	臨床上の組織学的変化	骨欠損	アタッチメントロス	ポケットデプスの増加
健康的な歯周組織	炎症を伴った動揺	Yes	No	No
歯肉炎	同上	Yes	No	No
健康的な歯周組織が劣えた状態	同上	Yes	No	No

Greenstein G, Polson A ; Understanding Tooth Mobility; Compend Contin Educ Dent, Vol IX No 6 470-479 1988

Fig. 85 ペリオと咬合性外傷の関連．細菌の介入はなく，咬合性外傷の影響で骨吸収が起きることがうかがえる

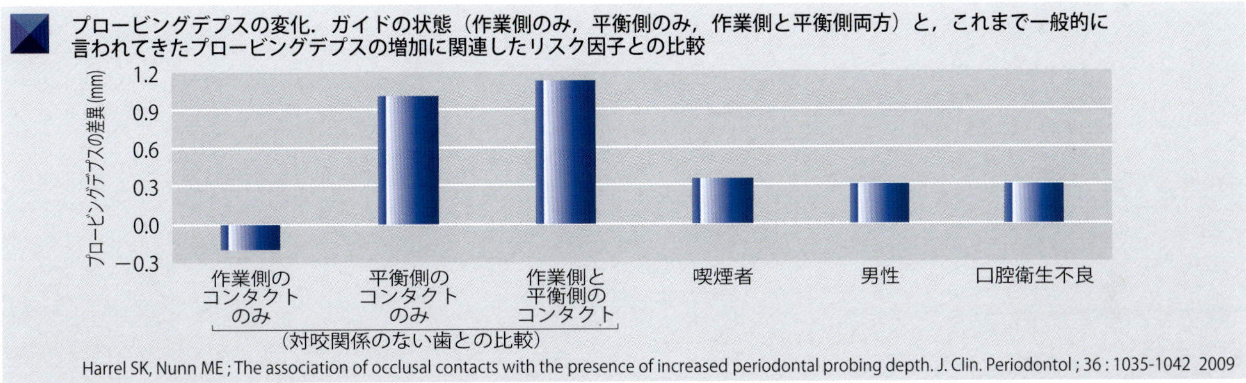

Fig. 86 対咬関係のない歯のプロービングデプスを 0 mm として，これまで言われていたリスク因子と各種コンタクトの状態でのプロービングデプスの差異を比較したもの

平衡側のみの咬合接触や作業側と平衡側の咬合接触はプロービングデプスが増加している．つまり細菌ではなく，力の問題がプロービングデプス増加の一因であることを示唆している

よって歯周病に罹患している患者への治療は，細菌の除去だけでなく，力の問題も解決しなければならない

Fig. 82, 83 の患者は 50 代，男性で「歯が揺れる」ことを主訴に来院された．全顎的に重度の歯周病に罹患しており，歯の動揺，歯肉退縮が認められる．しかし特筆すべきは，患者はすべて天然歯であり，|7 以外は補綴治療は行われていない．また，それぞれの歯をよく観察してみると，50 代にもかかわらず，咬頭頂，隆線，裂溝などが鮮明に残存している（**Fig. 84**）．本症例は，力による影響を顎関節や歯ではなく，歯周組織で受けるタイプであろう．

●ペリオと力の関係

ペリオは細菌が主な原因であるが，力のよる影響も無視できない．**Fig. 85** は咬合性外傷の影響について調べた研究である．歯周組織の状態に関わらず，すべての状態において，ボーンロスは起こっているがポケットデプスは増えていない，という現象が起こっている．つまり，感染ではなく力の影響によっても骨吸収が起こることを示している．

また，**Fig. 86** は，コンタクトの状態（作業側のみ，平衡側のみ，作業側と平衡側）や各種リスク因子（喫煙者，男性，口腔衛生不良）がプロービングデプスの増加にどのような影響を与えるかについて調べた研究である．対咬関係のない歯を基準として違いを調べているが，「平衡側のみのコンタクト」と「作業側と平衡側のコンタクト」はプロービングデプスが増加している．このことから，プロービングデプスの増加には，力が関与していることが示されている．

ここでは代表的な二つの論文を提示したが，歯周疾患に対しては，細菌の除去だけでなく，力の問題も解決しなければならない．

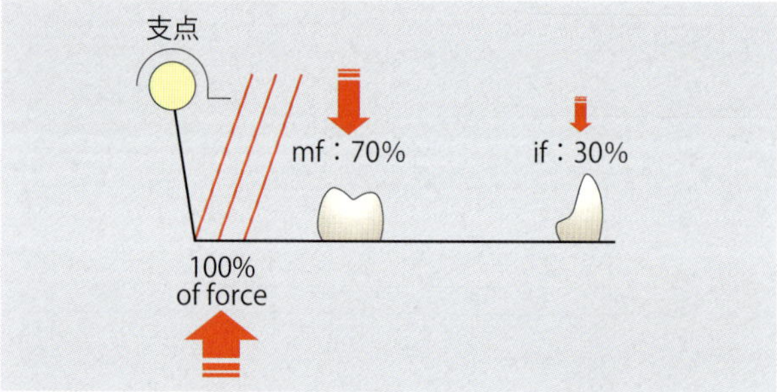

Fig. 87　咬筋の力を100%とすると，大臼歯部に70%，前歯部に30%の力がかかる．それだけ臼歯部の安定した咬合状態は重要である

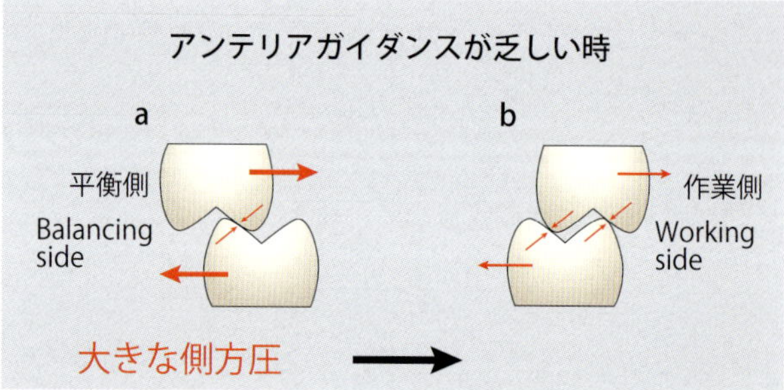

Fig. 88　アンテリアガイダンスが乏しいとき，平衡側での咬合接触は力が1点に集中してくるため，側方力が強くかかる．安定したアンテリアガイダンスの獲得が重要であることがわかる

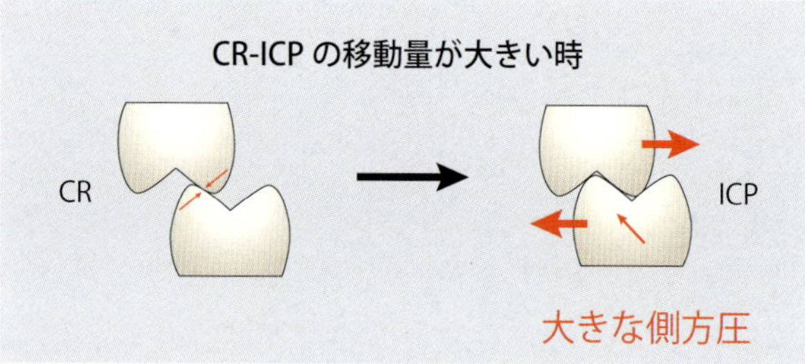

Fig. 89　CRとICPの移動量が大きいときは，CRで当たってから，ICPに移動するときにジグリングフォースが側方力としてかかってくるため，CRとICPの移動量が大きいと歯に対するダメージが大きい

●アンテリアガイダンス

では，どのようにガイドを付与して力をコントロールすればよいだろうか．もう一度，**Fig. 86** をご覧いただきたいのだが，唯一「作業側のみのコンタクト」のみがプロービングデプスが減少しており，その他のカテゴリーにおいては，対咬関係がない歯よりもプロービングデプスは増加することを示している．このデータからもわかるように，基本的には作業側のみにコンタクトを与えることが望ましい．

また，**Fig. 87** に示すように，咬合力は顎関節を支点とした3級テコが働き，大臼歯に大きな力がかかる．咬筋の力を100%とすると，大臼歯部に70%，前歯部に30%の力がかかる．それだけ，臼歯部には強い力に耐えうる安定したバーティカルストップの基礎が必要となる．

また，加わった咬合力をコントロールするには，下顎の運動方向を誘導するアンテリアガイダンスが重要である．テコの原理からも，前歯部の領域でガイドを行った方が有利である．

しかし，アンテリアガイダンスが乏しい場合には臼歯に咬合接触が生じ，平衡側での咬合接触は機能咬頭側のみが当たるため（**Fig. 88-a**），歯に為害作用のある強力な側方圧がかかることになる．一方，作業側に発生する咬合接触は2点で接触して（**Fig. 88-b**），力は長軸方向にも働くため側方圧は分散される．このことからも，平衡側での咬合接触は歯周組織の保護からも極力避けるべきである．

また，中心位（CR）と咬頭嵌合位（ICP）のずれが大きい症例にも注意が必要である．CRで咬合接触した後，噛み込んでICPへ大きく移動する症例では（**Fig. 89**），力がジグリングフォースとして持続的な側方圧がかかるからである．

以上の点から，力の影響が歯周組織に出る患者に対して修復治療を施す場合は，細菌の除去のみならず，以下に示す力への対応が不可欠である．

- 安定した臼歯の咬合（バーティカルストップの確立）
- 安定したアンテリアガイダンス
- 中心位と咬合嵌合位を可及的に一致させる

症例１　咬合の安定により歯周疾患を改善した症例

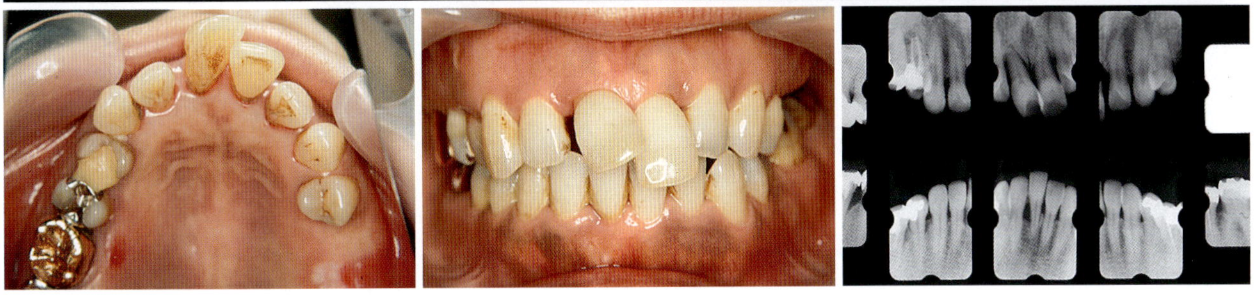

Fig. 90-1～3　初診時の口腔内およびデンタルＸ線写真．重度の歯周病に罹患している．臼歯のバーティカルサポート，アンテリアガイダンスが失われた症例である．歯の咬耗や筋・顎関節に異常は認められない．Periodontal (＋), TMJ (－), Tooth Wear (－)

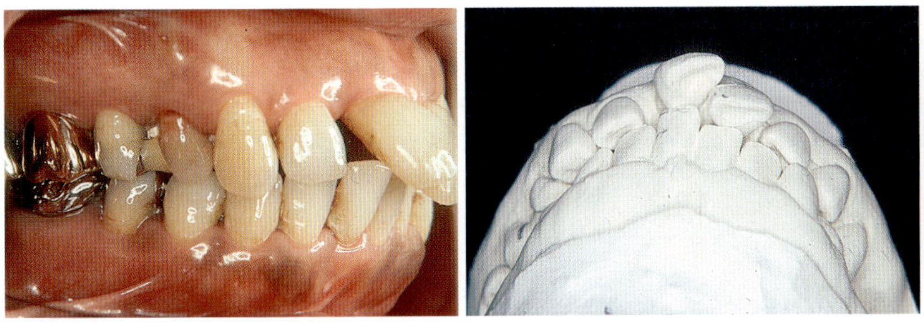

Fig. 91-1, 2　初診時の側方面観と模型上の観察．下顎前歯からの突き上げの影響もあり，1| は著しくフレアアウトしており，挺出も認められる

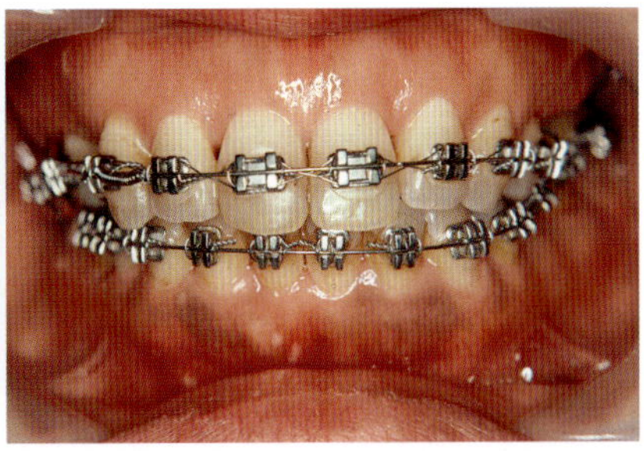

Fig. 92　矯正治療．挺出した上下顎前歯部は圧下を行った

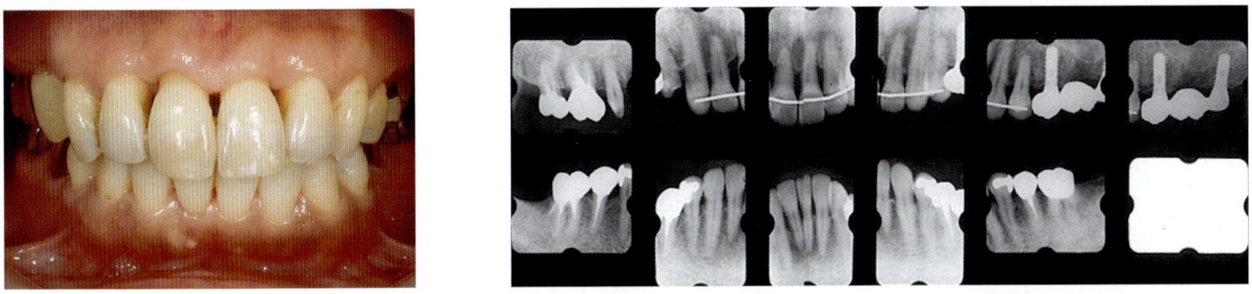

Fig. 93-1, 2　治療終了から６年後の状態．矯正治療により歯列不正を改善しアンテリアガイダンスの獲得を行い，インプラント治療による臼歯部の咬合の安定など咬合状態を改善したことが長期的な安定に繋がったと考えている

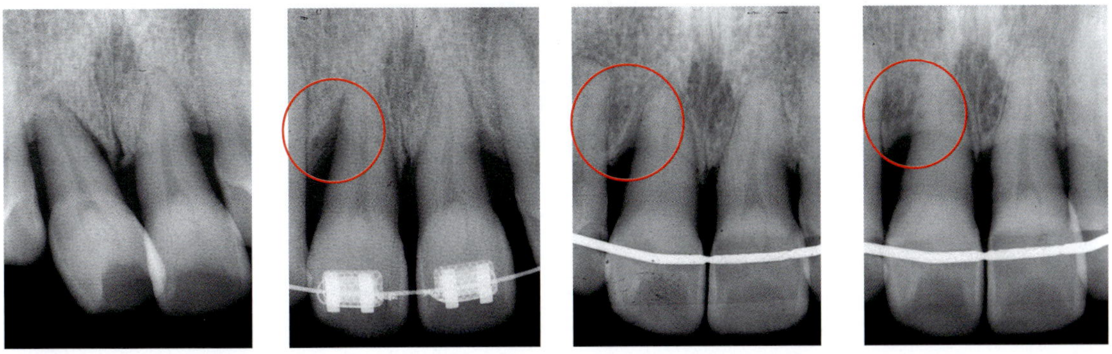

Fig. 94-1～4　上顎前歯部のデンタルＸ線写真（左から：術前，矯正治療中，治療終了時，６年後）．1| 遠心部（赤丸）には骨の添加が起こり，骨レベルが平坦化している．臼歯部の咬合の安定，適切なアンテリアガイダンスが付与されたことによって前歯部の骨吸収は改善された．つまり，前歯部の骨吸収は細菌由来ではなく，力に起因するものと思われる

本症例は，歯の動揺を主訴に来院された患者である（**Fig. 90**）．前歯部にフレアアウト，挺出が認められ（**Fig. 91**），臼歯の確固たるバーティカルサポートとアンテリアガイダンスが失われた症例である．このような症例に対しては，徹底した歯周治療

はもちろんのこと，力への対応が不可欠である．

そこで上下顎前歯部は圧下を行い，全顎的な矯正治療を行った（**Fig. 92**）．また歯周外科，臼歯部のインプラント治療を行い，細菌の除去，バーティカルストップの確立，安定したアンテリアガイダンスの獲得を行った．

治療終了から6年後の状態では（**Fig. 93**），歯周組織も安定し，骨のトポグラフィーも改善している．特筆すべきは，前歯部の変化である．1| 遠心部（**Fig. 94 赤丸部**）は骨の添加が起こっている．つまり前歯部の骨吸収は細菌由来ではなく，力によるものだと考えられる．初診時の 1| は保存が困難にも思えるが，力のコントロールと歯列の改善により，これだけの変化が起こりうることに留意する必要がある．

症例2　インプラントによりバーティカルストップの確立を図った症例

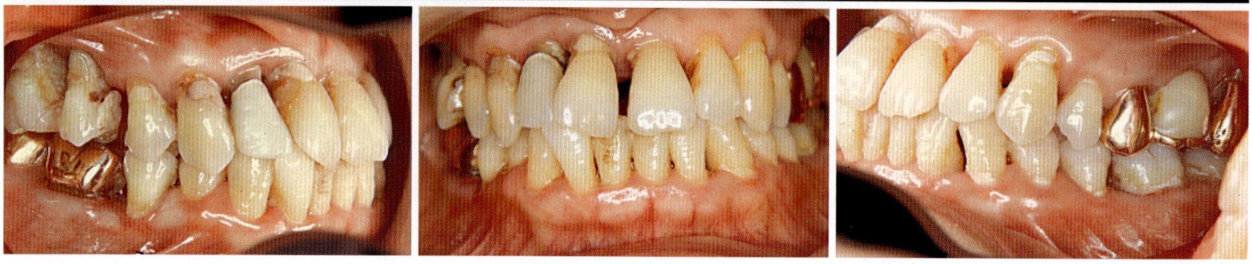

Fig. 95-1〜3　6 5| は動揺が著しく，ワイヤーとスーパーボンドで固定されていた．7 6| は比較的よい状態であったが，右側のオクルーザルストップは第一小臼歯までしかない．左側は垂直的骨吸収が認められる．アンテリアガイダンスが失われ，臼歯部に強い側方力が加わっていると思われる．Periodontal（+），TMJ（−），Tooth Wear（−）

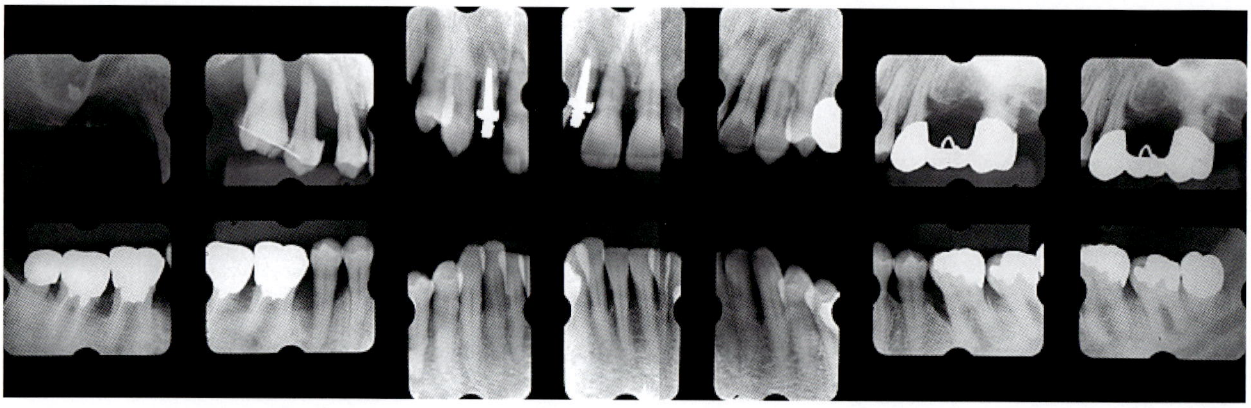

Fig. 96　デンタルＸ線写真

本症例は，6 5| の動揺を主訴に来院された患者である（**Fig. 95, 96**）．6 5| はワイヤーとスーパーボンドで固定されていた．7 6| は比較的よい状態であったが，6 5| と対合している 5| も動揺が著しかった．右側は第一小臼歯までしかオクルーザルストップがなかった．

左側は，臼歯部ブリッジ部に動揺が認められ，|5 は動揺度Ⅱ度であった．これは前歯部のフレアアウトによりアンテリアガイダンスが失われて臼歯部に強い側方力がかかっていることが原因と思われる．一見すると，感染によるペリオが疑われるが，精査していくと力による影響が大きい症例である．

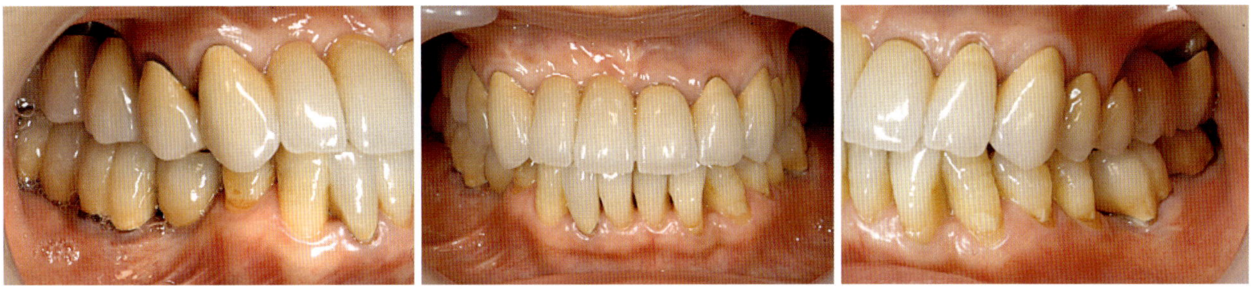

Fig. 97-1～3　最終補綴物装着時．骨造成，歯内療法を行い，$\underline{7\ 6\ 5|}$，$\overline{5|}$ にインプラントを埋入した

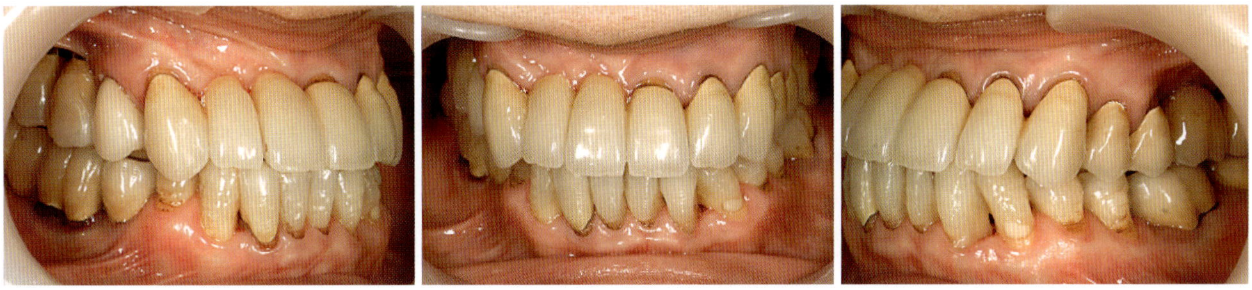

Fig. 98-1～3　術後 11 年

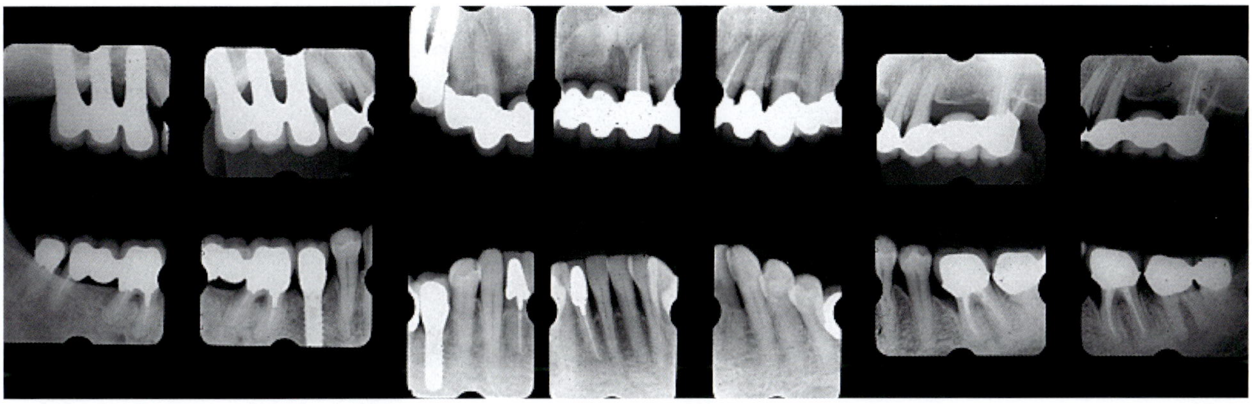

Fig. 99　同，デンタル X 線写真．骨は比較的安定している．ナイトガードは使用していない

●治療の流れ

治療は，$\dfrac{7\ 6\ 5|}{5|}$ 部の骨造成を行い，インプラント治療，歯内療法の後，最終補綴物を装着した（**Fig. 97**）．インプラントによる臼歯部のオクルーザルストップと安定したアンテリアガイダンスを与えている．

術後 11 年が経過しているが，大きな変化はなく，順調に推移している（**Fig. 98, 99**）．

本症例も力が歯周組織に影響を及ぼし，崩壊が著しい症例ではあるが，対応としては，P.120 で掲げた「安定した臼歯の咬合（バーティカルストップの確立）」「安定したアンテリアガイダンス」「中心位と咬合嵌合位を可及的に一致させる」といった基本に忠実な治療が重要であることを示している．

症例3　歯周疾患を抱えた患者に対する長期的アプローチ

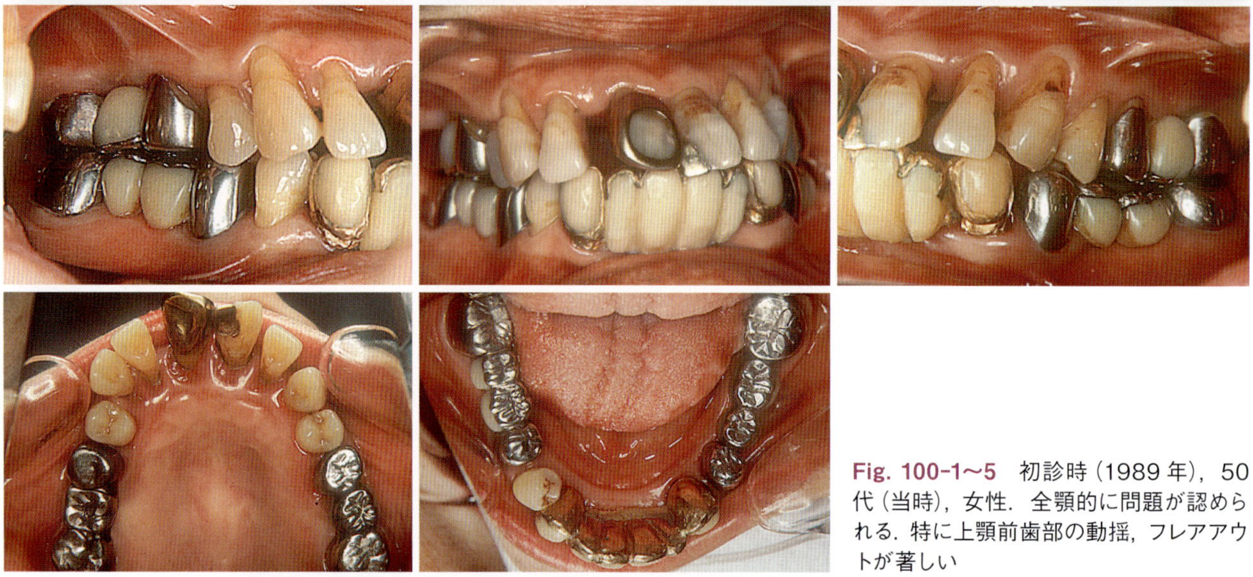

Fig. 100-1～5　初診時（1989年），50代（当時），女性．全顎的に問題が認められる．特に上顎前歯部の動揺，フレアアウトが著しい

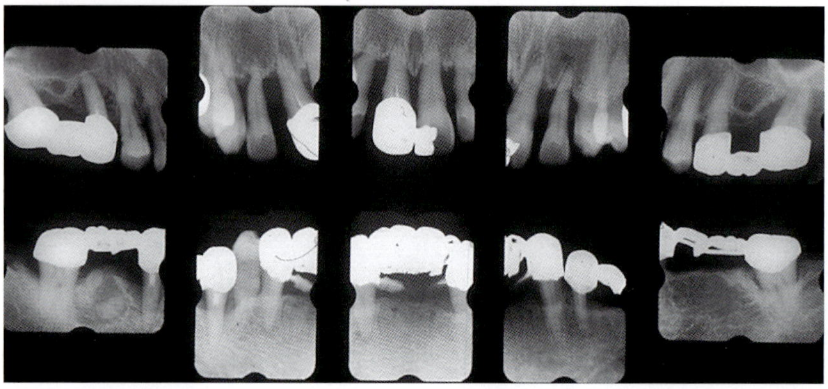

Fig. 101　初診時のデンタルX線写真．上顎前歯部に著しい骨吸収が認められる

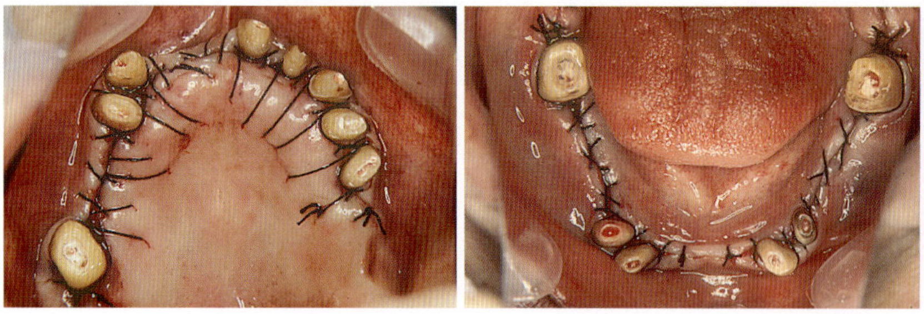

Fig. 102-1，2　根管治療，歯周外科を行う

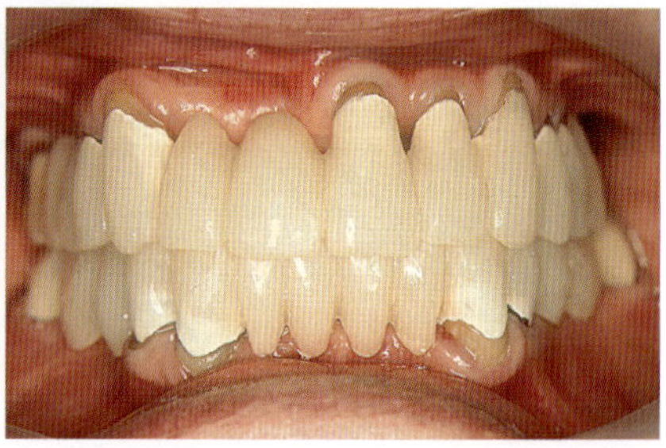

Fig. 103　プロビジョナルレストレーション装着

患者は，1989年に来院した初診時，50代の女性である．上顎前歯部のフレアアウトおよび動揺を主訴として来院された（Fig. 100，101）．全顎的に問題が認められ，保存不可能な歯も認められる．また上顎前歯部は著しい骨吸収が認められた．

当時はインプラントは臨床導入しておらず，GBRといった手段もなく，臼歯部のバーティカルサポートをしっかりと与える，残せる歯はできるだけ残していこう，というコンセプトで歯周補綴による治療を進めていくこととした．

まず根管治療，歯周外科を行い（Fig. 102），プロビジョナルレストレーションを装着した（Fig. 103）．初期治療を終え，炎症のコントロールがなされ，歯肉の状態は改

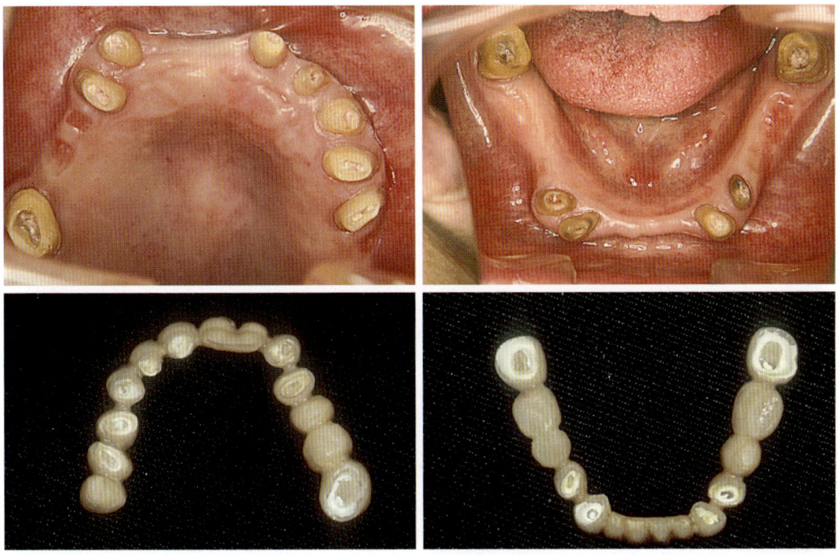

Fig. 104-1～4 炎症のコントロールができた
当時，これだけのロングスパンのブリッジで歯周疾患にも罹患していたため，最終補綴に移行する決断ができず，このままプロビジョナルレストレーションのままで経過を見ることとした

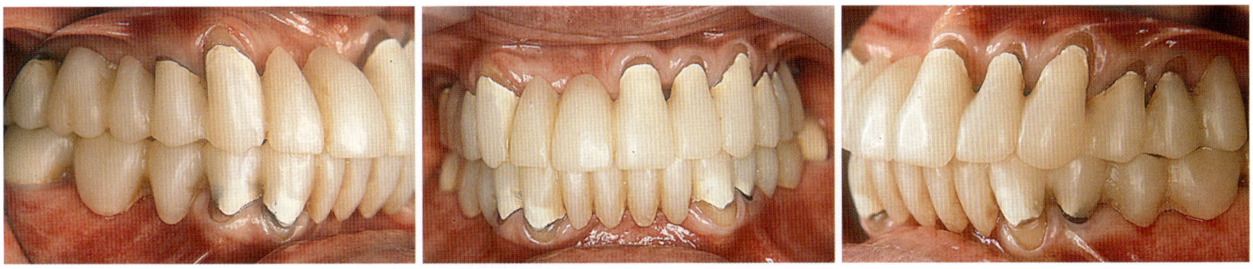

Fig. 105-1～3 プロビジョナルレストレーション装着から３年経過

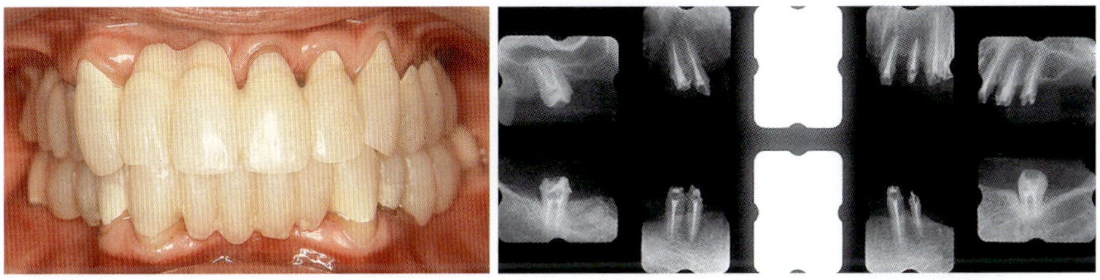

Fig. 106-1, 2 プロビジョナルレストレーション装着から５年経過．骨吸収は回復してよい状態になっている

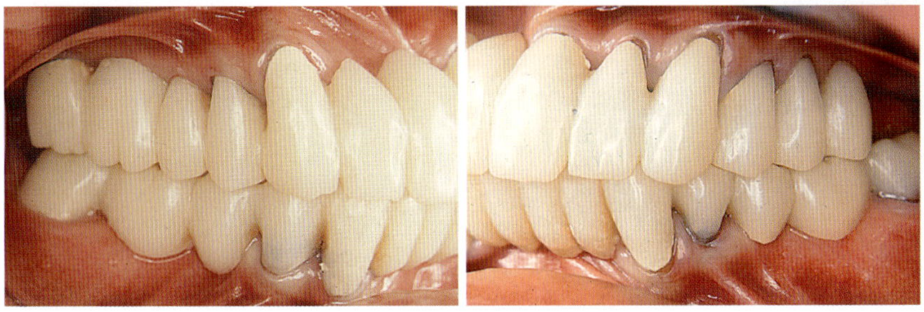

Fig. 107-1, 2 プロビジョナルレストレーション装着から７年．その間プロビジョナルレストレーションは何度か作り変えた．結局，長い時間を経てしまい，最終補綴物は患者の経済的状況の変化から保険での補綴物とすることになった

善し，安定している（**Fig. 104**）．

プロビジョナルレストレーション装着から３年（**Fig. 105**）．調整を繰り返し使用してきたが，劣化してきたため，再製作を行う．そしてプロビジョナルレストレーションを装着してから５年（**Fig. 106**）．骨吸収は改善し，安定した非常によい状態になっている

最初にプロビジョナルレストレーションを装着してから７年（**Fig. 107**）．もう一度，プロビジョナルレストレーションを作り替えた．患者の経済的状況の変化もあり，

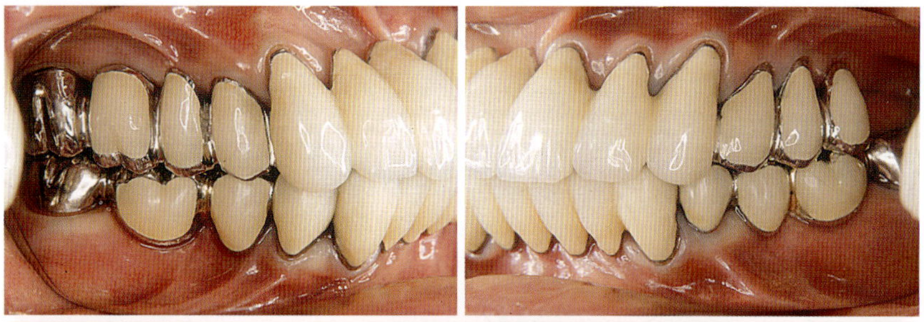

Fig. 108-1, 2　プロビジョナルレストレーションの製作から８年経過して，前装冠の最終補綴物を装着した

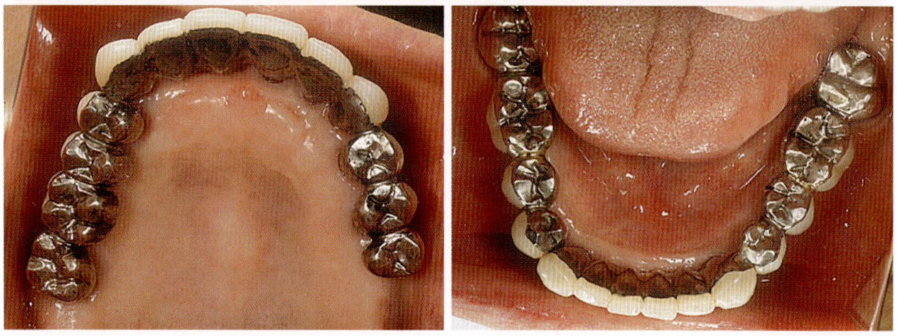

Fig. 108-3, 4　同，咬合面観

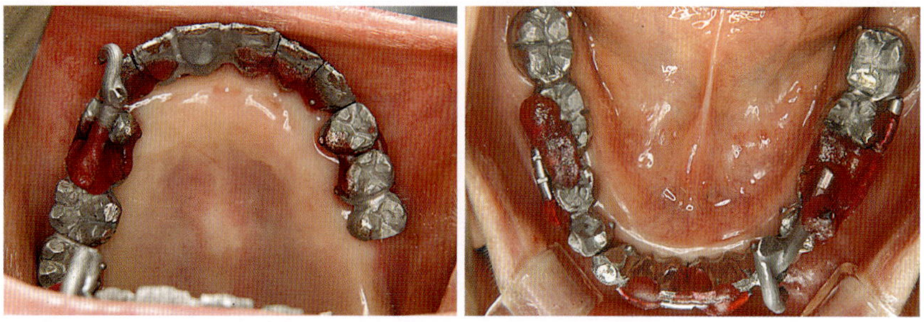

Fig. 109-1, 2　キーアンドキーウェイを付けている

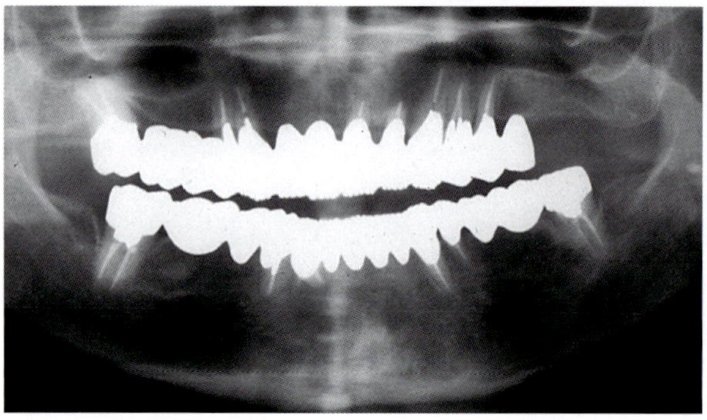

Fig. 110　最終補綴物装着後のパノラマＸ線写真

保険による補綴物を作製することとなった．

そして前装冠による最終補綴物を装着した（**Fig. 108**）．後鑞着をするためのソルダリングインデックスを採得し，さらに|3 4 にキーアンドキーウェイを付与している（**Fig. 109**）．

その後も，術後 11 年では問題なく（**Fig. 111**），術後 22 年経過時も審美的とは言えないものの，機能的には問題なく推移している（**Fig. 112, 113**）．術前，術後のデンタルＸ線写真でも，一部根尖病変は認められるものの，骨吸収はなく順調に推移している．

おわりに

少数歯残存の症例であり，残存歯間にインプラントを用いないと長持ちしないので

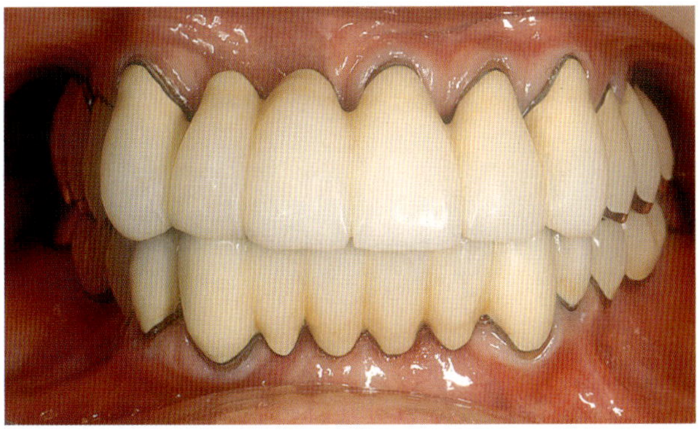

Fig. 111 術後 11 年経過

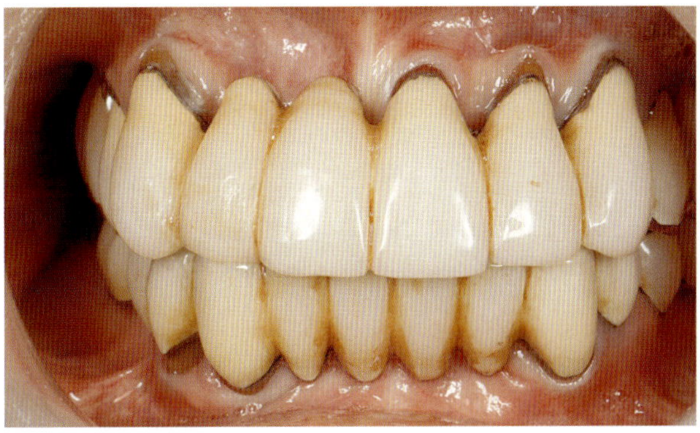

Fig. 112 術後 22 年経過

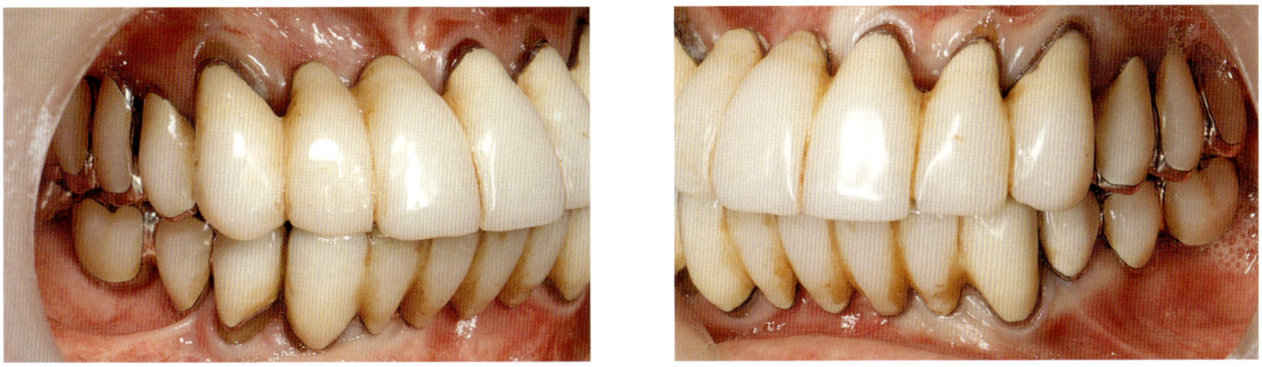

Fig. 113-1, 2 術後 22 年経過．審美的とは言えないものの，機能を回復させれば，保険の補綴物であっても長期的な維持は可能である．その後，患者は高齢のため通院が困難となり，現在は施設でメインテナンスしているとのことであった．現在も問題なく推移しているようで安心している

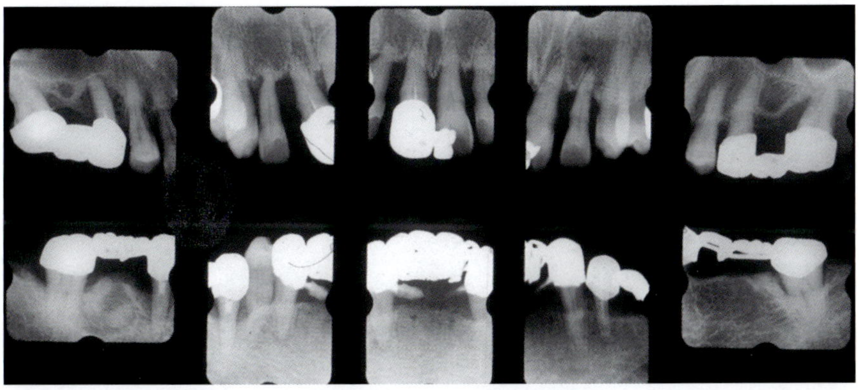

Fig. 114 術前のデンタル X 線写真

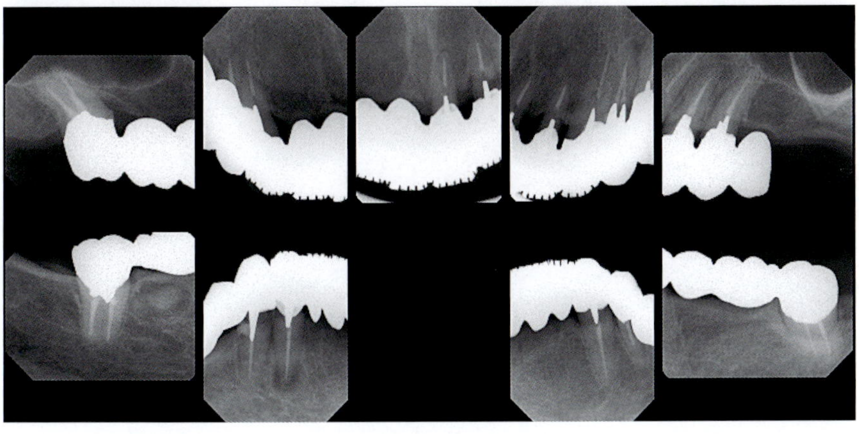

Fig. 115 術後 22 年のデンタル X 線写真．根尖病巣はあるが，力のコントロールはできている

は，と思われる方もいると思うが，咬合が安定していれば，歯周補綴であっても，長期的に安定した結果を残すことができる．

力の問題が歯周組織に影響を与える症例に対しては，咬合をコントロールした上でペリオのアプローチを行うことが重要である．

Section 4 力の影響を歯で受ける患者

ここまで，力の影響を「筋・顎関節」「歯周組織」で受ける患者について述べた．次に力の影響を「歯」や「補綴物」で受ける患者について見ていきたい．

齲蝕が原因でなく，歯に起こる実質欠損を「tooth wear」と呼ぶ．これは，咬耗や歯ブラシ等による摩耗，胃食道逆流症（GERD：gastroesophageal reflex disease）や嘔吐の影響による酸蝕等によって引き起こされる．近年では，齲蝕，歯周病に次ぐ第3の疾患とも呼ばれているが，どのように治療を行うべきか，明確な指標がないのが現状である．シビアな tooth wear は「20 歳では 33 人中 1 人」，「70 歳では 6 人中 1 人」に起こるとされ[7]，加齢に伴い増加していく傾向にあるが，臨床では若年者の患者も多く，どのように補綴治療を行うか，その対応には注意を要する．

Weak Link Theory においては，「歯周組織」「顎関節」と並んで，口腔内の力が影響する疾患であるが，単に歯質欠損を補うだけでは再び欠損が生じたり，補綴物が破損するおそれもあるため，疾患の原因を踏まえて治療計画を立案することが重要である．

Frank Spear は tooth wear の患者の特徴を以下のように挙げている（**Fig. 116**）．

1. 著しい咬耗が見られる
2. 咬合接触が面でワイドセントリック
3. 補綴物に破損が見られる
4. 骨吸収や歯の動揺等が認められない
5. TMJ には問題がない

Fig. 116 Tooth wear 患者の特徴（[8] より）

こうした tooth wear 患者（**Fig. 117**）への対応が難しい理由について，Spear は，「失敗のリスクがある」「治療が必要な歯の本数が多い」「治療が複雑」「修復するための歯冠長が短い」「修復のためのスペースがない」「咬合高径の変更が必要」などと述べている（**Fig. 118**）．確かに臨床では，「何度作ってもプロビジョナルレストレーションが壊れてくる」「摩耗に伴って挺出もしてくるので，本来の咬合高径が不明」「ブラキシズムなどパラファンクションも伴うため，原因がよくわからない」といった難しい症例に遭遇することが多いのも tooth wear 患者の特徴である．

そこでまず，wear の原因，種類について見ていきたい．

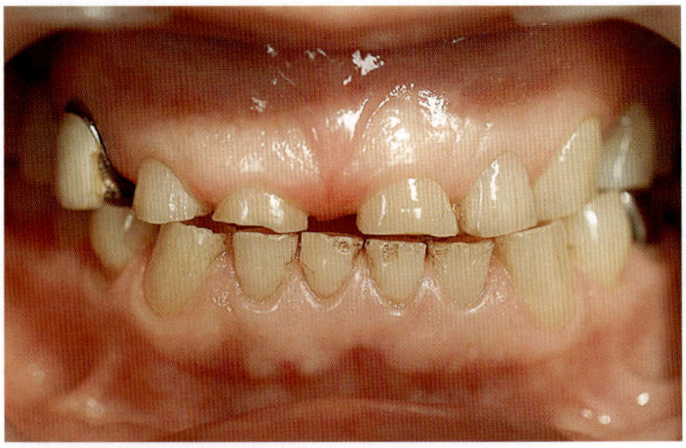

Fig. 117 Tooth wear の一例

1. 失敗のリスクがある
2. 治療が必要な歯の本数が多い
3. 治療が複雑で，どうすべきかわからない
4. 修復のための歯冠長が短い，歯質がない
5. 修復のためのスペースがない
6. 咬合高径の変更が必要

Fig. 118 Tooth wear 患者への対応が難しい理由（[8] より）

wear 患者に起こるトラブル

まず wear 患者に起こり得るトラブルについて理解しておきたい．Spear は，「ポーセレンの破折」「歯の破折」「インプラントの破折」「ソルダージョイントの破折」，などが起きるとしているが，結局それらの中の「何が起こるかわからない恐怖感がある」と述べている（**Fig. 119**）．つまり歯と補綴物全般にわたって破折・摩耗のリスクがあるということである．臨床においては，こうしたトラブルを未然に防ぐことが重要であるが，それには原因を理解しておく必要がある．

1. ポーセレン破折
2. 歯の破折
3. インプラントの破折
4. ソルダージョイントの破折
5. 何が起こるかわからない

Fig. 119　Tooth wear 患者に起こる可能性のあるトラブル（[8] より）

wear の原因

wear の原因には「物理的要因」と「化学的要因」がある．

1. 物理的要因

attrition（咬耗）（**Fig. 120**）：対合歯との咬合接触により発生する wear

abrasion（摩耗）（**Fig. 121**）：歯ブラシ，歯磨き粉など，摩耗を引き起こす物質との接触により発生する wear

2. 化学的要因

Erosion（**Fig. 122**）：酸蝕により発生する wear

Perimolysis（**Fig. 123**）：咬耗，摩耗に関連して引き起こされる脱灰

1．物理的要因—咬耗

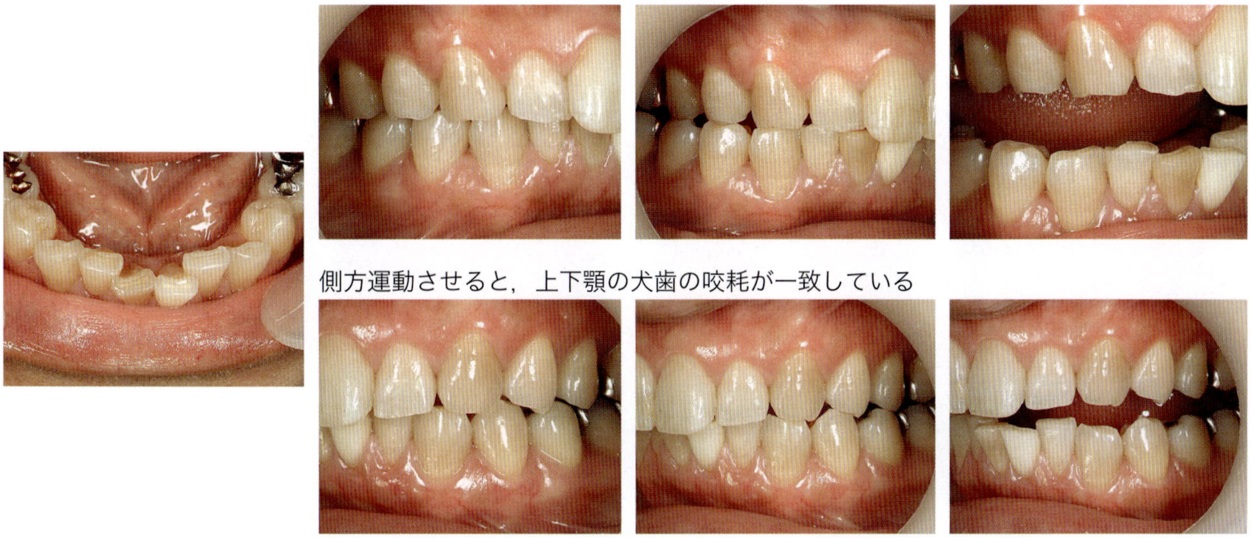
側方運動させると，上下顎の犬歯の咬耗が一致している

Fig. 120　咬耗による wear

1．物理的要因—摩耗

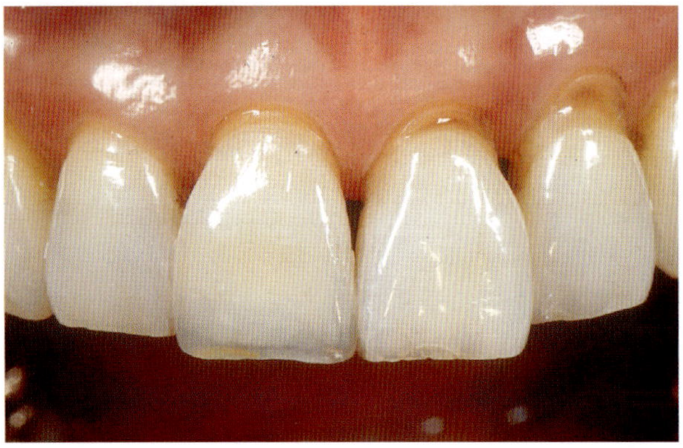

Fig. 121-1　摩耗による wear

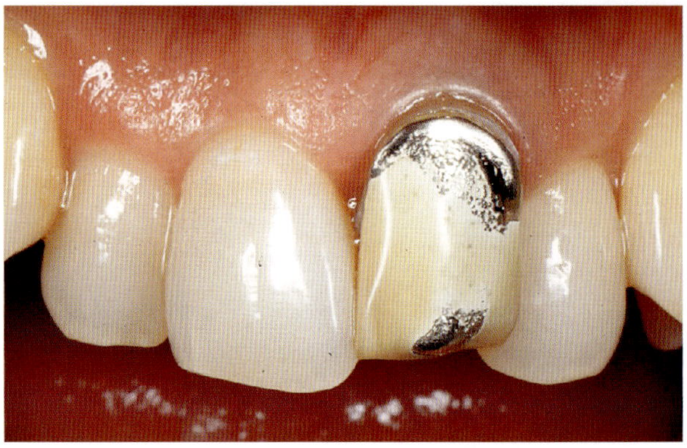

Fig. 121-2　歯ブラシによる前装材の摩耗

2．化学的要因—Erosion

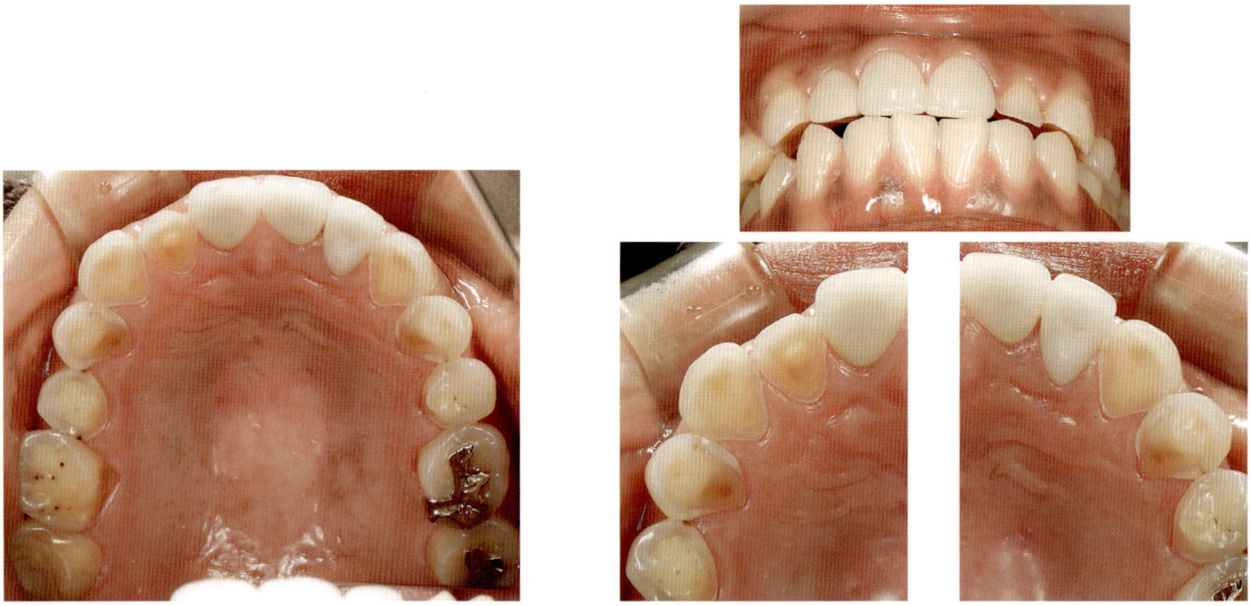

Fig. 122　Erosion による wear．咬頭嵌合位では接触していない歯だが，胃液等の酸性物質により wear が認められる．Erosion には力は直接的には関与していないため，セラミックによる補綴が可能である

2．化学的要因—Perimolysis

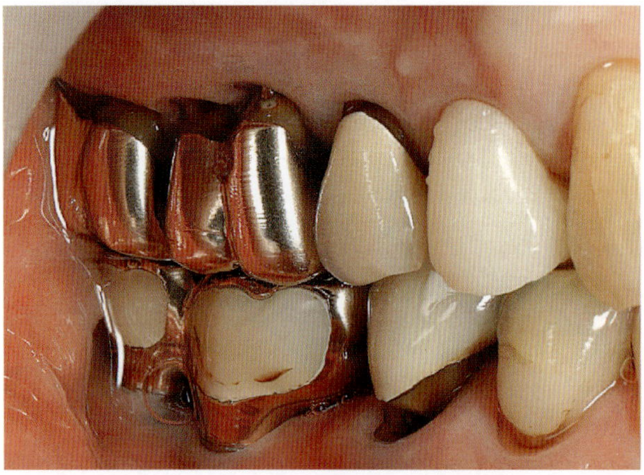

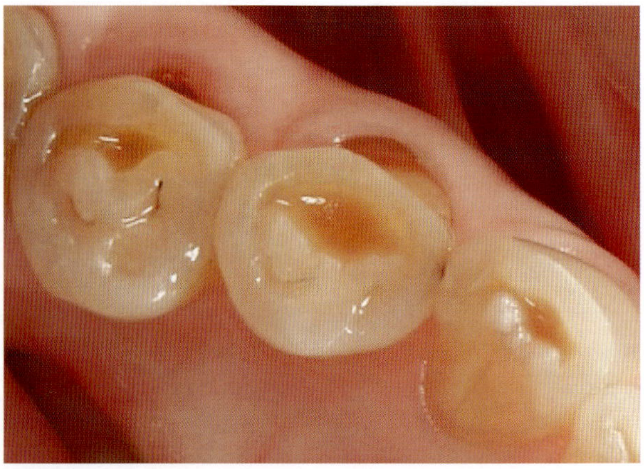

Fig. 123　Perimolysis による wear．力の関与により摩耗から脱灰が起こる

Tooth wear はなぜ起こるのか

Tooth wear の病因については，特に「チューイングパターン」「パラファンクション」「ブラキシズム」が指摘されている[8]（**Fig. 124**）．

1. チューイングパターン

患者のチューイングパターンを把握することは重要である．チューイングパターンはチョッパータイプ（Vertical）とグラインディングタイプ（Horizontal）に分けられるが（**Fig. 125**），注意が必要なのはグラインディングタイプ（Horizontal）の患者である．

グラインディングタイプの患者の場合，一般的に運動範囲は広く，また水平的に動くため，歯列全体が水平的に摩り減るリスクが高い．文献からも[9]，グラインディン

> ①機能に関連した病因
> チューイングパターン
> （チョッパータイプ，グラインディングタイプ）
>
> ②咬合に関連した病因
> パラファンクション
>
> ③神経筋機構に関連した病因
> ブラキシズム

Fig. 124　tooth wear の病因（[8] より）

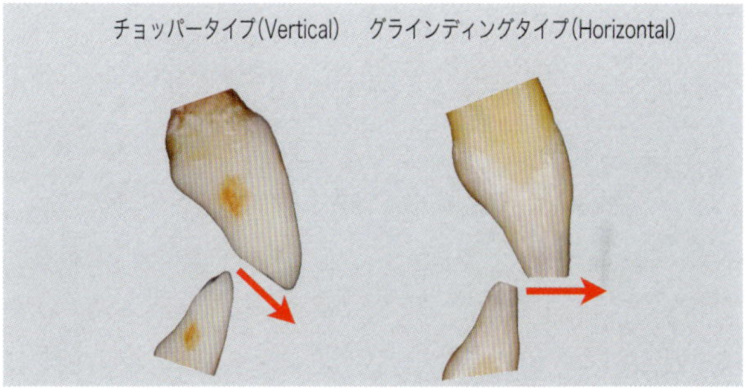

Fig. 125　チューイングパターン．チョッパータイプ（Vertical）とグラインディングタイプ（Horizontal）に分けられる．チョッパータイプは咬耗は起こりにくいが，グラインディングタイプは咬耗が起こりやすく，tooth wear の発生リスクが高い

●チョッパータイプ（Vertical）の患者

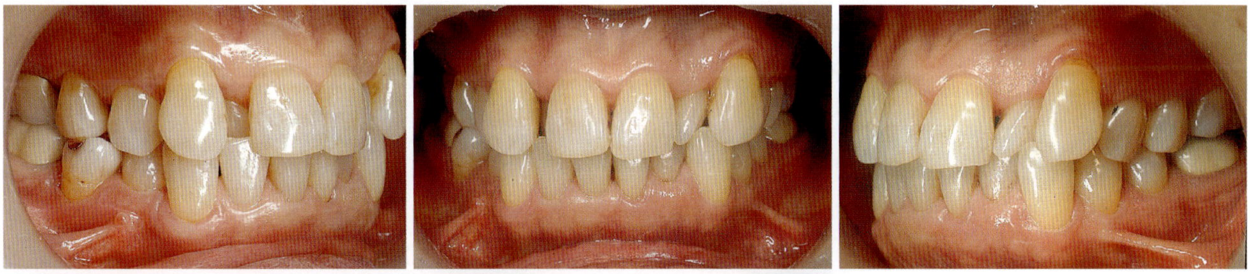

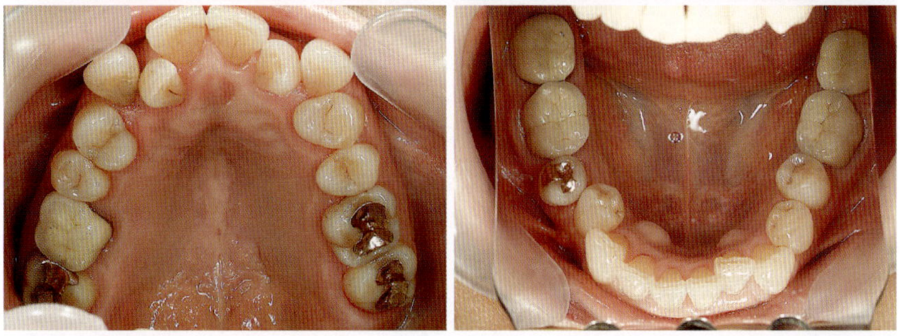

Fig. 126-1〜5　チョッパータイプの 80 歳，女性．一見，歯列は乱れているが，80 歳とは思えないほど天然歯が残存している

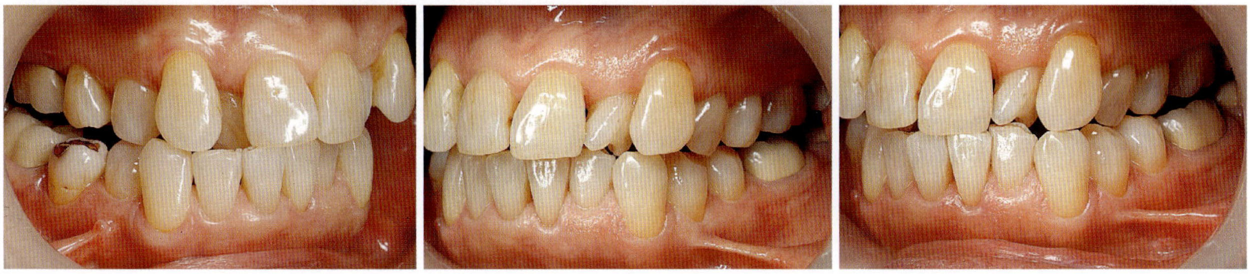

Fig. 126-6〜8　歯列は理想的ではないものの，犬歯ガイドが確立しており，wear もほとんど認められない

●グラインディングタイプ（Horizontal）の患者

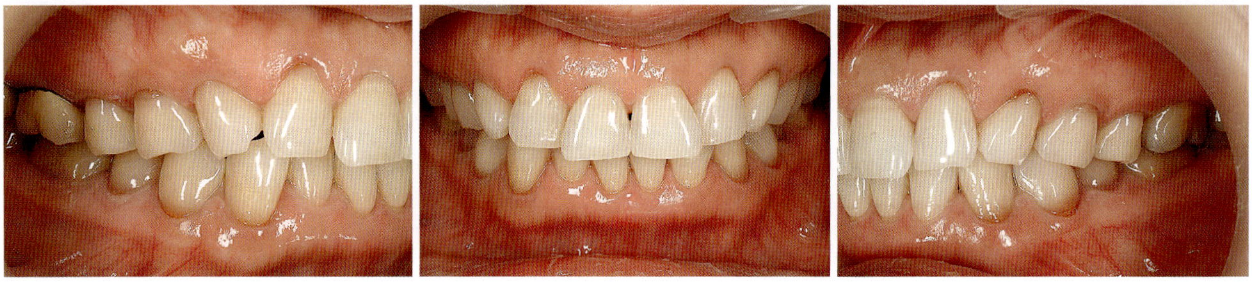

Fig. 127-1〜3　30歳，女性．チューイングパターンはグラインディングタイプである．若年者にもかかわらず著しいtooth wearが認められる

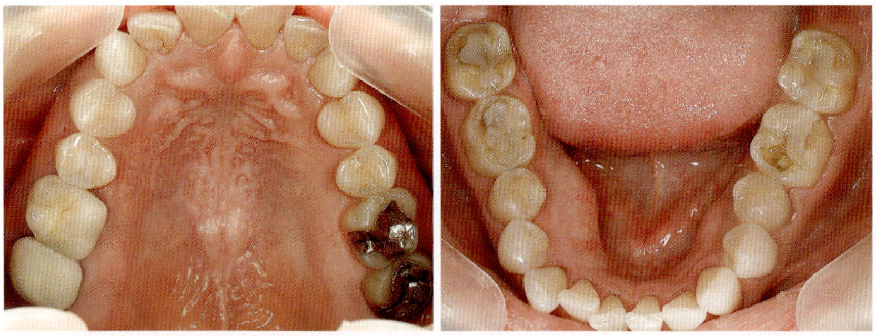

Fig. 127-4, 5　上下顎咬合面観．骨隆起も認められ，咬合力も強い患者であった

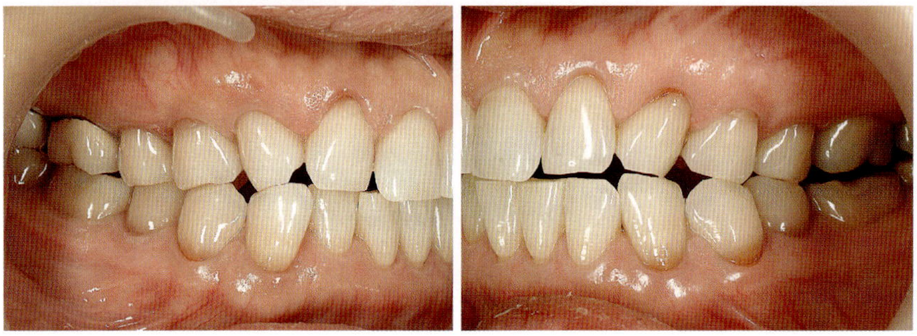

Fig. 127-6, 7　左右側方運動時．ガイドしている歯は上下顎で噛み合っており，wearが著しい．フルバランス予備群である．患者はセラミックによる補綴治療を希望していたが，セラミックによる治療は非常にリスクが高い症例である

グタイプはチョッパータイプよりtooth wearが多く見られるとの報告がある．そのtooth wearを防ごうとガイド歯に急峻な展開角を付与したとしても，今度はガイド歯の咬耗が進む．そこでガイド歯の咬耗を防ごうと硬い素材（ジルコニア等）を用いると，ガイド歯のフレミタスや歯根破折を引き起こすリスクが高まる．このように著しいグラインディングタイプの患者に対しては，術者がコントロールすることは難しく，補綴物には顎運動に併せた緩やかな展開角を付与した方がlongevityが得られることが多い．

Fig. 126は，80歳の女性．決して理想的な歯列ではないが，この年齢まで欠損もなく，補綴物も少ない．この患者のチューイングパターンはチョッパータイプであり，また犬歯ガイドも確立させていることから（**Fig. 126-6〜8**），tooth wearもなく歯列が保全されている．

グラインディングタイプ（Horizontal）の患者の場合（**Fig. 127**），tooth wearが起こりやすく，補綴治療後の補綴物も摩り減りやすい．そのため補綴物のマテリアルセレクションは非常に難しい．チューイングパターンと調和し，前歯から臼歯まで全顎的にフレミタス等のリスクはあるものの摩耗しにくいマテリアルを用いるか，コンポジットレジンをビルドアップし，摩り減ったらまた盛り足すということを繰り返す，といった保存療法的な選択となる．

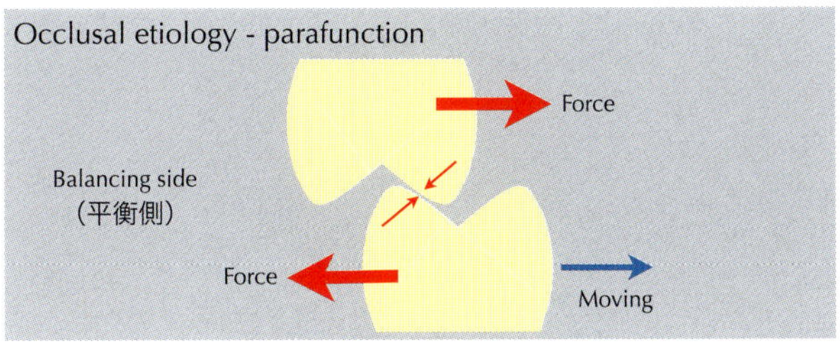

Fig. 128 平衡側に咬合接触がある場合に，それを避けようとして歯同士を擦り合わせる動きをして tooth wear が発生する

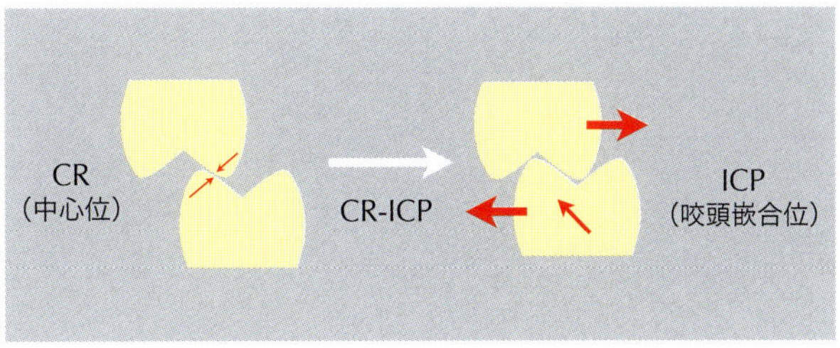

Fig. 129 中心位（CR）と咬頭嵌合位（ICP）にずれがあり，咬合嵌合位に噛み込む際に干渉があるとそれを避けようと歯ぎしりが起こり，tooth wear が発生する

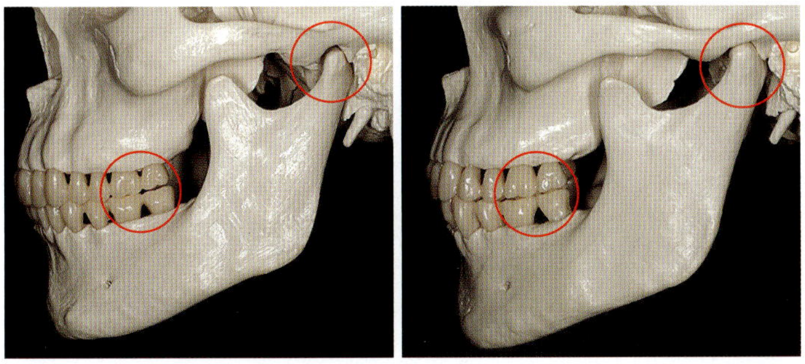

Fig. 130 咬合干渉が起こった時に，歯同士を擦り合わせる動きをして tooth wear が発生する

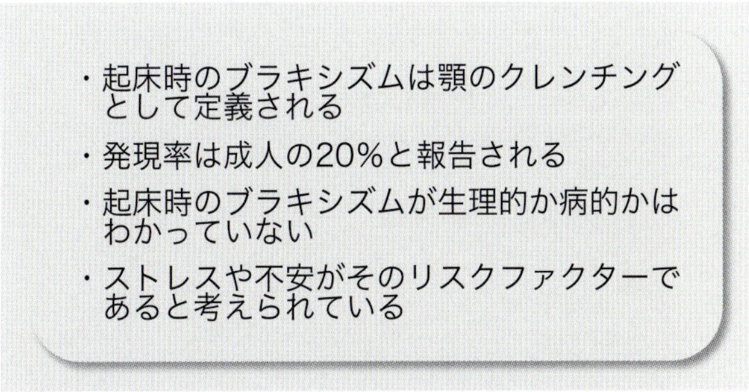
・起床時のブラキシズムは顎のクレンチングとして定義される
・発現率は成人の20%と報告される
・起床時のブラキシズムが生理的か病的かはわかっていない
・ストレスや不安がそのリスクファクターであると考えられている

Fig. 131 ブラキシズムの生理と病理 [10] より）

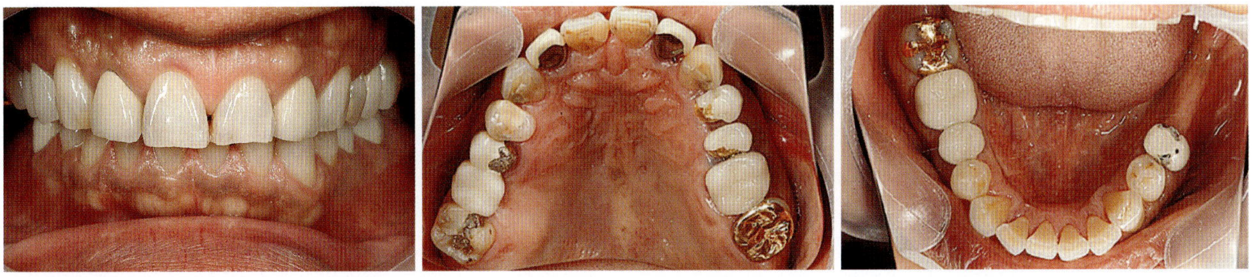

Fig. 132-1〜3 ブラキシズムを有する患者．ブラキシズムにより歯，補綴物に tooth wear が認められる．このような場合，患者のチューイングパターンの把握，顆路角に応じた展開角の設定が重要だが，それに加えてナイトガードの使用も必須である．本症例ではナイトガードを必ず使用することに同意していただき，補綴治療を行った

2. パラファンクション

tooth wear は，パラファンクション（口腔悪習癖等，非機能的な運動）によって発生するリスクもある．特に，咬合干渉をきっかけとして起こることが多い．

例として，平衡側に咬合接触がある場合に，それを避けようとして歯同士を擦り合わせる動きをする（**Fig. 128**），中心位（CR）と咬頭嵌合位（ICP）にずれがあり，咬合嵌合位に噛み込む際に干渉があるとそれを避けようと歯ぎしりが起こる（**Fig. 129**），咬合干渉が起こった時に，歯同士を擦り合わせる動きをする（**Fig. 130**）といったパラファンクションを原因として wear が発生することがある．

3. ブラキシズム

ブラキシズムの原因については，ストレスや睡眠時の覚醒，遺伝，中枢・自律神経系の異常な活動などさまざまな原因によって生じるとされ（**Fig. 131**），不明な点も多いが，臨床では，これまで述べてきたチューイングパターンやオクルージョンに関係なく，「咬合に問題はないのに補綴物が壊れる，tooth wear が発生する」といったことはしばしば起こる．対応としては，夜間のブラキシズムに対してはナイトガードの使用（**Fig. 132**），覚醒下に起こる噛みしめ（Tooth Contacting Habits：TCH）に対しては，歯を接触させないように患者指導を行うことと，場合によってはナイトガードを日中にも装着することが望ましい．

Section 5　wearパターンによる診断

wearのパターンによる診断

どこの部位にwearが発生しているのか．wearの発生部位には何らかの理由があり，発生原因を診査・診断することは問題解決の糸口となる．wearのパターンには，大きく分けて① 前歯部か臼歯部か，② 左側か右側か，③ 上顎か下顎か，の3つのパターンがある．なぜその部位にwearが起こるのか，その機序を診断することにより，適切な解決策が導き出される．

Wearのパターン

①前歯部か臼歯部か

②左側か右側か

③上顎か下顎か

① 前歯部か臼歯部か

●前歯にwearがある場合（Fig. 133）

前歯部にwearが発現している場合には，いくつかの原因が考えられる．まず，ブラキシズムの習癖を前歯同士で行っていたり，end to endで行っている場合が考えられる．次に，顆路が著しく急峻（Steep）であることが考えられる．また，過食症による嘔吐や，稀ではあるが酸性の食品（レモン等）を前歯でずっとかじる癖がある，といったことも原因として報告されている[8]．

●前歯のwear

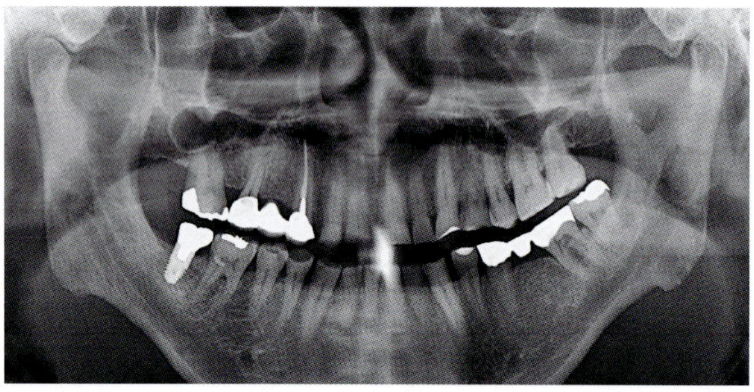

Fig. 133-1　パノラマX線写真

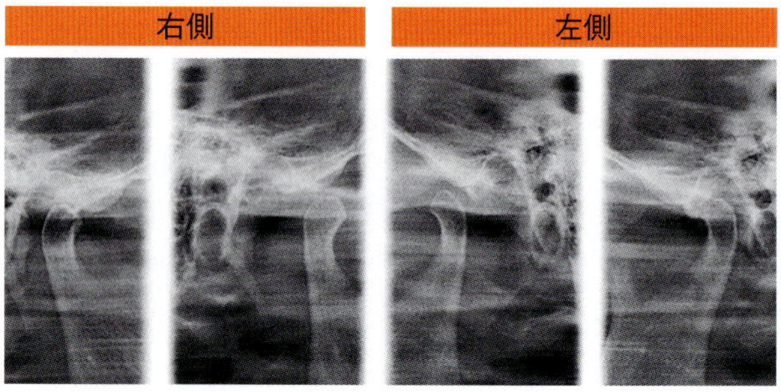

Fig.133-2　顎関節X線規格写真．関節窩の形態，顆頭の形態，位置で推測ができる

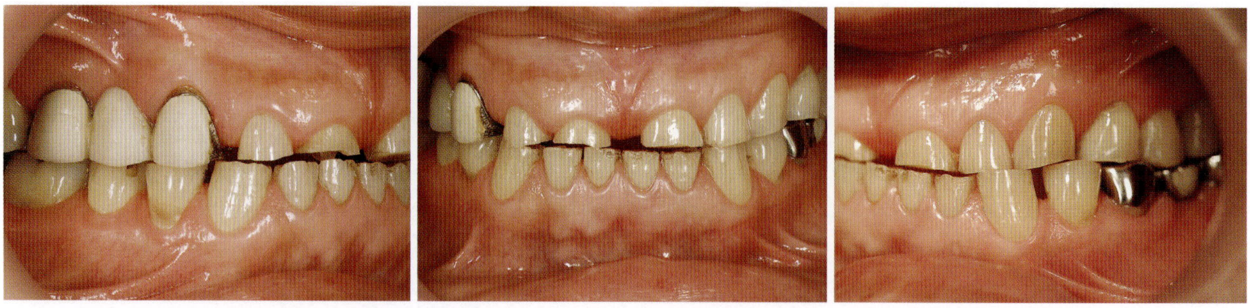

Fig. 133-3～5　前歯部が著しいwearを起こしている

●臼歯に wear がある場合

臼歯部に wear が発現している例としては，アンテリアオープンバイトのブラキシズム患者で，臼歯部のみに咬合接触がある場合が挙げられる．また顆路が著しく平坦な患者も臼歯部に wear が起こりやすい．

また，睡眠中の胃食道逆流症（Gastro Esophageal Reflux Disease：GERD）により胃液が口腔内に逆流することで臼歯が酸蝕を起こす場合もある．

●臼歯の wear

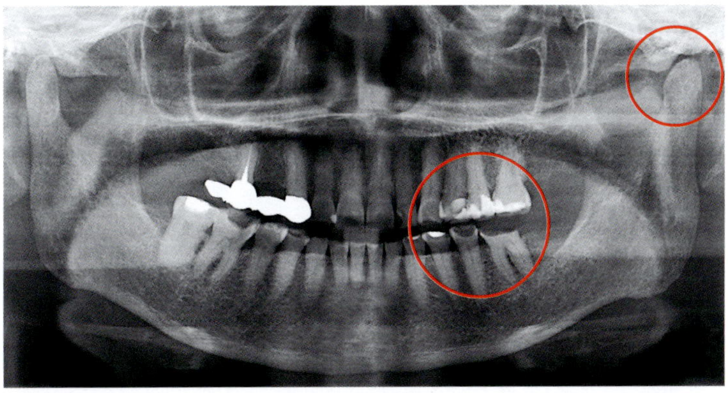

Fig. 134-1　パノラマX線写真．対咬関係のない 7| 以外の下顎臼歯に著明な wear が起きている

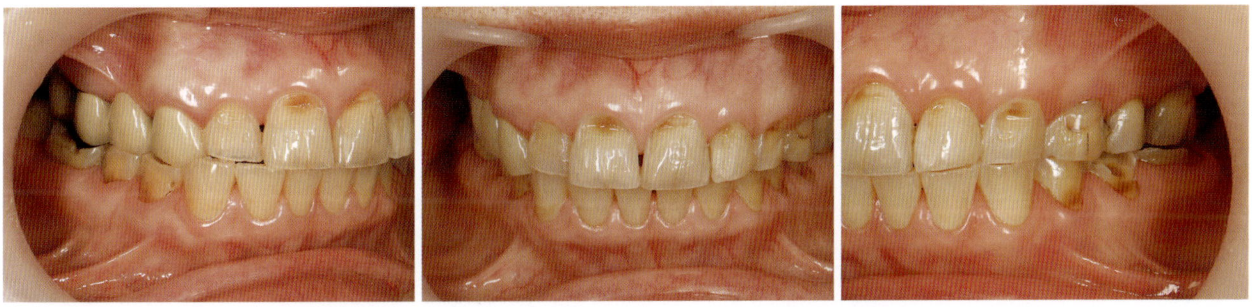

Fig. 134-2～4　ブラキサー患者で臼歯部に著しい wear が認められる．また前歯の歯頸部にはチップが認められる

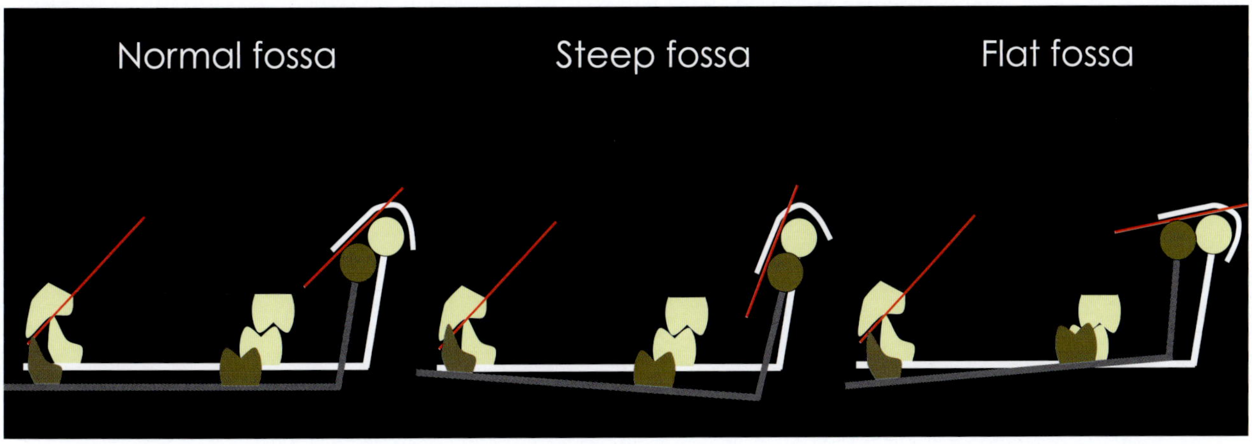

Fig. 135　Spear, F は，顆路と切歯路角が一致している場合は問題は起こりにくいが，顆路が Steep な場合には前歯部に wear が起こりやすく，Flat な場合には臼歯部に wear が起こりやすいと述べている（8) より）

②左側か右側か

左右で wear に違いが認められる場合には，ブラキシズムが片側のみで起きる，また片側で顆頭の高さが喪失している，といったことが考えられる．

● Left vs Right ①

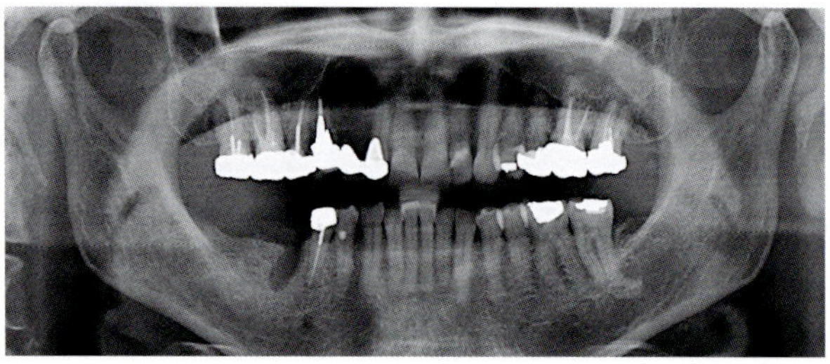

Fig. 136-1　右側臼歯部が欠損しており，インプラント治療を希望して来院

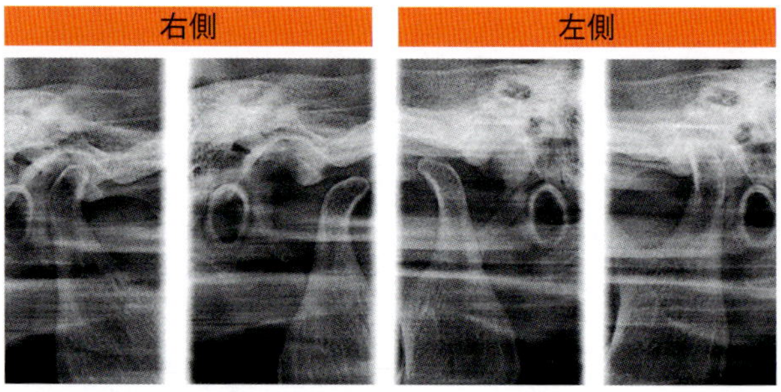

Fig. 136-2　顎関節 X 線規格写真．左側はノーマルだが，右側は関節窩の傾斜がやや Flat に見え，顆頭の高さも減少しているように見える

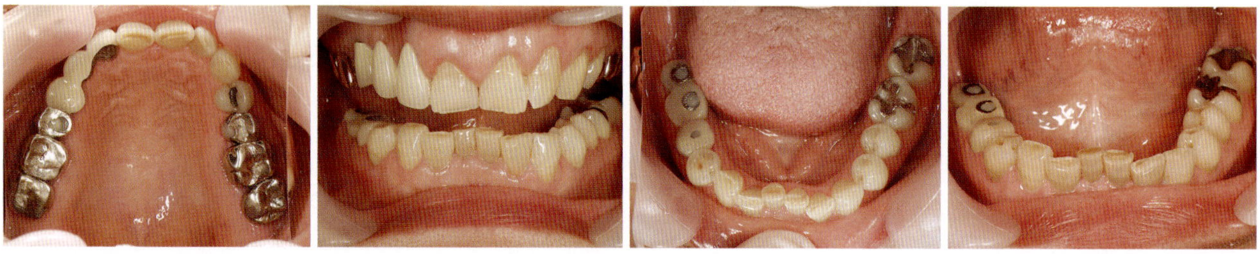

Fig. 136-3～6　同患者にインプラントを埋入し，プロビジョナルレストレーション装着から 1 カ月後の状態．下顎右側だけが著しく摩り減ってしまった．左側の咬合面形態は変化なく残存している

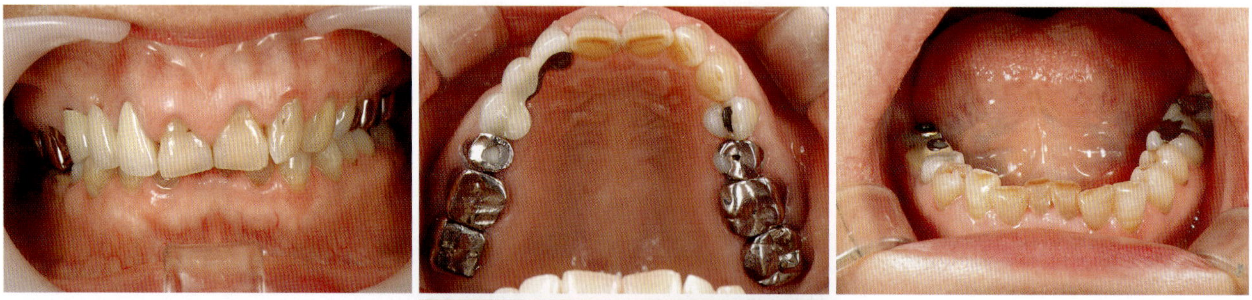

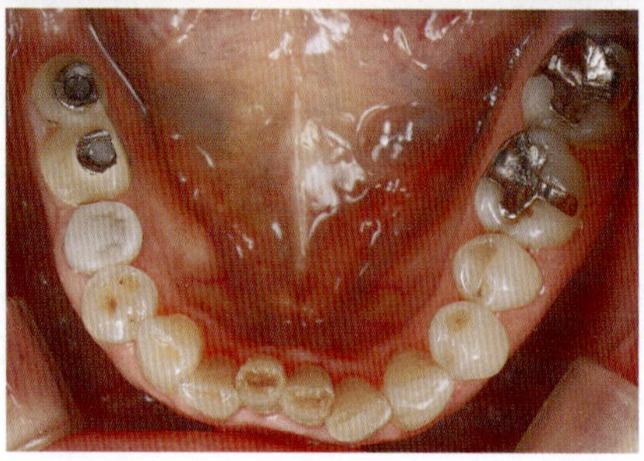

Fig. 136-7～10　その後もリコールで来院されているが，挺出と咬耗がさらに進んでおり，止まらない．この症例からも，左右の顆路が著しく異なるブラキシズム患者においては，片側的に咬耗が生じるおそれがあるため，補綴設計，補綴物の材質，ナイトガード使用などを十分に考慮したうえで治療を進めることが重要である．原因としては，片側のブラキシズム，右側顆頭の高さの減少と関節窩のフラットニングが考えられる

● Left vs Right ②

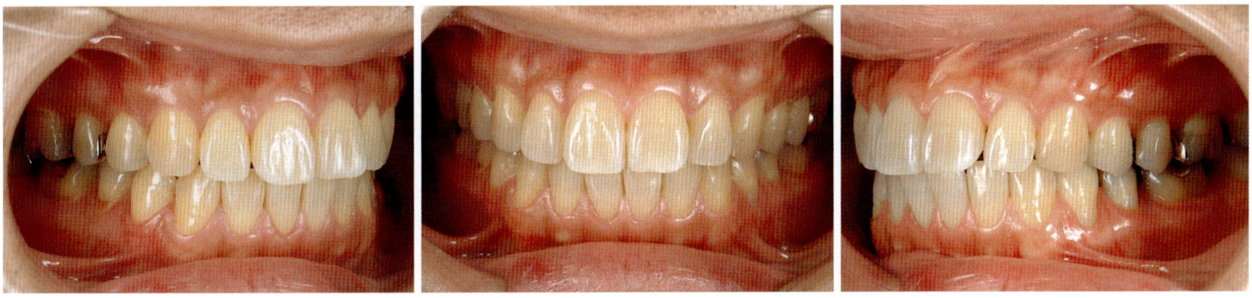

Fig. 137-1～3 患者は 40 代男性．臼歯部のメタル修復物を白くしてほしい，との主訴で来院．一見すると歯列は整っており問題ないように思われる

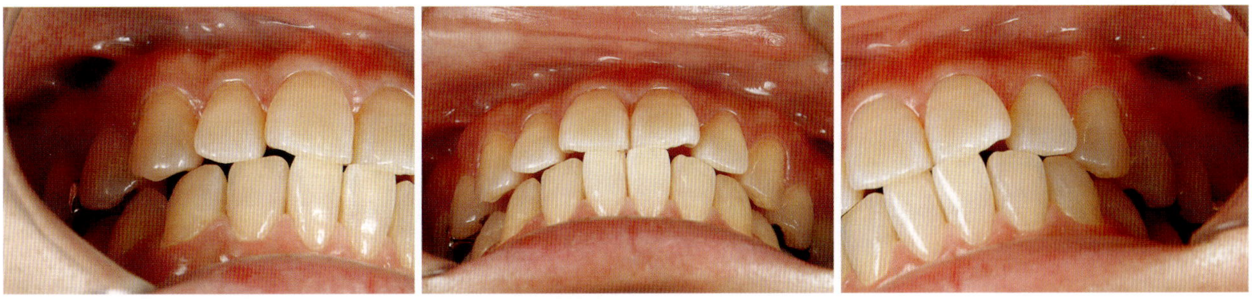

Fig. 137-4～6 側方運動では犬歯でガイドして 1 級関係も得られており，問題ない

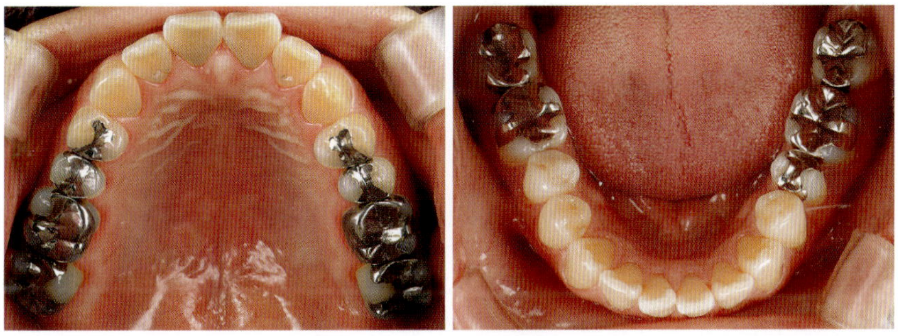

Fig. 137-7, 8 臼歯部にはメタルインレーで修復されている．このメタルをセラミックにしてほしいとのことだった

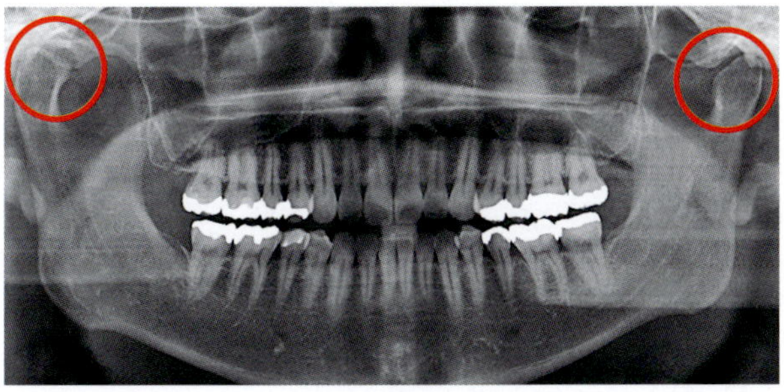

Fig. 137-9 パノラマX線写真．この画像から，左右の顆頭の形態が著しく異なることに気付いた．左側はノーマルだが，右側の形態がフラットである

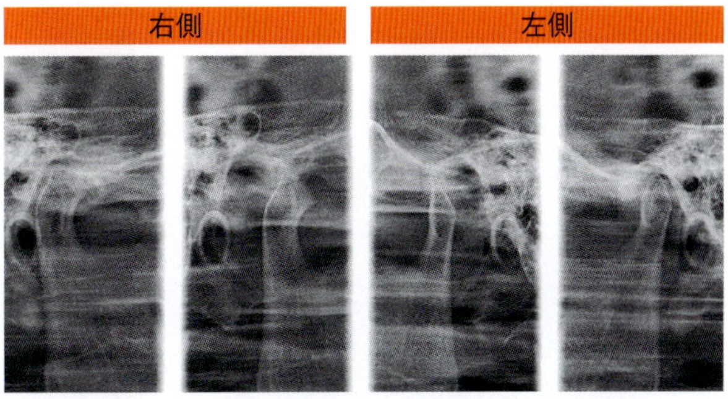

Fig. 137-10 そこで，顎関節 X 線規格写真を撮影した．右側の顆頭はフラットで，やはり左右で形態が異なる

右側

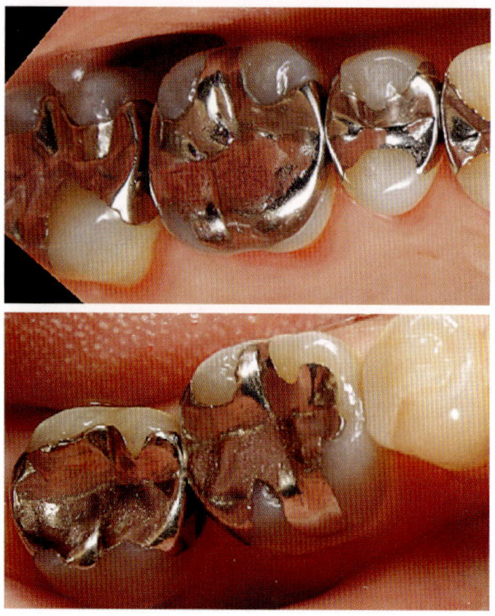

Fig. 137-11, 12 臼歯部のインレーを観察したところ，右側はメタルに咬耗が認められ，隆線も残っていない

左側

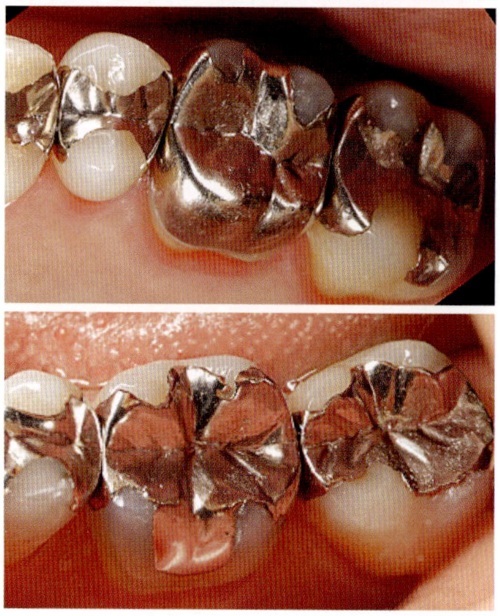

Fig.137-13, 14 左側には咬耗は認められず，隆線も残っている．左右差が著しい症例であった
本症例に左右でセラミックを入れたら，どのような経過をたどるだろうか．おそらく右側のみ咬耗，破折を起こしたであろう．このリスクを患者に説明したところ，セラミック修復は行わず，現状維持で定期検診を続けている

③上顎か下顎か

基本的には上下顎の歯が当たって咬合するわけであり，上顎のみ，下顎のみ wear が起こるということはありえないはずなのだが，次のような習癖がある場合には片顎に wear が起こる場合がある．ただし必ずしも咬合に起因するわけではない．

- 過食症による胃酸の影響
- 炭酸飲料を常飲している
- 歯同士を擦り合わせるような習癖がある
- 局所的にエロージョン（酸蝕）が起こるような習癖がある
- 外傷

●上顎か下顎か

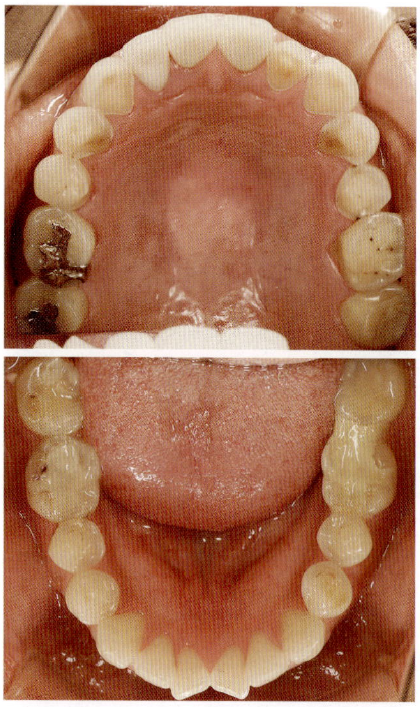

Fig. 138-1, 2 上顎のみエロージョンと思われる wear が認められる

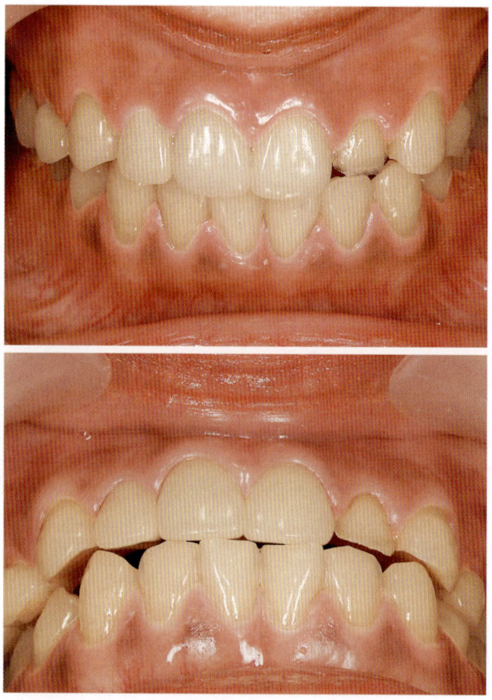

Fig. 138-3, 4 エロージョンが起こっている部位には咬合接触はなく，咬合に起因する wear ではないことがわかる

wear が起こったら，咬合高径（Vertical Dimension of Occlusion）にどのような影響が起こるか

では wear が起こると，口腔内にはどのような変化が生じるのだろうか．補綴治療を行う場合には，減じた歯冠の高さを回復させればよいのだろうか．

wear が起こると，口腔内では「歯の挺出，もしくは歯槽突起の挺出により咬合高径は維持される」，または「挺出不能により咬合高径は減少する」のいずれかが起こる．

Dawson は，閉口筋の長さが咬合高径を一定に保つ役割を果たしており，急速に wear が生じた場合であっても，wear による減少と同等の分，歯槽突起が延長すると述べている[11]（**Fig. 139**）．

しかし，歯もしくは歯槽突起が挺出できない場合には，咬合高径は減少するのだが，挺出が起こっているのか，もしくは咬合高径が減少しているのかを把握することは，口腔内の観察だけではわからないことも多い．

この時，参考になるのが，平均的な歯冠長や歯冠形態，CEJ の位置，またセファロ分析である．ただし，インプラントの場合は当然ながら挺出は起こらないので，上部構造に wear が生じた場合には咬合高径は減少することになる．

以上の点を考慮して，補綴治療の際には，咬合高径を維持するのか，挙上するのかを診断し，さらにオーバージェットやオーバーバイトが変更できるのかに留意して診断用ワックスアップの作製や治療計画を立案することになる．

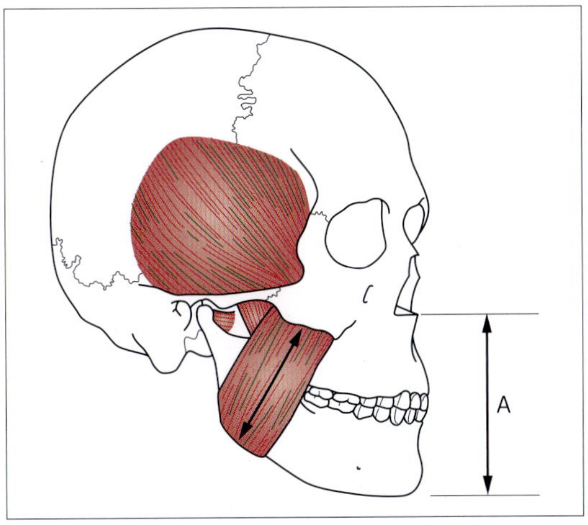

Fig. 139 Dawson は，咬合高径は閉口筋の長さによって維持されているので，急速に wear が生じた場合であっても，咬合高径（A）を減少させる原因とならず，wear によって減少したのと同じ距離だけ歯槽突起が延長すると述べている（[11] より）

咬合高径変更に対する考慮点

wear 患者に対しては，補綴治療において咬合高径を変更・回復する場合がある．しかし，「咬合高径の変更によってなんらかの不具合が生じるのではないか」，という質問もよく受ける．はたして咬合高径の変更は生体に為害作用があるのだろうか．

Frank Spear は，咬合高径の変更について，咬合高径の修正による TMJ への影響に関しては，関節円板と下顎頭との関係が正常であれば，咬合高径を変更したことで下顎頭の位置がずれない限り問題はない．また，咬合高径の修正による筋肉への違和感に関しては，咬合高径修正後に発生する筋肉の違和感は 2 週間ほどで消失し，違和感の残った患者は全体の 5% であった．正常な咬合面形態と咬合接触状態を与えれば問題はない．また変更した咬合高径の安定性に関しては，咬合高径を挙上することで咬筋の長さの変化が大きければ，後戻りの可能性がある，と述べている[12)]．

また咬合高径の変更により，筋の活性レベルが変わり，咬合力の増大に伴う補綴物の破壊などは起きないか，という疑問に対しては，咬合高径を挙上することにより，一時的な筋活性は上がるが，3～4 カ月すると術前のレベルに戻ると述べている．

以上のように，大幅な咬合高径の変更でなければ問題はない，という考えであり，基本的には筆者も同意するが，とはいうものの闇雲に変更してよいものでもなく，なんらかの基準が必要である．咬合高径の決定に関してはいくつかのガイドラインがあり（**Fig. 140**），こうしたガイドラインを参考に咬合高径を決めていくことになる．なかでも筆者が参考としているのが，「**2**　矯正学的基準値を利用する方法」である．これは，P.17 にも詳述した通りである．

咬合高径決定方法の今日的なガイドライン

1. 診断用模型上での検討（補綴製作の可能性）
2. 矯正学的基準値を利用する方法
3. フリーウェイスペースを基準にする方法
4. 発音と審美を基準にする方法
5. スプリントによる試行錯誤
6. マイオモニターなどの使用

Fig. 140　咬合高径の決定において参考となるガイドライン．複数を組み合わせて決定することもある

症例 1　補綴スペースを確保するために咬合高径を挙上した症例

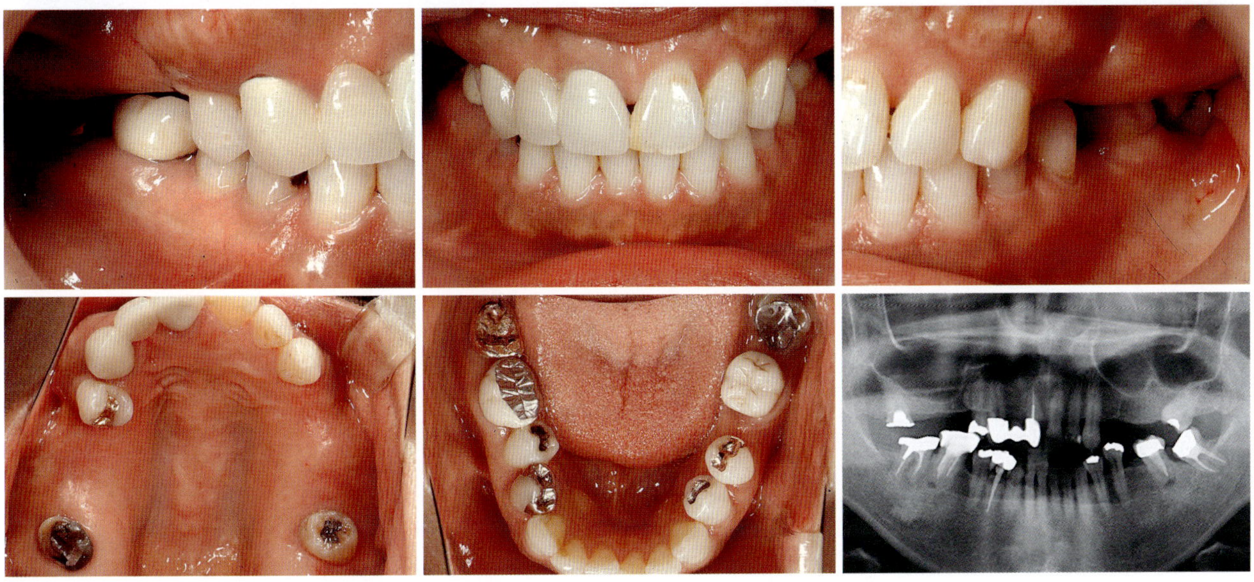

Fig. 141-1〜6　術前．上顎には欠損が認められ，上顎両側臼歯部の残存歯も保存が難しそうである．前歯は接触しているものの，臼歯部は下顎歯が上顎顎堤に噛み込むようになっており顎堤間の距離は短く，補綴スペースがほとんどない．インプラントを行うにしても臼歯部の補綴スペース確保や咬合平面の是正が必要である．咬合高径の挙上が妥当であるかを含めて試行錯誤していく

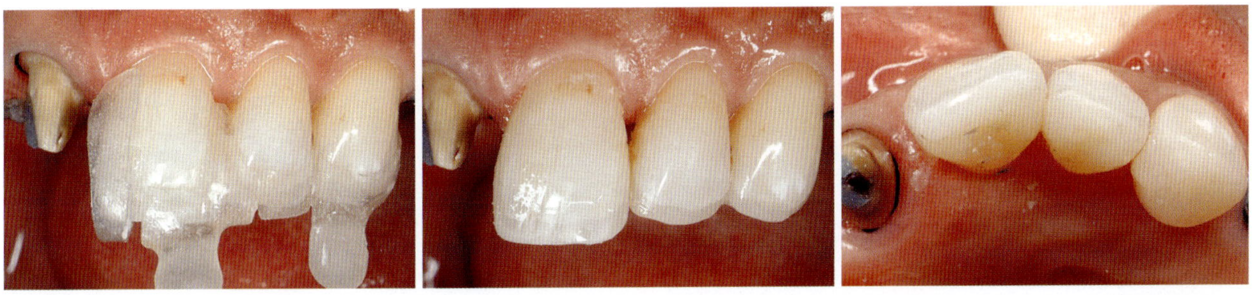

Fig. 142-1〜3　臼歯部の補綴スペースを確保するために咬合高径を挙上する分，オーバージェット，オーバーバイトを確保するために前歯部舌側にコンポジットレジンを足した．診断用ワックスアップからインデックスを作製し，前歯部にコンポジットレジンを圧接する

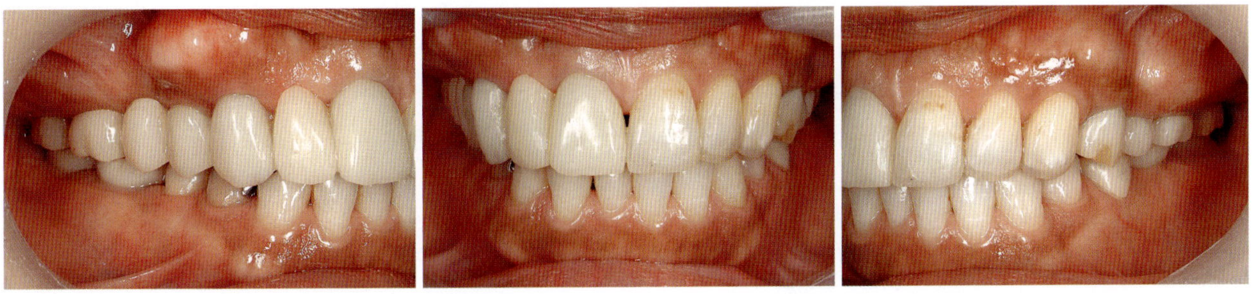

Fig. 143-1〜3　上顎左側臼歯部，下顎両側臼歯部にインプラントを埋入し，プロビジョナルレストレーションを装着．咬合高径を挙上することで，臼歯部の補綴スペース確保，咬合平面の是正がなされた．プロビジョナルレストレーションにおいて，咬合挙上に違和感がないか確認する

Fig. 141 は，歯の欠損に伴う咀嚼障害を主訴に来院された患者である．上顎の欠損や下顎両側臼歯部には保存不可能な歯が認められる．前歯部は接触しているものの，咬合高径は低下しているように思われる（Fig. 141-1〜6）．

本症例では，Fig. 140 の咬合高径決定のガイドライン「1　診断用模型上での検討」「3　フリーウェイスペースを基準にする方法」「4　発音と審美を基準にする方法」

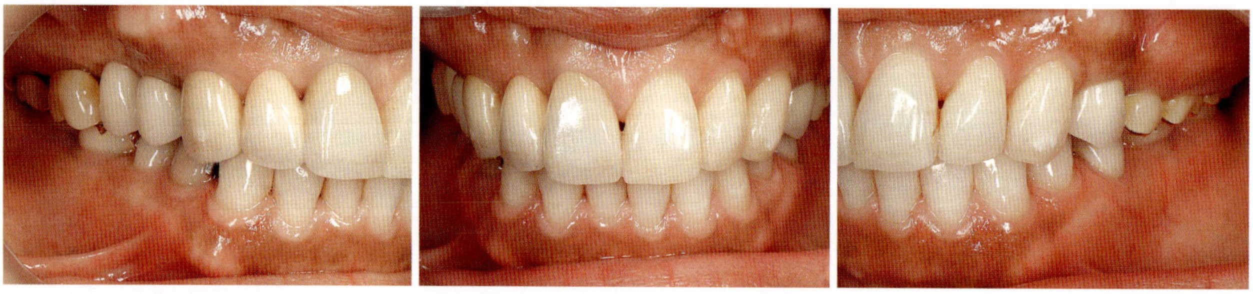

Fig. 144-1～3　最終補綴物装着時

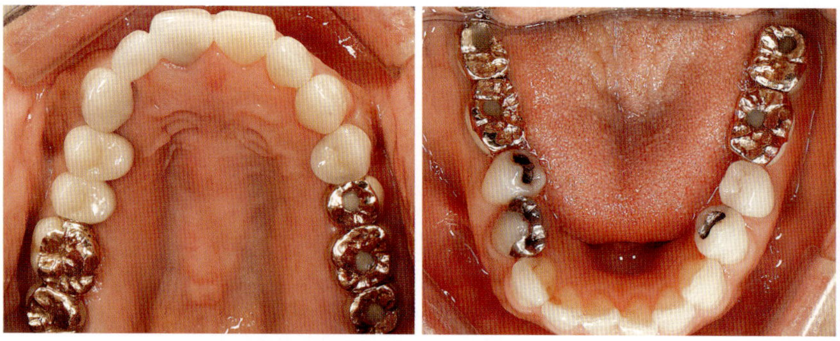

Fig. 145-1, 2　上下顎咬合面観

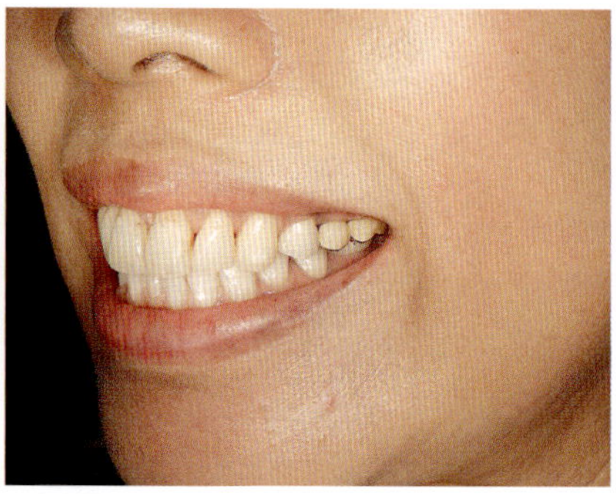

Fig. 145-3　口唇との関係

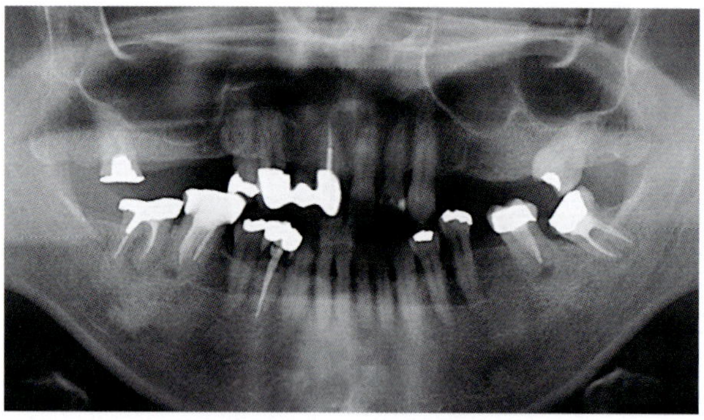

Fig. 146-1　術前のパノラマX線写真

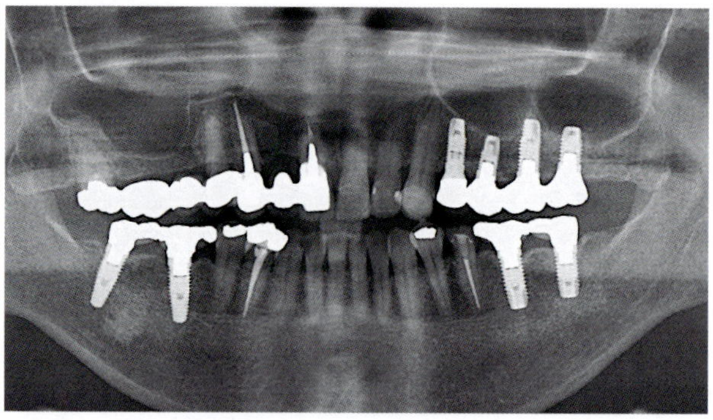

Fig. 146-2　術後のパノラマX線写真．補綴スペースのない症例であったが，上顎洞への介入も行わず，下歯槽神経も避けて，インプラント治療を行うことができた

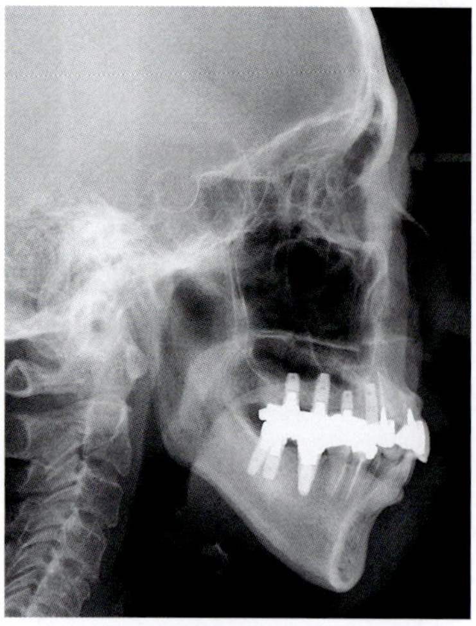

Fig. 147　術後のセファロ分析からも，咬合高径の挙上量は許容範囲である

を参考に咬合高径を前歯部のインサイザルレベルにおいて約3 mm挙上し，プロビジョナルレストレーションにおいて咬合高径の挙上が妥当であるかを確認する．まず臼歯部の補綴スペースを確保するにあたり，オーバージェット，オーバーバイトを付与する目的で診断用ワックスアップからインデックスを作製し，前歯部にコンポジットレジンを圧接する（**Fig. 142-1～3**）．上顎左側臼歯部，下顎両側臼歯部にインプラント埋入後，プロビジョナルレストレーションを装着し（**Fig. 143-1～3**），咬合高径の挙上による違和感がないか，さらに審美性，機能性を確認する．

患者は違和感なく快適に咀嚼，発音等を営めてい

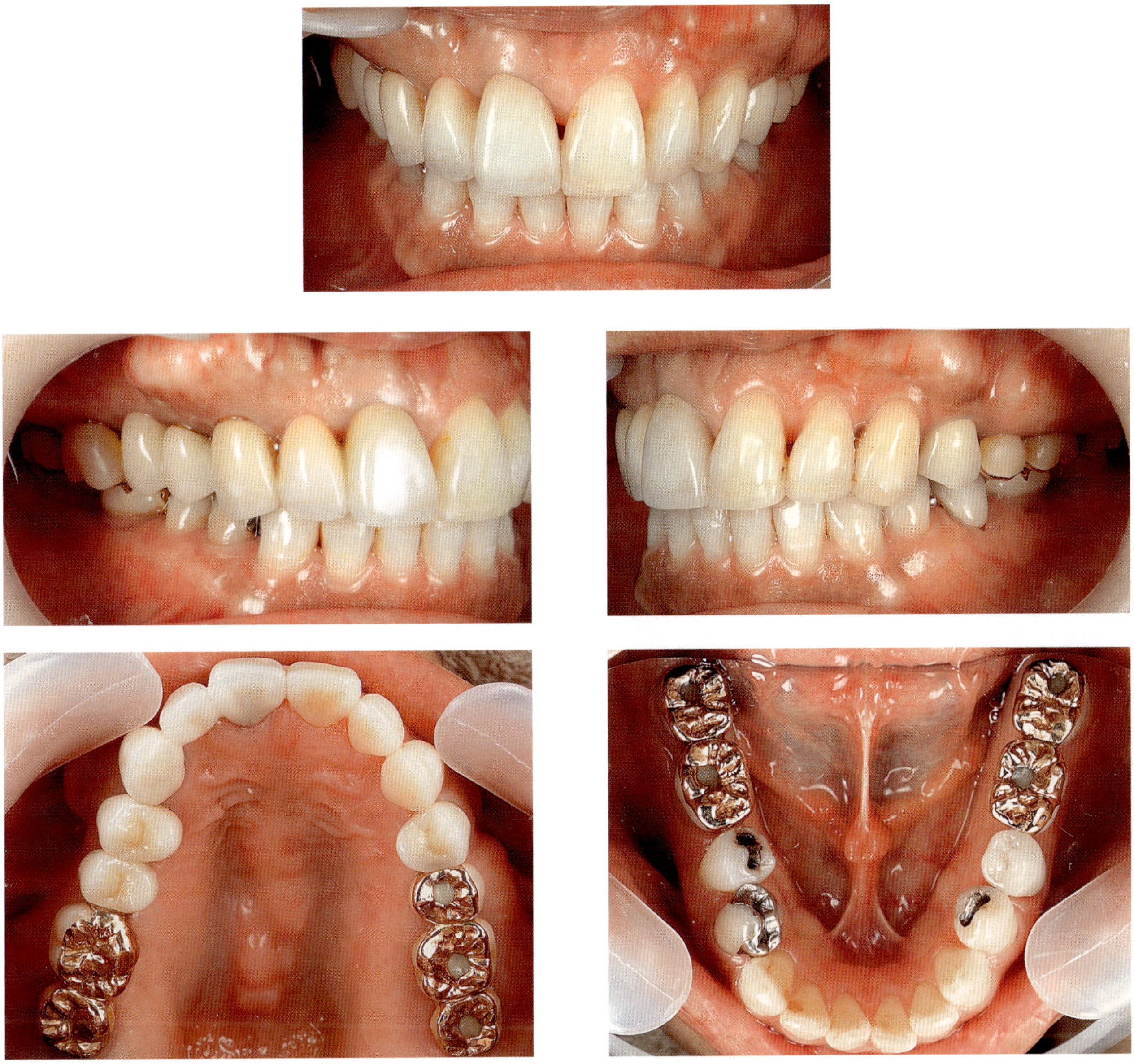

Fig. 148-1〜5 術後７年経過時．問題なく維持しており，インプラント部のメタルの wear も認められない

ることを確認し，最終補綴物を装着した（Fig. 144〜147）．術後７年が経過した時点での写真であるが，問題なく推移している（Fig. 148）．

まとめ

本症例は，補綴スペースを確保するために咬合高径を挙上したケースである．咬合高径を挙上する際には，プロビジョナルレストレーションにて筋活性の動向を観察することが重要である．同時に，咬合挙上することにより，前歯部のオーバージェット，オーバーバイトを改善する必要があるため，本症例では前歯部天然歯にコンポジットレジンを圧接している．

本症例では，咬合挙上量について，診断用模型上での検討，フリーウェイスペース，発音と審美，を複合させて検討した．次に，セファロを利用した方法について見ていきたい．

1. Occlusal height

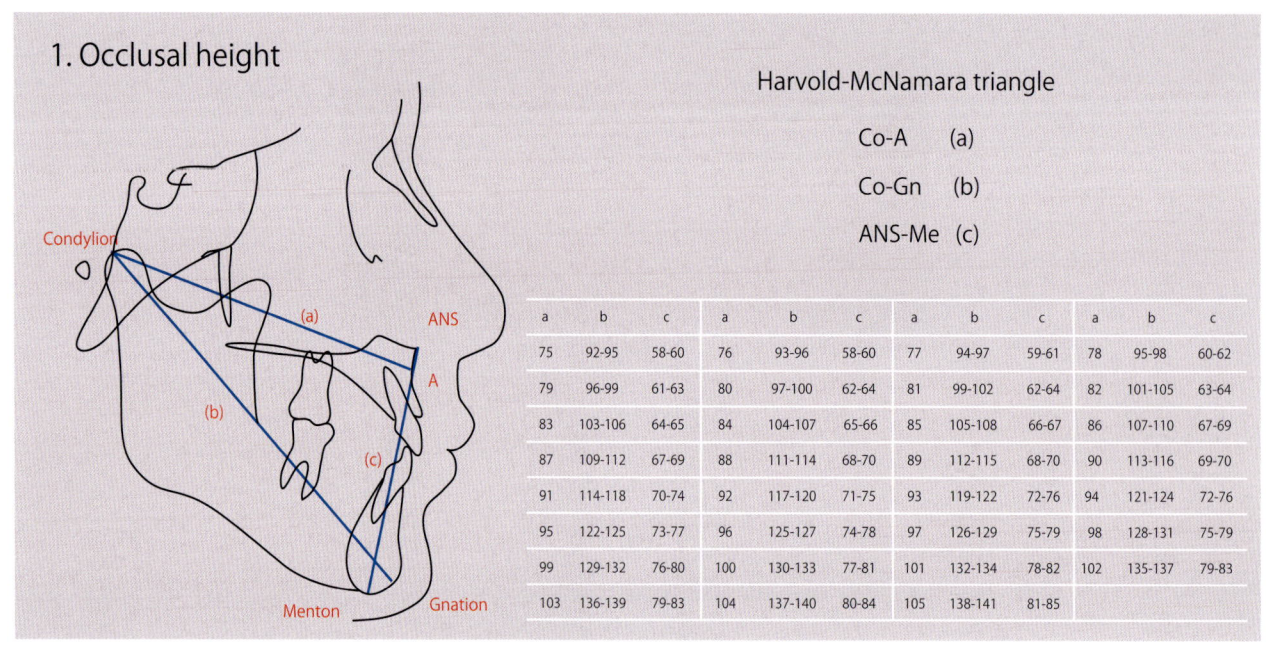

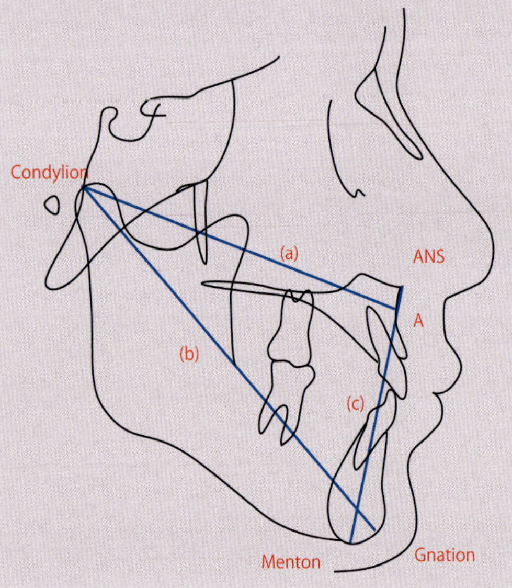

Harvold-McNamara triangle

Co-A (a)

Co-Gn (b)

ANS-Me (c)

a	b	c	a	b	c	a	b	c	a	b	c
75	92-95	58-60	76	93-96	58-60	77	94-97	59-61	78	95-98	60-62
79	96-99	61-63	80	97-100	62-64	81	99-102	62-64	82	101-105	63-64
83	103-106	64-65	84	104-107	65-66	85	105-108	66-67	86	107-110	67-69
87	109-112	67-69	88	111-114	68-70	89	112-115	68-70	90	113-116	69-70
91	114-118	70-74	92	117-120	71-75	93	119-122	72-76	94	121-124	72-76
95	122-125	73-77	96	125-127	74-78	97	126-129	75-79	98	128-131	75-79
99	129-132	76-80	100	130-133	77-81	101	132-134	78-82	102	135-137	79-83
103	136-139	79-83	104	137-140	80-84	105	138-141	81-85			

Fig. 149 「Co-A (a)」「Co-Gn (b)」「ANS-Me (c)」の平均値

咬合高径決定の今日的ガイドライン—矯正学的基準値を利用する方法

筆者は咬合高径の再評価に際して，矯正学的基準値である Harvold-McNamara triangle を参考にすることが多い．Chapter 1 でも説明したが，この基準値が臨床で使いやすい点は，「Co-A（a）」「Co-Gn（b）」の値が決まれば，「ANS-Me（c）」のレンジが決まることである（**Fig. 149**）．われわれは生体を扱う以上，絶対的な数値ではなく，「レンジ（幅）」をもたせて考えることが必要である．その点でも，この Harvold-McNamara triangle は使いやすい．

さらに（c）に注目していただきたいのだが，（c）のポジションは，ちょうどインサイザルエッジである．インサイザルエッジレベルであるために，咬合器上で咬合高径を挙上するためのワックスアップを行う際に指標となりやすい．たとえば，「（c）を 2 mm 挙げたい」というときには，インサイザルエッジレベルで 2 mm 挙げればよい．矯正学的な指標には「角度」もよく使われるが，咬合器に付着した時に「角度」で設定していくことは難しい．その点，この指標は「距離」を用いているため，咬合器上で再現しやすいという利点がある．また本指標は，骨格的数値から導き出されるため，残存歯や補綴歯，歯・歯槽骨の挺出に惑わされないという利点がある．ただし，この数値はあくまでも平均的なものであり，絶対的なものではない．そのため，プロビジョナルレストレーションや最終補綴物の再評価として用いるようにしている．

症例２　セファロ分析を活用して咬合挙上を行った症例

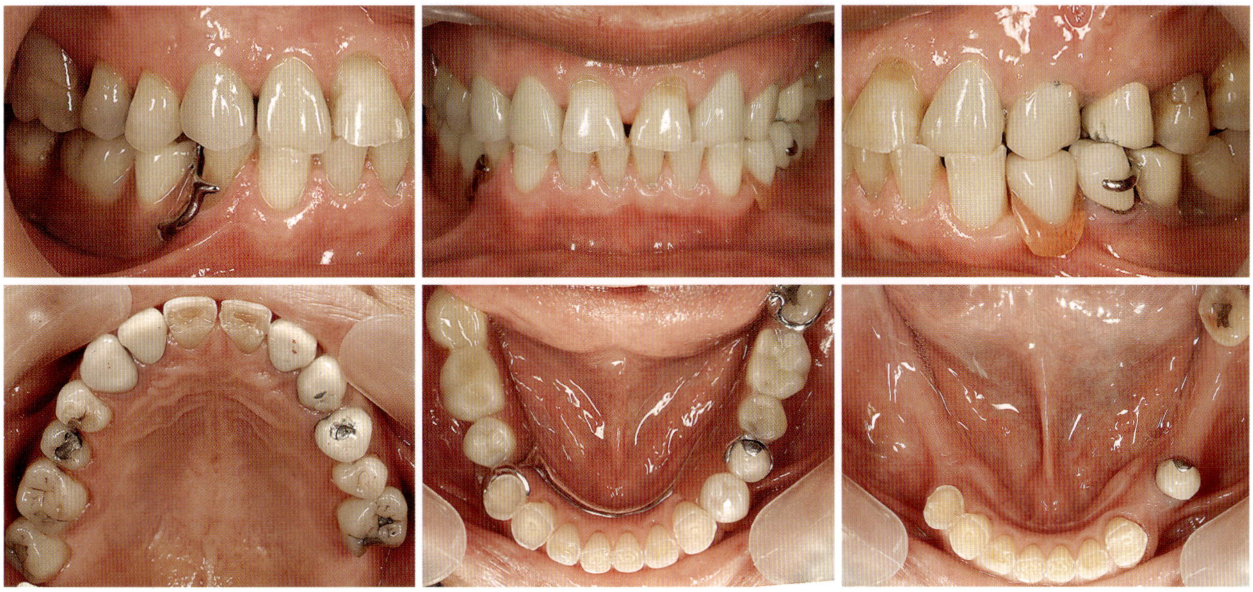

Fig. 150-1～6　初診時，68 歳，男性．臼歯の義歯がしっかり噛めないので，インプラントにしてほしいとのことで来院された．下顎前歯は露髄寸前の wear が認められる．義歯を外すと，顎堤は高度に吸収していた

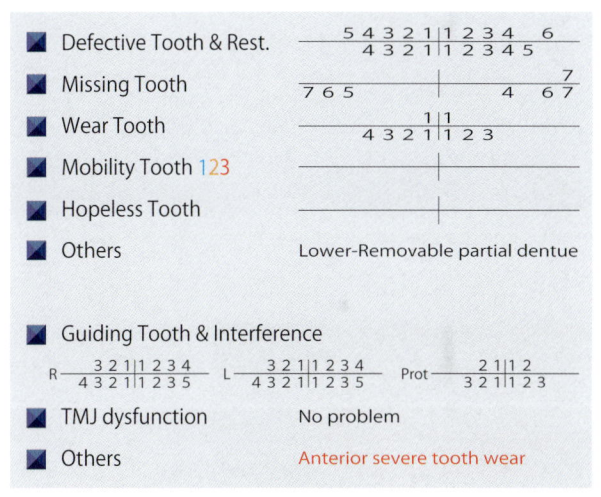

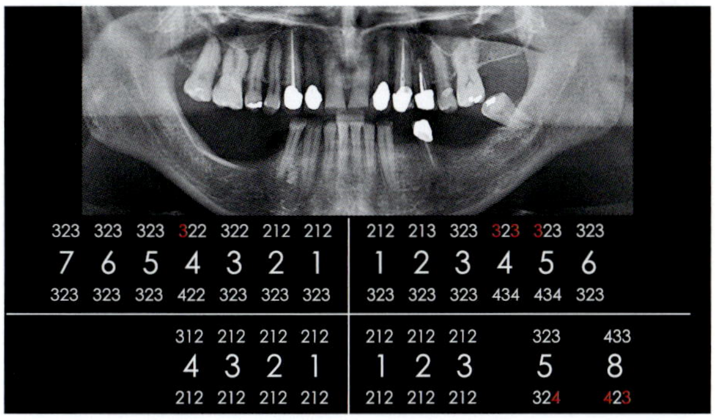

Fig. 151　パノラマＸ線写真．義歯を装着していた下顎臼歯部の骨吸収が認められる．ペリオの問題はほとんどなく，歯根のコンディションも悪くない．カリエスから崩壊していった症例と思われる

- Defective Tooth & Rest.　上：5 4 3 2 1 ｜ 1 2 3 4 6　下：4 3 2 1 ｜ 1 2 3 4 5
- Missing Tooth　上：7（左）　下：7 6 5 ｜ 4 6 7
- Wear Tooth　上：1 ｜ 1　下：4 3 2 1 ｜ 1 2 3
- Mobility Tooth 123
- Hopeless Tooth
- Others　Lower-Removable partial dentue

- Guiding Tooth & Interference
  - R　上：3 2 1 ｜ 1 2 3 4　下：4 3 2 1 ｜ 1 2 3 5
  - L　上：3 2 1 ｜ 1 2 3 4　下：4 3 2 1 ｜ 1 2 3 5
  - Prot　上：2 1 ｜ 1 2　下：3 2 1 ｜ 1 2 3
- TMJ dysfunction　No problem
- Others　Anterior severe tooth wear

Fig. 152　基礎資料. Guiding Tooth & Interference を見ると，ガイド時に多くの歯が咬合接触しており，望ましい状態とは言えない

症例２

患者は，初診時，68 歳の男性で，臼歯部の義歯がしっかりと噛めないので，インプラントにしてほしいとのことで来院された（**Fig. 150**）．下顎前歯部は露髄寸前の wear，上顎中切歯にも著しい wear が認められる．パノラマＸ線写真からは，ペリオは大きな問題は認められないが，下顎臼歯部の顎堤は吸収している（**Fig. 151**）．基礎資料の収集を行った結果，ガイド時に多くの歯が咬合接触していた（**Fig. 152**）．

前歯部の wear を観察すると，左側は 2 と 3 がクロスバイトして噛み込んでいる（**Fig. 153**）．また反対側も 2，3 が噛み込んでいた（**Fig. 154-1**）．End to end の wear ならば，上下顎ともフラットになるはずだが，本症例では上顎前歯切端は残って

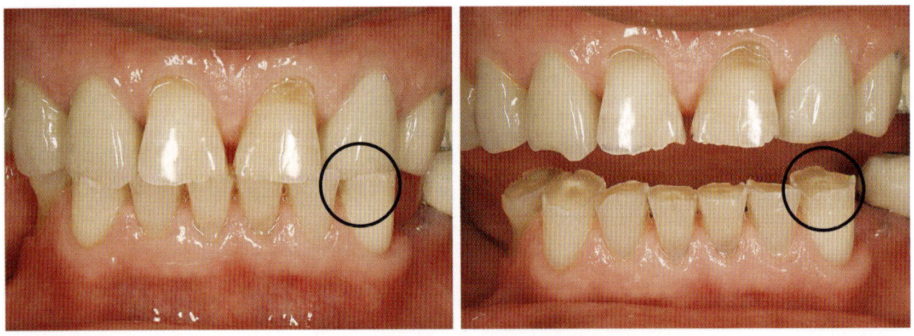

Fig. 153-1, 2　前歯部のwearが著しい．左側は |2 と |3 がクロスバイトして噛みこんでいる

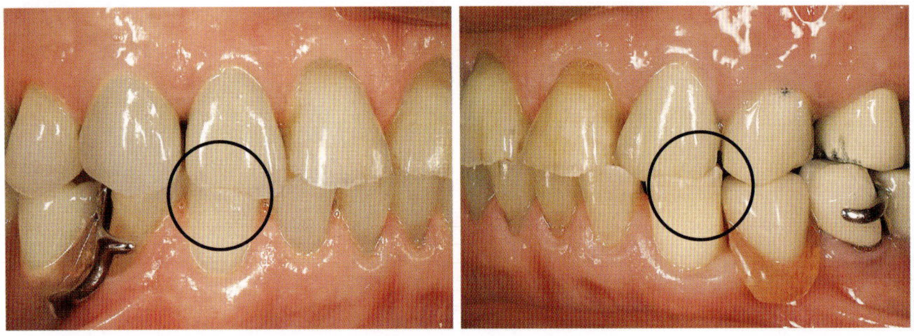

Fig. 154-1, 2　2|，3|，|2，|3 で噛み込んでおり，ここから側方運動はほとんどできない状態であった
そのためこのタイプは，前歯部にwearはあるが，前歯部 end to end でのグラインディングはあまりないと判断した

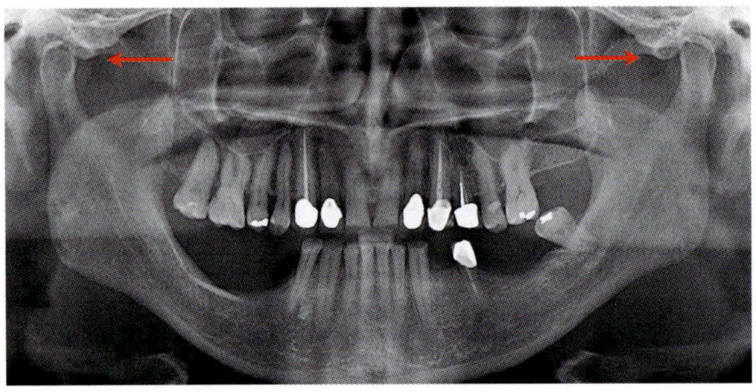

Fig. 155　下顎頭は，左右対称で正常である

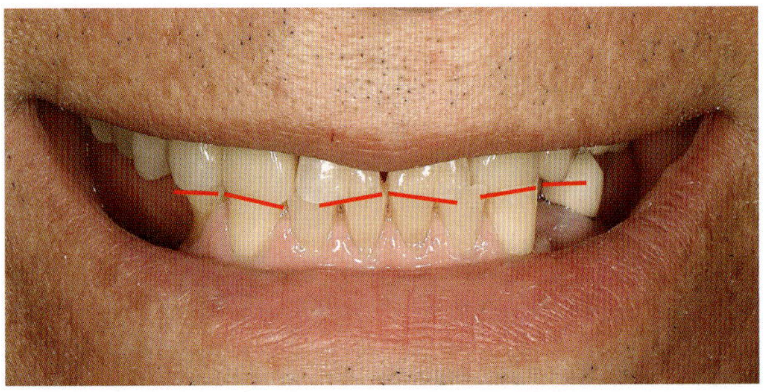

Fig. 156　口唇との関係．上顎前歯部切縁はwearにより乱れて，口唇と調和しておらず，審美性を阻害している

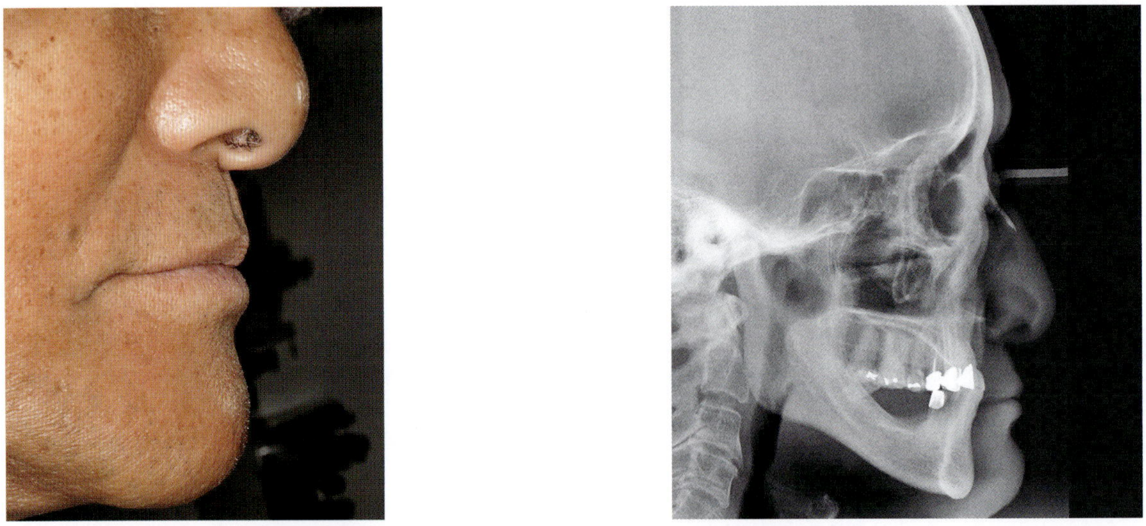

Fig. 157-1, 2　セファロ撮影を行う．下顔面は短く，つぶれたような口唇，側貌である．オーバージェット，オーバーバイトもなく，咬合高径は少し低下しているようであった

おり，チョッパータイプの前噛みであると診断した．

セファロ分析からは，患者は下顔面が短く，つぶれたような側貌を呈している．またオーバージェット，オーバーバイトもない（**Fig. 157-1, 2**）．こうした点から，咬合高径を挙上できるのか，オーバージェット，オーバーバイトを付与できるのか，さらなる分析を行うこととした．

●セファロ分析

まず，軟組織，側貌の分析を行う（**Fig. 158**）．中顔面は 82.0 mm に対し，下顔面は 69.0 mm と下顔面が顕著に短い．また鼻唇角は 87° と平均より鋭角であり，上唇が突出している．

上下顎中切歯の位置だが，上顎中切歯は傾斜による突出度が大きい．下顎中切歯は，下顎骨が突出していることによる，やや前方に位置している（**Fig. 159**）．

咬合挙上の指標としては，Harvold-McNamara triangle を用いる（**Fig. 160**）．(a)

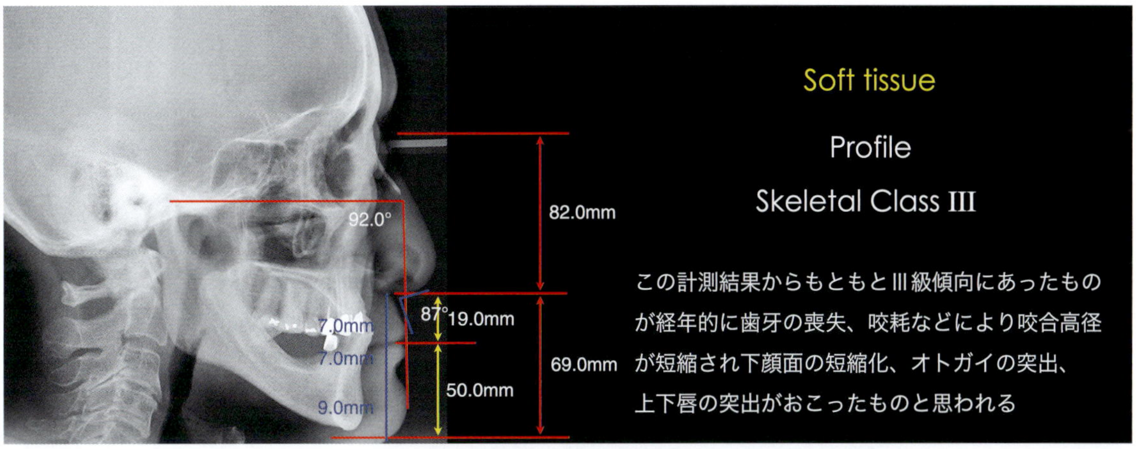

Fig. 158　セファロを用いた軟組織分析．下顔面は短く，咬合高径の挙上は可能と思われる

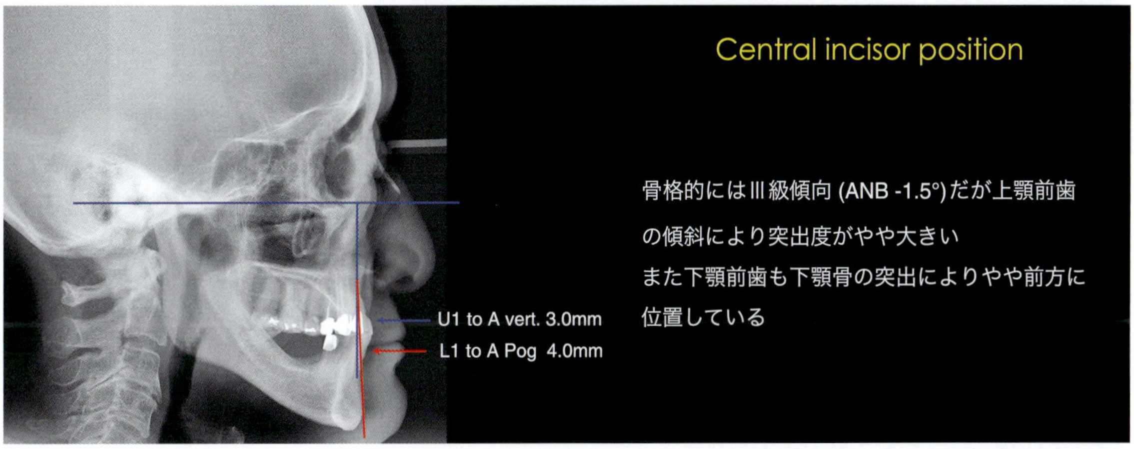

Fig. 159　Central incisor position での診断．上顎前歯は傾斜により突出度が大きい．また，下顎骨の突出により，下顎前歯はやや前方に位置している

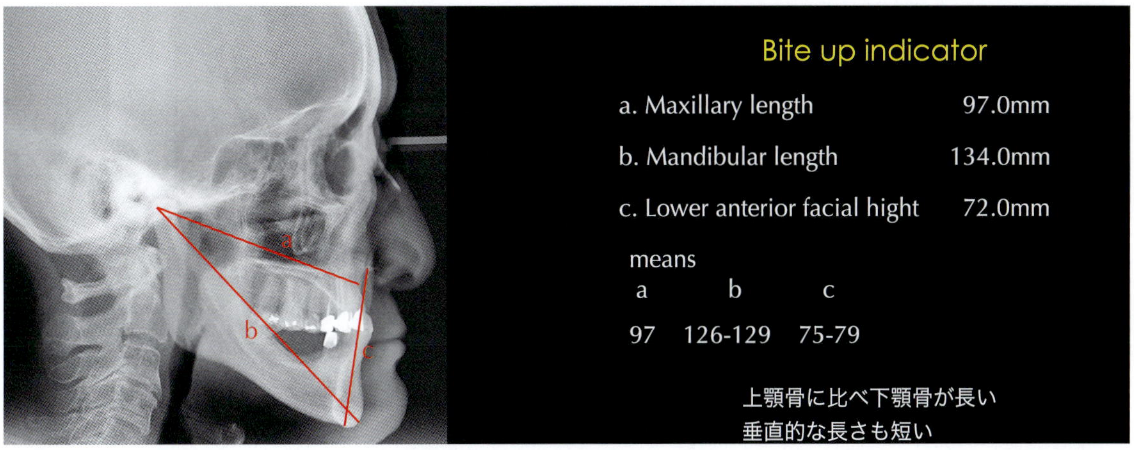

Fig. 160　咬合挙上の参考数値．この患者は (b) の下顎骨体が少し長い．(c) の値は平均よりも短く，垂直的長さも短い．このことからも咬合挙上が必要と思われる

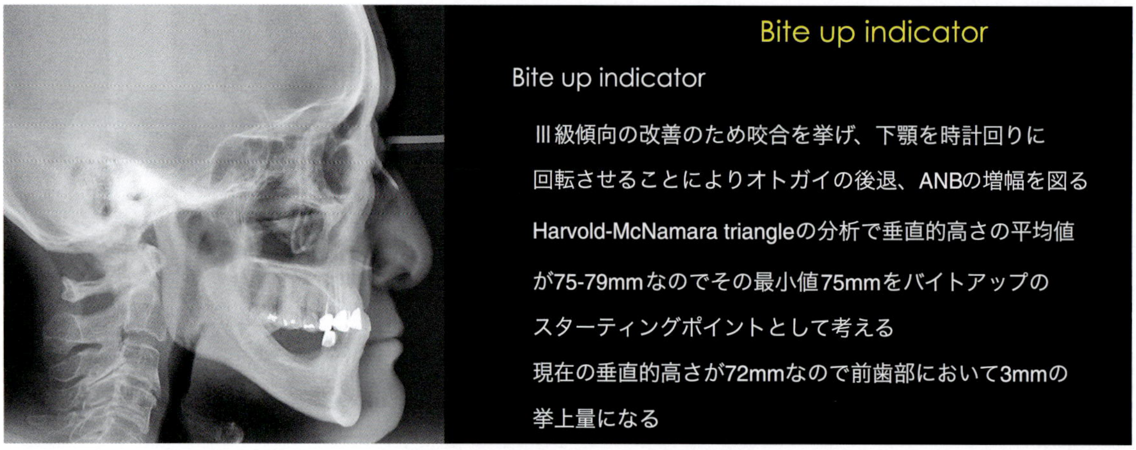

Fig. 161 咬合挙上の方針．本症例では 3 mm の挙上をスターティングポイントとした

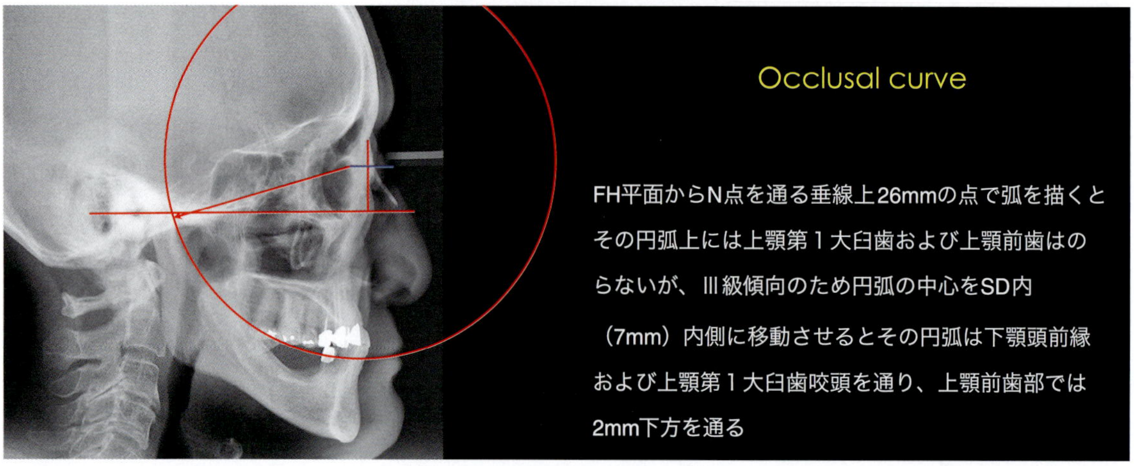

Fig. 162 咬合彎曲の検討．円弧は上顎前歯部において 2 mm 下方を通るが，咬合挙上に伴い前歯部を長くすることで，適正な咬合彎曲の範囲にくると診断した

は 97.0 mm，（b）は，134.0 mm，（c）は 72.0 mm であり，（a）の値に比べて，（b）は長く，（c）は短い．以上のことから，咬合高径の挙上が必要であると診断した．

次に挙上量だが，（c）の平均レンジは 75-79 mm であるため，その最小値の 3 mm 挙上をスターティングポイントとする（**Fig. 161**）．咬合彎曲は，円弧を描くと上顎前歯部では 2 mm 下方を通り，フラットである（**Fig. 162**）．しかし咬合挙上に伴い，上顎前歯部の歯冠長を長くすることで，咬合彎曲も適正なレンジに収束すると診断した．

●治療目標

以上の分析より，治療目標を定める．咬合高径は，前歯部において 3 mm 挙上することにより，時計回りに回転させて 3 級傾向を改善し，それにより適正なオーバーバイト，オーバージェットを付与することによって，適正なアンテリアガイダンスを獲得する．

咬合彎曲の結果より，上顎臼歯部の位置は適正であるため，上顎臼歯部は修復せず，下顎臼歯部にインプラント治療を行う．その際，歯冠長とインプラント長の比率を考慮する．上顎前歯部は，歯冠長を 2 mm 長くし，適正な咬合彎曲，咬合平面を作る．

矯正治療に関しては，患者の要望および年齢的な面を考慮し，矯正治療なしで治療を進めていくこととした．

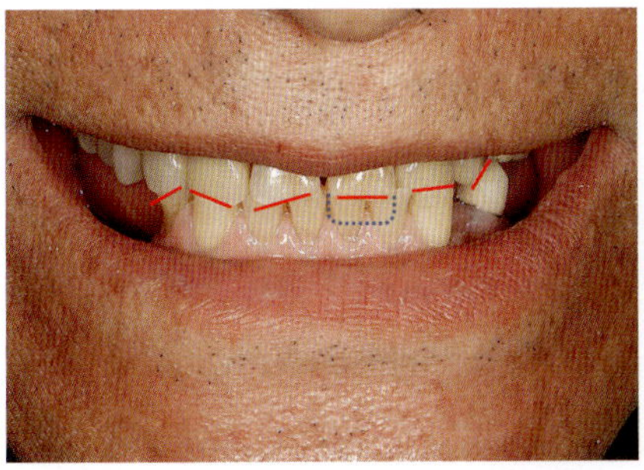

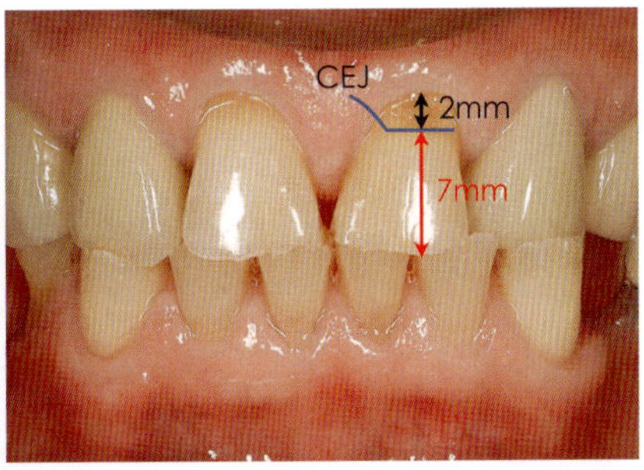

Fig. 163-1　上顎前歯の見え具合. wear の影響もあり，短く見える

Fig. 163-2　CEJ の位置は青線. 切縁までは 7 mm，2 mm リセッションしていた. この歯肉縁の位置をクラウンマージンとすると，上顎前歯の見え具合から勘案してあと 2 mm 延長させて歯冠長を 11 mm に設定する

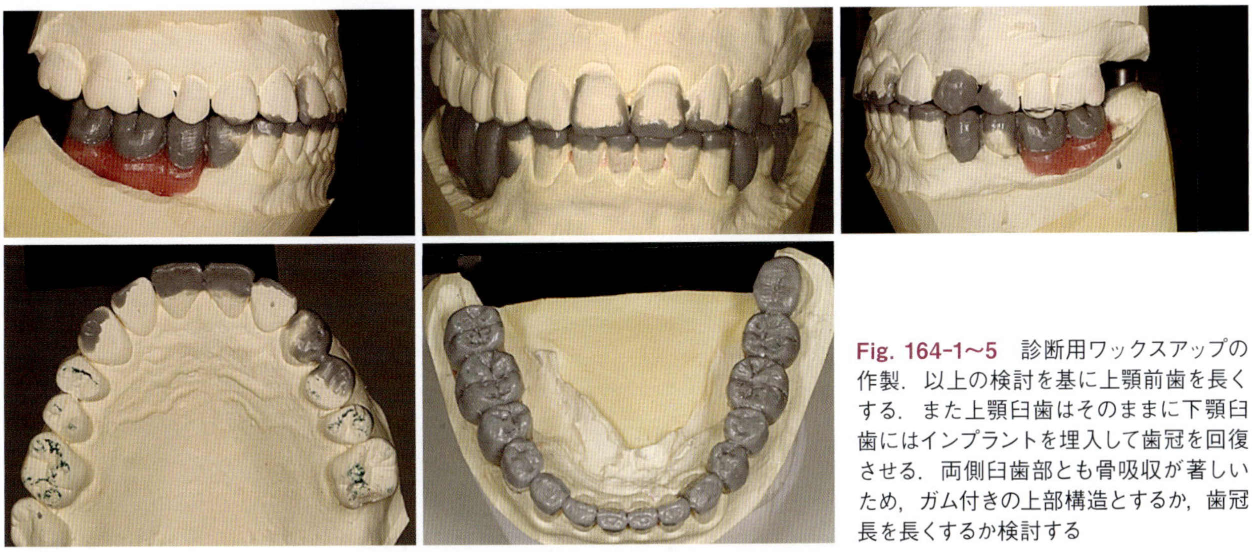

Fig. 164-1～5　診断用ワックスアップの作製. 以上の検討を基に上顎前歯を長くする. また上顎臼歯はそのままに下顎臼歯にはインプラントを埋入して歯冠を回復させる. 両側臼歯部とも骨吸収が著しいため，ガム付きの上部構造とするか，歯冠長を長くするか検討する

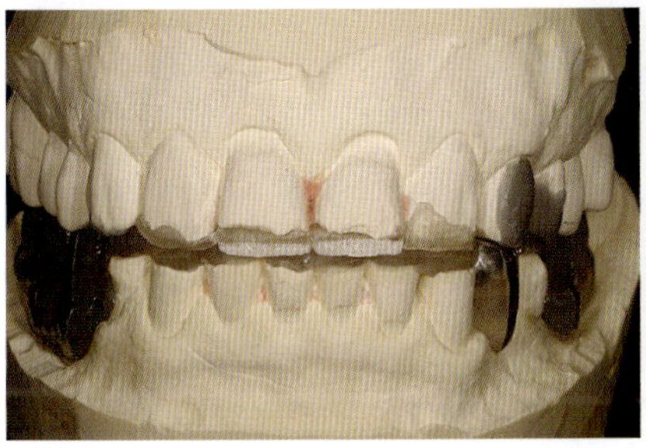

Fig. 165-1　前歯部に診断用ワックスアップと同じ長さのレジンプレートを作製

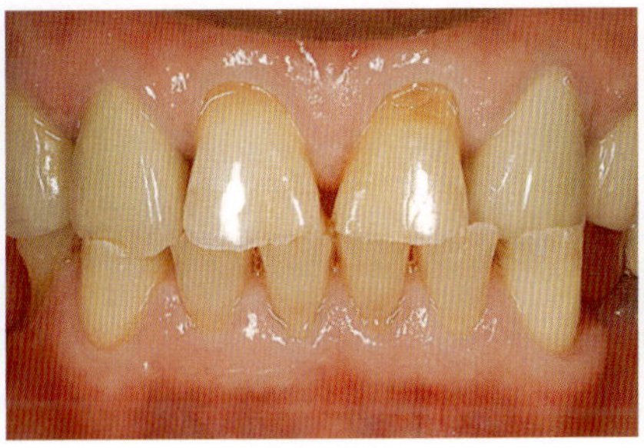

Fig. 165-2　術前の状態

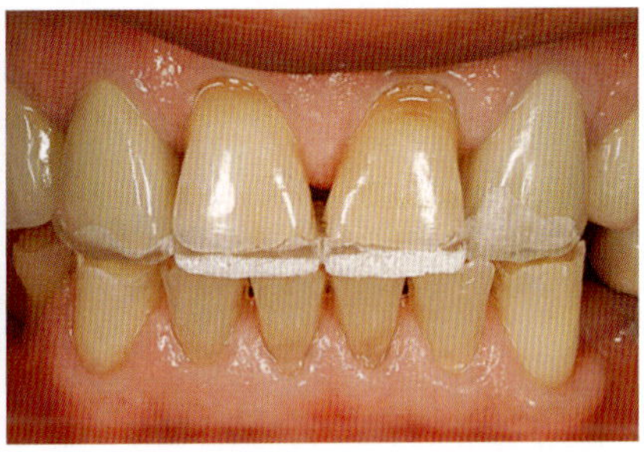

Fig. 165-3　モックアップ後の状態. 切縁の位置に造影剤入りのスキャニングレジンを付与しており，セファロを撮影すると，骨格と歯の関係がわかる

●上顎中切歯の位置関係

上顎中切歯のインサイザルエッジポジションは，治療のスターティングポイントとして有効である（前著『包括的治療戦略』参照）. 本症例の患者の前歯部を観察すると，口唇との関係では，wear の影響もあり短く見える（**Fig. 163-1**）. 歯冠長に関しては，CEJ の位置（**Fig. 163-2 青線**）から切縁までが 7 mm と短い. また歯肉縁は CEJ より 2 mm 上方にあり，おそらく挺出していると思われる. そこでクラウンレングスニングや圧下の必要はなく，切縁を 2 mm 程度延ばせば，口唇との関係からも適正であろうと診断した.

●診断用ワックスアップ

次に診断用ワックスアップを作製してシミュレーションを行う（**Fig. 164**）. 咬合高径は 3 mm 挙上し，上顎中切歯は 2 mm 延ばしている. そしてこの診断用ワックスアップの挙上量が果たして正しいのかどうか，レジンのインディケーターを作製し，セファロ分析を行うこととした（**Fig. 165-1～3**）.

●セファロ撮影

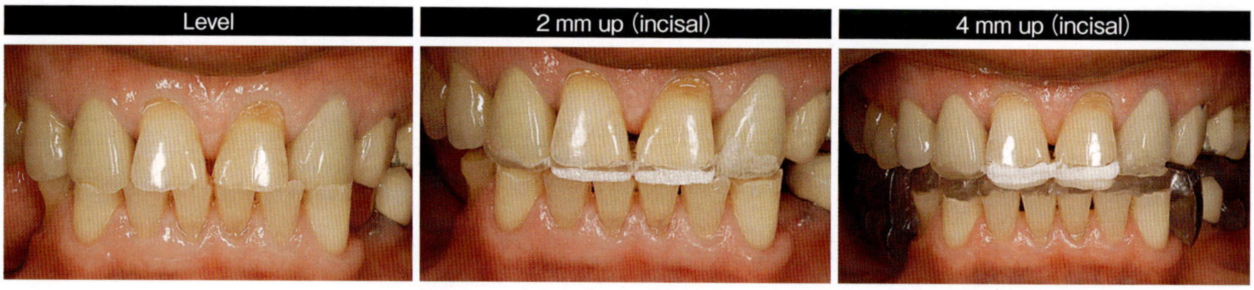

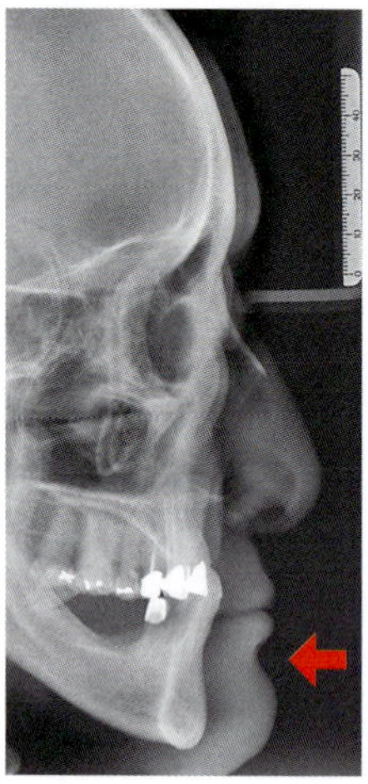

Fig. 166-1 術前の口腔内とセファロ．下顔面がつぶれたようなプロファイルを呈している（赤矢印）

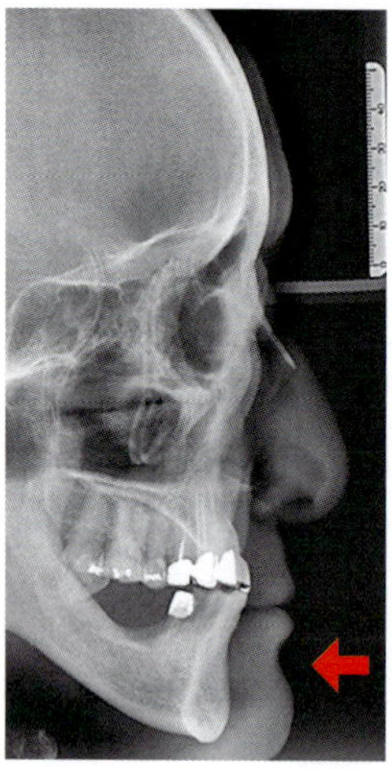

Fig. 166-2 切縁を 2 mm 挙上させた口腔内とセファロ．下顔面はまだ少しつぶれている（赤矢印）

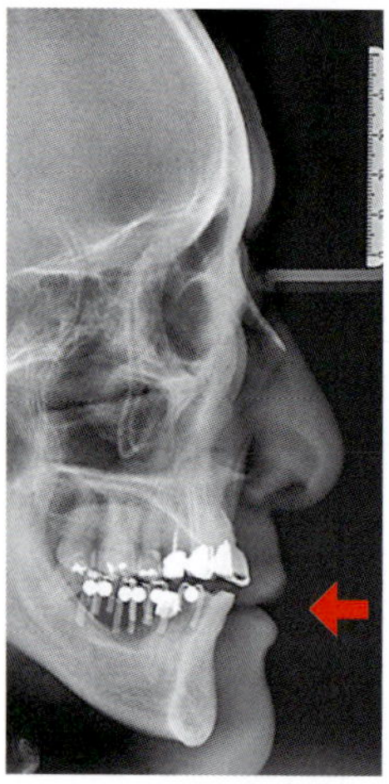

Fig. 166-3 切縁を 4 mm 挙上させた口腔内とセファロ．下顔面のプロファイルは改善したものの，口唇が開いており（赤矢印），挙上量が少し多い

Vertical

	initial	2mm up	4mm up
中顔面	82	82	82
下顔面	69	70	74
Sn - Ulb	19	21	23
Ulb - Me	50	50	50.5

Sn : Subnasale　Ulb : Upper lip bottom　Me : Menton

Horizontal

	initial	2mm up	4mm up
Upper lip - Shl	7	5	4.5
Lower lip - Shl	7	4	2
Chin - Shl	9	6	3

Shl : Subnasale horizontal line

Fig. 167-1, 2 各挙上量での計測．数値としては 4 mm up が望ましいが，口唇が閉じないため，折衷案として 3 mm up とした

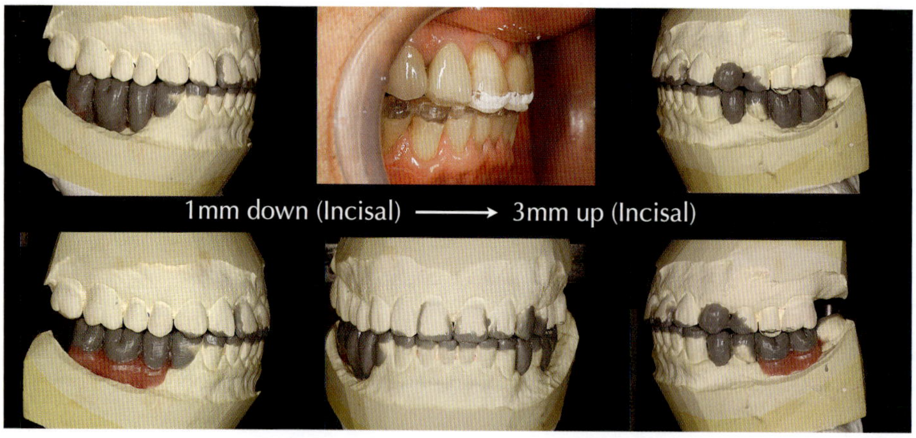

Fig. 168 2 mm と 4 mm の間をとって，切縁で 3 mm のバイトアップを行い，ワックスアップで咬合平面を作る．このワックスアップにより，インプラントの埋入シミュレーションも行うことができる

●挙上量の分析

術前のセファロ（**Fig. 166-1**），上顎中切歯の切縁を 2 mm 挙上させたセファロ（**Fig. 166-2**），上顎中切歯の切縁を 4 mm 挙上させたセファロ（**Fig. 166-3**）の比較を行う．

術前では，特に鼻・口唇あたりがつぶれたようなプロファイルであった．2 mm 挙上では，まだ少しオトガイ部がくびれている．4 mm の挙上では，口唇が開いており，これでは挙上量が少し多いと診断し，その間をとって，切縁で 3 mm の挙上量をとり，診断用ワックスアップを作製した（**Fig. 168**）．

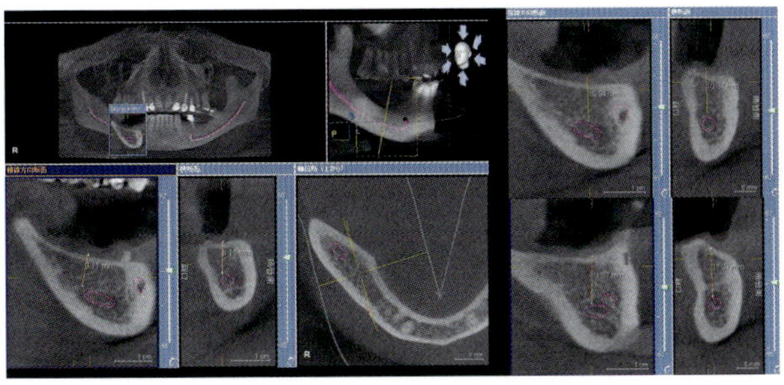

Fig. 169-1 CT を撮影し，$\overline{6\ 5|}$ の埋入ポジションを計画

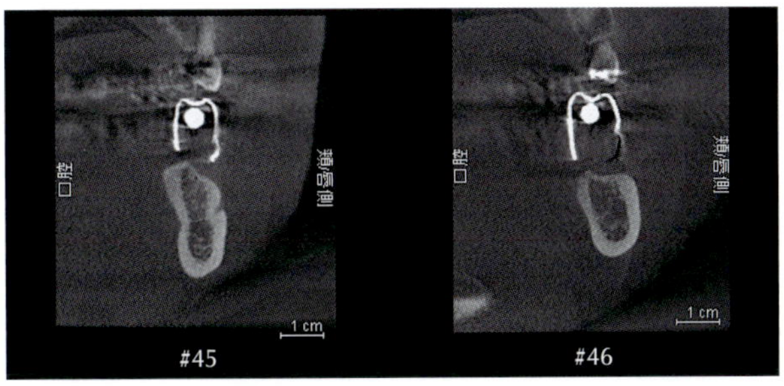

Fig. 169-2 下顎臼歯部に骨はあまりないが下歯槽管を避けて埋入する

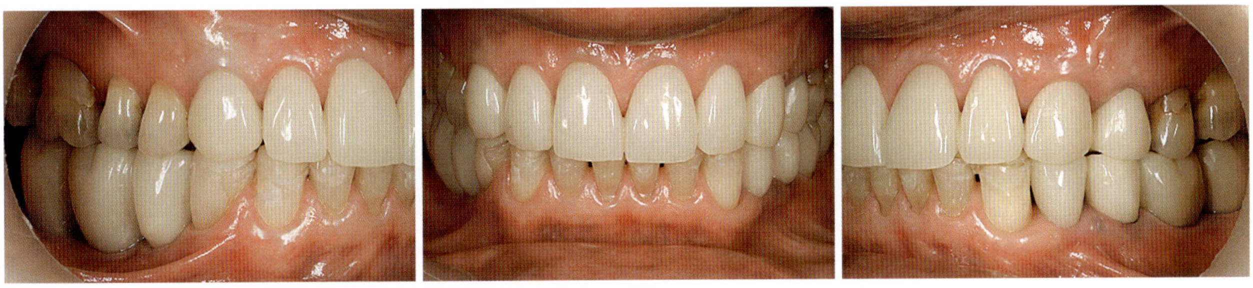

Fig. 170-1～3 インプラント埋入後のプロビジョナルレストレーション

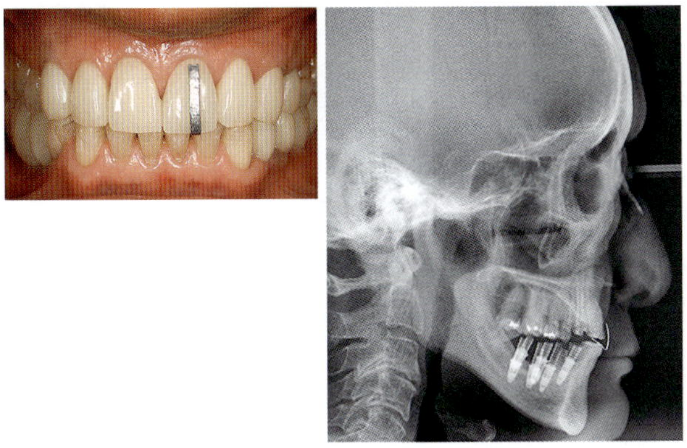

Fig. 171-1 $\underline{|1}$ に鉛箔を張り，セファロ分析を行う

	initial	2mm up	4mm up	Provi
中顔面	82	82	82	82
下顔面	69	70	74	71.5
Sn - Ulb	19	21	23	21
Ulb - Me	50	50	50.5	50.5

	initial	2mm up	4mm up	Provi
Upper lip - Shl	7	5	4.5	5.5
Lower lip - Shl	7	4	2	4
Chin - Shl	9	6	3	5

Fig. 171-2 プロビジョナルレストレーション装着時の数値(Provi)．下顎面高はおおむね「2 mm up」と「4 mm up」の間の値となった

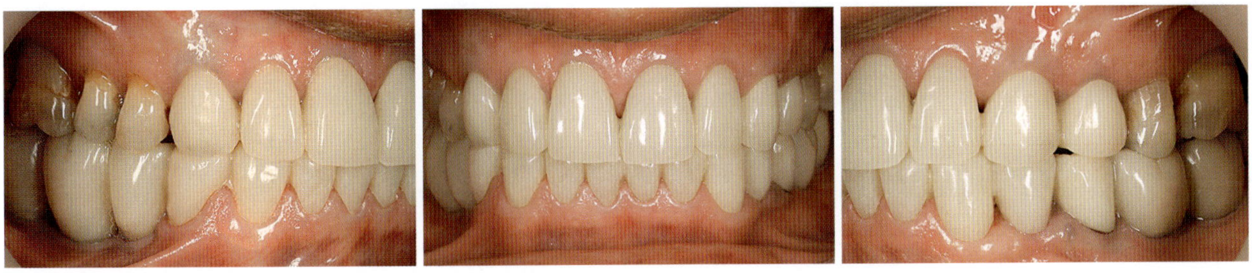

Fig. 172-1～3 プロビジョナルレストレーション装着から 3 カ月後の状態．wear やチップがないか観察する

●治療の流れ

Fig. 168 の診断用ワックスアップを基準として，CT を撮影し，$\overline{6\ 5|}$ インプラントの埋入ポジションを決める（Fig. 169-1，2）．インプラント埋入後にプロビジョナルレストレーションを装着し（Fig. 170），セファロ分析を行った（Fig. 171-1）．概ね，2 mm up と 4 mm up の間の値となり，想定通りの数値となった（Fig. 171-2）．

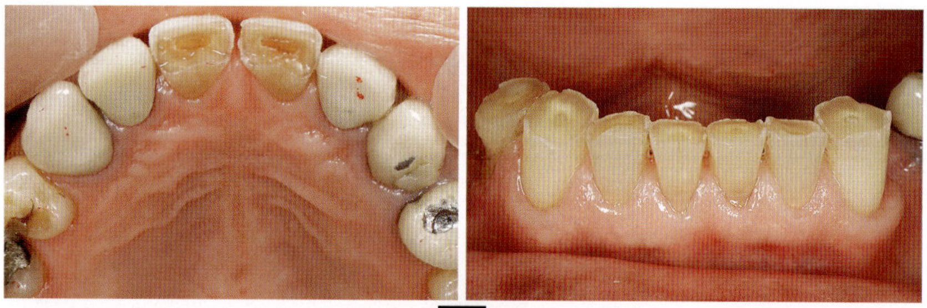

Fig. 173-1，2　術前の咬合面

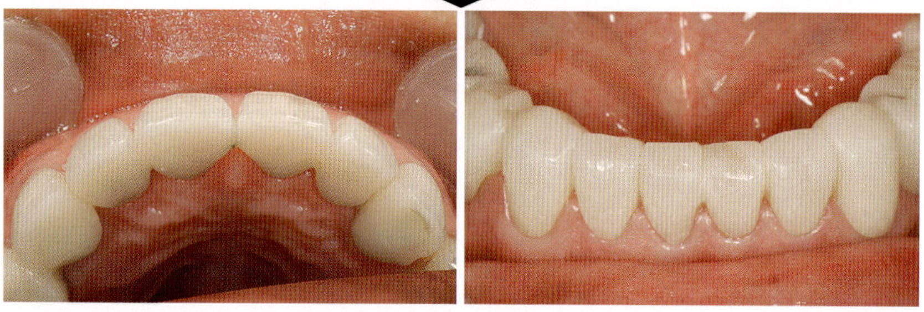

Fig. 174-1，2　プロビジョナルレストレーション装着後の咬合面

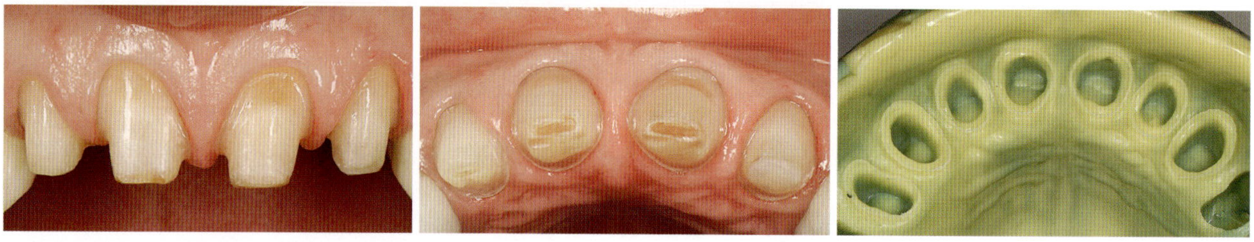

Fig. 175-1～3　最終支台歯形成，印象採得

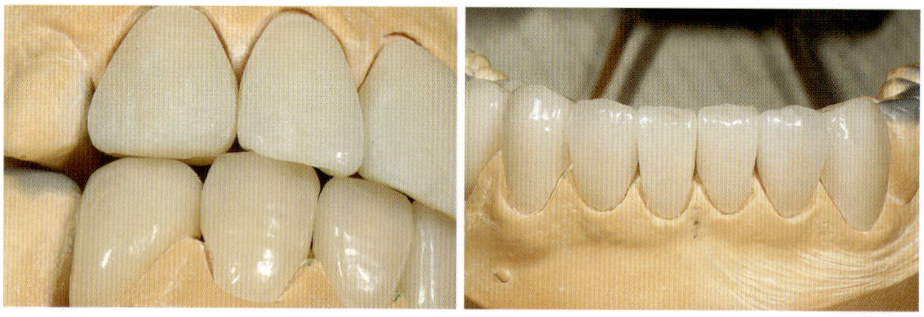

Fig. 176-1，2　最終補綴物の完成．上顎はクラウン，下顎はラミネートベニア

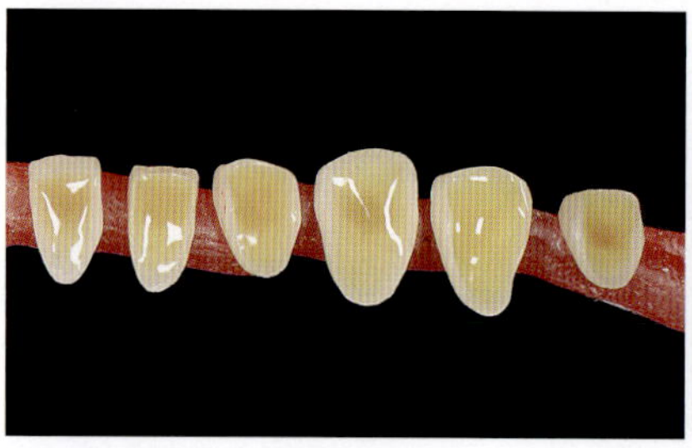

Fig. 177-1　完成したセラミックス内面をラボにてフッ酸処理する

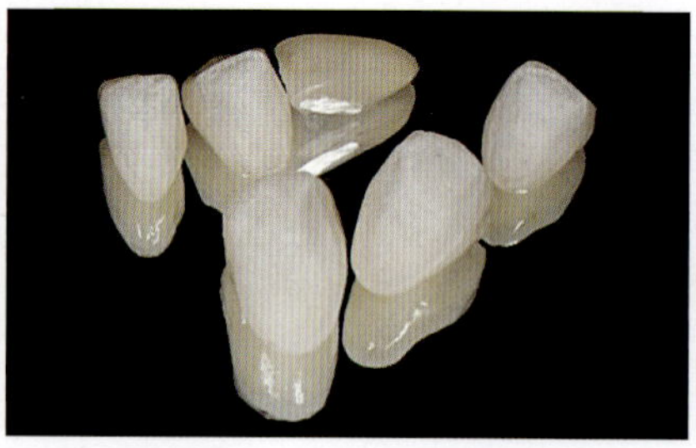

Fig. 177-2　フッ酸処理後のセラミックス内面

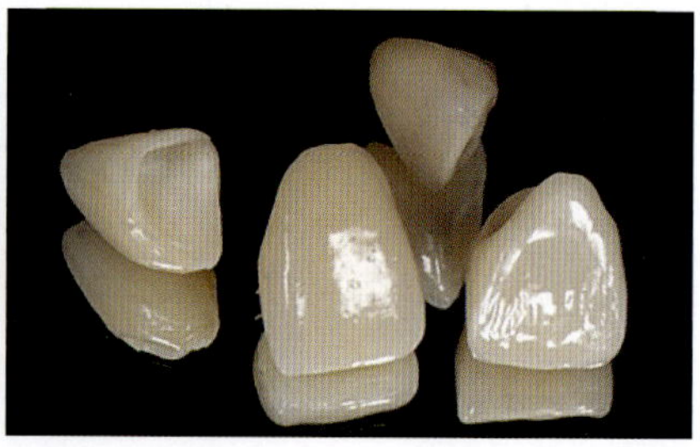

Fig. 177-3　完成したセラミックス

プロビジョナルレストレーション装着から3カ月後の状態では順調に推移している（**Fig. 172**）．咬合はアンテリアグループファンクションを付与し，|3 部には Pathway wear が認められる（**Fig. 174-1，2**）．

その後，最終支台歯形成を行い（**Fig. 175**），最終補綴物の装着を行った（**Fig. 176～179**），

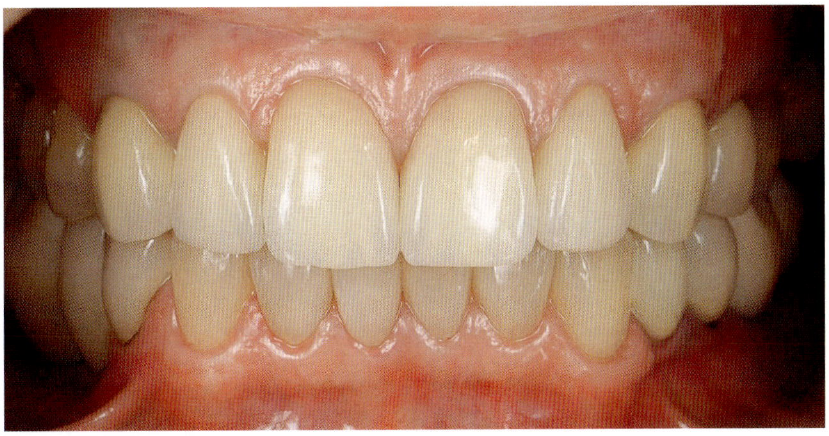

Fig. 178-1　最終補綴物装着時

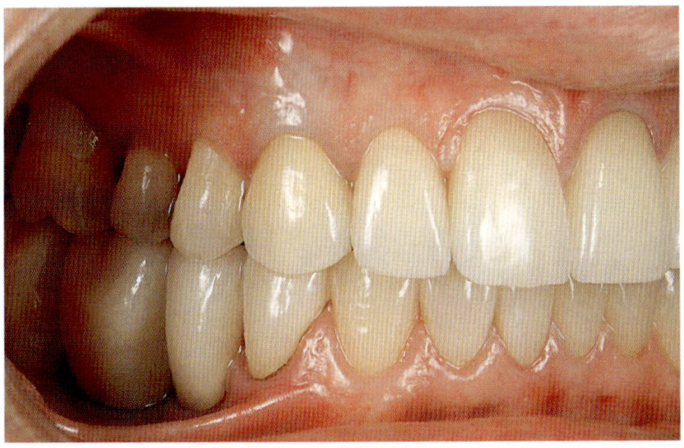

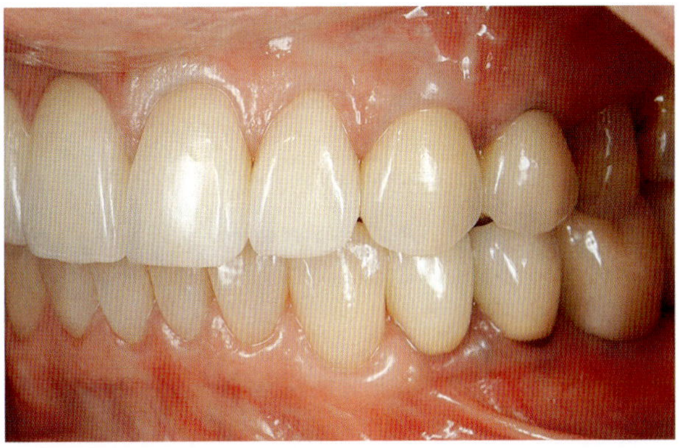

Fig. 178-2, 3　最終補綴物装着後の左右側方面観

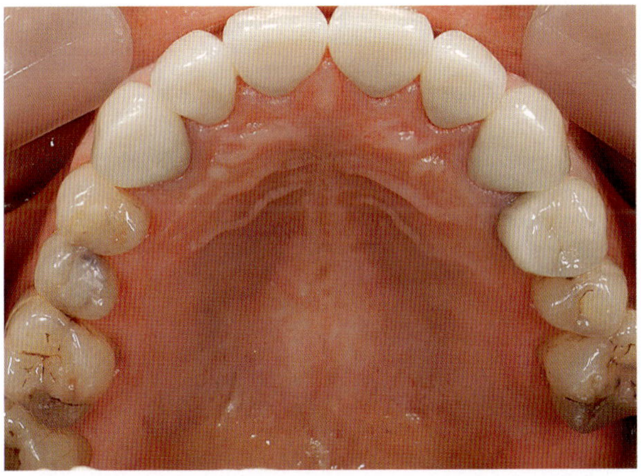

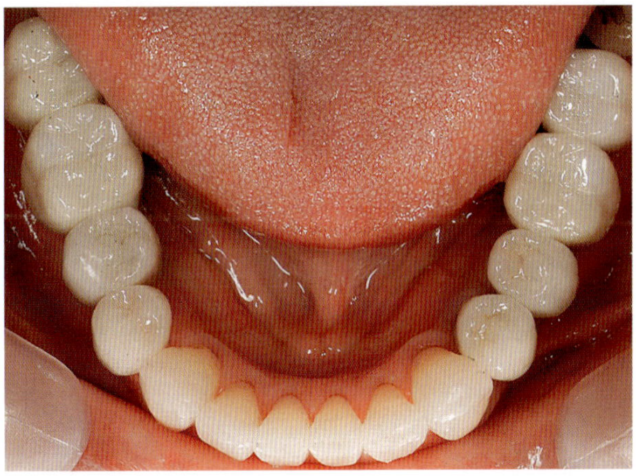

Fig. 178-4, 5　最終補綴物装着後の上下顎咬合面観

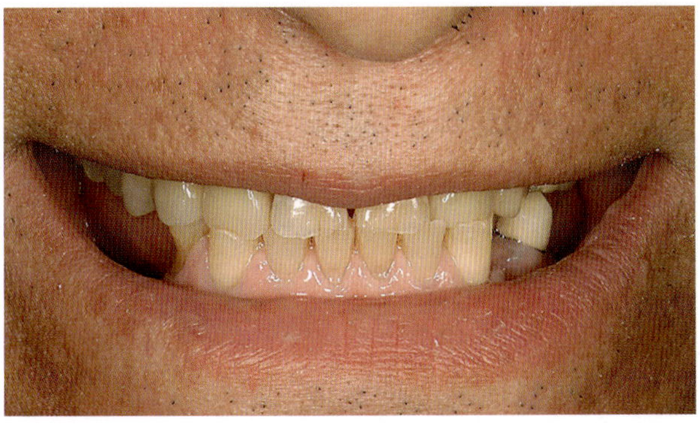

Fig. 179-1　術前の口唇との関係

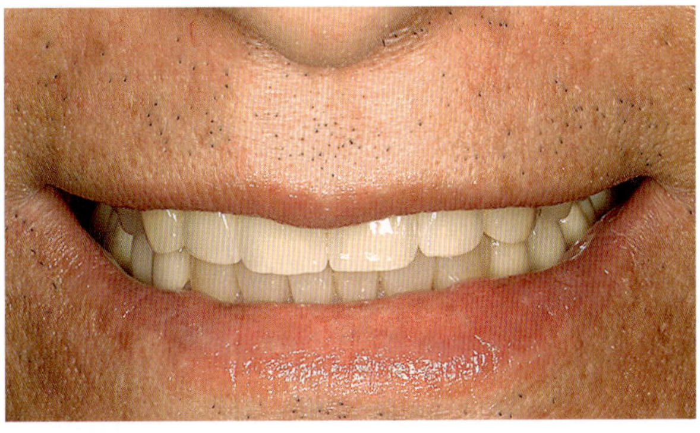

Fig. 179-2　術後の口唇との関係．中切歯のインサイザルエッジポジションも適切である

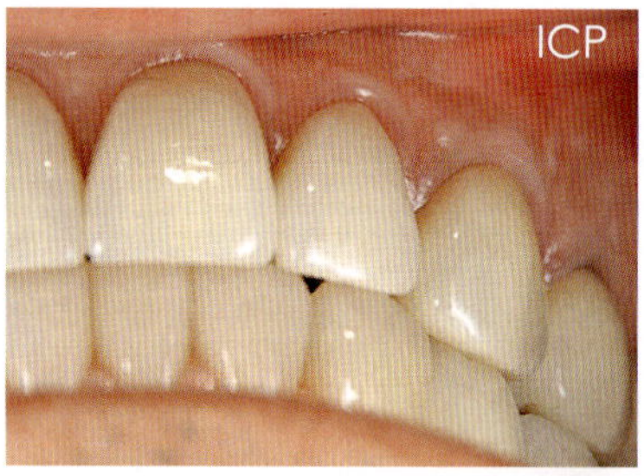

Fig. 180-1　咬頭嵌合位

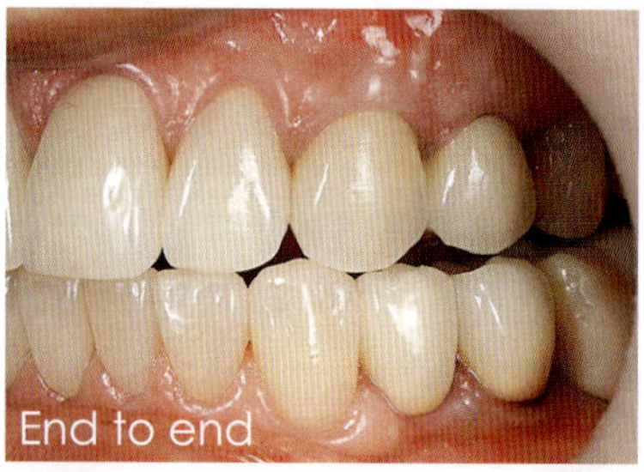

Fig. 180-3　End to end

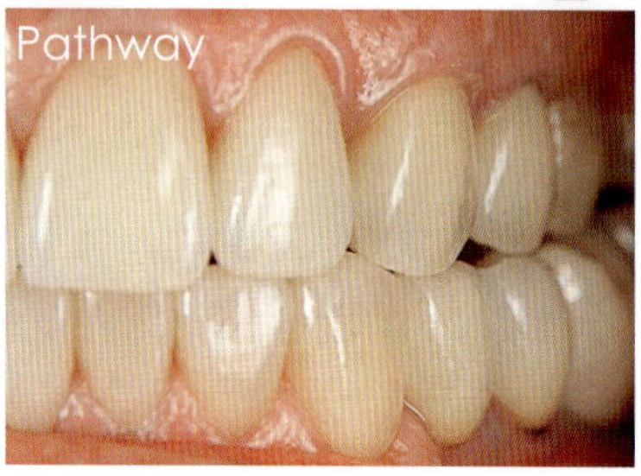

Fig. 180-2　Pathway

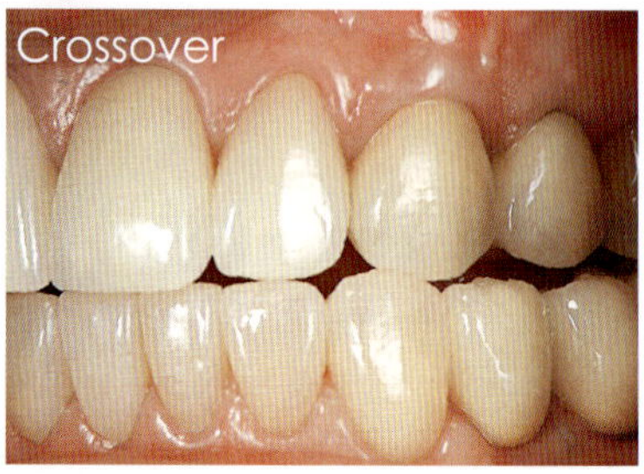

Fig. 180-4　Crossover．すべてスムーズに動いている

Fig. 181-1～3　術後５年経過時．特に問題もなく，順調に推移している

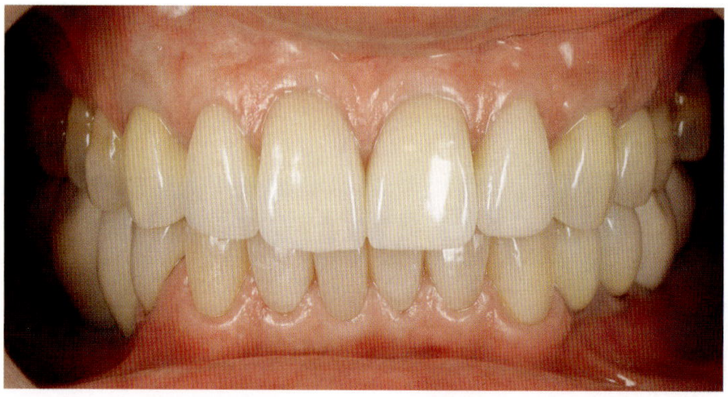

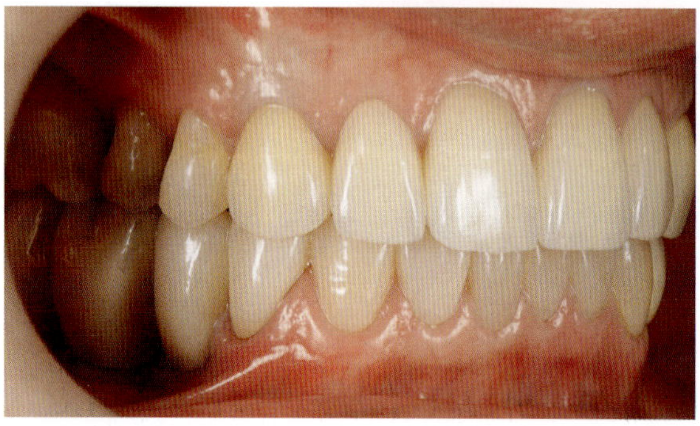

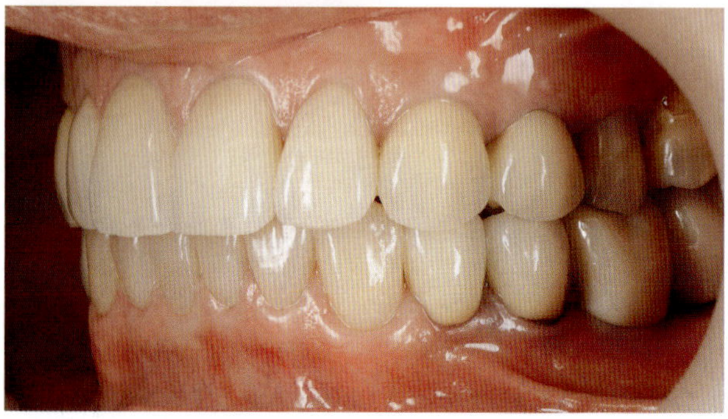

●再評価

術後に再評価を行う．口腔内の下顎運動は，咬頭嵌合位から，Pathway，End to end，Crossover とスムーズに動いており（**Fig. 180**），咬頭嵌合位の安定性，スムーズな開閉口運動が得られ，wear も認められない．

現在は術後５年が経過しているが，口腔内に変化は認められない（**Fig. 181**）．

セファロ分析からは，バイトの挙上，オーバージェット，オーバーバイトの改善を行ったことでⅢ級からⅠ級関係に変化した．また，側貌に関しても，オトガイ部のくびれたような下顔面は改善されている．特に口唇は緊張がとれ，自然感のある側貌へと経年的にアダプテーションしていることがわかる（**Fig. 182**）．

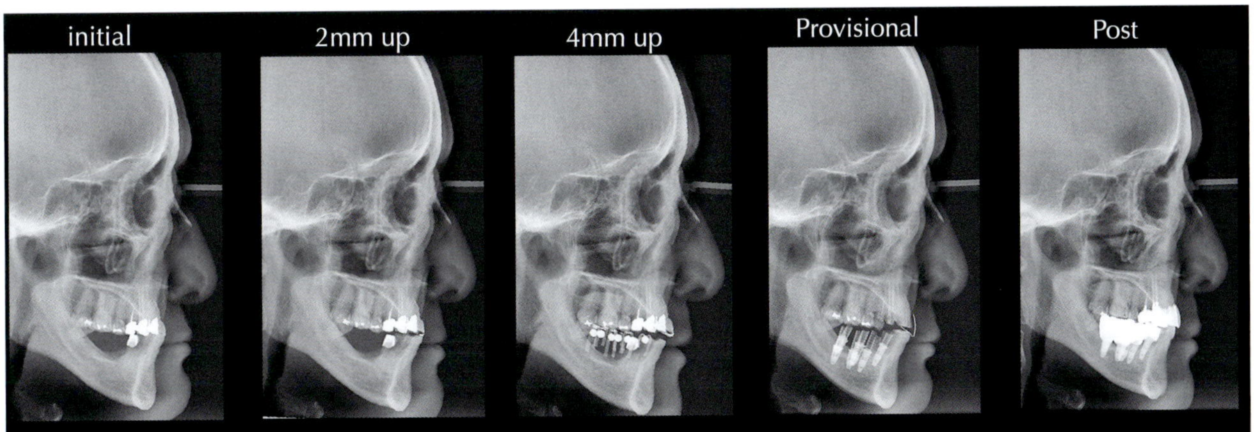

	initial	2mm up	4mm up	Provi	Final
中顔面	82	82	82	82	82
下顔面	69	70	74	71.5	71.5
Sn - Ulb	19	21	23	21	23.5
Ulb - Me	50	50	50.5	50.5	48

	initial	2mm up	4mm up	Provi	Final
Upper lip - Shl	7	5	4.5	5.5	4.5
Lower lip - Shl	7	4	2	4	4
Chin - Shl	9	6	3	5	3.5

Fig. 182 セファロ分析．バイトを挙上し改善するにしたがってⅢ級からⅠ級関係に変化していることがわかる．また，軟組織はオトガイ部のくびれやつぶれたような下顔面は改善した．特に口唇の緊張がとれ，自然観のある側貌へとアダプテーションしている点に注目されたい

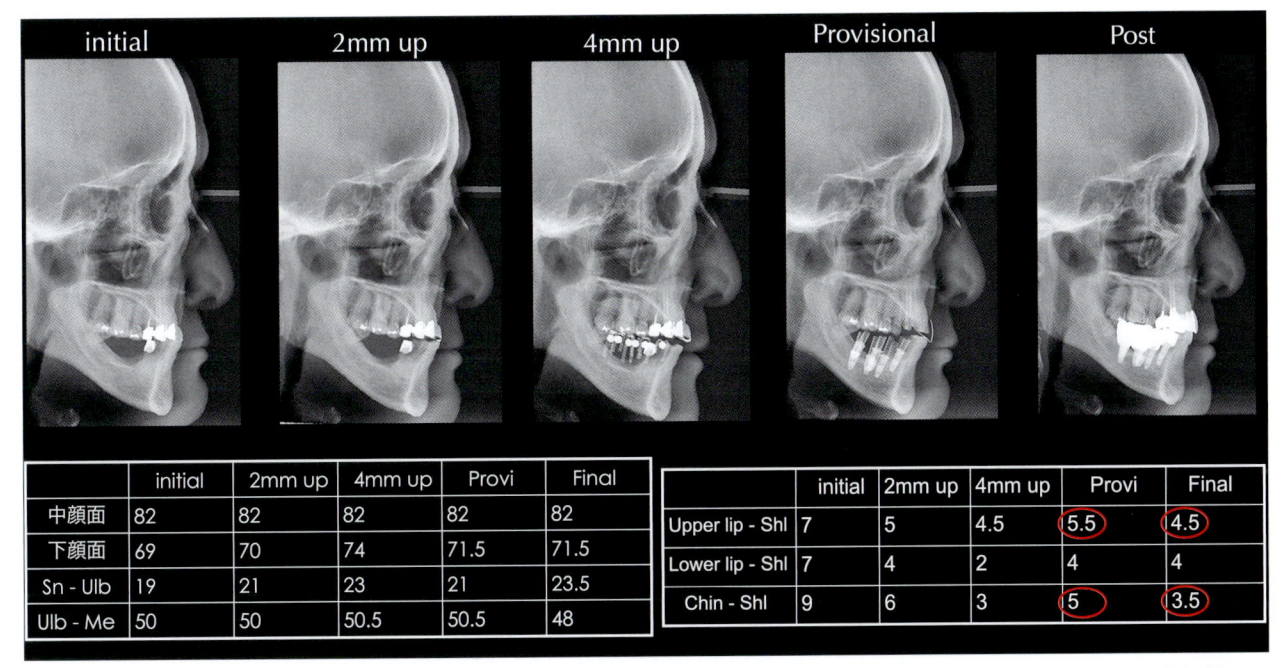

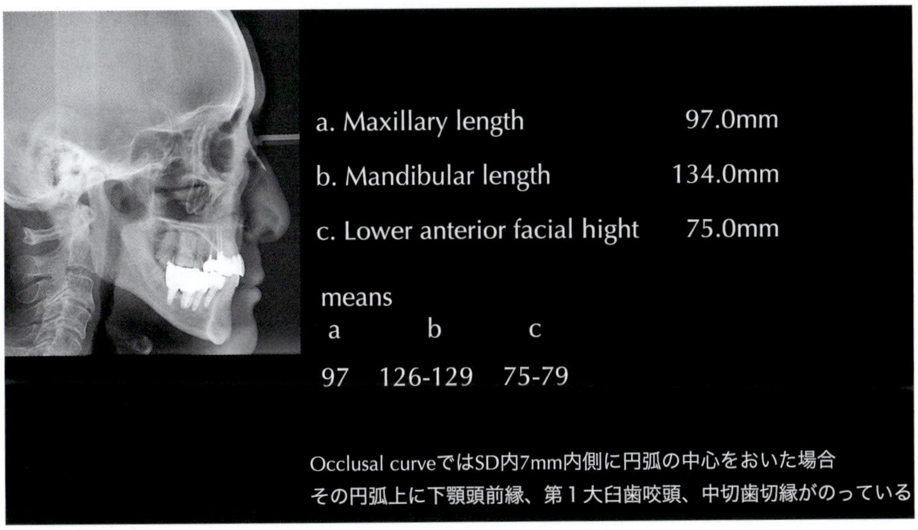

a. Maxillary length 97.0mm
b. Mandibular length 134.0mm
c. Lower anterior facial hight 75.0mm
means
a b c
97 126-129 75-79
Occlusal curveではSD内7mm内側に円弧の中心をおいた場合
その円弧上に下顎頭前縁、第１大臼歯咬頭、中切歯切縁がのっている

Fig. 183 咬合高径を挙上し，(c)の値を改善することで平均的な範囲に収まっている．また彎曲から逸脱していた上顎中切歯切縁の位置も適切である

Harvold-McNamara triangle からも，咬合高径を挙上したことで（c）の値が平均のレンジ内に収まり，また上顎前歯部切端を延ばしたことで咬合彎曲も正常となった（**Fig. 183**）．

wear 患者に対する治療オプション

wear により歯質が失われた患者に対して，どのような治療オプションが考えられるだろうか．単に失われた歯質をダイレクトボンディングや補綴治療で回復させるという考え方もあるだろうが，なぜ wear が起こったのかを考えると，なんらかの病的な因子を除去しなければ，再発する可能性が高いだろう．以上を勘案すると，治療オプションとしては，以下の４つのパターンが考えられる．

・**圧下と補綴治療**

補綴スペースが十分にない症例やクラウンレングスニングができない症例（歯根が短い等）に対して，圧下を行ってから補綴治療を行う

・**クラウンレングスニングと補綴治療**

wearと歯・歯槽骨の挺出が生じ，咬合高径は維持されているケースに対して，クラウンレングスニングを行ってから補綴治療を行う

・**咬合挙上と補綴治療**

wearが生じ咬合高径が低下しているケースに対して，咬合高径を挙上してから補綴治療を行う

・**外科矯正と補綴治療**

骨格不正が原因でwearを起こしたケースに対して，外科矯正を行ってから補綴治療を行う

●考慮点

上記いずれの治療オプションを選択するにせよ，審美性，咬合，残存歯冠，歯根長に考慮しなければならない．特に矯正治療やクラウンレングスニングを計画しているケースでは，歯根の長さも重要である．歯根が短い症例では，矯正治療による歯根吸収やクラウンレングスニングによる歯根露出の可能性も高く，逆に歯根が長いと圧下が困難になる症例もあるからである．

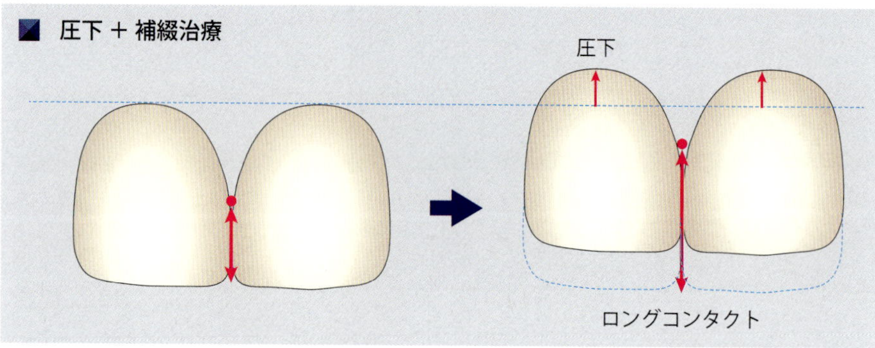

Fig. 184 圧下を行ってから補綴治療を行うと，歯冠形態がロングコンタクトになる

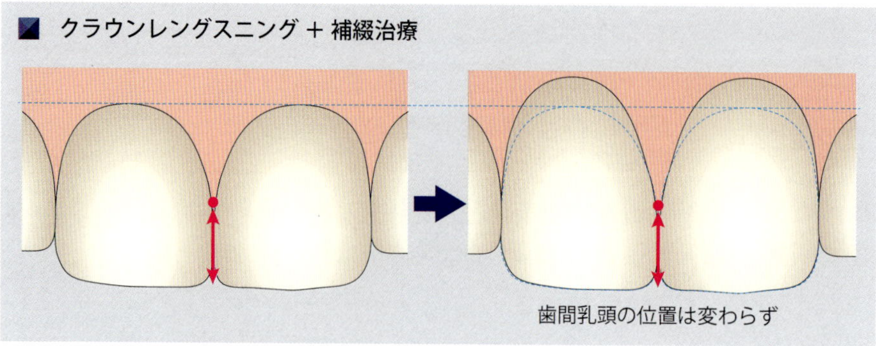

Fig. 185 クラウンレングスニングを行って補綴治療の場合には，歯間乳頭の位置は変わらず，ロングコンタクトにならない

●圧下かクラウンレングスニングか

wear後に歯・歯槽骨ごと挺出しており，咬合挙上がふさわしくないケースでは，圧下，もしくはクラウンレングスニングが治療選択肢となる．当然のことながら，歯根が短いケースにクラウンレングスニングを行うと歯冠歯根比が適切ではなくなってしまうし，それにより過度に歯根が露出した場合の歯頸部歯冠形態，ボンディングの不備等も生じてくる．ゆえに，設定するインサイザルエッジポジション，設定するジンジバルレベル，残存歯質量，歯根長等の判断基準から，圧下なのか，クラウンレングスニングなのかを選択する．また，前述の通り，歯根の長さも重要だが，審美性の観点からは，歯間乳頭の位置が両者で異なる点に配慮が必要である．

クラウンレングスニングせずに圧下を行うと，現状の歯間乳頭の形で上がっていく．その状態で補綴治療を行うと，歯冠形態がロングコンタクトになる（**Fig. 184**）．

一方，クラウンレングスニングは歯間乳頭を保存できるためロングコンタクトにならず（**Fig. 185**），審美性の面では有利である．

●付与する咬合様式

付与する咬合には，「犬歯誘導」「グループファンクション」「フルバランスドオクルージョン」がある．

フルバランスドオクルージョンは，咬合力の分散をデザインできる反面，複雑な全調節咬合器が必要であり，天然歯でその咬合様式を達成させるのは難しく，口腔内や周囲筋組織に不利な筋活性が起こるおそれがある[13]．グループファンクションも咬合力の分散をデザインできる反面，咬合付与の達成と調整が容易ではなく，また筋活性が犬歯誘導と比較して高いというデータもある[14,15]（**Fig. 186**）．

犬歯誘導は，筋活性を抑制でき，臼歯を保護することができる．また複雑な全調節咬合器は必要とせず，咬合の達成，調整が容易である[16]．

以上を総合的に勘案すると，犬歯誘導が咬合の達成，筋活性の面からも有利である．

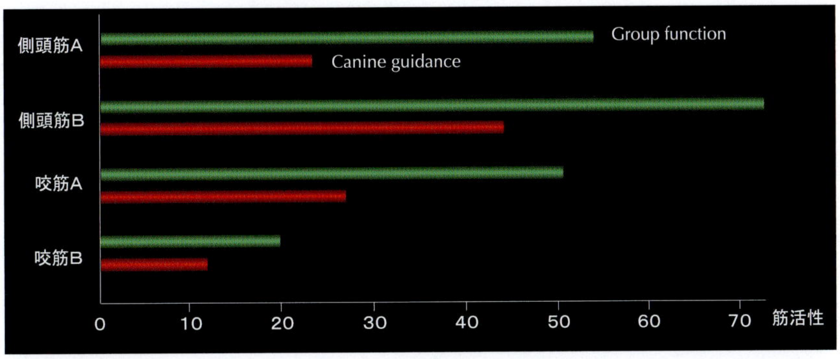

Fig. 186　グループファンクションと犬歯誘導を比較すると，グループファンクションでは側頭筋，咬筋の筋活性が上がっている（[15]より）

wearの発生パターンを理解する

wearが発生するパターンには，下顎が上顎を越える時に起こる「Pathway wear」，上顎と下顎が切端同士で咬合して起こる「End to end wear」，下顎が上顎を越え，そこから戻ってくる時に起こる「Crossover wear」に分けられる（**Fig. 187**）．

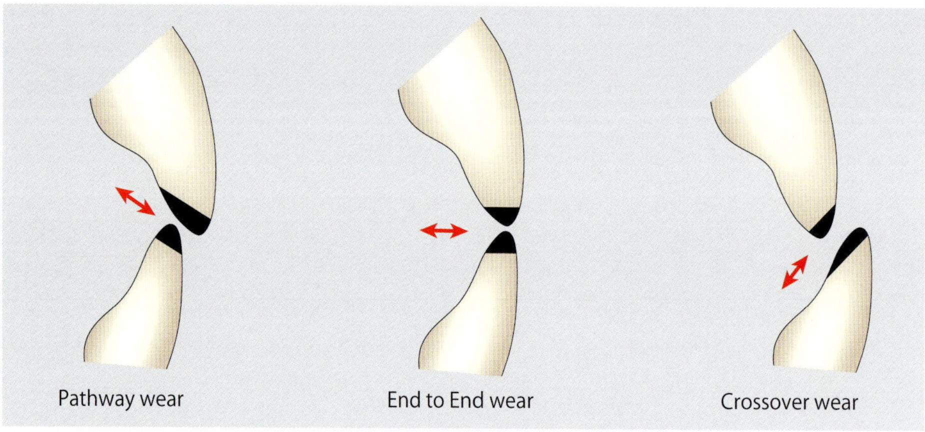

Fig. 187　wear が発生するパターンには，下顎が上顎を越える時に起こる「Pathway wear」，上顎，下顎の切端同士が咬合して発生する「End to end wear」，下顎が上顎を越えて，そこから戻ってくるときに発生する「Crossover wear」に分けられる

Pathway wear

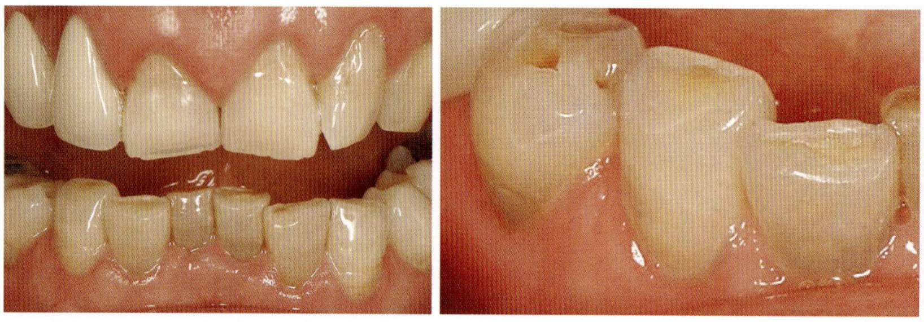

Fig. 188-1，2　切縁部が透けている．Pathway wear は wear が斜めに発生する

End to end wear

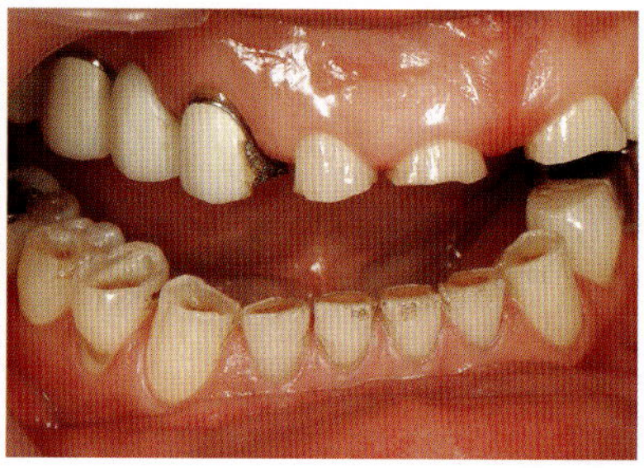

Fig. 189　End to end wear は，咬合面に wear が起こり，Flat になる

Crossover wear

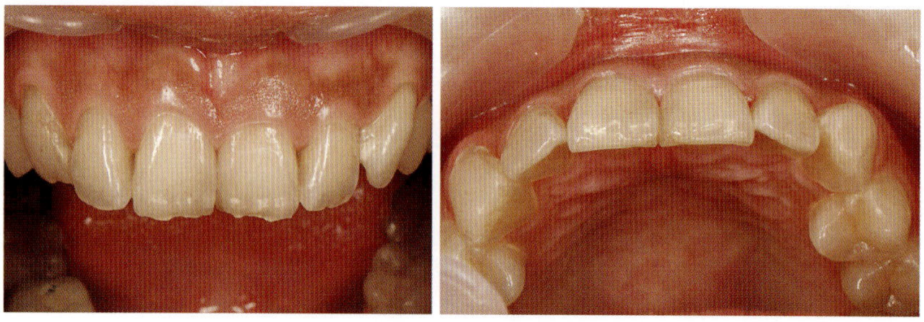

Fig. 190-1，2　Crossover wear の例．上顎前歯部切端の唇側に wear が発生している．このような症例で通法通りにベニア等でセラミックを装着すれば，破折するリスクが高い

Crossover wear への補綴治療

患者は，上顎が舌側に傾斜しているのを気にしており，矯正をせずに上顎前歯をもっと出したいというオーダーで来院した（**Fig. 191-1**）．口唇との関係では，1|1 切端はドライウェットラインの内方に位置しており，唇側に付加的な補綴物を装着することは可能である（**Fig. 191-2**）．しかし，前歯部の切端には，Crossover wear が認められ（**Fig. 191-3**），このままセラミック修復を行うと破折等のリスクが非常に高いと診断した．

下顎が上顎を乗り越え，そこから戻ってくる際に発生する Crossover wear に対しては，「ブロードウェイ」（下顎前歯がこのスペースで踊る）と呼ばれる咬合面を付与する（**Fig. 191-4**）．診断用ワックスアップからシリコンインデックスを採得し，口腔内に直接法でレジンをビルドアップする（**Fig. 191-5**）．

プロビジョナルレストレーションにおいては，咬耗のパターンがレジンに印記され

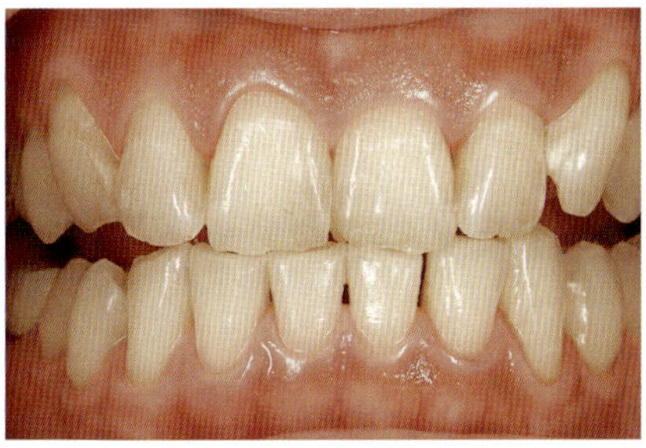

Fig. 191-1 Fig. 190と同一症例．術前の状態．矯正をせずに前歯をもっと出したいというオーダーで来院．前歯部唇側切端にCrossover wearが認められる

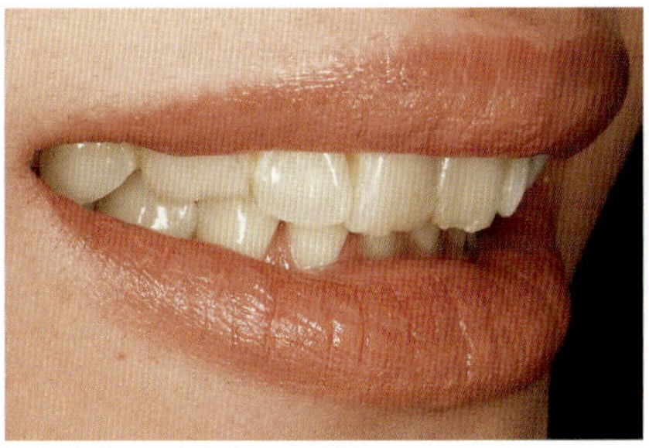

Fig. 191-2 口唇との関係．1|1 切端はドライウェットラインの内方に位置しており，唇側に出すアディショナルな補綴物を適応することが可能である

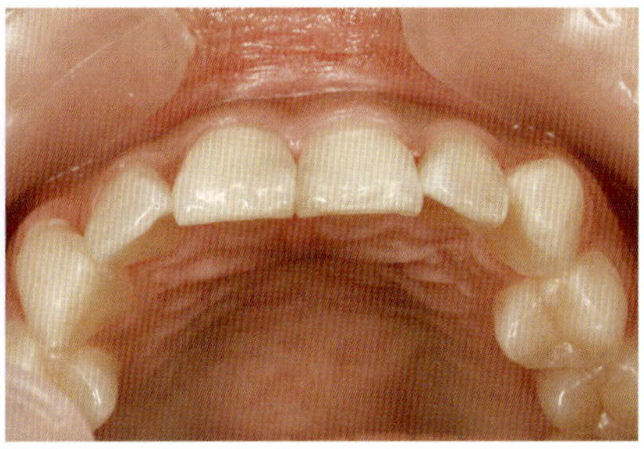

Fig. 191-3 咬合面観．1|1 唇側の切端にwearが認められる

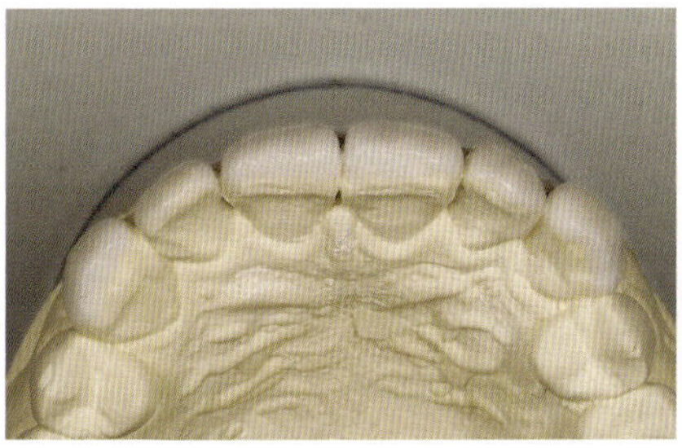

Fig. 191-4 診断用ワックスアップ．1|1 に「ブロードウェイ」と呼ばれる咬合面を付与する．Crossover wearの特徴である，下顎前歯が上顎を越え，戻ってくる際のwearを予防する．ワックスアップ後，シリコンインデックスを採得する

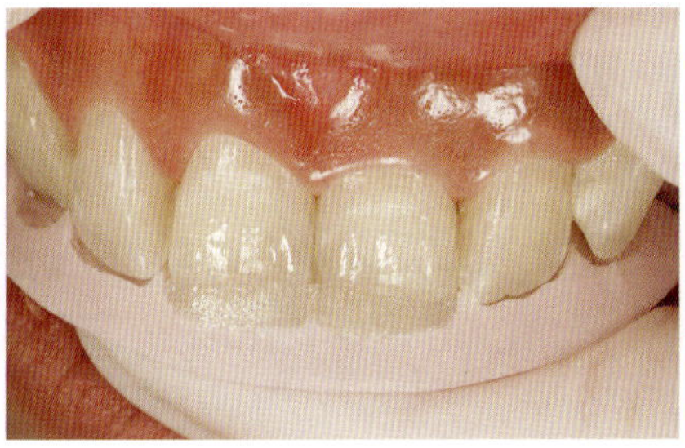

Fig. 191-5 シリコンインデックスを用いて直接法でレジンをビルドアップする

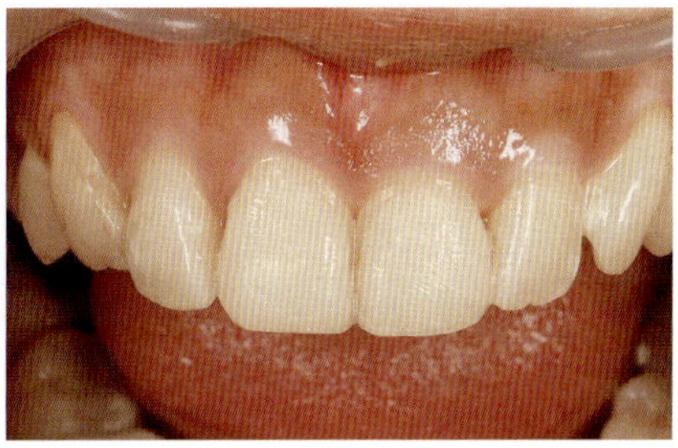

Fig. 191-6 プロビジョナルレストレーション．wearが発生しないか，経過を観察する

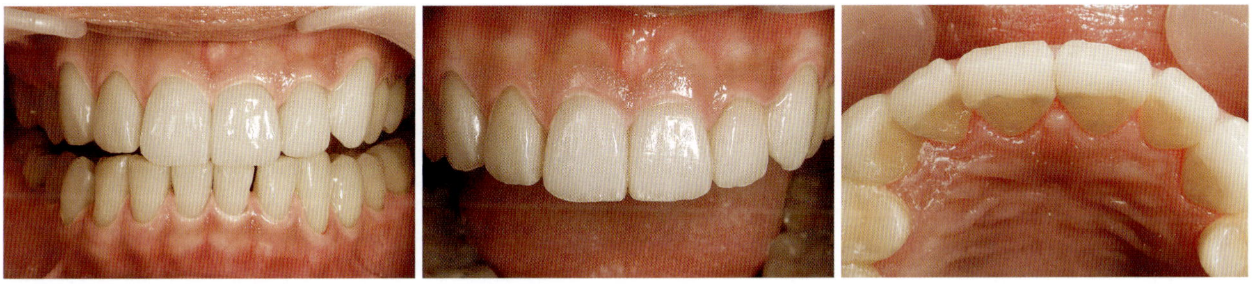

Fig. 191-7〜9 wearが認められなかったため，最終補綴物を装着した

るので調整を行う．また，唇側切縁に丸みを付与してCrossoverでガイドしても下顎前歯が滑らかにブロードウェイに戻ってくるようにすることもポイントである（**Fig. 191-6**）．本症例では，プロビジョナルレストレーションにwearが認められなかったことから，ラミネートベニアによる最終補綴物を装着した（**Fig. 191-7〜9**）．

おわりに

本Sectionでは，wearパターンによる診断とその対応について記した．wearがどこで発生しているのか，wearがどのような形で発生しているのか，それらを分析することで正確な診断ができ，適切な対策を講じることができる．さらに咬合高径を維持するのか，挙上してもよいのか，むしろ挙上しなければいけないのか，といった基準について，セファロ分析を指針とする方法を示した．

咬合挙上のみならず，生体の反応は予測できないことも多く，試行錯誤が必要な場合もある．そこで行う「トライアルセラピー」について，次のsectionで解説したい．

Section 6 トライアルセラピー

これまで見てきたように，wear などにより歯冠の崩壊が起こり，オーバージェット，オーバーバイト，ガイダンス等が変化してきた場合，筆者は一定期間ボンデッドマテリアルを用いて咬合再構成を試みながら，歯冠形態，ガイディングパターン等を決定するいわゆる「トライアルセラピー」を行っている．

wear 患者に対するトライアルセラピーでは，まずアンテリアガイダンスを確立させ，そして平衡側の干渉をとる．さらに Edge to edge のコンタクトを均一化させ（可及的に犬歯誘導を付与する），Crossover 時におけるガイディング面を付ける（**Fig. 192**）．

アンテリアガイダンスを確立させるためには，まず診断用ワックスアップの作製が重要である．作製にあたっては，前歯部の歯冠形態を再現し，犬歯誘導と作業側における臼歯離開を与えられる歯冠形態，ガイド量を付与する．この診断用ワックスアップをもとに直接法の場合はキャップを作製してレジンを圧接する．または間接法にてプロビジョナルレストレーションを作製する．そして口腔内に装着し，新しいガイダンスに問題が生じるかどうか，8 週間ほど観察する．もし付与したガイドに不具合（犬歯が痛い，プロビジョナルが割れる，フレミタスが起こる等）が生じるようならば，犬歯のガイド量を減らし，側切歯，小臼歯部等にコンポジットレジンをビルドアップしてグループファンクションを付与して経過を観察する（**Fig. 193**）．

ここで注意すべき点は，臼歯部の展開角である．wear 患者は臼歯がフラットになっていることが多いが，犬歯にガイドを付与して咀嚼パターンがバーティカルになる際，臼歯がそのままホリゾンタルな面では咀嚼が行えない．その状態で無理に咀嚼を

トライアルセラピーの流れ

1. アンテリアガイダンスを確立する
2. 平衡側の干渉をとる
3. Edge to edge のコンタクトを均一化する
4. Crossover 時におけるガイディング面を付ける

Fig. 192 wear 患者へのトライアルセラピーの流れ

1. 最初にアンテリアの歯冠を再現し，犬歯誘導と作業側における臼歯離開を与える
2. 新しいガイダンスに問題が生じるかどうかを 8 週間ほど観察する
3. もし不具合が続くようなら犬歯のガイド量を減らし，側切歯・小臼歯等にコンポジットレジンをビルドアップしてグループファンクションを与えてみる

Fig. 193 アンテリアガイダンス確立の流れ

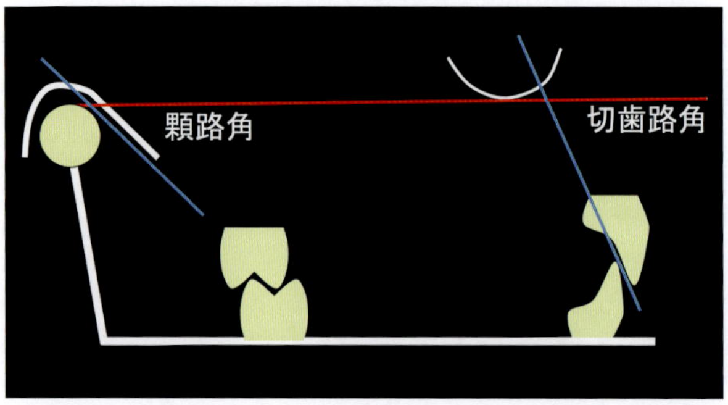

Fig. 194 顆路角と切歯路角の関係．顆路角と切歯路角の相関関係は証明されていない．顆路角の大小に関わらず，切歯路は顆路角より急斜面で可及的にディスクルージョンをもたらす角度を付与する

しようとすると前歯部の破壊が起こりやすくなるため，アンテリアガイダンスの構築と共に，臼歯に適切な展開角を付与することが重要である．

●顆路角と切歯路角の関係

ガイドの付与にあたっては，前歯部の切歯路角は重要である．顆路角との相関関係は証明されていないが，顆路角の大小に関わらず，切歯路角は顆路角より急斜面で，可及的に臼歯部がディスクルージョンする角度を付与する（**Fig. 194**）．

症例 1　トライアルセラピーにより犬歯ガイドを回復させた症例

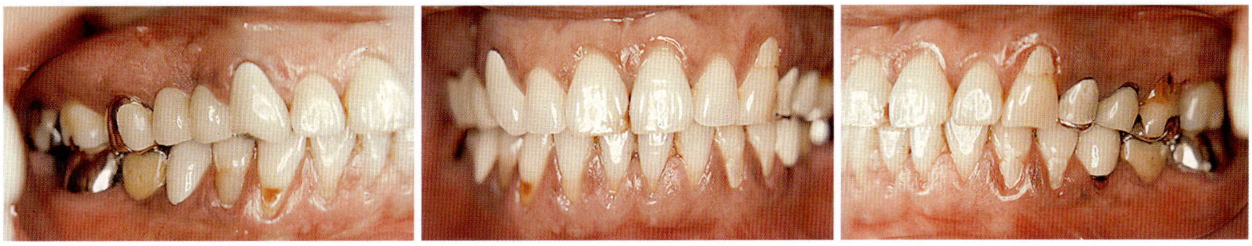

Fig. 195-1〜3　初診時の口腔内．3| のチップを主訴に来院．|3 切端にも wear が認められる．Periodontal Disease Assessment は（−），Tooth Wear Assessment は（+），Muscle and TMJ Disorder は（−）であった

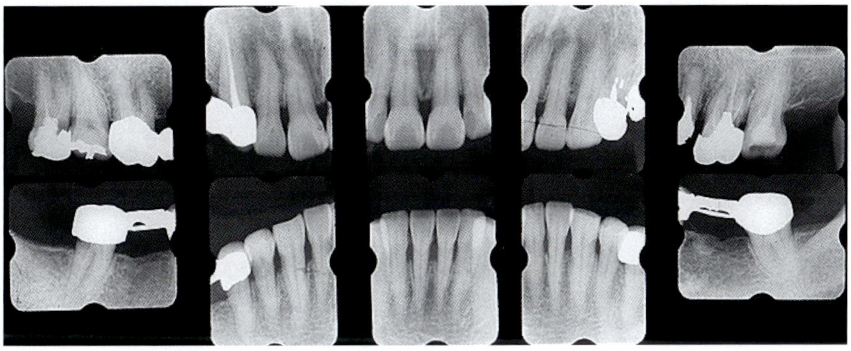

Fig. 196　初診時のデンタル X 線写真（1989 年）

症例 1

患者は，5 4| 欠損で，他院にて ⑥〜③| に装着したブリッジが装着から 1 週間で ③| 切端がチップしたことを主訴に来院した．右側は犬歯誘導が付与されていたが，左側犬歯はフラットでホリゾンタルなチューイングパターンであった（**Fig. 195, 196**）．

すでにクラウンが装着されていた部位はプロビジョナルレストレーションに置き換え（**Fig. 197**），数週間使用したが，3| は摩り減り，上顎右側臼歯部咬合面もフラットになった（**Fig. 198**）．

原因としては，患者のチューイングパターンがグラインディングタイプであること，犬歯ガイドが面接触であることが考えられる．そこでワックスアップを行い，両側ともチョッパータイプ，かつ犬歯誘導が線でガイドするように形態修正を行った．また臼歯部も微修正し，展開角を付けたワックスアップを行っている（**Fig. 199**）．

あらためて作製したプロビジョナルレストレーションでは，|3 にビルドアップを

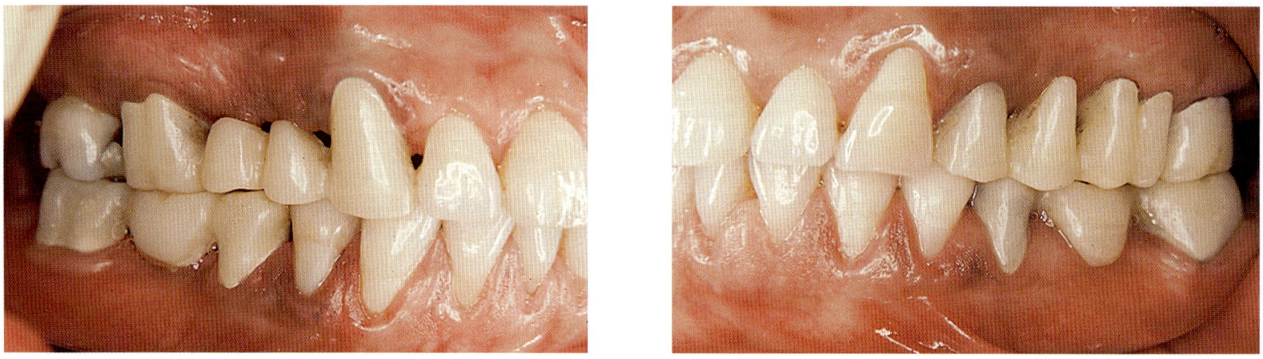

Fig. 197-1, 2　すでにクラウンが装着されていた部位はプロビジョナルレストレーションに置き換える．右側はチップした犬歯尖頭を回復させたプロビジョナルレストレーションを装着，左側は不適合修復物を除去してプロビジョナルレストレーションを装着した

Fig. 198　数週間使用して頂いたが，上顎右側犬歯は摩り減り，上顎右側臼歯部咬合面はフラットになった

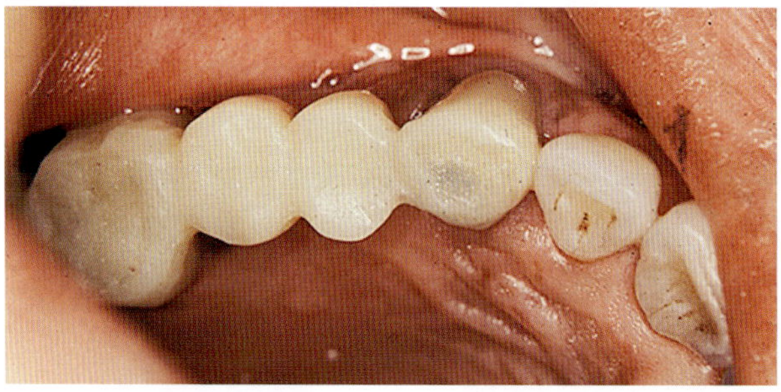

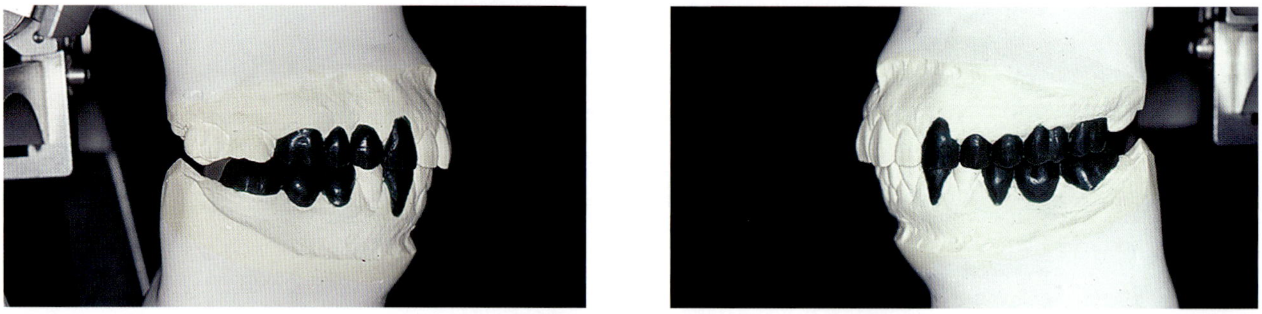

Fig. 199-1, 2　両側ともチョッパータイプ，かつ犬歯誘導が線でガイドするように上顎犬歯の形態修正を行った．また臼歯部も微修正し，展開角を付けたワックスアップを行っている

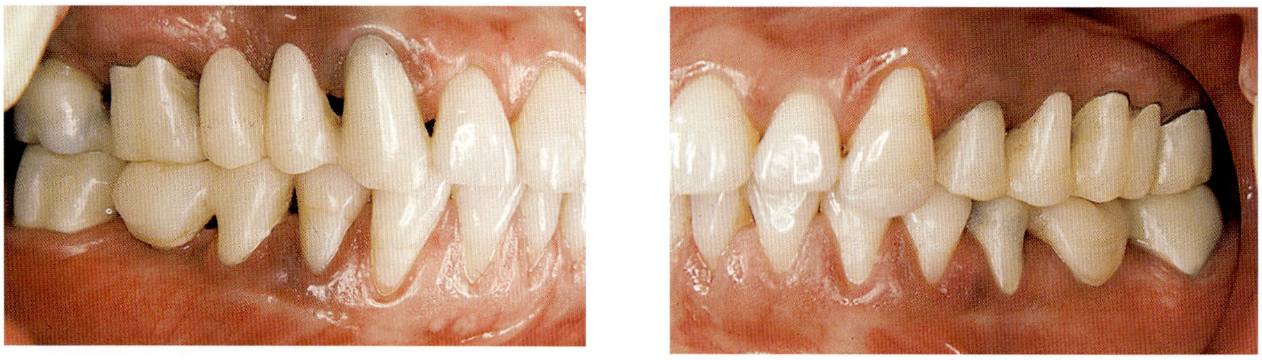

Fig. 200-1, 2　あらためて作製したプロビジョナルレストレーション．⌈3 にビルドアップを行い，⌊3 には尖頭にコンポジットレジンを築盛している．それに対応させて臼歯部の展開角を修正している

行い，⌊3 には尖頭にコンポジットレジンを築盛している．それに対応させて臼歯部プロビジョナルレストレーションの展開角を修正している（**Fig. 200**）．その結果，患者は咀嚼がしやすくなり，快適になったとのことであった．数カ月使用したが，摩り減りもなくなり，セメントのウォッシュアウトも認められないことから（**Fig. 201**），最終補綴物を作製，装着した（**Fig. 202, 203**）．就寝時にはナイトガードを使用している．

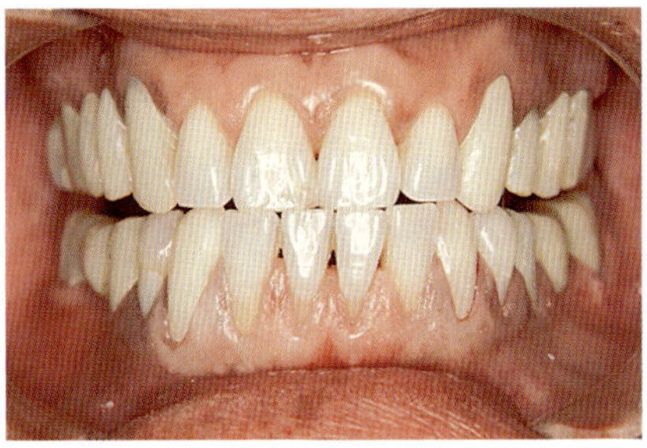

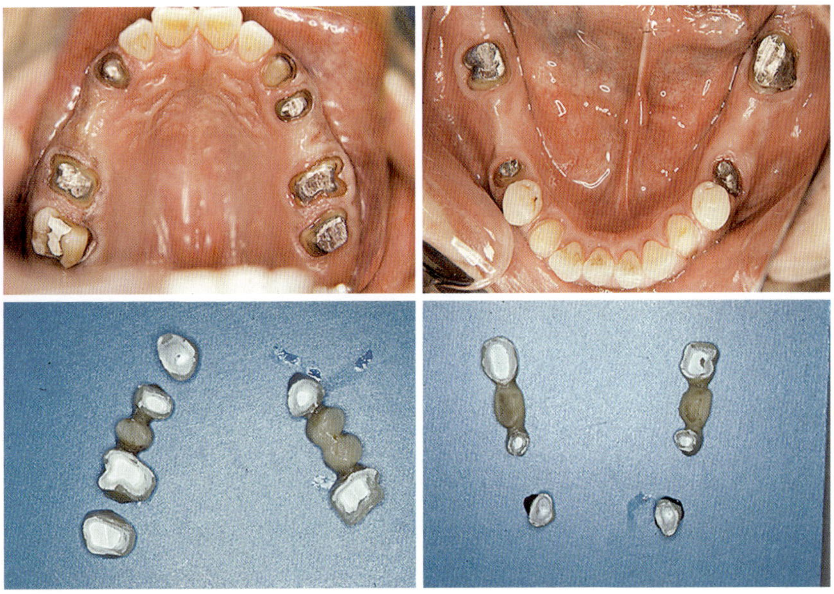

Fig. 201-1〜5　このプロビジョナルレストレーションを使用していただいたが，臼歯部の摩耗もなく，またセメントのウォッシュアウトも認められないことから，最終補綴物へと移行した

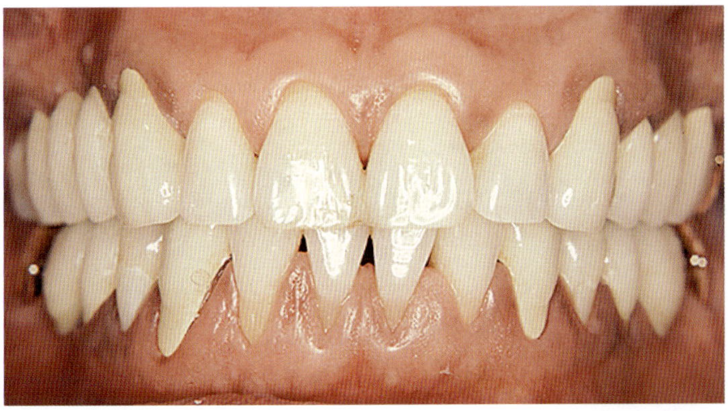

Fig. 202　最終補綴物装着時

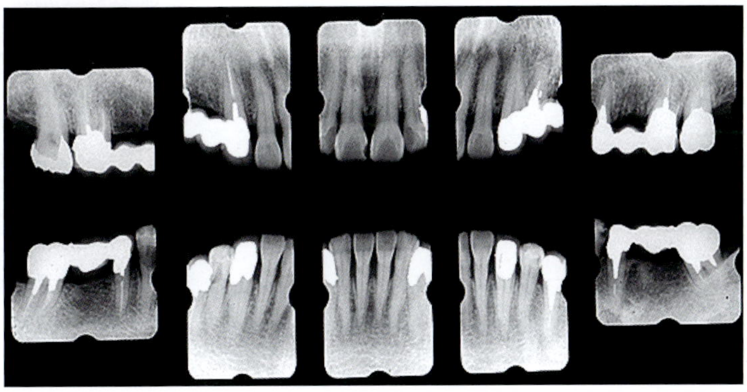

Fig. 203　最終補綴物装着時のデンタルX線写真

この患者は筆者の開業時，1989年に初診で来院された（『歯周補綴　PartⅢ』，1995参照）．当時はインプラントも確立されておらず，すべて天然歯の欠損修復を行った．同患者は術後12年経たところで|6 が歯根破折により抜歯に至り，それを機にインプラントによる修復処置を施した後，現在まで良好な状態を維持している．

wearの強い患者に対して，チューイングパターンをホリゾンタルからバーティカルにシフトする際，診断用ワックスアップから犬歯の展開角を決め，それをプロビジョナルレストレーションやコンポジットレジンで口腔内に付与し，同時に臼歯の展開角を変えながら試行錯誤して最終補綴に移行するステップは，いま考えるとまさにトライアルセラピーを実際に実践していたことに他ならない．

症例 2　wear 患者に対するトライアルセラピーの活用

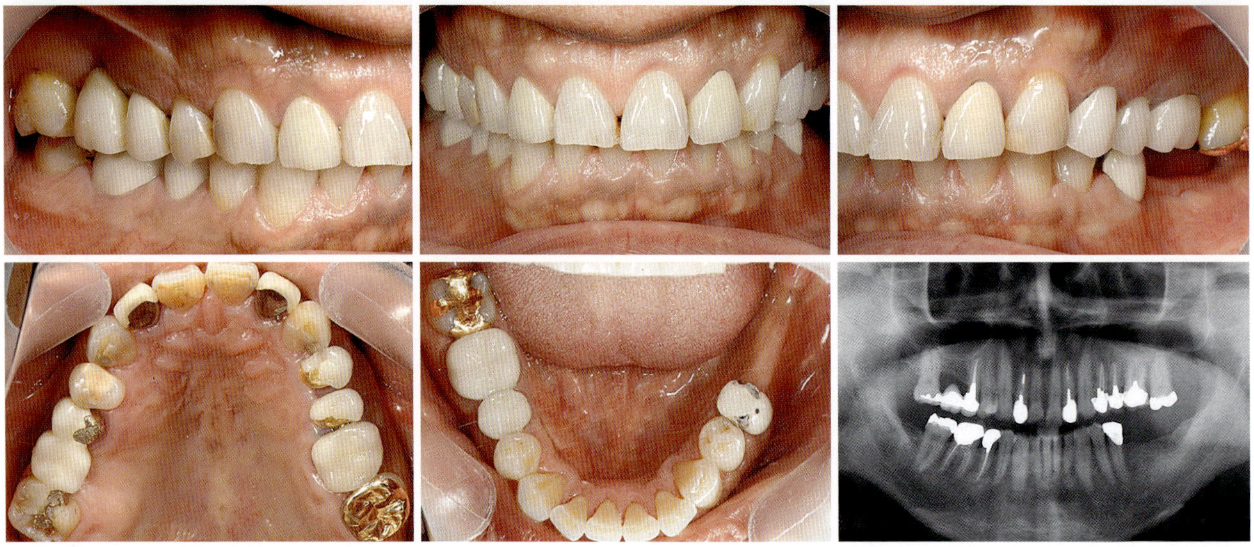

Fig. 204-1〜6　初診時の口腔内．下顎左側臼歯部の欠損を主訴に来院．ブラキシズムを有しており，前歯切端部の wear や補綴物の破損が多く認められる

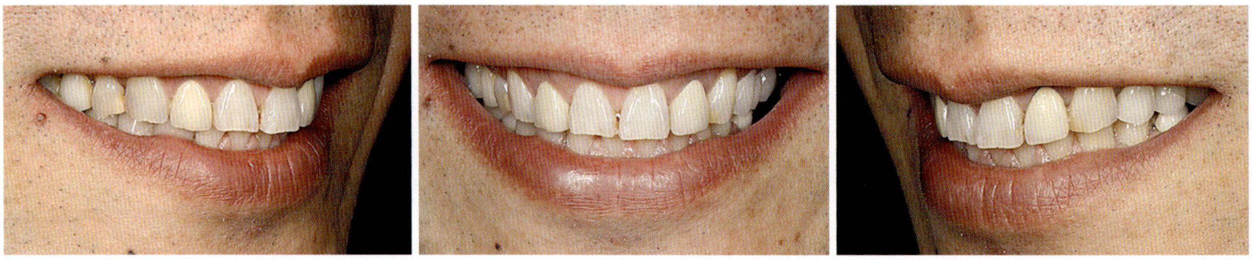

Fig. 205-1〜3　口唇との関係．左側中切歯のインサイザルエッジポジションはそれほど悪くないが，右側中切歯は wear の影響もあり，やや短い．上顎の切縁を結んだライン（インサイザルライン）も乱れている

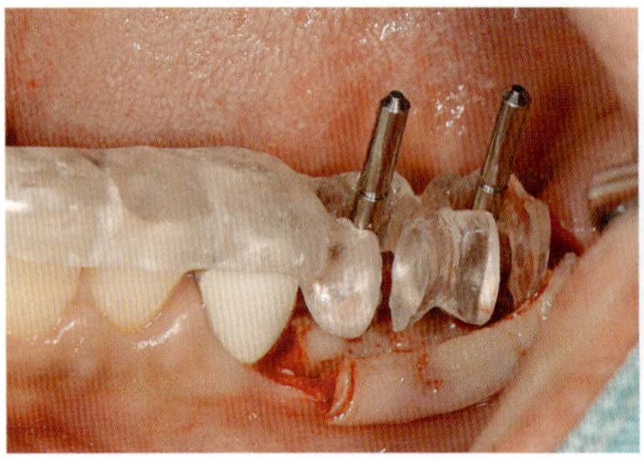

Fig. 206　下顎左側臼歯部にインプラントを埋入

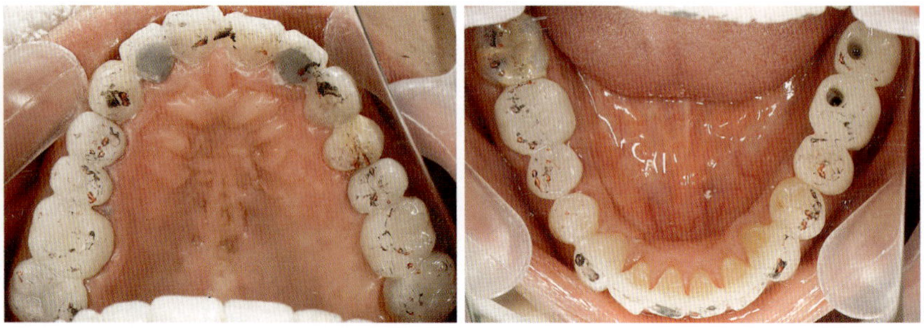

Fig. 207-1, 2　ビルドアップをして，トライアルセラピーを行う．2|2 はメタルセラミックの上にビルドアップをしている

症例 2

患者は左側臼歯部の欠損を主訴に来院した(Fig. 204-1〜6)．前歯部切端の wear や補綴物の破損が多く認められる wear 患者である．補綴物を入れてもすぐに壊れる，とのことで原因としてはブラキシズムと咬合力の強さに起因していると考えられた．

上顎前歯部と口唇の関係を見ると，左側中切歯のインサイザルエッジポジションの位置はそれほど悪くないが，唇面がやや唇側に出ている．右側中切歯の位置は wear 後，挺出の影響もありやや短い．また上顎切縁を結んだライン（インサイザルライン）は，下唇の上縁と相似形であることが望ましいが（スマイルライン），本症例ではラインは乱れており審美的ではない（Fig. 205-1〜3）．

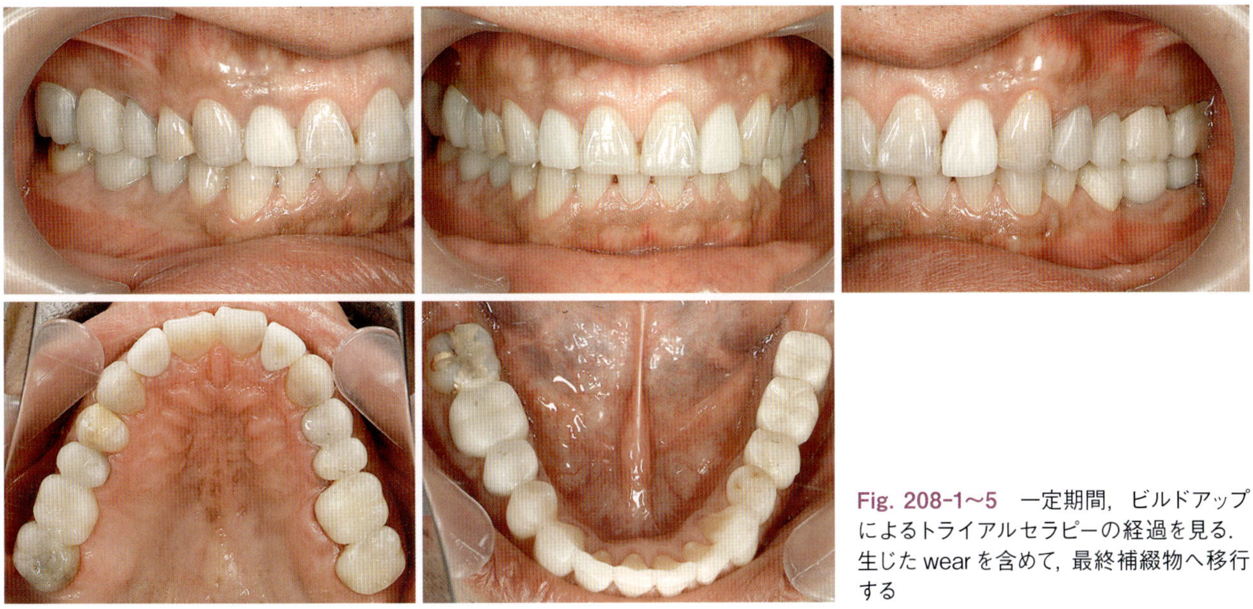

Fig. 208-1～5　一定期間，ビルドアップによるトライアルセラピーの経過を見る．生じたwearを含めて，最終補綴物へ移行する

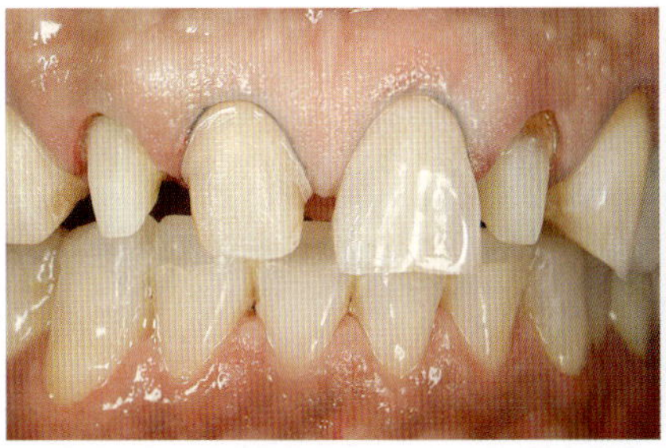

Fig. 209　支台歯形成

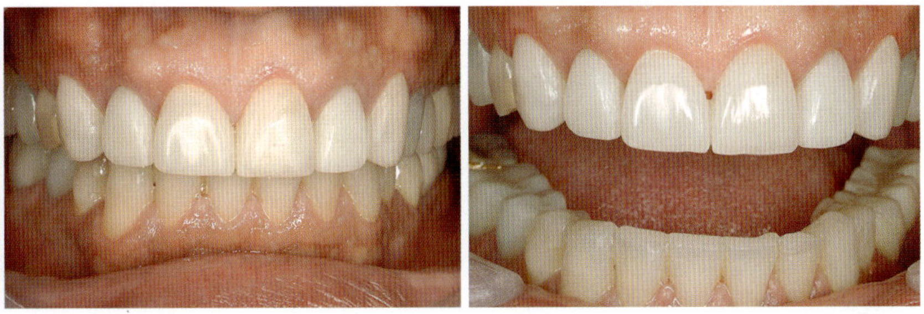

Fig. 210-1, 2　プロビジョナルレストレーション装着時．下顎前歯部は切端を覆うオンレーベニア

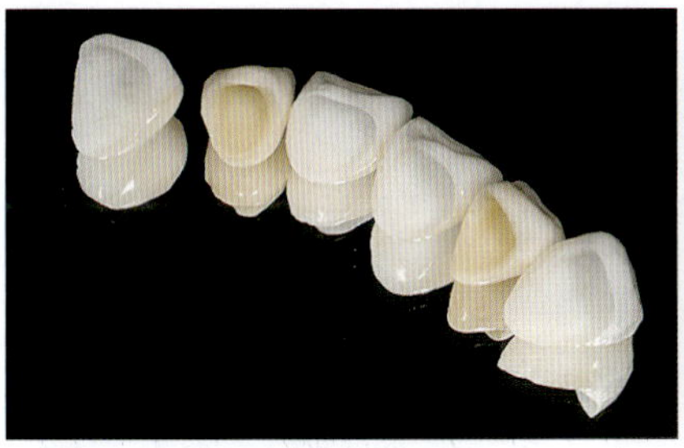

Fig. 211-1　完成した上顎360°ベニアのビスケットベイク

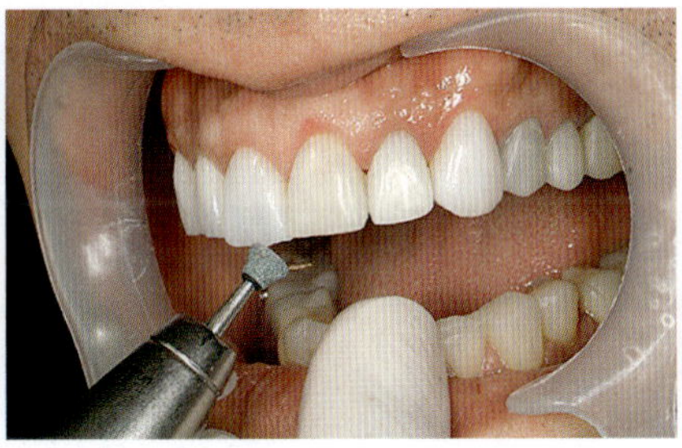

Fig. 211-2　切縁部の修正を行う

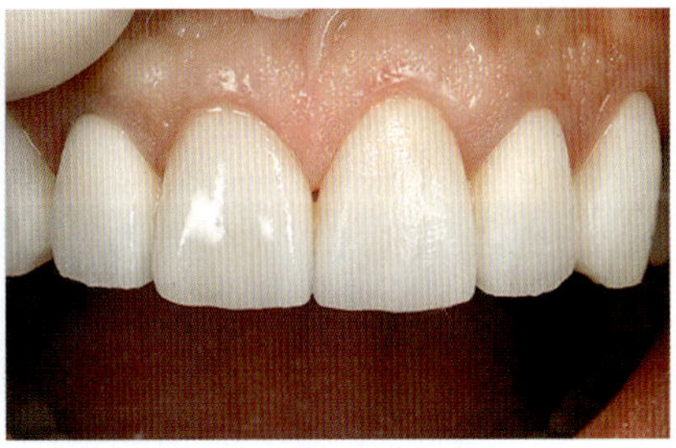

Fig. 211-3　口腔内での試適

●トライアルセラピー

本症例のようにwearが著しい患者には，トライアルセラピーのステージが非常に重要である．まず下顎左側臼歯部にインプラントを埋入した後（**Fig. 206**），既にクラウンが装着されている部位はクラウンを外してプロビジョナルレストレーションに置き換える．また，2|2 のメタルセラミックスの上にレジンビルドアップを行っている（**Fig. 207**）．

咬合高径はわずかに挙上し，犬歯誘導を付与している．来院時には摩り減った部分を足す，ということを繰り返す．3，4カ月ほど経過すると，チューイングパターンも安定し，wearパターンが見えてくるので，その形態を模倣し，できるだけ摩耗しない素材を用いて最終補綴物へ置き換えるのである（**Fig. 208**）．

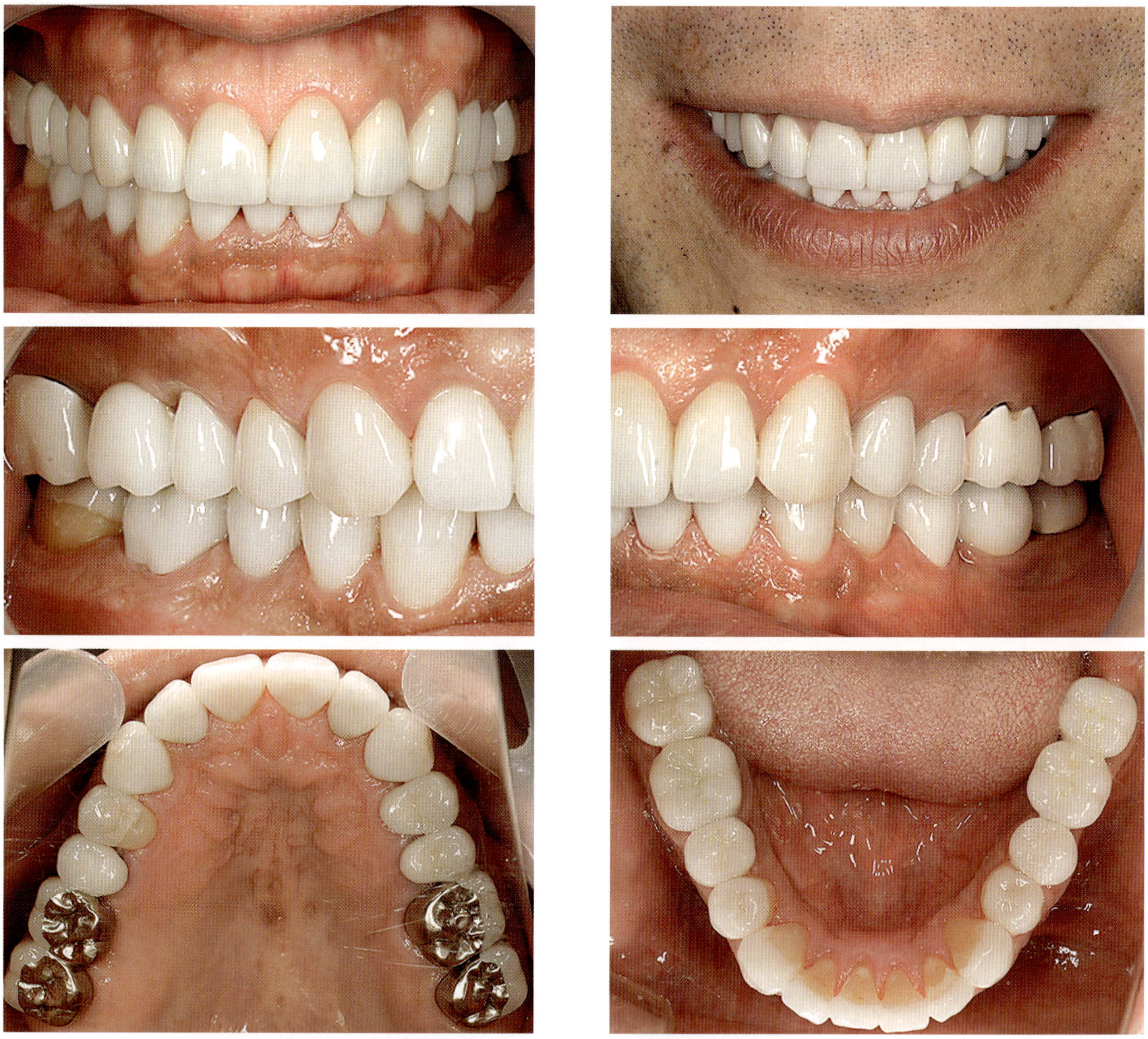

Fig. 212-1～6　最終補綴物装着時．上顎臼歯部はメタルオクルーザル，下顎はセラミックス

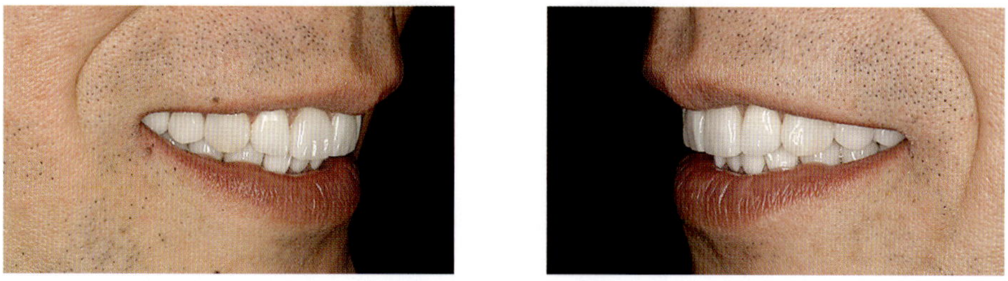

Fig. 213-1，2　口唇との関係．上顎中切歯のインサイザルエッジポジションは良好で，インサイザルラインも下唇と調和がとれている

●支台歯形成～最終補綴物

上顎前歯部に360°ベニアの支台歯形成を行い（**Fig. 209**），プロビジョナルレストレーションを装着する（**Fig. 210**）．上顎の360°ベニアのビスケットベイクが完成し（**Fig. 211-1**），口腔内に装着して修正を行った（**Fig. 211-2，3**）．そして修正を反映させた最終補綴物を装着した（**Fig. 212**）．

口唇との関係では，上顎中切歯のインサイザルエッジポジションは良好で，インサイザルラインも下唇上縁と調和している（**Fig. 213**）．

また，トライアルセラピー中に生じたwearを模倣して最終補綴物に反映させており，患者のチューイングパターンと調和がとれた補綴物である．患者はブラキシズムを有しているため，ナイトガードは必須である．

wear 患者へのマテリアルセレクション

筆者の経験上，wear 患者であっても，その患者の wear の発生原因を改善，予防し，トライアルセラピーによって試行錯誤を行った上で補綴治療を行えば，セラミックスであっても破折するリスクは低い．しかし，それにはセラミックスの素材特性をしっかりと理解しておくことが重要である．

現在，一般的に使用されている補綴材料を **Fig. 214** に示す．これらのセラミックス材料には，「Compression には強いが，Shear，Flexure には弱い」という特性がある（**Fig. 215**）．

Fig. 216 の症例は，コーピングにダブルスキャンで作製したクラウンだが，隣接面が縦方向に破折している．つまりこれは Shear の状態である．コーピング上にベニアリングするならば，フレームデザインを Extended coping（**Fig. 217**）にする．そうすれば，Shear から Compression のデザインに変わり，強度が増す．

Veneered ceramic	Lithium disilicate core + veneering
Press ceramic stained	Almina core + veneering
Lithium disilicate stained	Zirconia core + veneering
	Metal core + veneering
	Full　Zirconia

Fig. 214　現在使用されている主なセラミックス材料

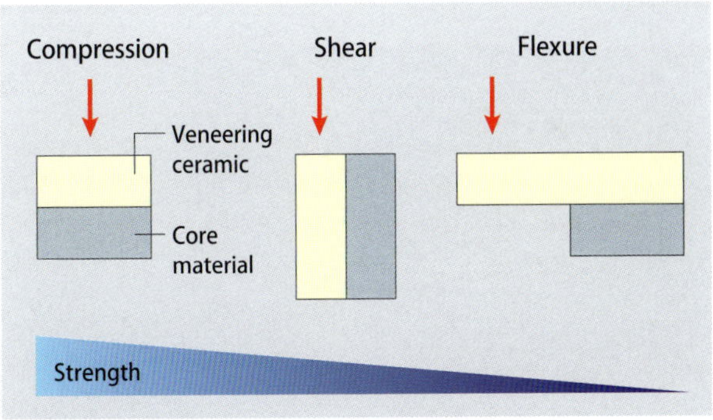

Fig. 215　セラミックスは Compression には強いが，Shear，Flexure と強度は低下していく

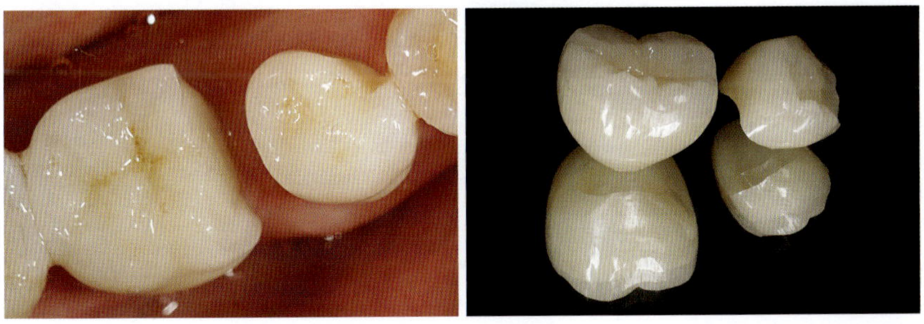

Fig. 216-1, 2　臼歯部のセラミックスが隣接面で破折した症例．オールセラミッククラウンを作製したが，コーピングのデザインが Shear に対応していなかったため，隣接部でセラミックが破折した．そこで Extended coping にして再製作した

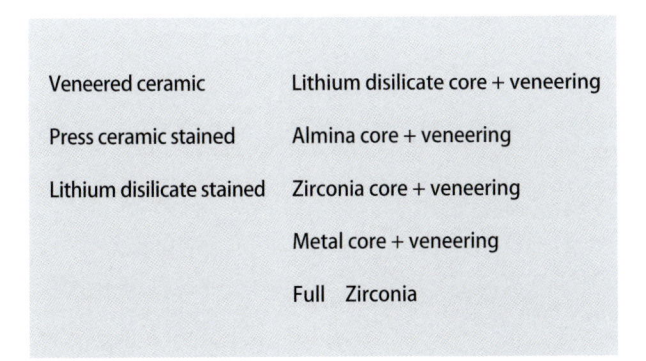

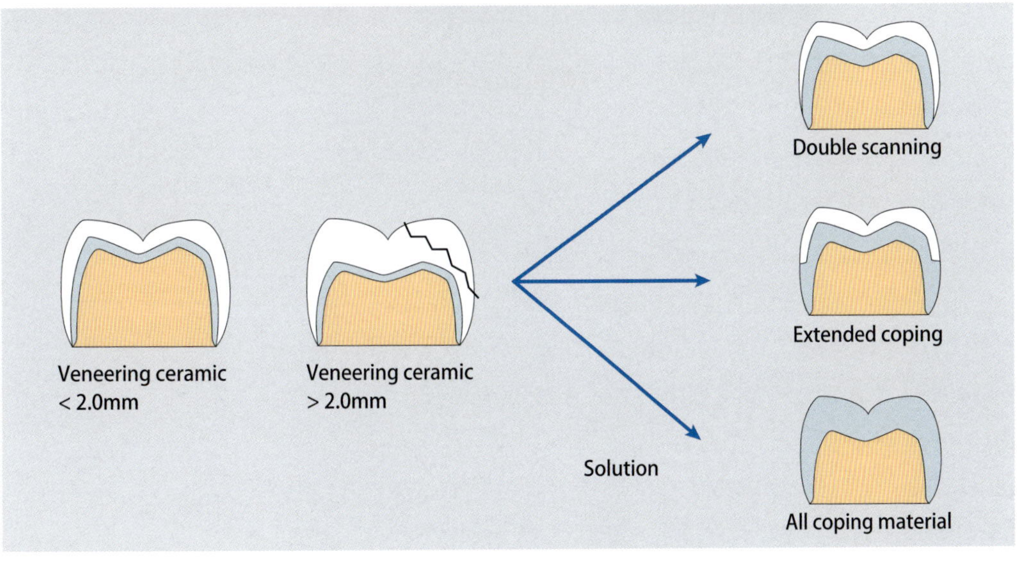

Fig. 217　ベニアリングセラミックスが破折する場合には，Extended coping か All coping material（フルジルコニア等）が望ましい

症例 3　wear 患者への Force control と Move control

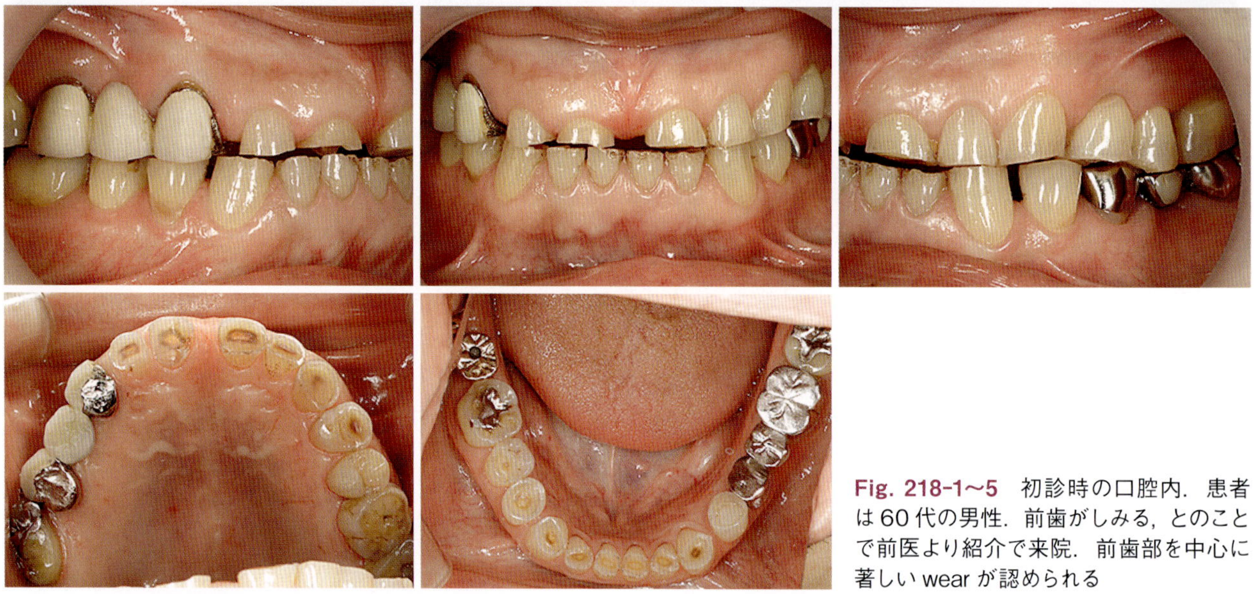

Fig. 218-1～5　初診時の口腔内．患者は 60 代の男性．前歯がしみる，とのことで前医より紹介で来院．前歯部を中心に著しい wear が認められる

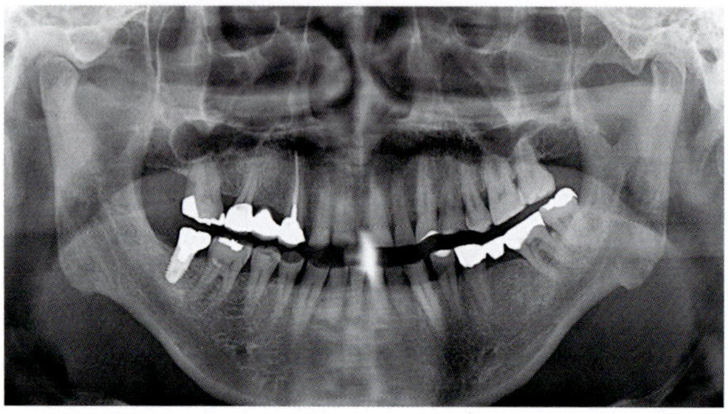

Fig. 219　パノラマ X 線写真

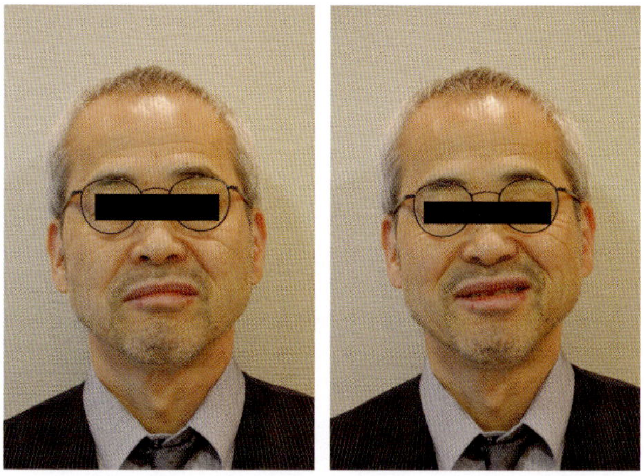

Fig. 220-1, 2　顔貌と口唇との関係．笑うと筋肉が左に引きつっている

wear 患者への“力のコントロール”と“動きのコントロール”

Force control
Move control

力のコントロール，という言葉をよく耳にするが，wear 患者に対して考慮すべき要素はもう一つあると考えている．それは，「Force control」と「Move control」である．口腔内に発現する力をバランスよく分散させる Force control と，顎関節，歯列，口腔周囲筋と調和しながら，通常の顎運動の可動域を越えたその患者の持つ最大可動域に対しても作製した補綴物が壊れないような防御機構を持つように調整する Move control，この二つが両立することが wear 患者の補綴治療を成功に導く一助となる．

その集大成となる症例を本 chapter のまとめとして提示したい．

症例 3

患者は前歯がしみるとのことで前医からの紹介で来院された．上下顎前歯部に著しい wear が認められ，とりわけ上顎中切歯は歯冠のほとんどが喪失している状態であった（**Fig. 218，219**）．

本症例のように wear が著しく，口腔内が崩壊している患者に対して，むやみに治療を開始することは非常に危険である．まずは基本に忠実に診査・診断を行い，治療

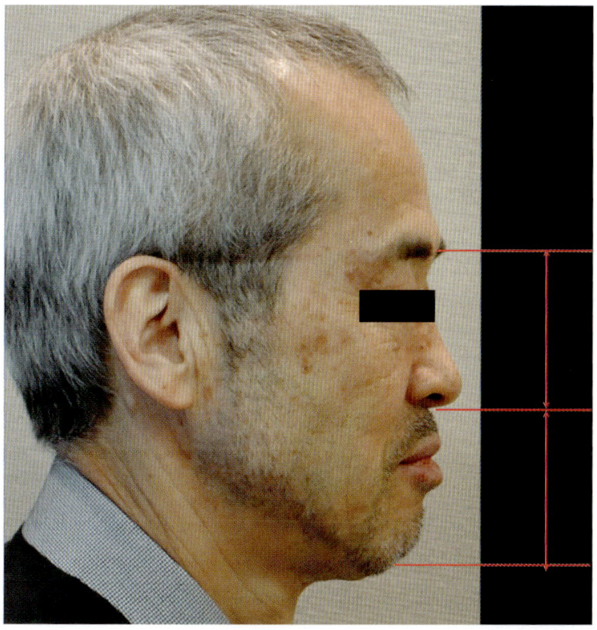

Fig. 221-1 側貌から観察すると，中顔面と下顔面の比率はほぼ 1：1 で，適正の範囲内である

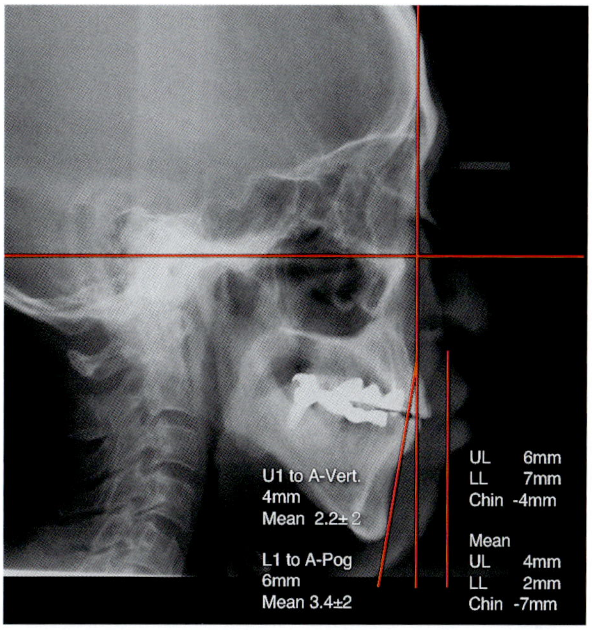

Fig. 221-2 セファロ分析．3 級傾向であるが，上下顎の関係は悪くない

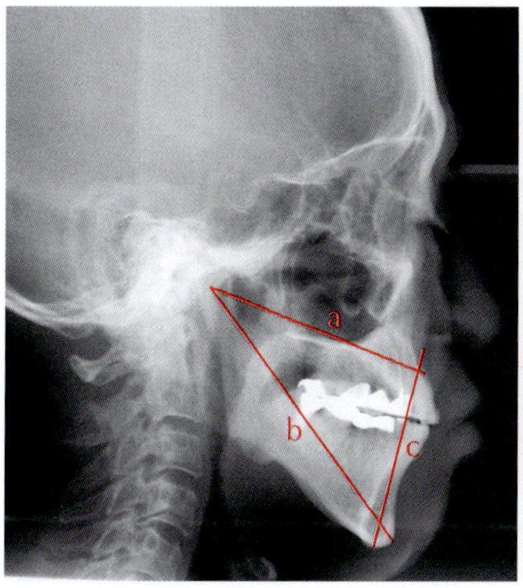

Fig. 221-3 McNamara Triangle の分析では，(a) が 87，(b) が 115，(c) が 74．(a) が 87 のとき，(b) が 109〜112，(c) が 67〜69 が平均なので，(b)，(c) ともにやや長い．
wear により咬合高径は低下しているように思われたが，実は骨格的には咬合高径の低下は認められない

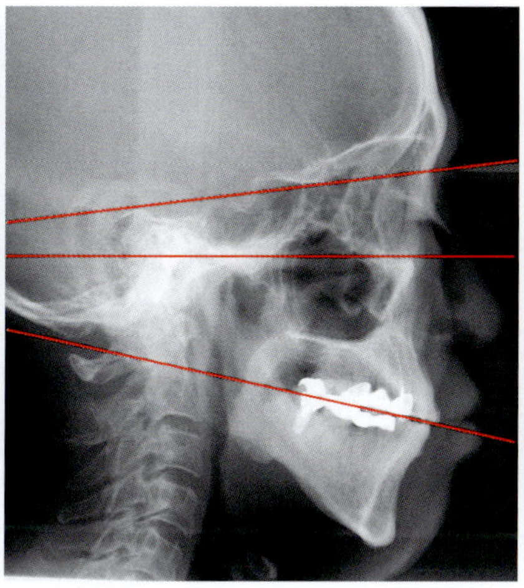

Fig. 221-4 FH to occ.plane は 9.6°，SN to occ. plane は 16.1° であった．平均は，FH to occ. plane が 10.0±2.5°，SN to occ. plane が 17.0±2.0° なので，平均の範囲内である

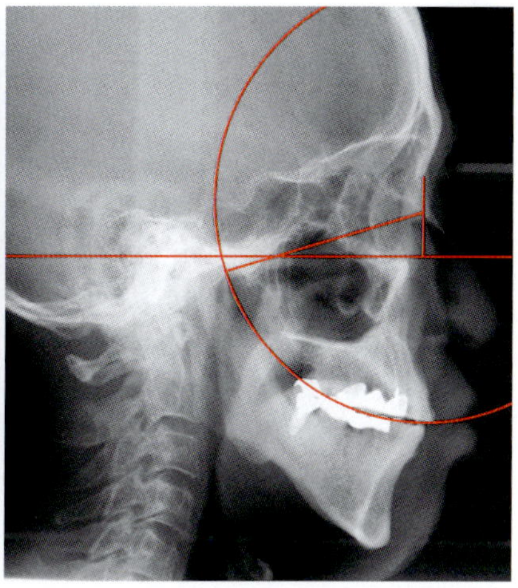

Fig. 221-5 咬合彎曲も正常である

の方向性やゴールを想定してから治療を進めていくことが重要である．

●診査・診断，治療ゴール

患者のチューイングパターンはホリゾンタルなため wear を助長していたと考えられる．とりわけ前歯部領域の wear が著しい．この wear により喪失した歯冠をどのように回復させるかが本症例の一つの鍵となる．

そこでまず，セファロ分析を行う（**Fig. 221**）．患者の中顔面と下顔面の比率は約 1：1 で正常である（**Fig. 221-1**）．また 3 級傾向であるが，上下顎の関係も悪くない（**Fig. 221-2**）．Harvold-McNamara triangle による分析では，(a) が 87，(b) が 115，

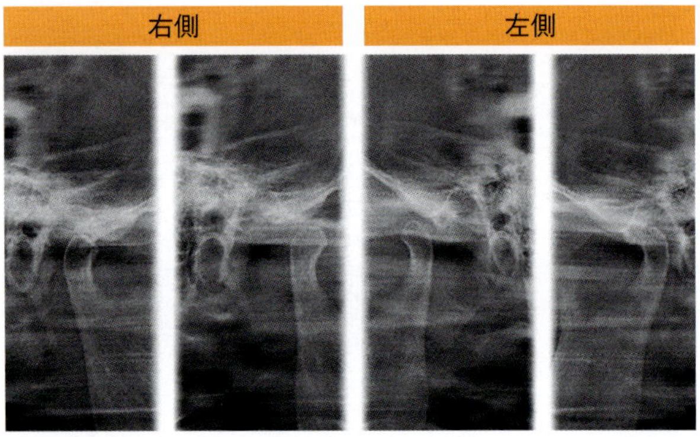

Fig. 222 顎関節断層 X 線写真．右側はノーマル，左側は関節窩がややスティープである

- 補綴スペースの獲得を目的として，インサイザルレベルで 2〜3mm の挙上が必要

↓

前歯部を圧下させる

- 咬合高径，咬合平面は維持

Fig. 223 治療目標

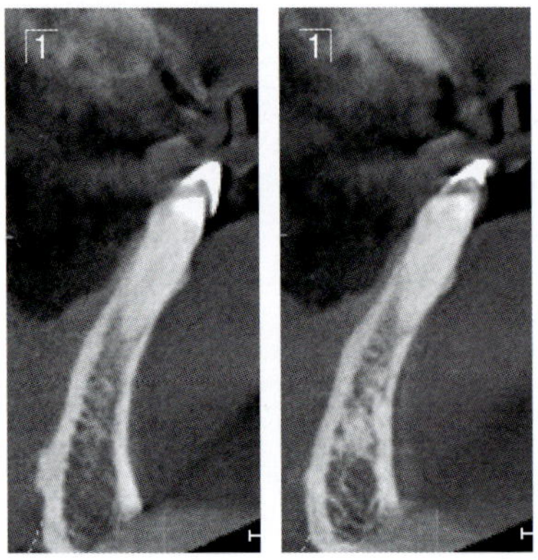

Fig. 224 下顎のボーンハウジングは薄く，下顎前歯部の圧下は困難である

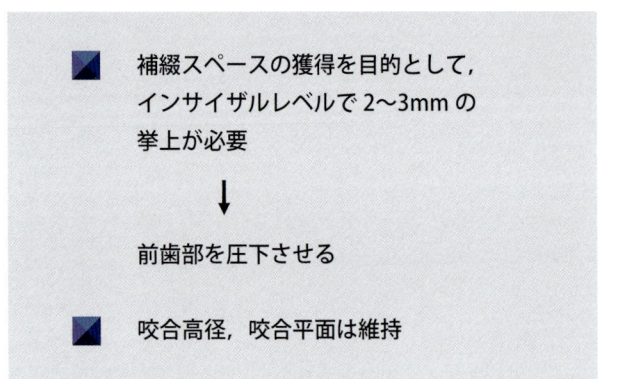

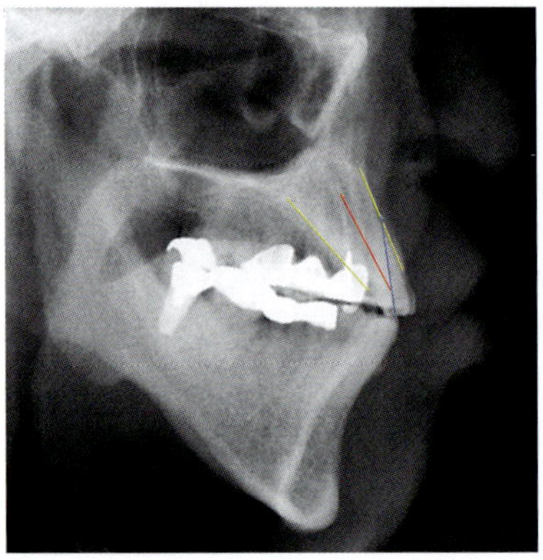

Fig. 225 上顎前歯の圧下の検討
現状の歯根方向でそのまま圧下させると歯槽骨を突き抜けてしまう（青線）．
一度，フレアアウトさせて歯軸方向を変更してから圧下させる（赤線）

（c）が 74 であり，（b），（c）がやや長いという結果だった（**Fig. 221-3**）．また咬合平面，咬合彎曲も正常である（**Fig. 221-4, 5**）．

これだけ前歯部に wear があるにも関わらず，咬合高径を大幅に挙げることはできない，という症例である．咬合高径を挙上することができるのであれば，失われた歯冠を回復させればよいのだが，咬合高径をあまり挙上できない以上，違う方策を立てる必要がある．

しかしながらこのままでは補綴スペースが極端にないため，補綴スペースの獲得を目的として，インサイザルレベルで 2〜3 mm の最小限の挙上をまずは考えた．また咬合平面はそれほど平均から逸脱しておらず，臼歯部の咬合面は比較的残存していた．そこで咬合面形態の回復は必要ではあるものの，咬合平面自体は維持することとした（**Fig. 223**）．

●圧下か，歯冠長延長術か

次に，インサイザルエッジポジションの改変や歯冠を回復するために，上顎前歯部をどのようにコントロールするかを検討する．患者は wear による歯冠の喪失と挺出を繰り返しているため，臼歯に比べ前歯の歯肉ラインが極端に歯冠側に位置しているにもかかわらず，CEJ はほぼ歯肉ラインと一致している．その状態で単に歯冠長延長術を行うと，大幅に歯根が露出してしまうのと歯冠歯根比が悪くなるのは目に見えて判断できる．そこで矯正医と検討した上で，圧下を行うこととした．

下顎前歯部に関しても歯冠が喪失しているが，CT から歯槽骨は薄く圧下は困難であると判断し（**Fig. 224**），下顎は歯冠形態を改善し，内方に入れて上顎と適正なオーバージェット，オーバーバイトを付与することとした．

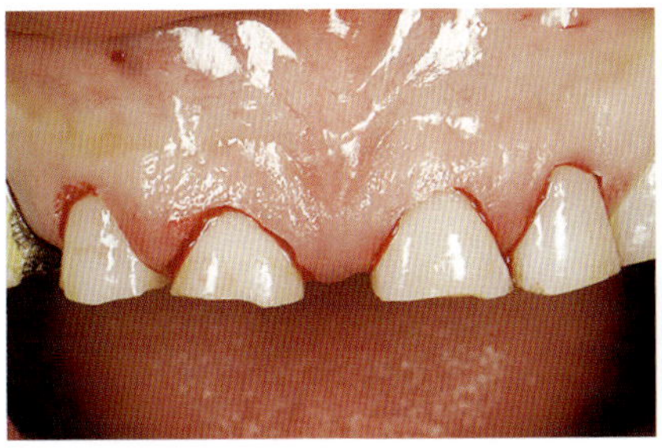

Fig. 226-1　このままではブラケットを装着できないため，矯正に先立ち，歯周外科を行う．切開を入れる

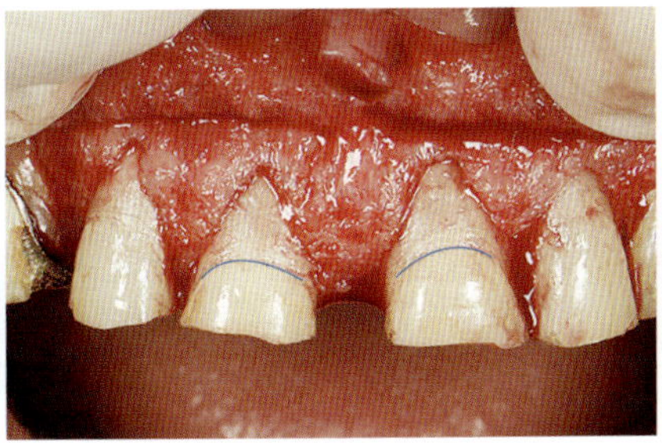

Fig. 226-2　歯肉剥離．青線が CEJ であり，それだけ歯が挺出していたことがわかる

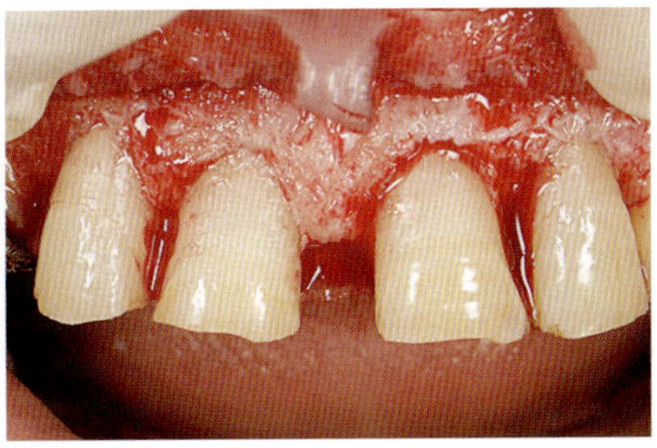

Fig. 226-3　ジンジバルラインと相似形になるようにできるだけの骨整形を行う

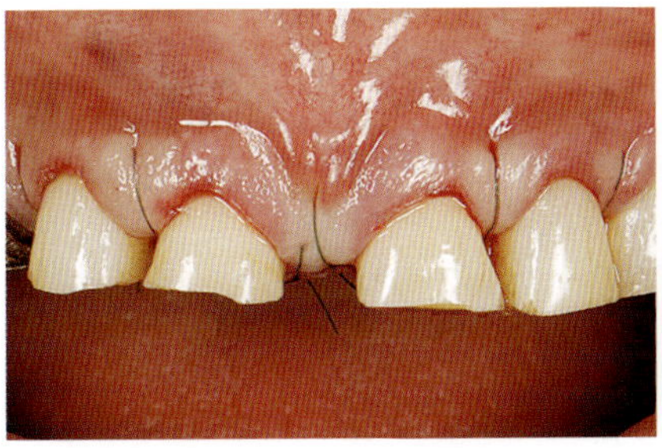

Fig. 226-4　縫合

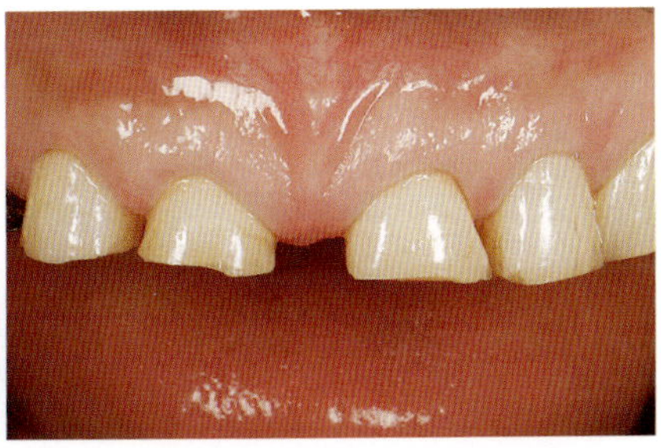

Fig. 226-5　治癒後
ブラケットを装着できるスペースをなんとか確保できた

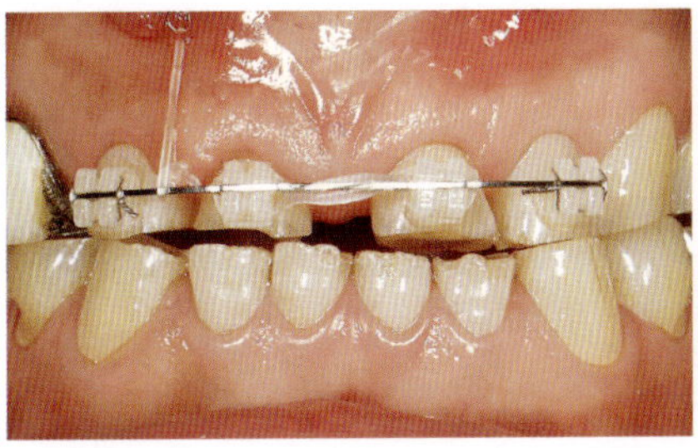

Fig. 227-1　矯正治療を開始

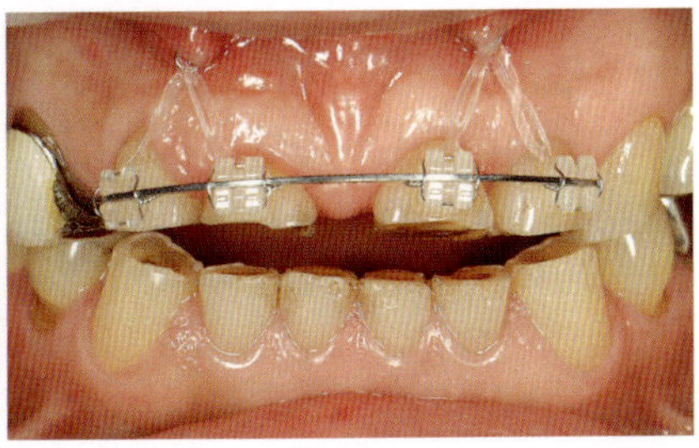

Fig. 227-2　矯正用インプラントを用いて最初フレアアウトさせてから歯槽骨，歯根の方向を考慮して圧下する

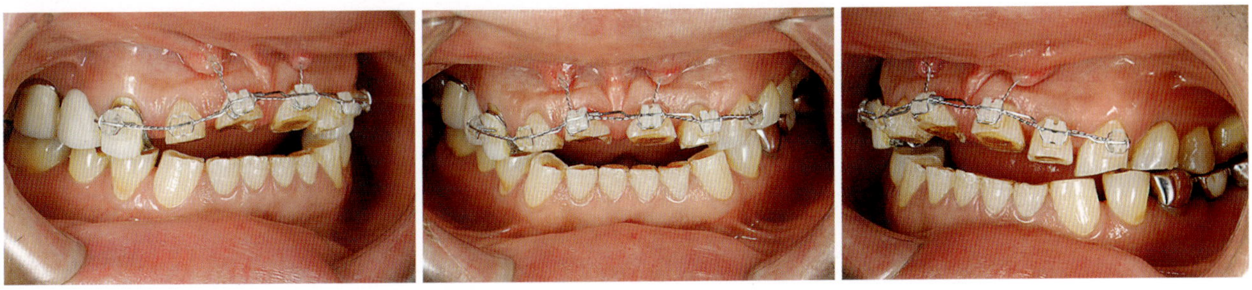

Fig. 228-1〜3　圧下終了時．このあと上顎前歯の歯冠を回復させてトライアルセラピーを行う

上顎の圧下は現状の歯根方向でそのまま圧下させると歯槽骨を突き抜けてしまうため（**Fig. 225 青線**），一度，フレアアウトさせてから圧下させることとした（**Fig. 225 赤線**）．

●前処置〜矯正治療

圧下に先立って，ブラケットを装着するスペースの確保と歯槽骨整形を目的として歯周外科を行う．ジンジバルラインが歯槽骨と相似形になるように骨形態を修正した（**Fig. 226-1〜5**）．歯肉が治癒した後，ミニスクリュー（矯正用インプラント）を固定源として 2┴2 の圧下を開始する（**Fig. 227-1，2**）．圧下を終え，一旦矯正治療を終えた（**Fig. 228-1〜3**）．

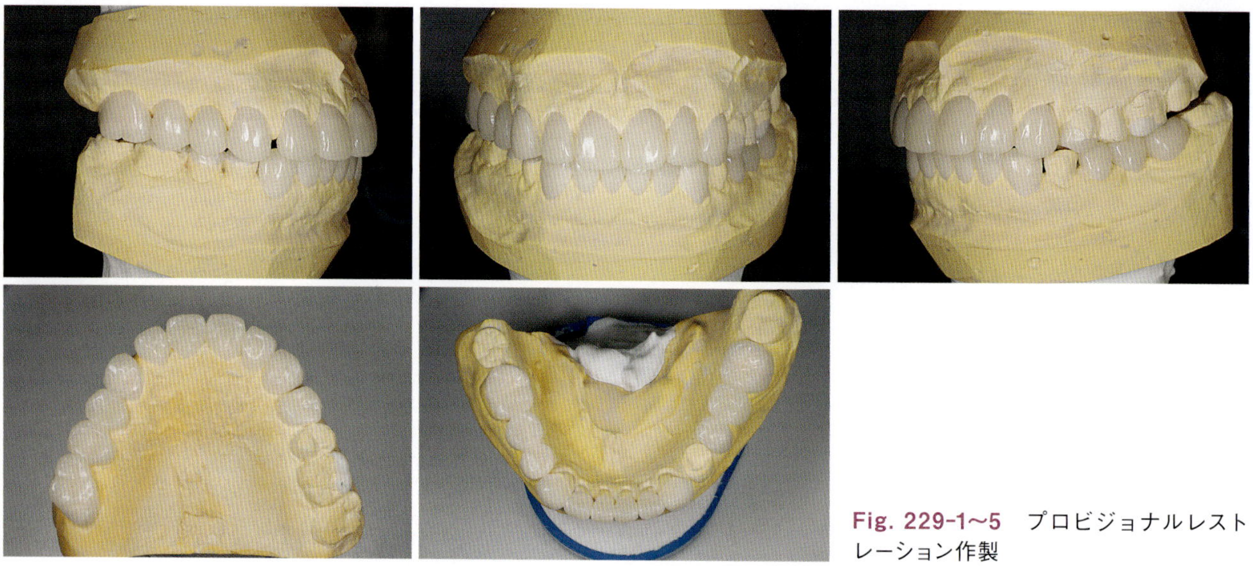

Fig. 229-1～5　プロビジョナルレストレーション作製

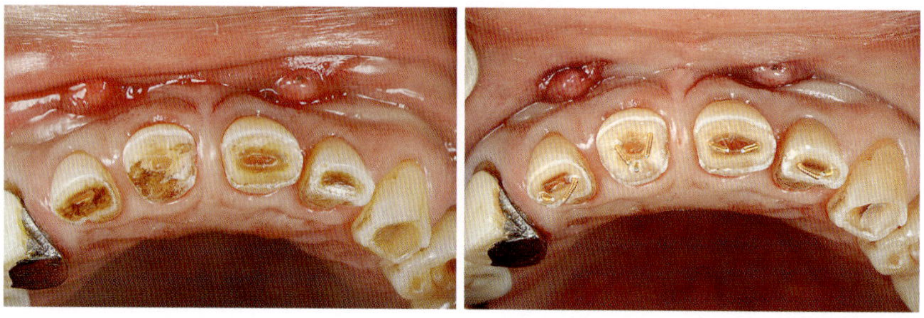

Fig. 230-1, 2　カリエス除去を行い，TMS ピンを立てる．生活歯のまま支台築造を行う準備をする

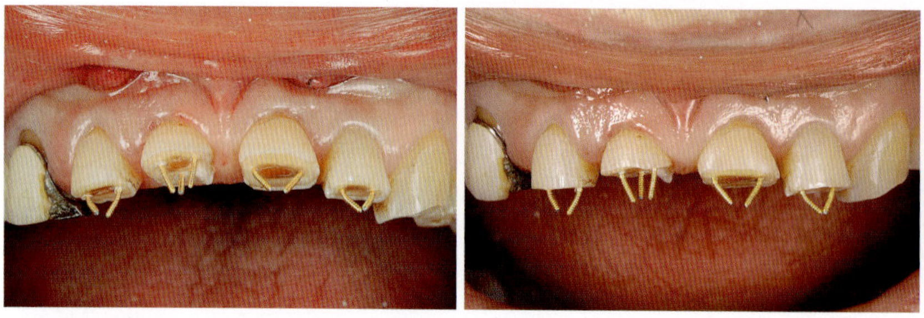

Fig. 230-3, 4　歯髄を避けて TMS ピンを立てる

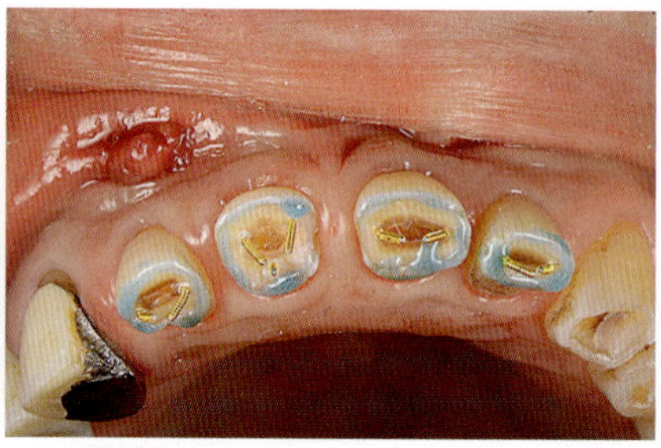

Fig. 230-5　エッチングを行う

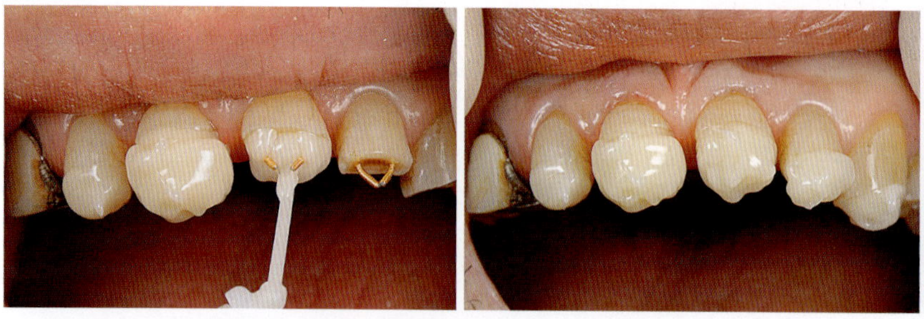

Fig. 230-6, 7　直接法によるレジン支台築造

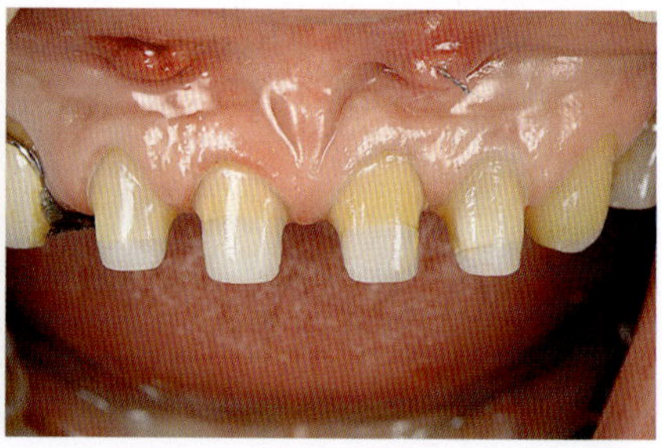

Fig. 230-8　支台築造および生活歯での支台歯形成が獲得できた

続いてプロビジョナルレストレーションを作製する（**Fig. 229-1～5**）．歯冠はカリエス除去を行い（**Fig. 230-1, 2**），歯髄を避けて TMS ピンを装着して生活歯のまま支台築造を行う（**Fig. 230-3～8**）．

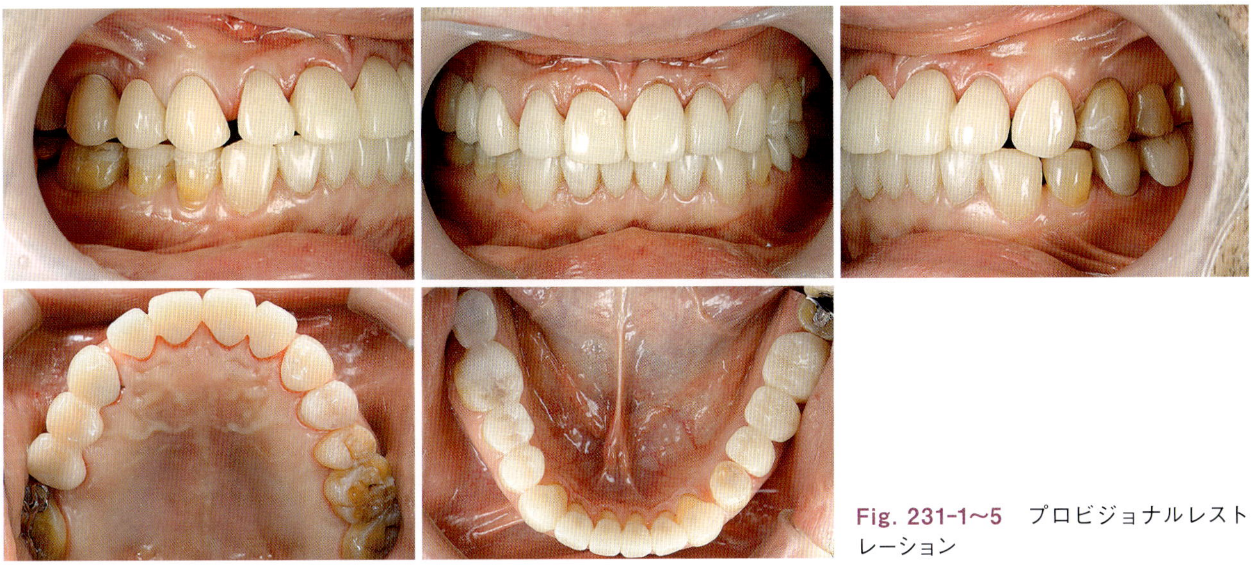

Fig. 231-1～5 プロビジョナルレストレーション

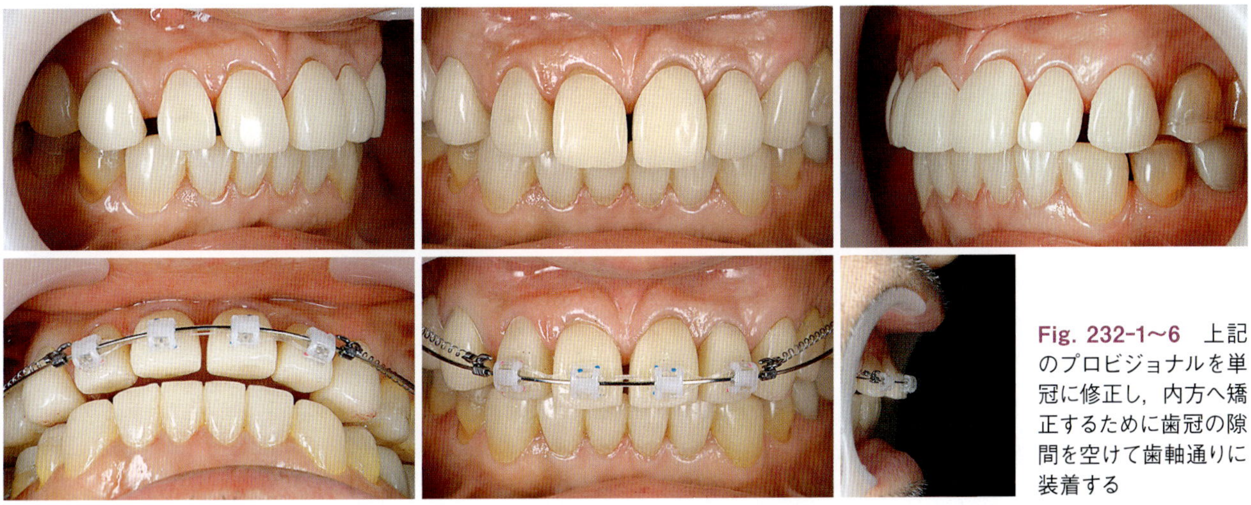

Fig. 232-1～6 上記のプロビジョナルを単冠に修正し，内方へ矯正するために歯冠の隙間を空けて歯軸通りに装着する

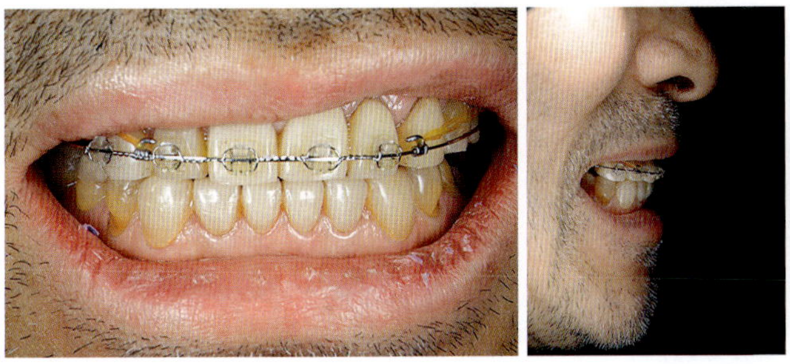

Fig. 233-1，2 矯正治療終了時．隙間も閉じている．前歯のカップリングも改善し，中切歯のインサイザルエッジポジションも適正である

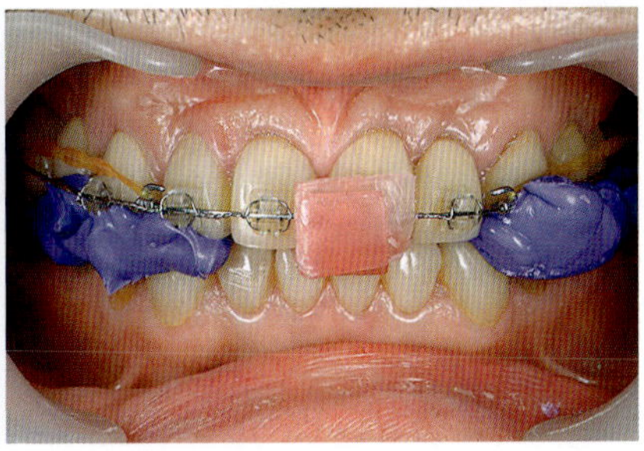

Fig. 233-3 この時点でセントリックバイトを採得する

支台築造後，プロビジョナルレストレーションを装着し，経過観察する（**Fig. 231**）．その後，プロビジョナルレストレーションを修正し，上顎を内方へ入れるための矯正治療を行う（**Fig. 232**）．矯正治療終了時の口唇との関係を見ると，理想的な位置に中切歯のインサイザルエッジポジションが来ている（**Fig. 233-1，2**）．この時点でセントリックバイトを採得しておく（**Fig. 233-3**）．

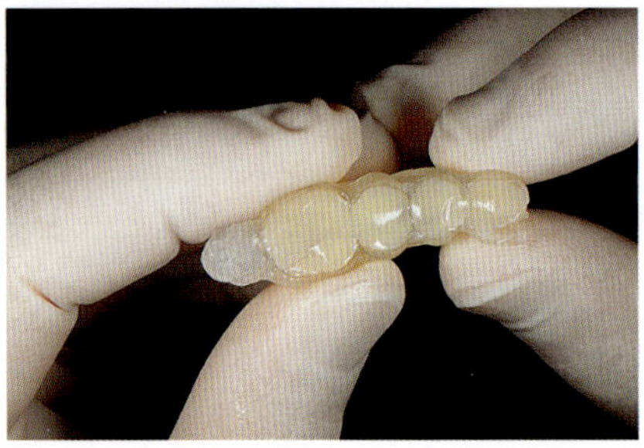

Fig. 234-1　プロビジョナルレストレーションを長く使用しているため，臼歯部の咬合面はかなり咬耗している．最終的なトライアルセラピーを行うため，ワックスアップを行い，コンポジットレジン製のキャップを作製する

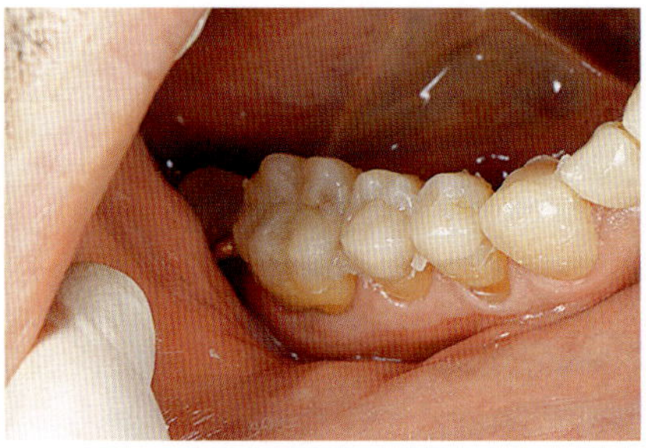

Fig. 234-2　下顎臼歯部にレジンを圧接

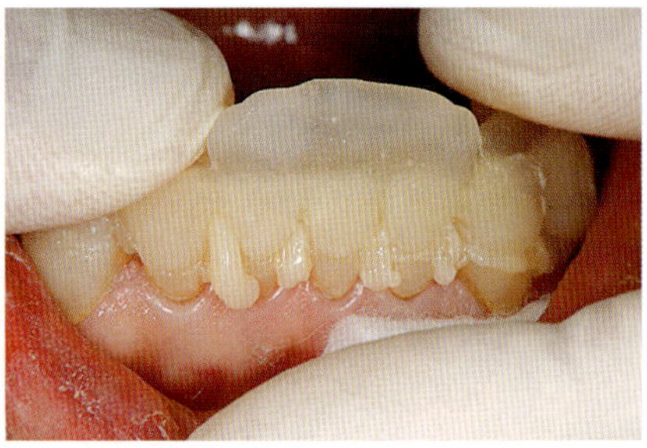

Fig. 234-3　同様に下顎前歯部にもレジンを圧接

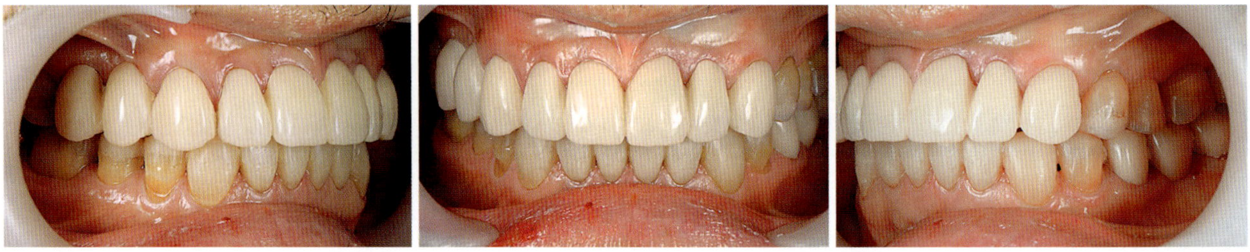

Fig. 235-1〜3　全顎的にプロビジョナルレストレーションの調整を行い，この後一定期間トライアルセラピーを行う

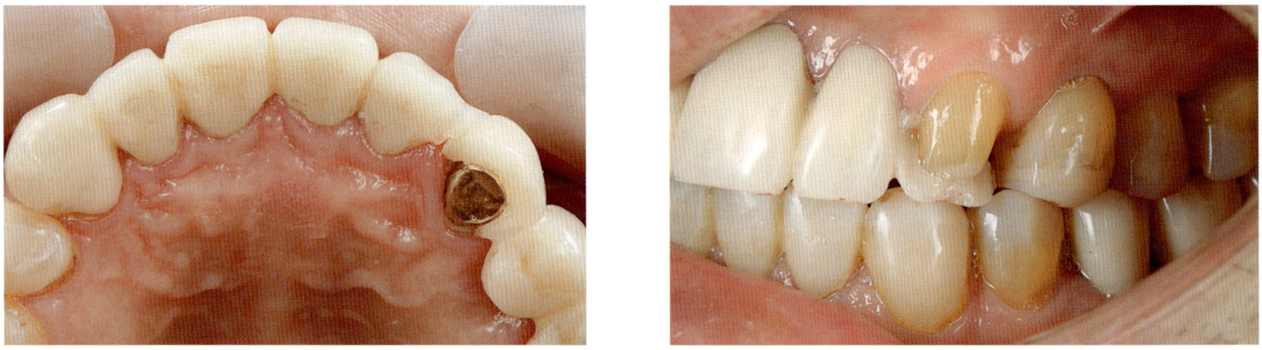

Fig. 236-1，2　装着からほどなく，|3 が破折してきた．何度修復を行っても |3 の頬側・舌側両方が頻繁に破折してきたため，顎運動をあらためて診断することとした

最終的なトライアルセラピーを行うため，ワックスアップを行う．ワックスアップからキャップを作製し，長期的使用したプロビジョナルレストレーションが摩り減っている分を回復させるためレジンビルドアップを行った（**Fig. 234-1〜3**）．

そしてトライアルセラピーで経過を観察したが（**Fig. 235-1〜3**），|3 が破折してきた（**Fig. 236-1，2**）．修復するも，再び破折を起こすため，顎運動をあらためて診断することとした．

● Move Control

まず，Sicat Function（Sirona）を用いて顎運動を精査したところ，左側方運動では

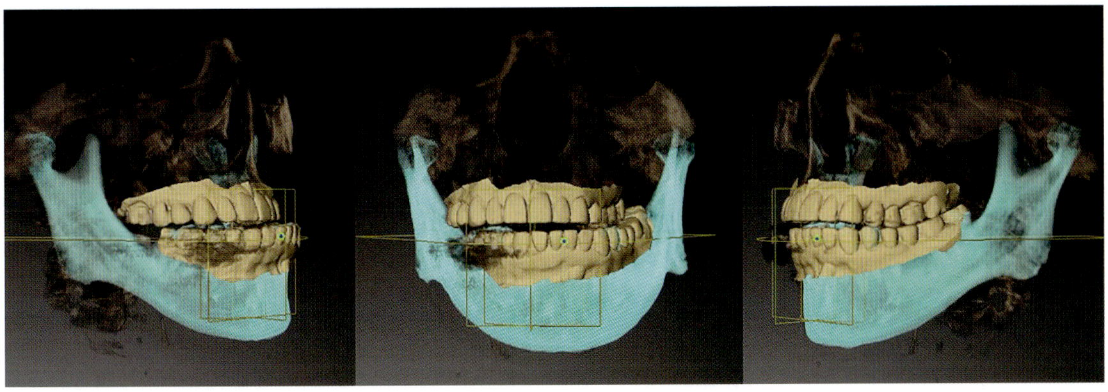

Fig. 237-1 左側方運動（実際の Sicat Function は動画）．Crossover で犬歯を飛び越えて移動している

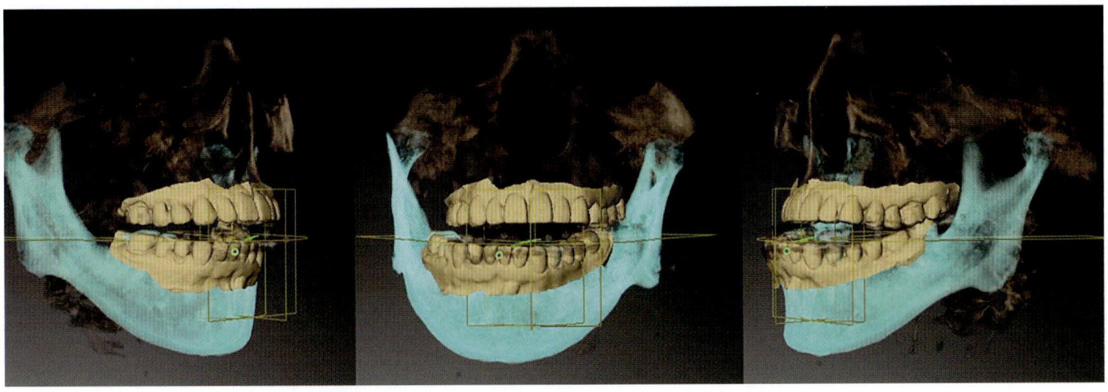

Fig. 237-2 右側方運動．平衡側の ⌈8 に咬合接触が認められる

Crossover で犬歯を飛び越えて移動しており（Fig. 237-1），右側方運動時では，⌈8 が干渉していることがわかった（Fig. 237-2）．通常，側方運動時に平衡側の干渉があることは望ましくないのだが，本症例においては，顎関節に問題はないため，左側臼歯部の干渉により左側顎関節は守られている可能性があると考え，この干渉は維持することとした．

次に，左側犬歯の破折について検討を行う．この時は左右とも犬歯誘導をさせていた．右側方運動時は End to end までで Crossover はほとんどしないが，左側方運動時は Crossover で犬歯を飛び越えて大きく移動している（Fig. 238-1，2）．

この患者の場合，非常に稀なケースではあるが，側方運動時に臼歯に干渉があることで咬合が安定する，つまり両側性平衡咬合（バイラテラル・バランスド・オクルージョン）が望ましいのではないかと考えた．というのも，患者は長年にわたり左側臼歯部に平衡側の干渉があったにもかかわらず顎関節に問題はないからである．また Minagi らが平衡側の干渉と顎関節雑音の関連について調べた研究においても[17)]，平衡側の干渉が必ずしも顎関節に悪影響を与えるとは限らないことを示している．そこで，7⌋ インプラント上部構造にスピーの彎曲を付与し，左側方運動の Pathway から Crossover に至るまでの運動時に右側と左側の臼歯に咬合接触を与え前歯部のガイドと同調させることとした．その後，左側犬歯の破折は起こらなくなり，患者もこの方が全体が当たり快適だとのことだった．

トライアルセラピーの際に両側に犬歯誘導を与えたところ，左側犬歯が破折してき

右側方運動

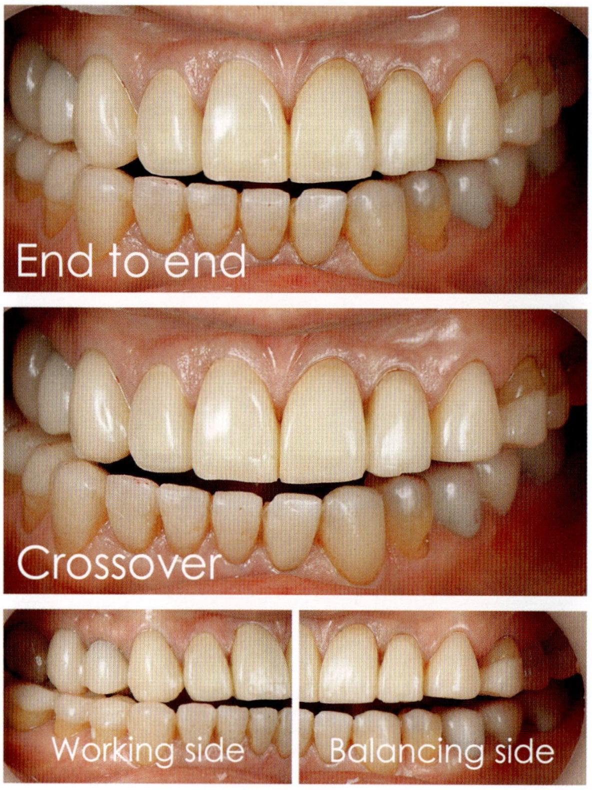

Fig. 238-1 右側方運動では平衡側の|8 に咬合接触が認められるが，顎関節に問題はなく，平衡側|8 の咬合接触によって咬合が安定していると思われる

左側方運動

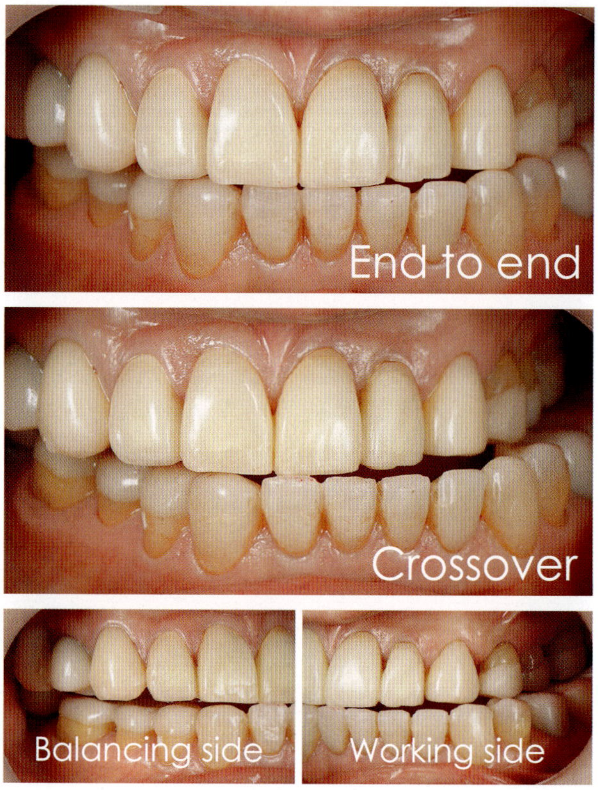

Fig. 238-2 左側方運動では平衡側での臼歯部の咬合接触はない．非常に稀なケースではあるが，側方運動時に平衡側の臼歯に咬合接触があることで咬合が安定すると考え，7| インプラント上部構造に咬合接触を与えることとした

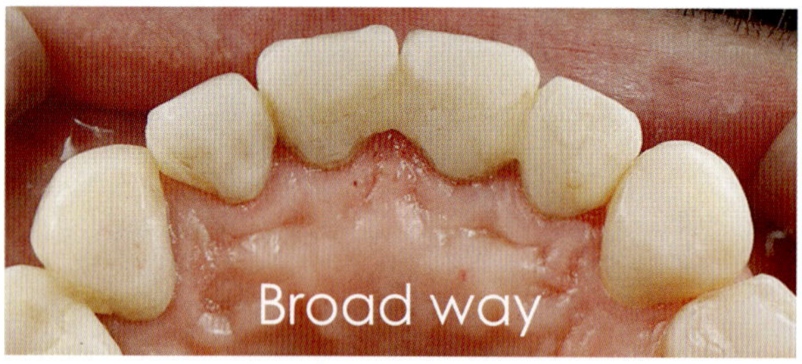

Fig. 239 上顎切端部には「ブロードウェイ」と呼ばれる面を付与している

た原因も，臼歯のこの干渉がなかったたため犬歯に強い咬合負担が集中したためと考えられる．さらに患者の初診時を思い起こして頂きたいが，患者は前歯に限局した著しい wear が認められた．この原因も，左側方運動の Crossover 時に臼歯部に干渉がないため前歯が当たり，そこでブラキシズム等を起こしたために前歯部に集中的に wear が起こったと思われた．つまり，もともと患者は 87| があったが，ブラキシズム等何らかの理由により早期に 87| が喪失し，87| が喪失したことで両側性平衡咬合が失われ，前歯部の wear が進行したものと考えられる（**Fig. 240**）．

患者はもともと下顎両側大臼歯部が平衡側で咬合接触していた

↓

ブラキシズム等何らかの理由により，87| が早期に喪失

↓

87| 喪失により左側方運動時の右側臼歯平衡側での咬合接触が失われた．さらに Crossover で犬歯を越えて移動する．その位置でブラキシズムを起こすため，前歯に限局した wear が発生した

↓

トライアルセラピーの際に両側に犬歯誘導を与えるも，右側臼歯に平衡側での咬合接触がなく，犬歯に強い咬合負担が集中したため左側犬歯が破折

↓

そこで 7| インプラント上部構造にスピーの彎曲を付与し，左側方運動の Crossover 時に両側臼歯に咬合接触を付与した

↓

その結果，前歯の wear，および左側犬歯の破折は改善された

Fig. 240 前歯の wear および左側犬歯の破折の機序の推測

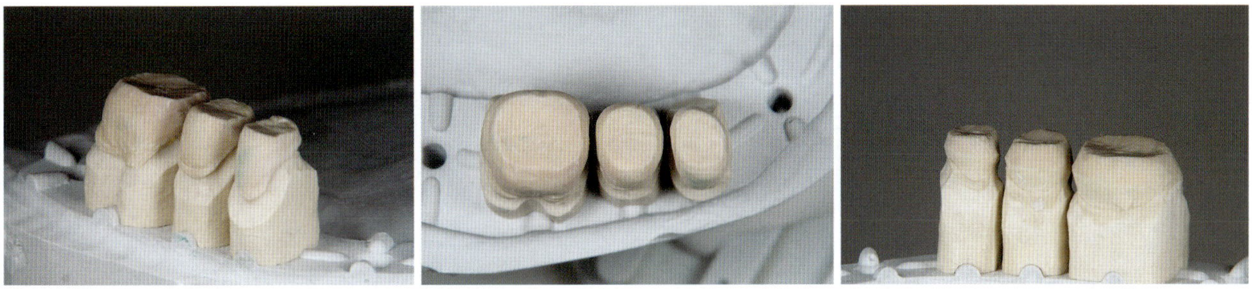

Fig. 241-1～3 下顎右側臼歯部のスピーの彎曲を修正して，左側方運動に平衡側で咬合接触するように咬合面形態を変更した結果，⌊3 の問題は改善した

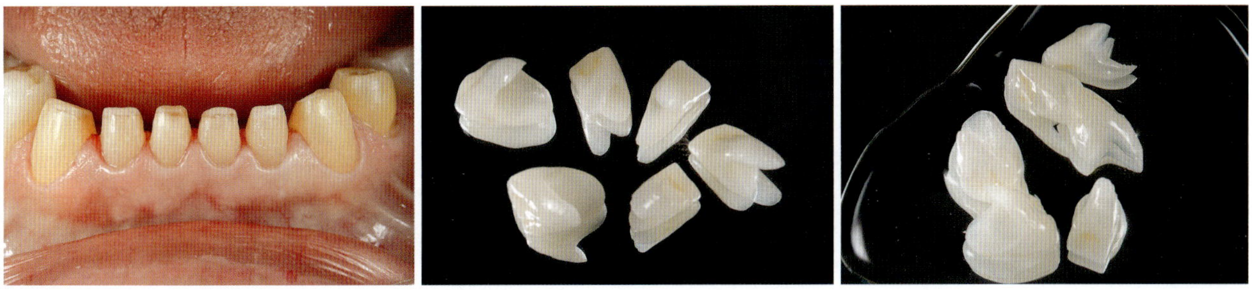

Fig. 241-4～6 下顎前歯部の 360° ベニア (e.max press) を作製

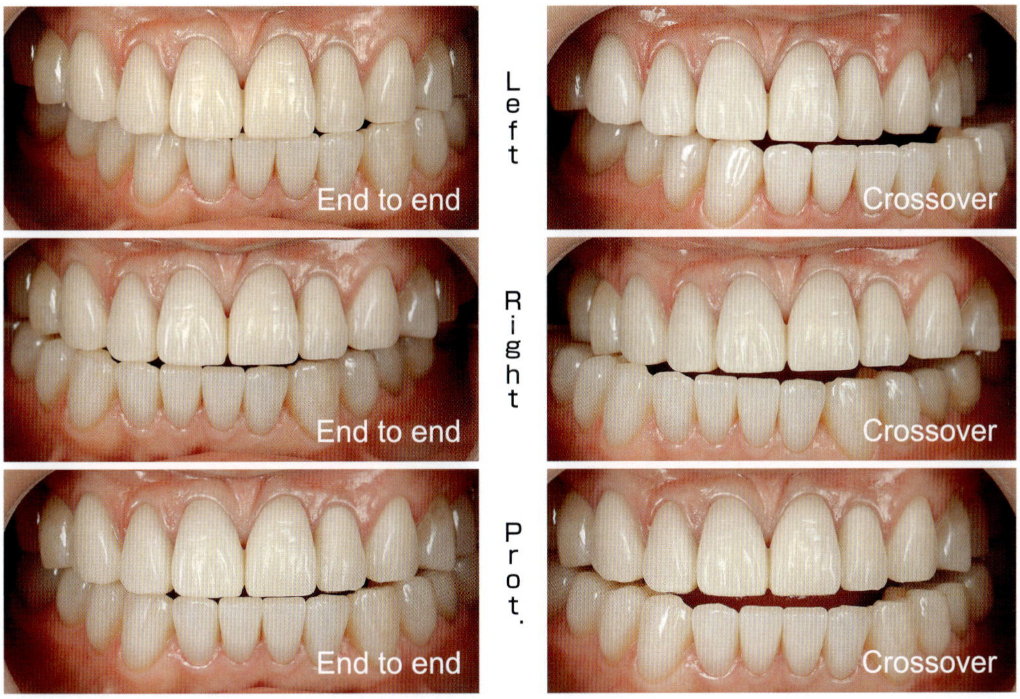

Fig. 242 上顎前歯部（3┼3）以外に最終補綴物装着から 3 カ月後
最終補綴物および 3┼3 のプロビジョナルレストレーションに問題はなかったため，3┼3 にも最終補綴物を装着する

●トライアルセラピー～最終補綴物

以上の考察より，左側方運動の Crossover 時に右側と左側の臼歯に咬合接触を与えた結果（**Fig. 241-1～3**），⌊3 の破折は起こらなくなり，また前歯に wear も発生しなかった．

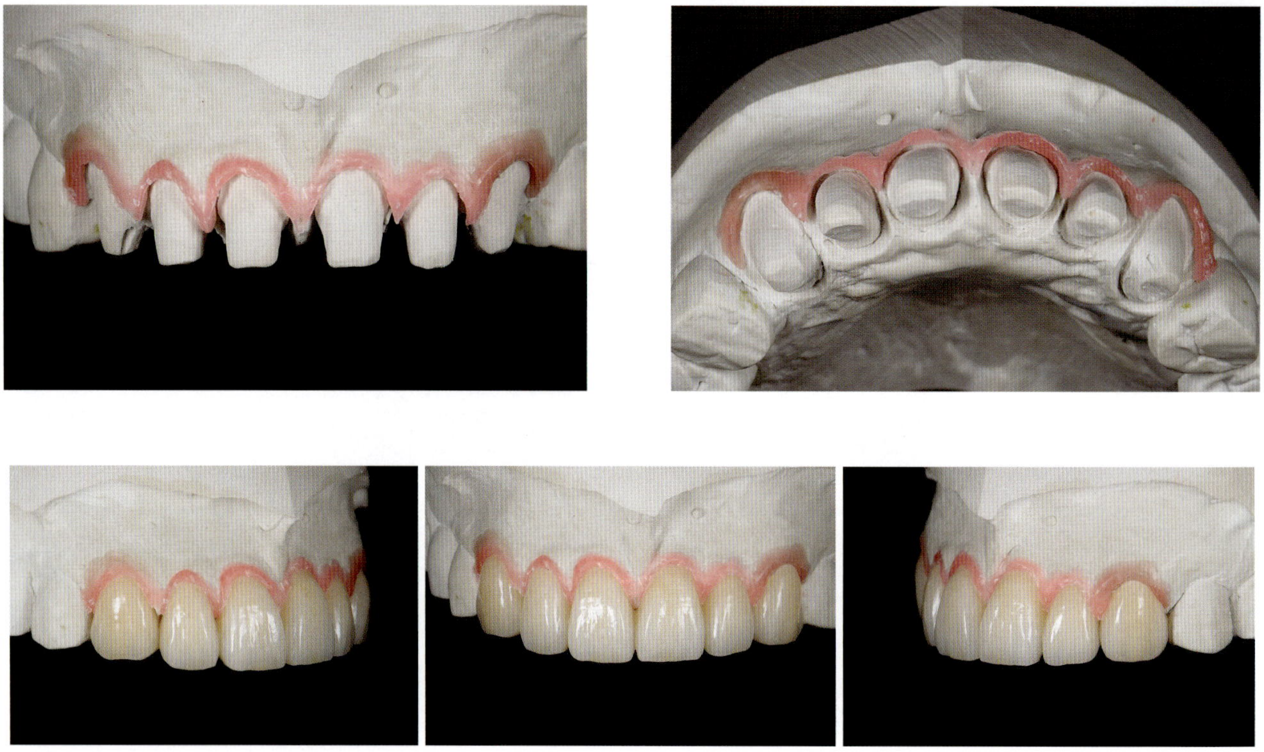

Fig.243-1〜5　3┴3 の最終補綴物を作製（ジルコニアフレーム＋e.max press）

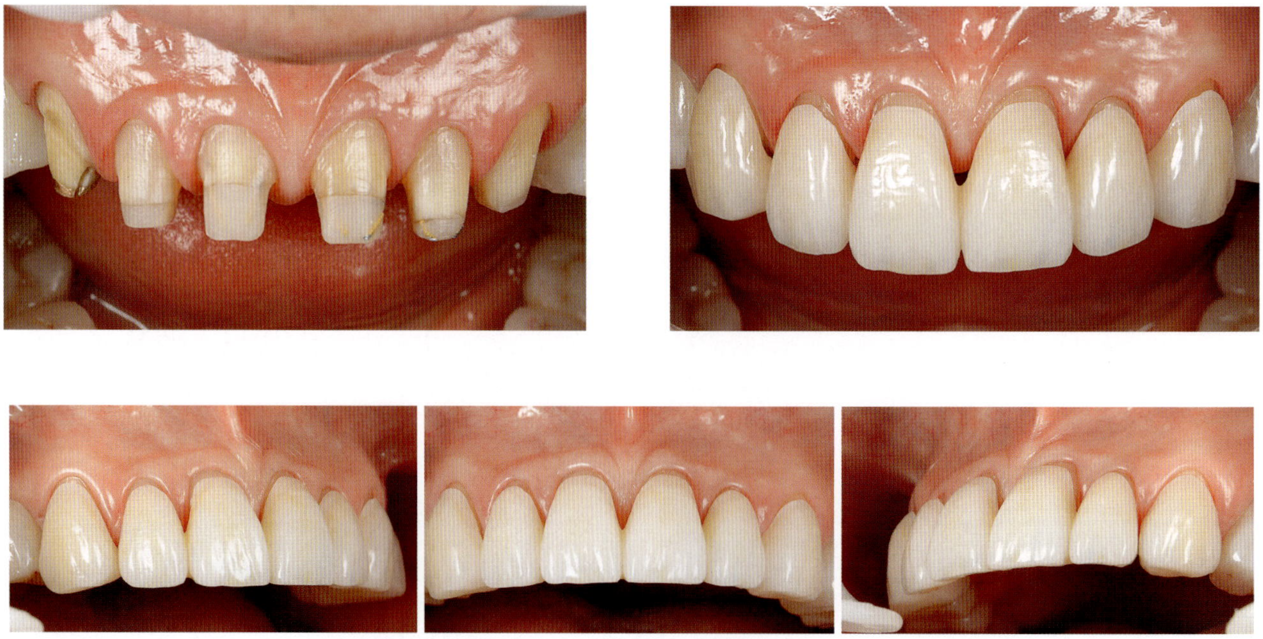

Fig. 244-1〜5　支台歯形成および最終補綴物のマージン付近歯肉との調和を図る

これでこの患者の咬合は安定したと考え，最終補綴物装着へと移行する．先に臼歯部のオンレーベニア，下顎前歯部の360°ベニア（**Fig. 241-4〜6**）を装着し，3┴3 はもう一度プロビジョナルレストレーションを作製し，3カ月間，経過を追った（**Fig. 242**）．その結果，問題なく経過したため，3┴3 の最終補綴物を作製，装着した（**Fig. 243〜247**）．

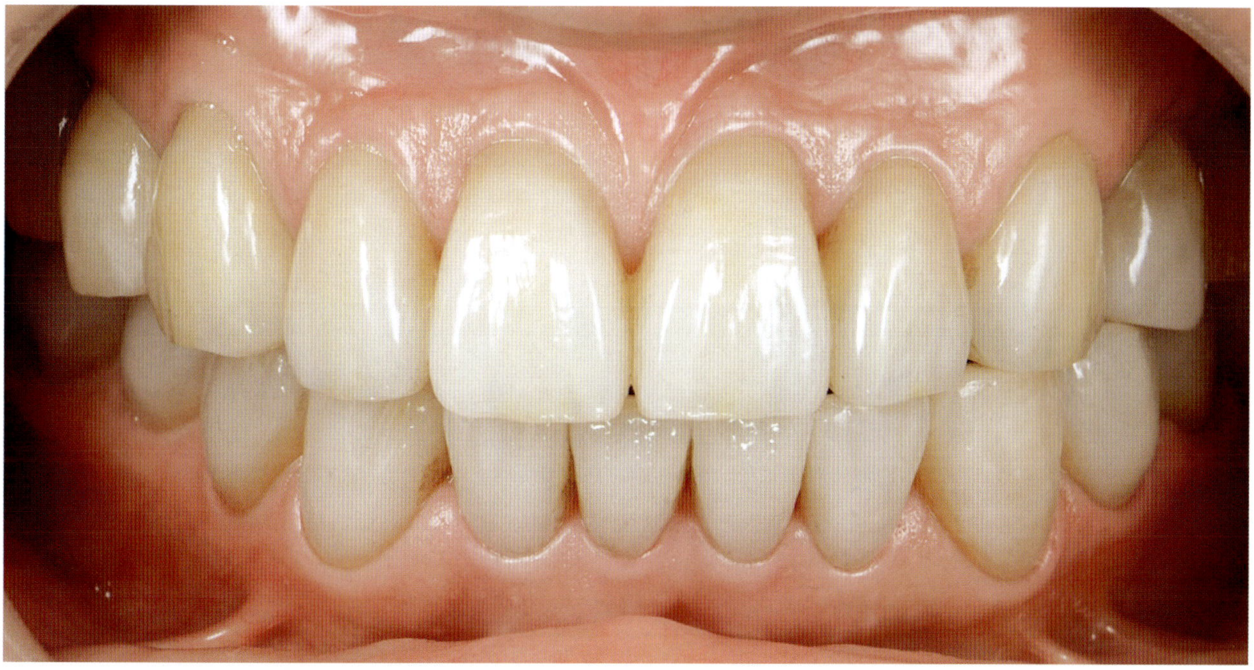

Fig. 245　最終補綴物装着時の正面観

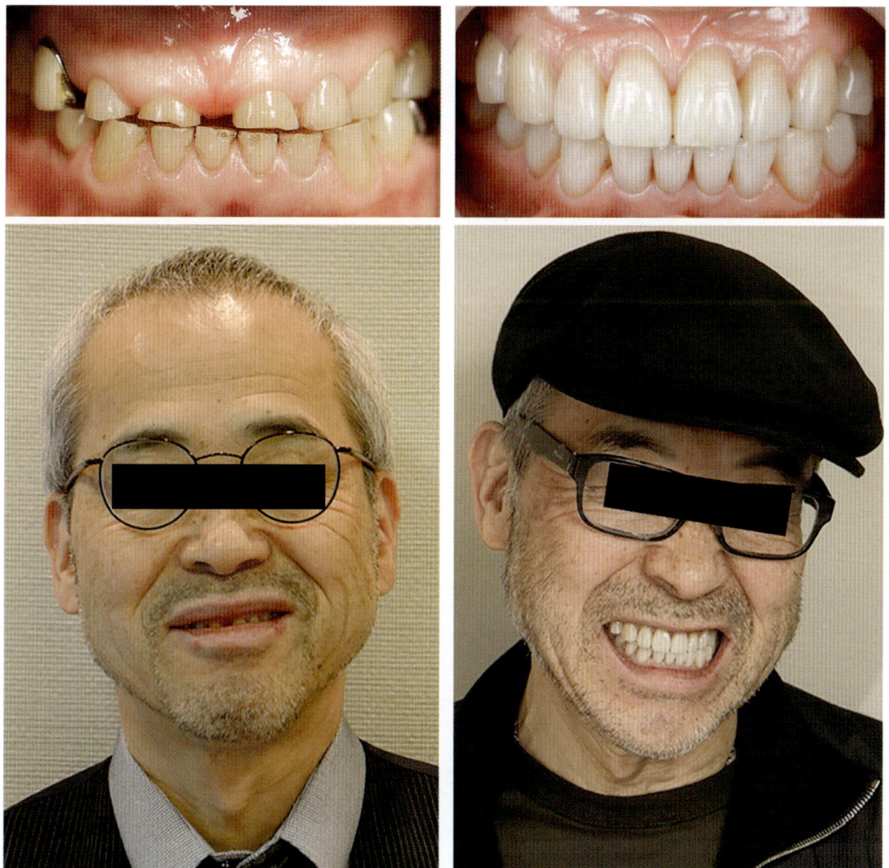

Fig. 246，247　術前，術後の口腔内と顔貌

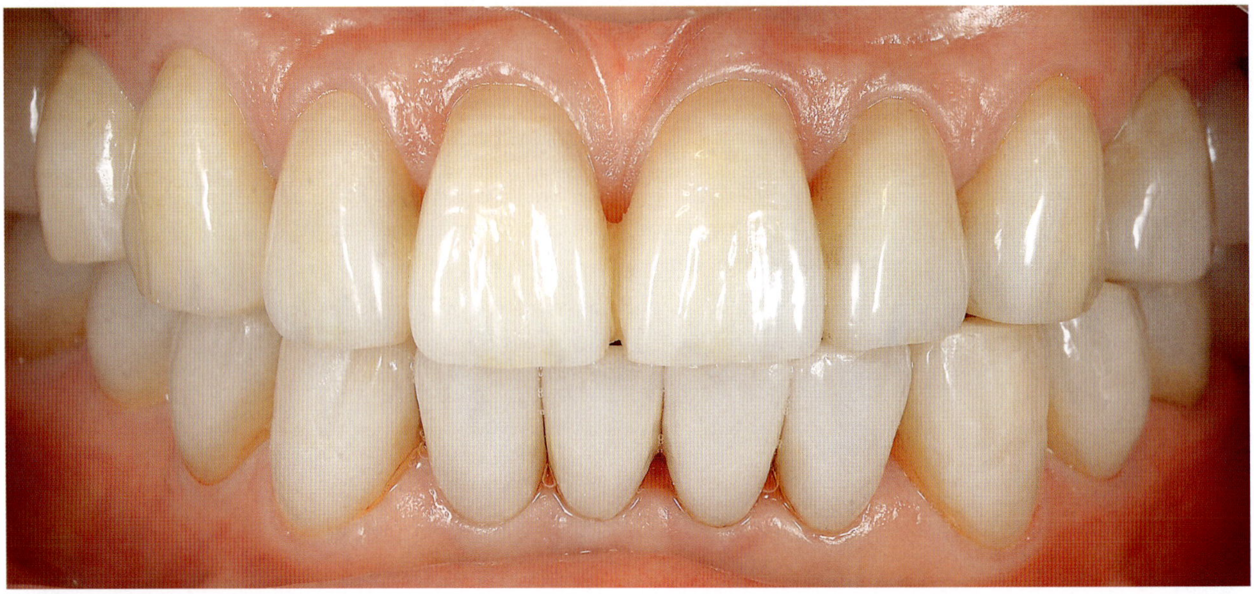

Fig. 248　最終補綴物装着から２年

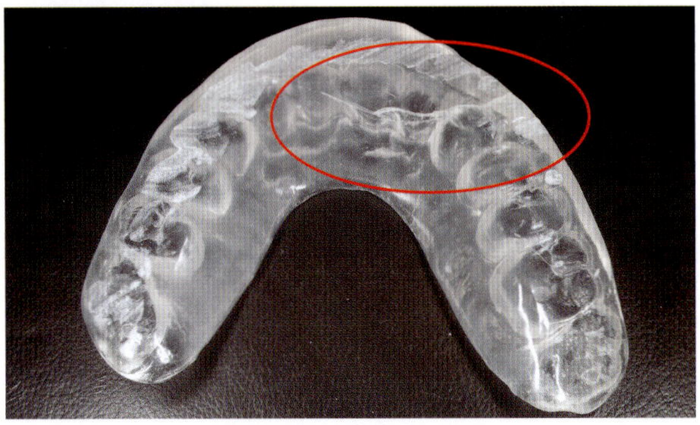

Fig. 249-1　ナイトガードを使用しているが，高い頻度で破折が起こる．ナイトガード表面の咬耗と破折の様相を見て，もしこのナイトガードをしていなかったらと想像すると恐ろしくなる

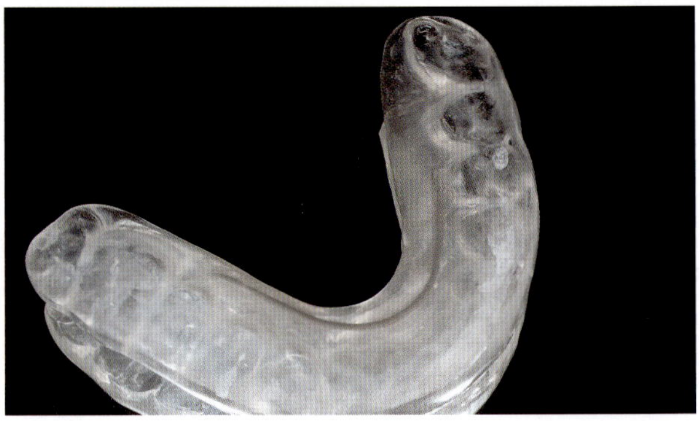

Fig. 249-2　現在ではナイトガードを補強して破折の頻度は低下した．ナイトガードは必須の患者である

●メインテナンス

現在，術後２年が経過しているが，問題なく経過している（**Fig. 248**）．患者にはナイトガードの使用を厳守して頂いている．このナイトガードは１，２カ月に１回，左側犬歯部が破折してくる（**Fig. 249-1**）．歯牙の咬合様式とは違い，ナイトガードには両側性平衡咬合を与えていないことが原因であろうか．ナイトガードの破折と咬耗の様相を見て，改めて同患者の Move control の難しさを痛感する．現在はナイトガードに補強を入れて，なるべく破折しないように対処している（**Fig. 249-2**）．

まとめ

本症例の患者は，特に前歯部領域に著しい wear が生じていた．この原因を探るためには，Crossover 時にどこまで下顎が移動するか，その範囲をまず見極めることが重要である．なぜならブラキシズムを起こしている時は Crossover 時と同様の範囲まで動いている可能性が高いからである．同患者は犬歯誘導はさせずに Crossover 時に両側臼歯部を意図的に咬合接触させ，両側性平衡咬合を与えることで安定するという稀なケースであった．患者の顎運動に応じたガイダンスと咬合力に対する咬合接触を付与させる際の Force control と Move control，そしてトライアルセラピーの重要性を改めて実感したケースであった．

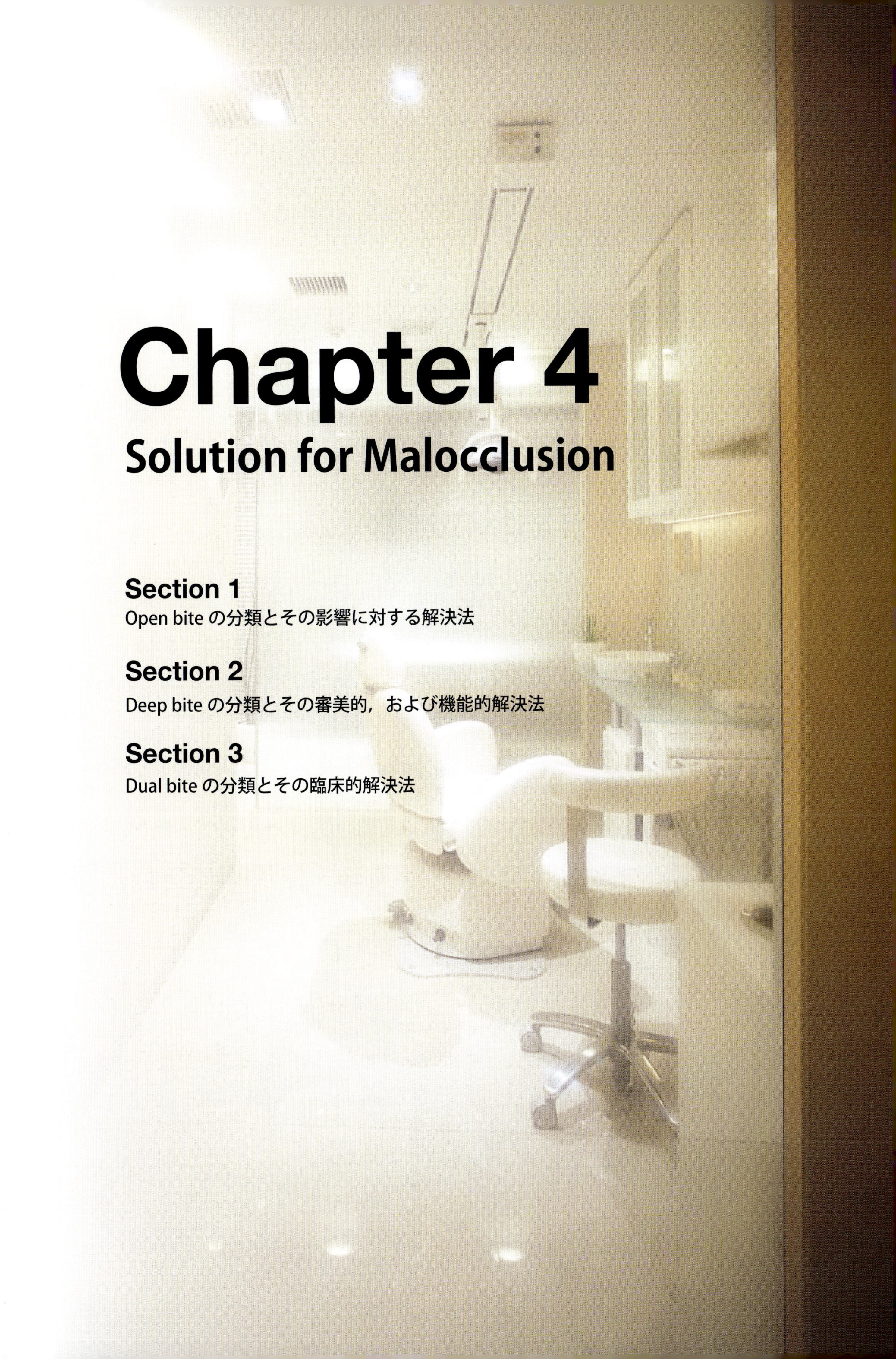

Chapter 4

Solution for Malocclusion

Section 1
Open bite の分類とその影響に対する解決法

Section 2
Deep bite の分類とその審美的，および機能的解決法

Section 3
Dual bite の分類とその臨床的解決法

Section 1 Open biteの分類とその影響に対する解決法

Malocclusion（不正咬合）

不正咬合とは，歯，歯列（弓），顎顔面などの発育，形態，機能が種々の原因によって異常をきたし，咬合が正常でなくなった状態の総称である[1]．具体的には，歯の位置異常（転位，低位，高位，捻転，傾斜）や歯列弓の異常（狭窄，V字，鞍状，空隙等），上下顎歯列弓関係の異常が挙げられる．

本項では，補綴治療を行う上で適正な咬合付与が難しく，臨床判断に苦慮する「Open bite」「Deep bite」「Dual bite」について見ていきたい．

1. Open bite（P.182～）
2. Deep bite（P.189～）
3. Dual bite（P.203～）

Open bite

Open biteは，その原因によって，①Habits（Finger-sucking，Tongue thrusting），②Skeletal open bite，③Dental open bite　に分類することができる[2,3]．

①Habits

指しゃぶりや舌癖によって起こるOpen biteで，前歯部に限局して起こる．また臼

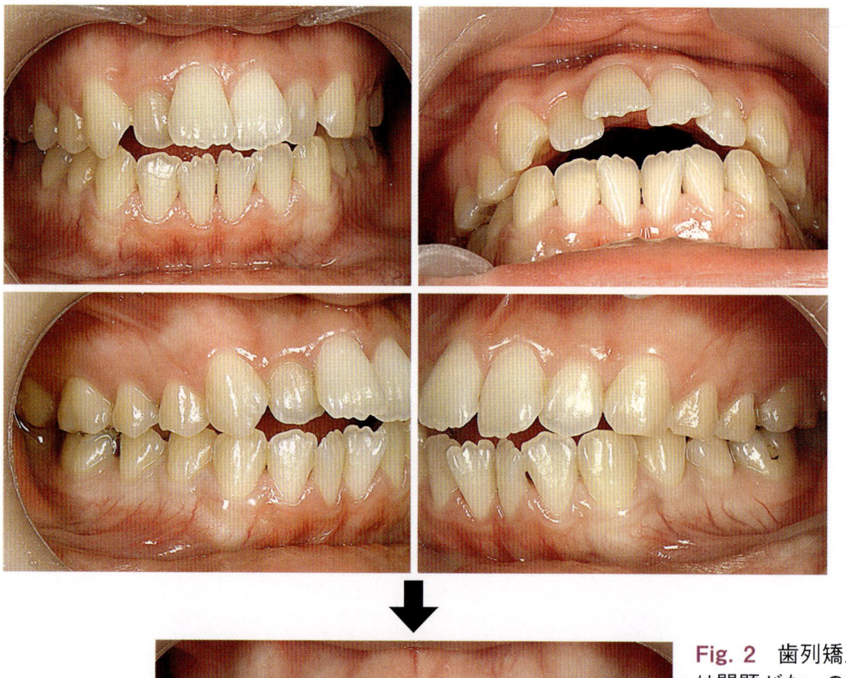

Fig. 1-1～4　患者は20代，女性．Open biteを主訴に来院された．
患者の上下顎中切歯に着目すると，発育葉が残存している．また小臼歯以降はしっかりと咬合しており骨格的な問題ではない．以上の点から，上顎中切歯が萌出した時点で，舌癖もしくは指しゃぶりによってOpen biteを呈したものと推測できる

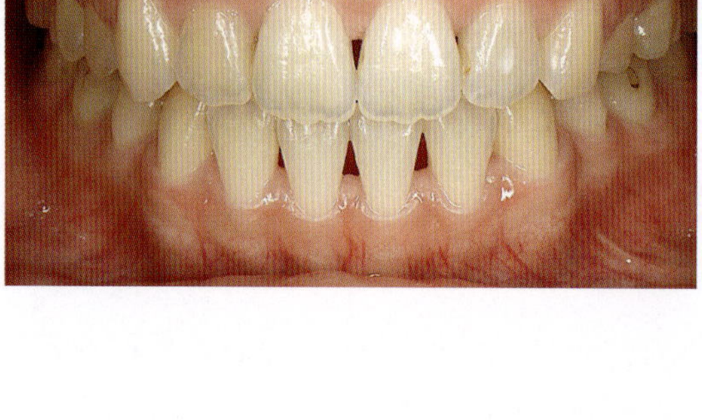

Fig. 2　歯列矯正終了時．Habitsが原因の場合，骨格には問題がないので，歯列矯正で治療可能である．ただし，舌癖等の改善トレーニングは必要となる

歯の咬合関係は異常ではなく，前歯部の歯軸が唇側に傾斜するのだが，咬合力やペリオによって起こるものではない．骨格的に問題がなければ歯列矯正が適応となる．

しかしながら，舌癖等の習慣の改善を怠ると術後に後戻りすることが多いので注意する．

②Skeletal open bite

上顎骨と下顎骨の不調和により起こる骨格性の Open bite であり，前歯部にも臼歯部にも起こる．Habits とは異なり，前歯部の歯軸が唇側に傾斜するわけではない．

下顎の咬合平面が急峻で，上顎の咬合平面がフラットなことが多い．

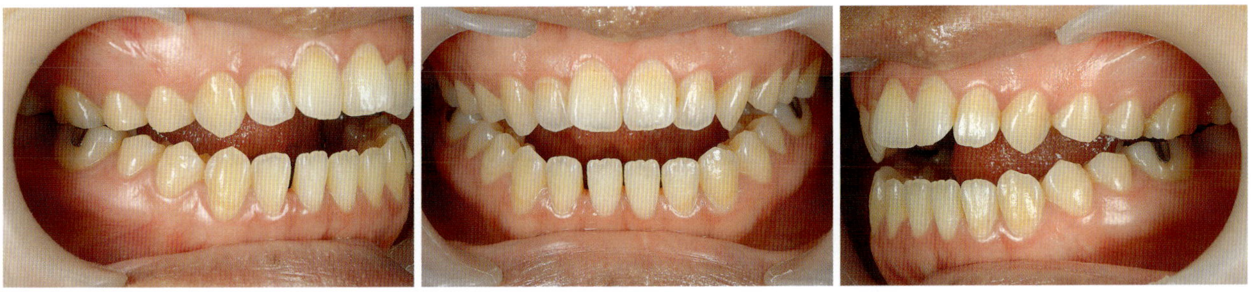

Fig. 3 第二大臼歯のみが接触している Open bite. Fig.1 の症例では犬歯以降は咬合接触していたが，本症例のように大臼歯部のみの接触の場合，骨格的に問題がある

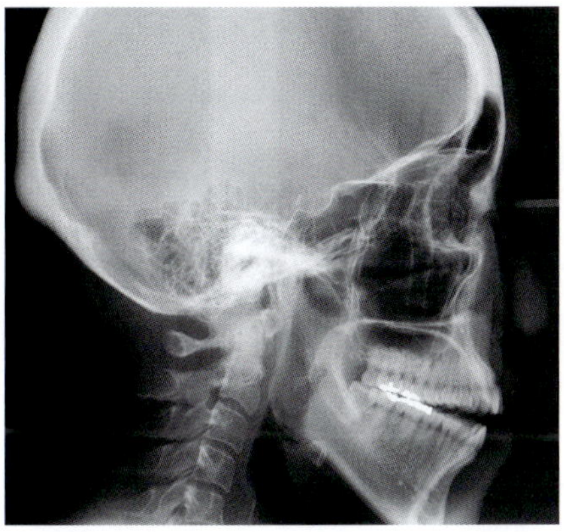

Fig. 4 セファロ．臼歯部のみ咬合接触が認められる

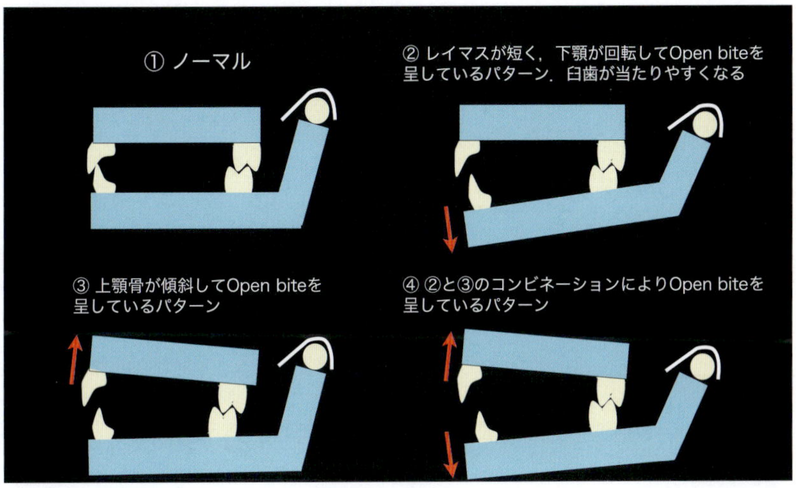

Fig. 5 Skeltal open bite のパターン
この時重要なのが上顎中切歯の位置である．②の場合，上顎中切歯の位置は正常なので，下顎骨体を上顎に合わせて移動させる．③の場合は，上顎中切歯が露出しないため，上顎骨を移動させる処置を行う．④の場合は上下顎両方を移動させる処置が必要となる

- シビアな Skeltal open bite の症例は外科矯正が適応となる
- 中等度のケースでは，外科矯正と歯列矯正を併用するか，歯列矯正のみで可能かを移動量を分析しながら対応する
- 軽微なケースでは，歯列矯正のみで対応可能な場合もある

Fig. 6 Skeltal open bite の対処法

③Dental open bite

Dental open bite の原因は，歯の位置異常に起因している（**Fig. 7**）．また，医原性で引き起こされる場合もある．

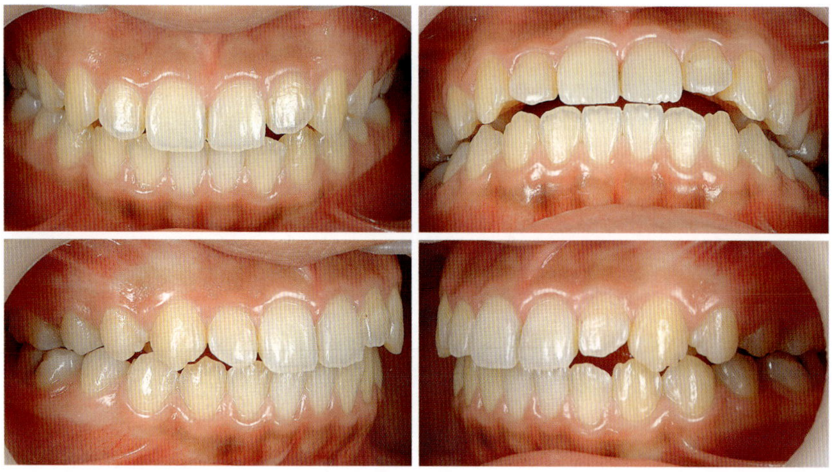

Fig. 7-1〜4　数年前に矯正治療を行い，その後，Open bite を主訴に来院された患者．成長期前に歯列矯正を終了し，その後，成長に伴い顎骨と歯列とのバランスが崩れ，上下歯列の位置異常によりOpen bite を呈してきたとのことであった．成長期前からの矯正治療の難しさがうかがえる

症例 1　Dental open bite への対応

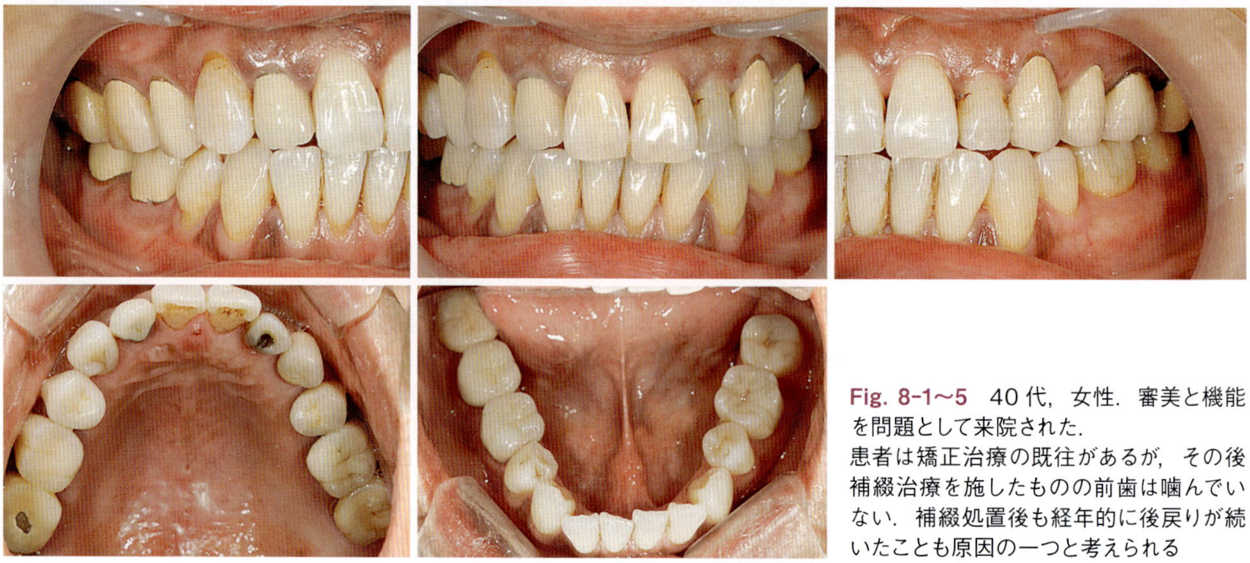

Fig. 8-1〜5　40 代，女性．審美と機能を問題として来院された．
患者は矯正治療の既往があるが，その後補綴治療を施したものの前歯は噛んでいない．補綴処置後も経年的に後戻りが続いたことも原因の一つと考えられる

患者は 40 代，女性．審美性および「どこで噛んでいいかわからない」とのことで来院された（**Fig. 8-1〜5**）．患者は矯正治療の既往があり，矯正後に補綴治療を行ったものの，前歯部は咬合していない状態であった．

まず基礎資料の収集を行う（**Fig. 9〜11**）．上下顎右側臼歯部や上顎左側臼歯部に補綴物が認められ，根管治療が必要な歯が多い．また，一部ファーケーションは認められるが，ペリオ的な問題は少ない．本症例は，矯正医，歯内療法医とともに，チームで治療を進めることとした．

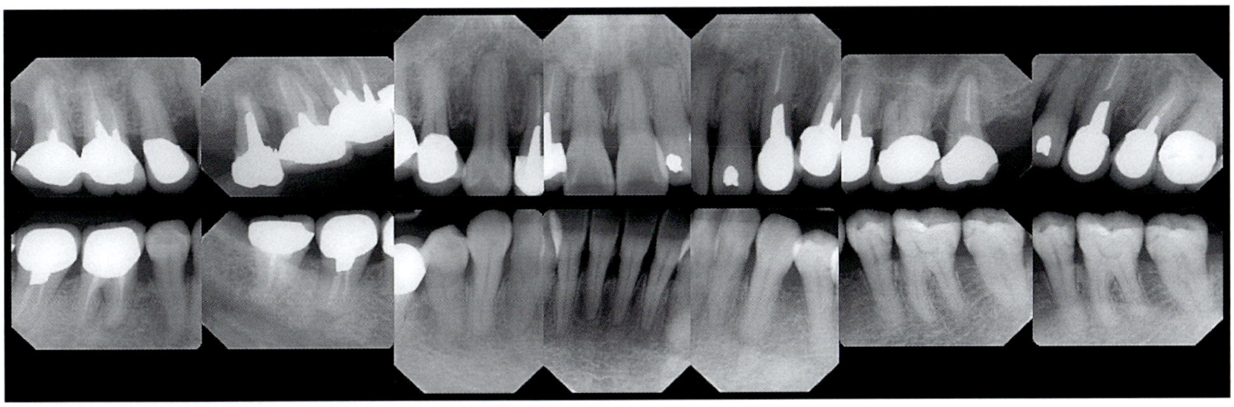

Fig. 9 デンタルX線写真．根管治療が必要な歯が認められる

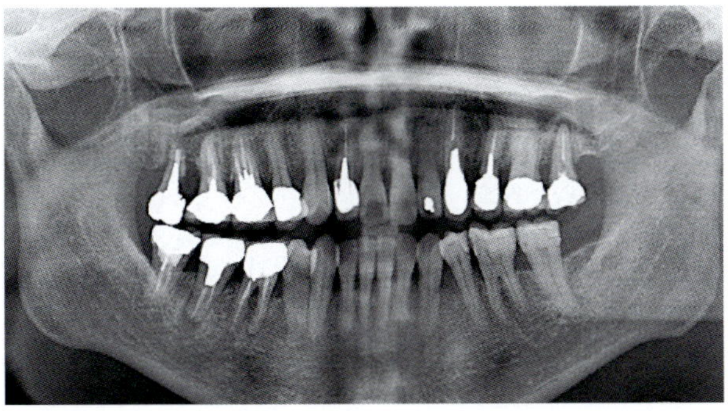

Fig. 10 パノラマX線写真

出血点																
ポケット	334	523	323	312		313	213	313	313	212	213		313	514	933	
	434	424	424	423		212	213	213	312	212	312		223	323	725	
部位	8	7	6	5	4	3	2	1	1	2	3	4	5	6	7	8
ポケット	333	333	313	312		312	112	112	212	212	212		212	223	323	323
	334	334	323	433		312	214	312	213	213	213		313	313	324	524
出血点																

Fig. 11 ペリオチャート．7|7 に深いポケット，一部ファーケーションが認められる

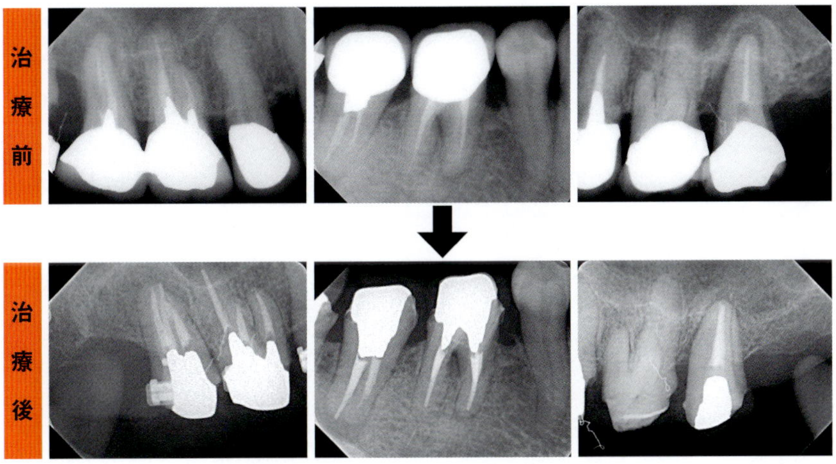

Fig. 12-1〜6 根管治療が必要な歯に対して根管治療を行う

●診査・診断，治療計画

根管治療が必要な歯に対して治療を行い（**Fig. 12**），初期治療を進める．ICP の状態ではどこで噛んでいいかわからないとのことだった（**Fig. 13-1〜3**）．再現性のある顎位を探るため，セントリックポジションを採得したところ（**Fig. 14**），セントリックポジションの状態では，上下顎の Open bite が著しいことがわかった．

本来であればこの顎位で補綴治療を行うことが望ましいのだが，現在の顎位とは大きくずれているため，患者は「どこで噛んでよいかわからない」という状態になったと推測される．補綴処置後も経年的に後戻りが起きていたことも原因の一つと考えられる．治療方針としては，Open bite の改善が補綴的に可能か診断し，難しいようであれば矯正治療を行うこととした．

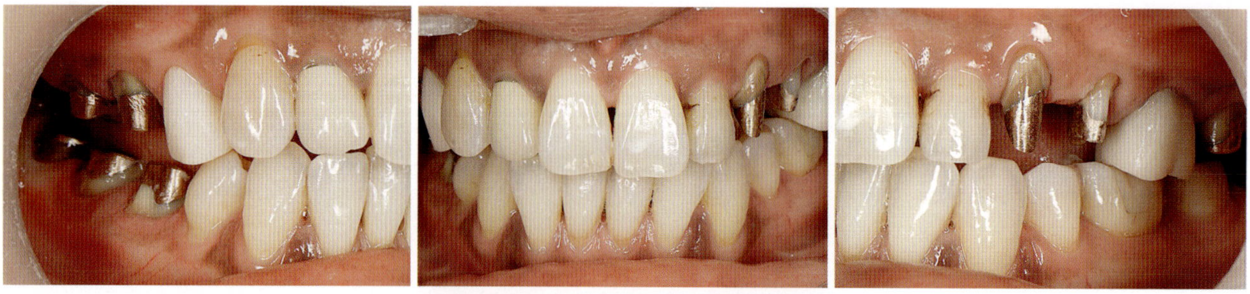

Fig. 13-1〜3　ICPの状態では，どこで噛めばよいかわからないとのことだった

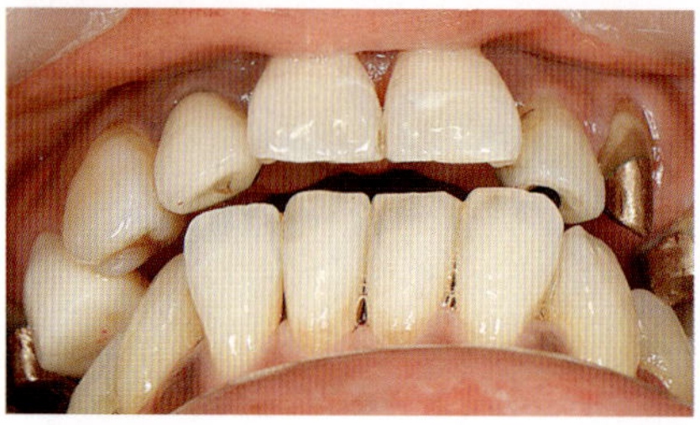

Fig. 14　セントリックポジションの採得．セントリックポジションでは，上下顎のOpen biteが著しい

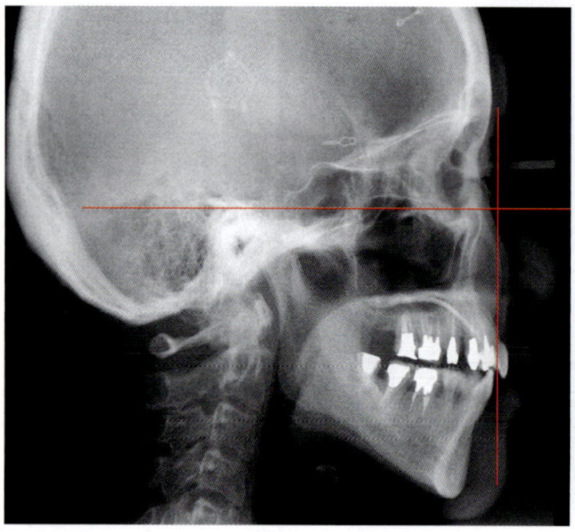

Fig. 15　セファロからは，上顎前歯部は少し突出しており，内方に入れることが望ましい

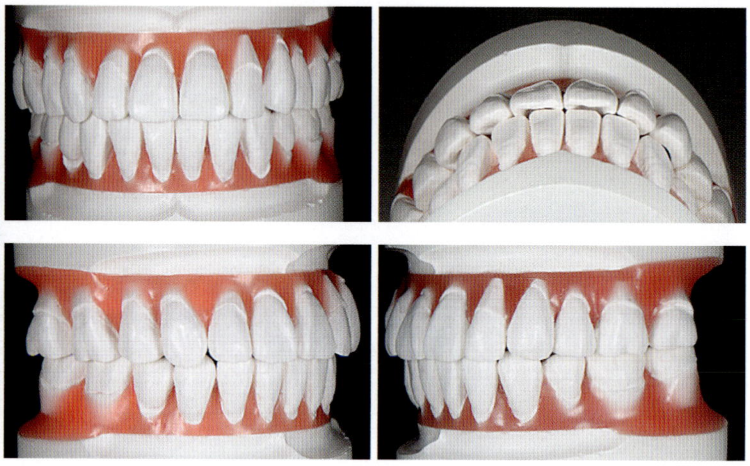

Fig. 16-1〜4　セントリックバイトを基準として，矯正治療後をシミュレーションするセットアップモデルを作製する

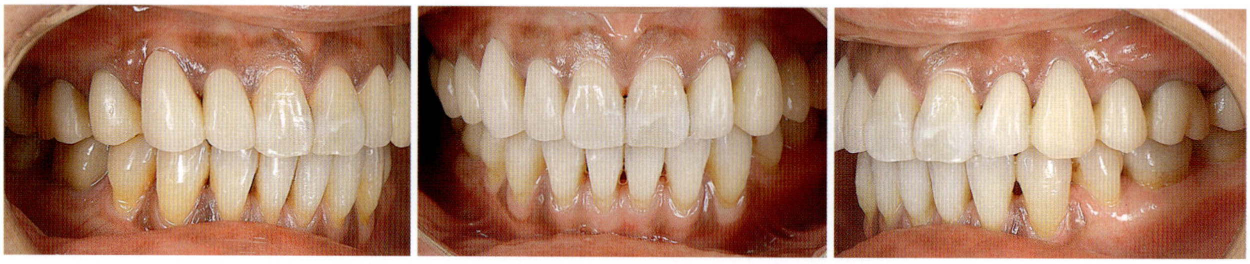

Fig. 17-1〜3　矯正治療後．矯正中にセントリックポジションをキープした状態で歯列矯正を行うことが重要である

●治療の流れ

まずセファロ分析を行う（**Fig. 15**）．セファロからは上顎前歯部がやや前方に突出しており，現状のトゥースポジションでは，補綴治療のみでOpen biteを改善することが難しい．そこで，セントリックバイトを基準として，矯正治療後をシミュレーションするセットアップモデルを作製した（**Fig. 16**）．上顎を内方に入れ，下顎はレベリング程度でカップリングが取れると診断した．患者も矯正治療に同意し，矯正治療を開始した．

矯正治療後の状態では（**Fig. 17**），カップリングの状態，歯列弓の連続性が改善されている．前歯部のカップリングでは（**Fig. 18**），わずかに空隙が認められるが，1|1

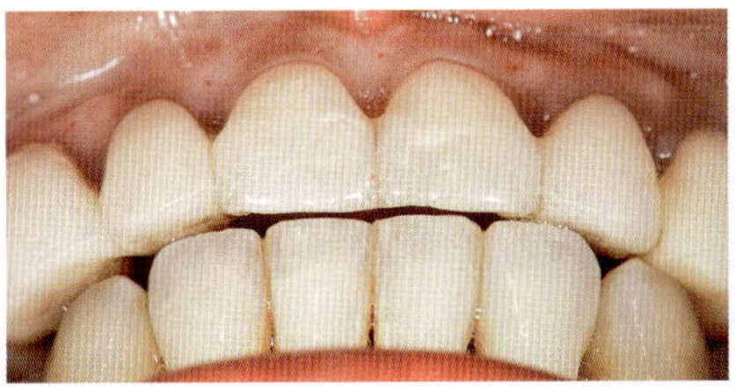

Fig. 18 カップリングの状態．天然歯の形態上，矯正後このようにわずかに空隙が認められることもあるが，上顎天然歯部を360° ベニア，その他プロビジョナルレストレーション部位はクラウンにて補綴することでスペースは封鎖され，前歯部のカップリングは改善される

矯　正　前

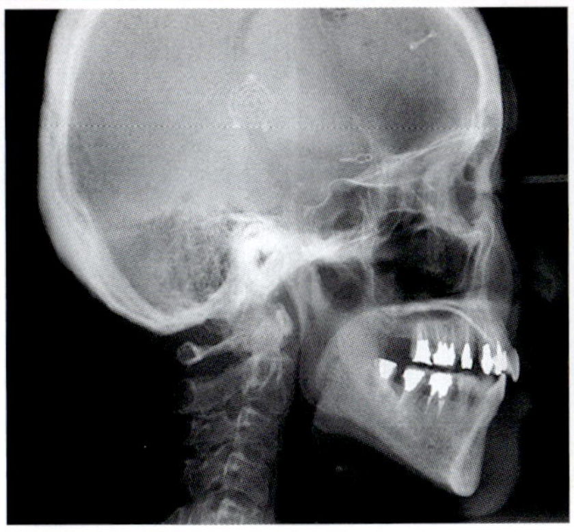

Fig. 19-1 矯正治療前のセファロ

矯　正　後

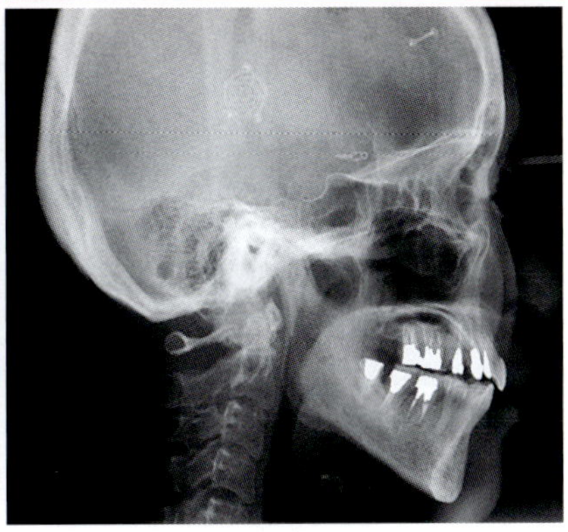

Fig. 19-2 矯正治療後のセファロ．セントリックポジションでほぼ咬合するように改善されている

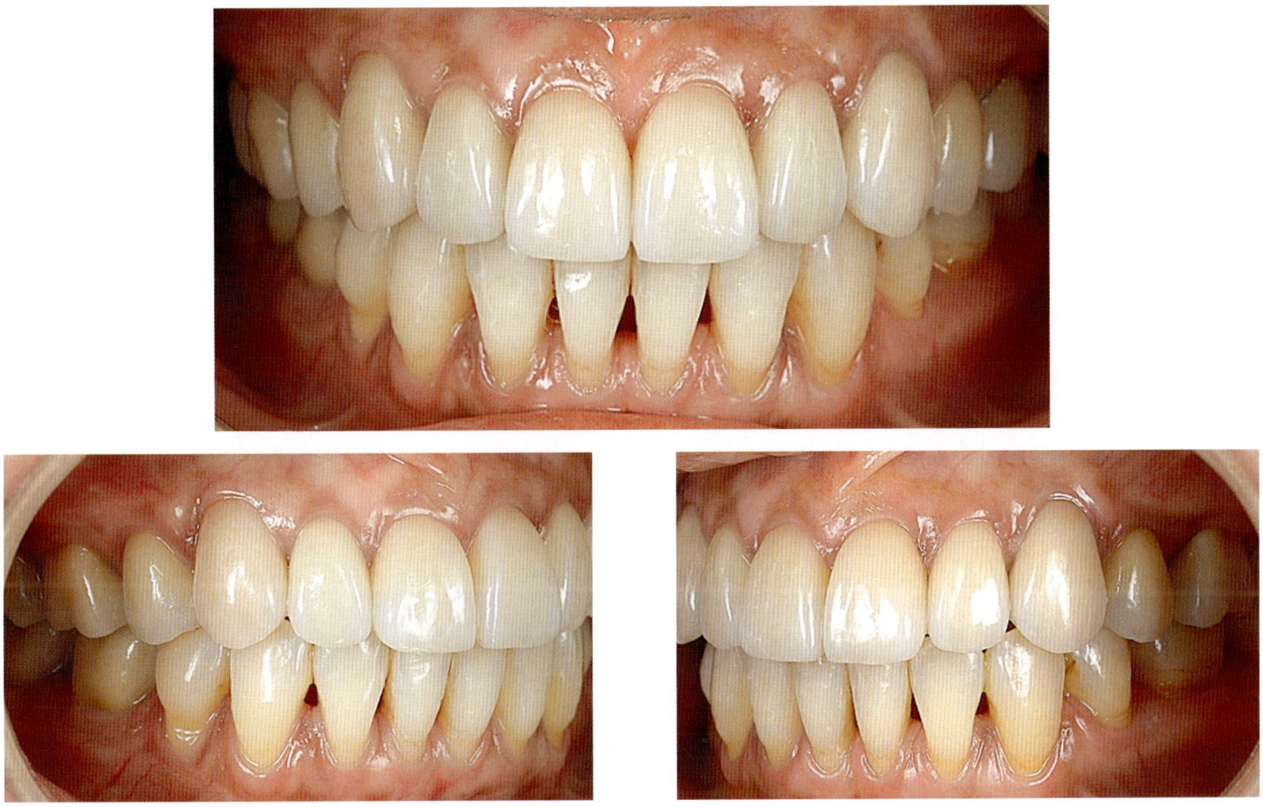

Fig. 20-1〜3 最終補綴物装着時．1|1 は360° ベニア，その他の上顎前歯部はプレスクラウン，臼歯部はジルコニアクラウンとオンレーベニアで対応した

は360° ベニアを予定しており，補綴後にスペースはちょうど封鎖される．矯正治療後，最終補綴物を装着した（**Fig. 20〜24**）．

術前の矯正治療，補綴治療の影響によりOpen biteを呈していた患者だが，基礎資料の収集，セントリックバイトの採得によりゴールとなる顎位を設定してから矯正治療，補綴治療を行うことで，審美と機能を両立した治療を行うことができた．

Open biteの患者に対して，矯正治療と補綴治療により改善を図った症例だが，本症例の一番のポイントは，単にOpen biteを封鎖するのではなく，セントリックポジションを診断した上で，その顎位に合わせて矯正治療を行いながらOpen biteを改善し，適切なオーバージェット，オーバーバイトを付与するという点である．

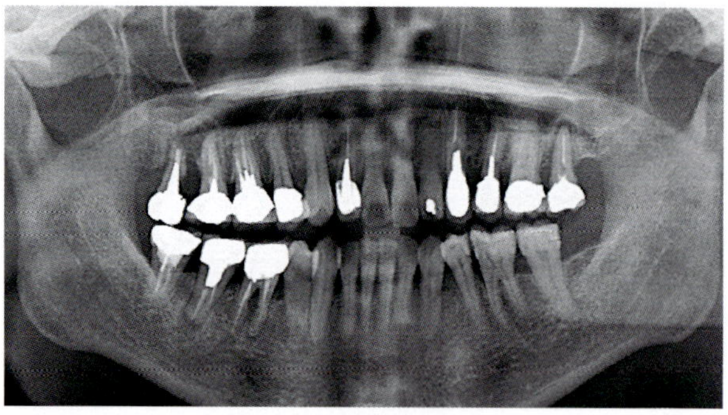

Fig. 21-1　術前のパノラマX線写真

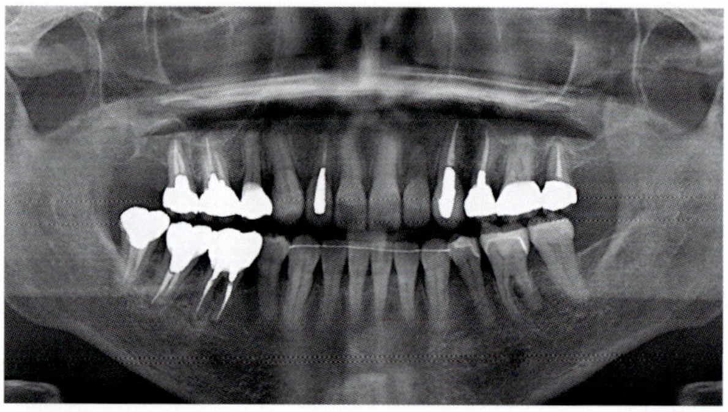

Fig. 21-2　術後のパノラマX線写真

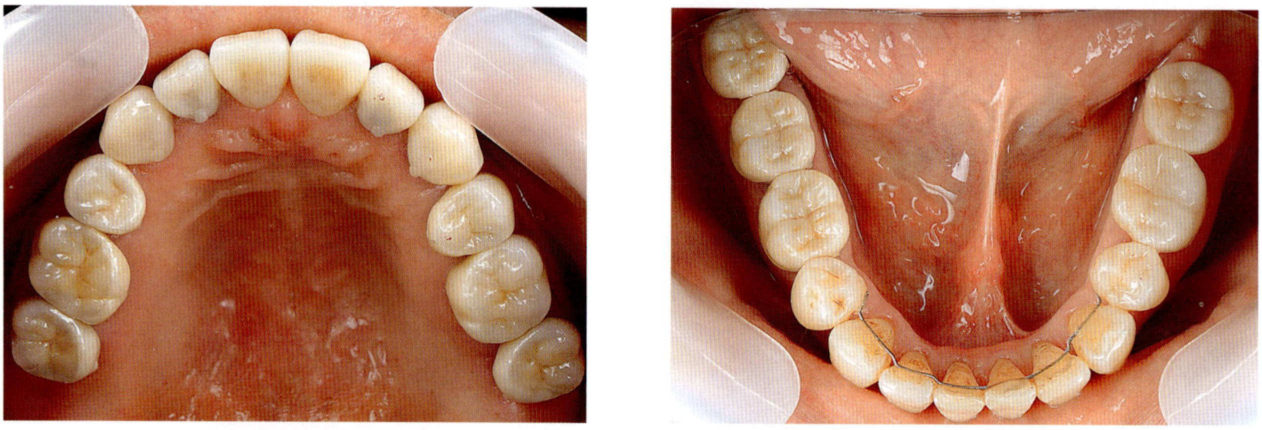

Fig. 22-1，2　最終補綴物装着後の上下顎咬合面観

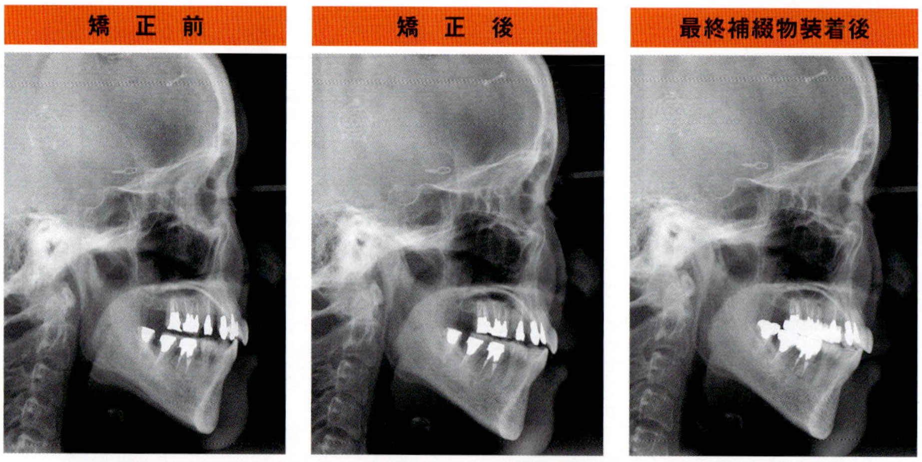

Fig. 23　セファロの変遷

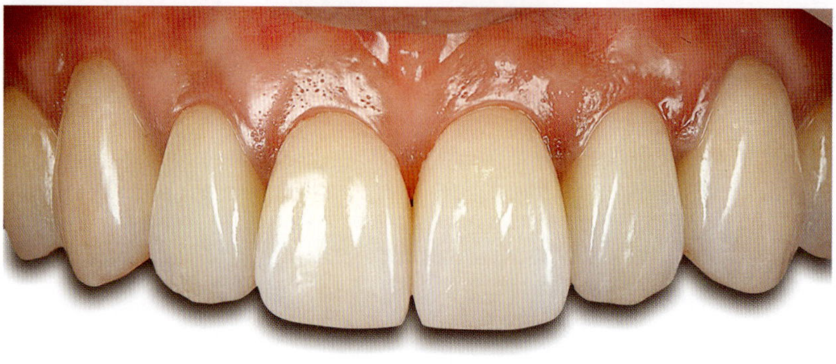

Fig. 24　最終補綴物装着時前歯部正面観．審美性も得られている

このようにして咬合の安定をさせることで術後の後戻りも可及的に防ぐことが可能となる．もちろん，下顎前歯部には保定用ワイヤーをできるだけ長期間装着して頂き，必要があれば上顎には保定を兼ねてナイトガードを使用して頂くことも後戻り防止に繋がる大きな要因である．

Section 2 Deep biteの分類とその審美的，および機能的解決法

Deep biteの分類

不正咬合の一つであるDeep biteは，①Skeletal deep bite（骨格性ディープバイト），②Dental deep biteに分類される[4,5]．

Deep bite
① Skeletal deep bite
② Dental deep bite

①Skeletal deep bite（Fig. 25）

骨格に起因するSkeltal deep biteは，一般的には遺伝的な原因によるものが多い．この種のdeep biteは，下顎が上方かつ前方への回転に起因しており，上顎の下方かつ前方への傾きによってさらにシビアになる．

Skeletal deep biteの特徴としては，水平的に成長するパターンが多く，顔貌は平均より短い，咬合面のクリアランス（安静空隙）はあまりない，セファロの矢状面では下顎下縁平面，FH平面，SN平面は互いに平行で，ブレーキータイプに多い．

● Skeletal deep biteの発生パターン

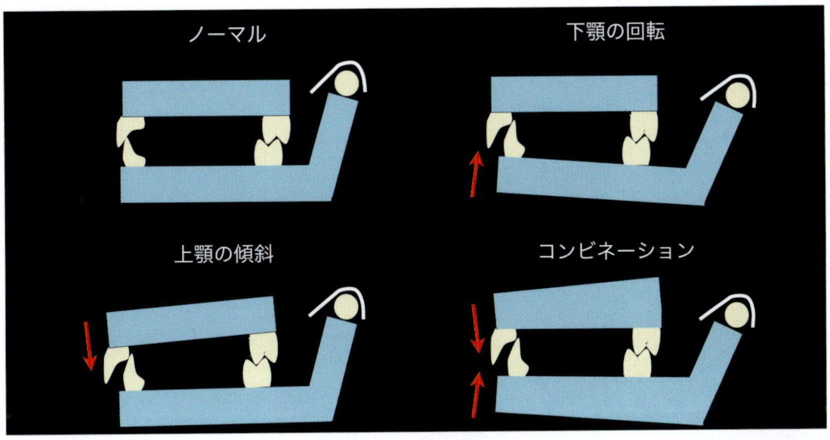

Fig. 25 ①：正常，②：下顎の回転によってdeep biteになるパターン，③：上顎の傾斜によってdeep biteになるパターン，④：②と③のコンビネーション

②Dental deep bite（Fig. 26）

歯を原因とするdeep biteは，後天的に前歯が挺出する，もしくは臼歯の低位咬合によるものである．

● Dental deep bite―前歯の挺出

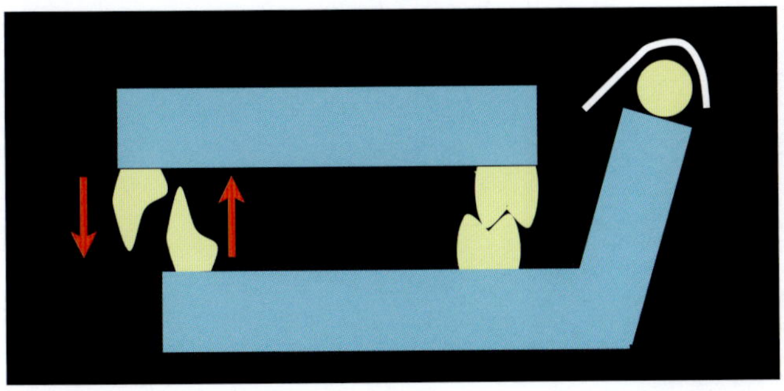

原因
・ClassⅡの不正咬合
・オーバージェットが大きい

特徴
・臼歯は完全に萌出
・スピーの彎曲が強い
・フリーウェイスペースは小さい

改善策
・前歯の圧下

Fig. 26 Dental deep biteの原因はClassⅡの不正咬合およびオーバージェットが大きいことが挙げられる．解決法としては，前歯の圧下が挙げられる

前歯の挺出を原因とするDental deep biteは，原因としては，ClassⅡによる不正咬合，オーバージェットの増加が考えられ，「臼歯は完全に萌出している」「スピーの彎曲が強い」「フリーウェイスペースは小さい」といった特徴がある．対応としては，前歯部の圧下となる（**Fig. 26**）．

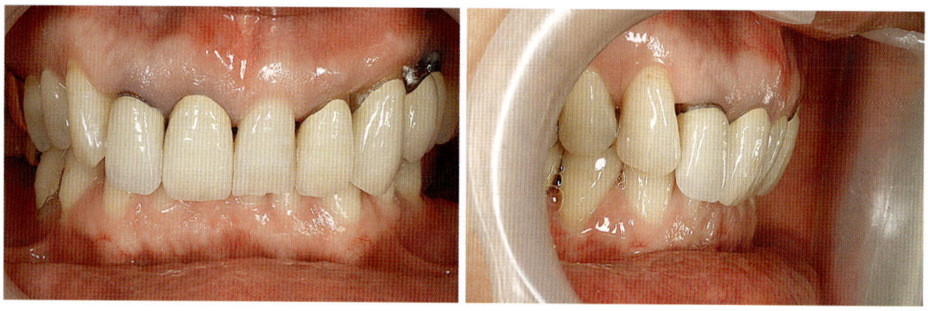

Fig. 27-1，2　前歯が下がってきた，と来院された患者．臼歯部は正常だが，前歯部が挺出してdeep biteを呈しているClassⅡ divisionⅡの患者である

次に臼歯の低位咬合を原因とするDental deep biteの場合，原因としては「Lateral tongue posture」「Lateral tongue thrust」「臼歯部のトゥースコンタクトが咬耗等により早期に喪失」といった点が挙げられる（**Fig. 28**）．

● Dental deep bite—臼歯の低位咬合

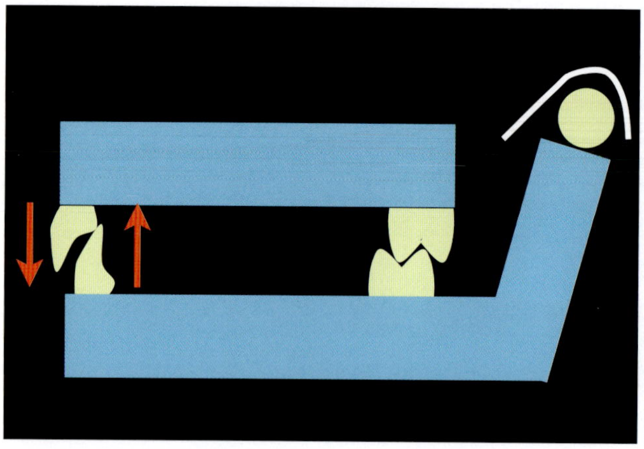

原因
- Lateral tongue posture（**Fig. 38**）
- Lateral tongue thrust
- 臼歯部のトゥースコンタクトが早くに喪失

特徴
- 臼歯の萌出が不完全
- 臼歯の咬合関係の距離が短い
- 臼歯の安静空隙量は多い

対応
- 臼歯の挺出

Fig. 28-1，2　臼歯の低位咬合によるdeep bite

●臼歯の低位咬合によるDental deep biteの例

本症例の患者は，前歯の突出と顎関節症状を主訴に来院された（**Fig. 29**）．歯はすべて天然歯なのだが，臼歯の低位咬合が原因と思われるDental deep biteであった．

● Dental deep bite—臼歯の低位咬合

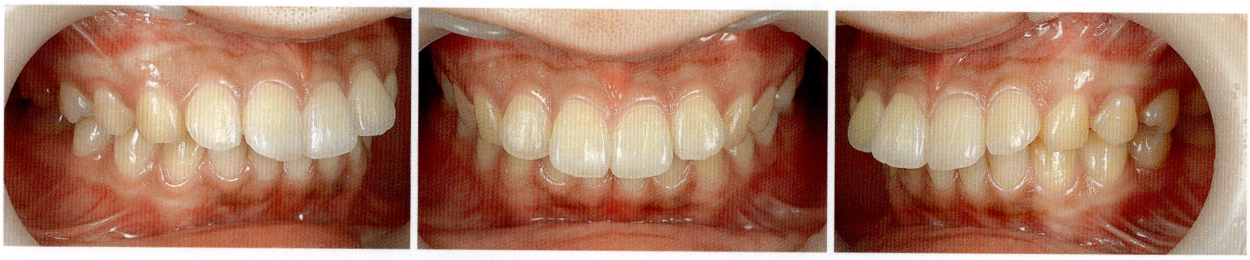

Fig. 29-1〜3　患者はブラキシズムを有し，顎関節症の症状を訴えていた．臼歯部の低位咬合が原因のdeep biteを呈している．歯はすべて天然歯である

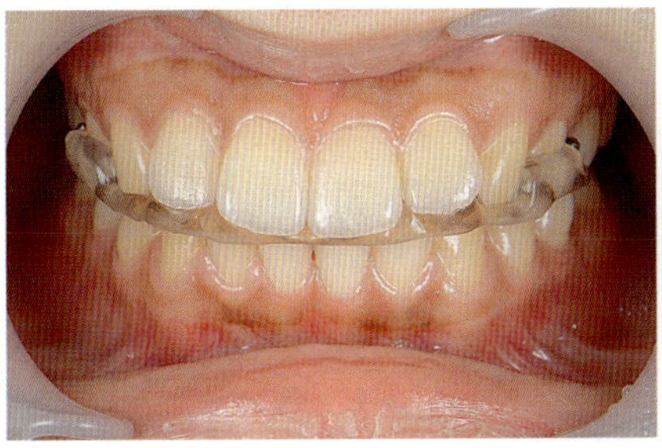

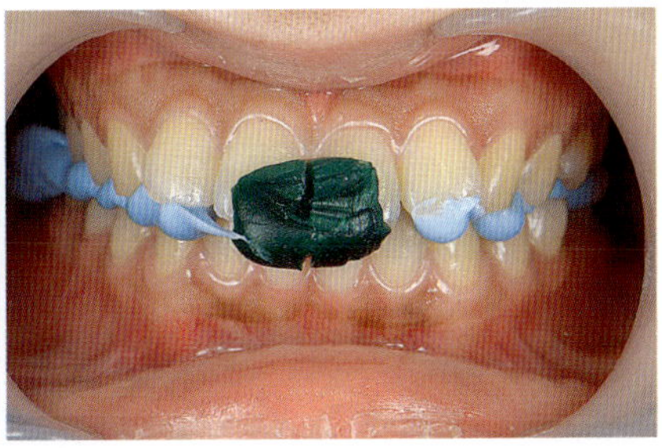

Fig. 30-1　スプリントを装着して咬合高径を上げる

Fig. 30-2　1カ月後，顎関節の症状は消失した．この高さでバイトを採得した

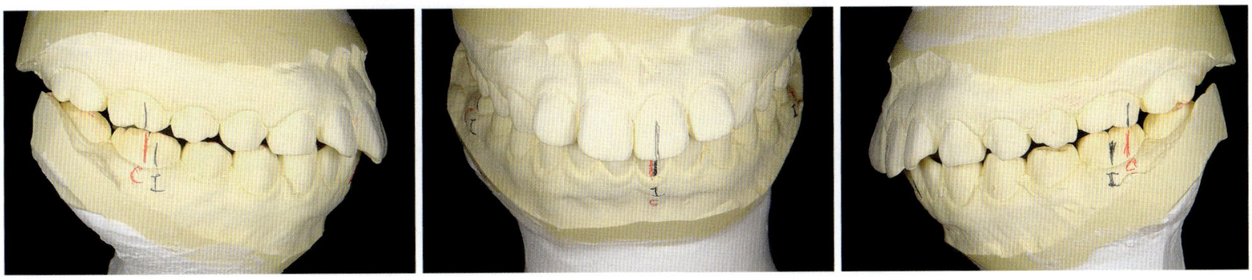

Fig. 31-1～3　セントリックマウントを行う．CR（C）とICP（I）にずれが認められる．患者はセントリック（C）から後方に噛み込んで咬頭嵌合位（I）へ移動しており，顎関節へ過大な負荷がかかっていると推測される

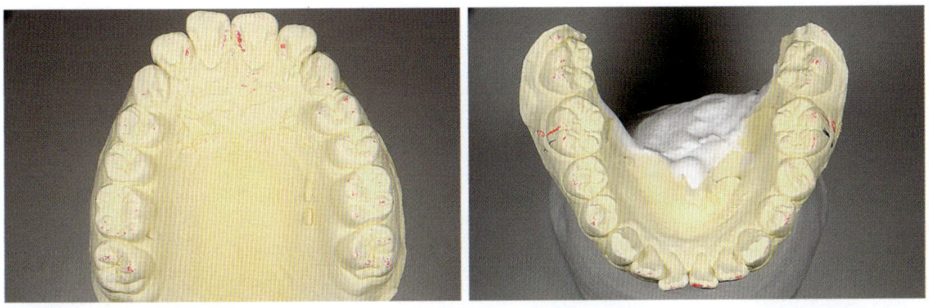

Fig. 32-1, 2　同，咬合面観．前歯に強く当たっており，臼歯はあまり当たっていない

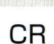

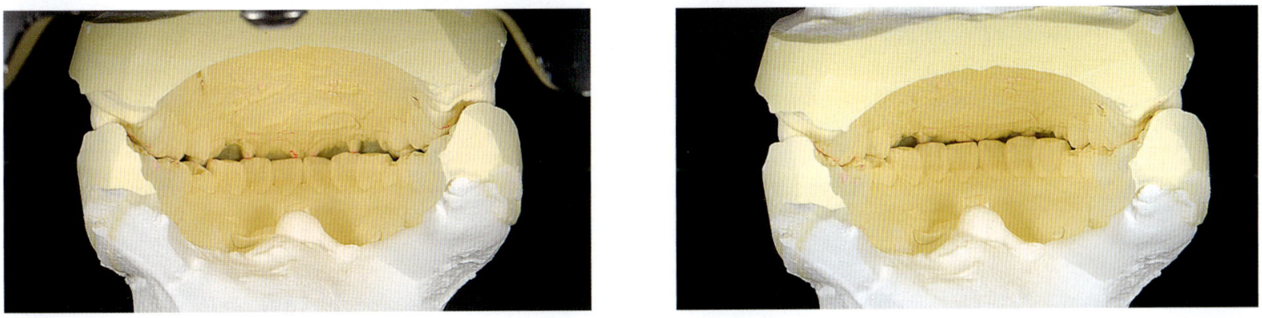

Fig. 33-1, 2　セントリックから噛み込むと，後方に移動する．CRの時点では前歯の隆線にコンタクトしており，臼歯は当たっていない．そこから後方へ噛み込んでICPに向かう．臼歯の低位咬合により顎位が後方へシフトし，顎関節への負荷が過大なケースである

スプリントを装着して咬合高径を挙げ，顎関節症状の改善を図る．その結果，1カ月後には顎関節症状は消失したため，この高さで模型診断をすることとした（**Fig. 30-1, 2**）．

スプリントから得た顎位をセントリックと判断し，それを基に模型をマウントし，咬合器上で診断したところ，患者はセントリックから咬頭嵌合位へ噛み込む際，後方へ偏位することがわかった．このことで顎関節部に過大な負荷がかかっていることが想像される（**Fig. 31-1～3**）．咬合面観からも臼歯の接触は弱く，前歯に咬合接触が強く認められた（**Fig. 32, 33**）．セファロや顎関節X線規格写真からも，スプリント装着時の咬合高径が適切である（**Fig. 34～37**）．

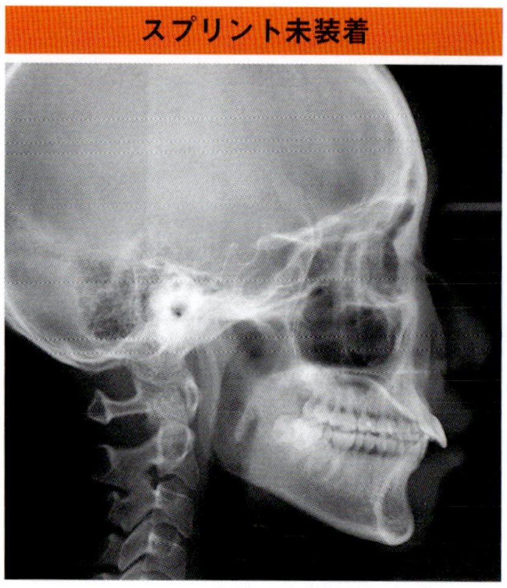

Fig. 34-1　スプリント未装着時のセファロ．顎位が後方に変位している

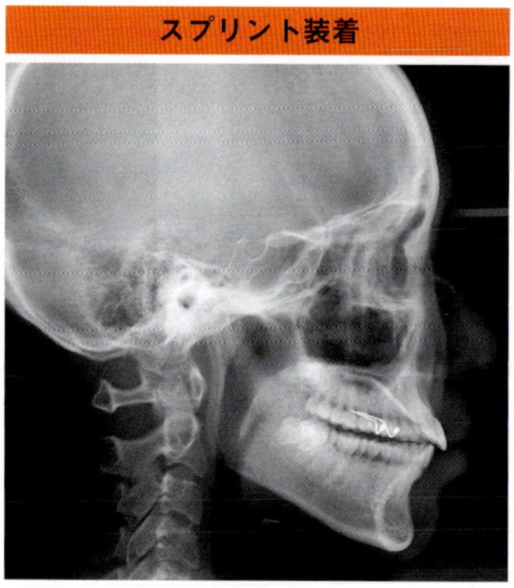

Fig. 34-2　スプリント装着時のセファロ．患者はこの状態が非常に楽だとのことだった

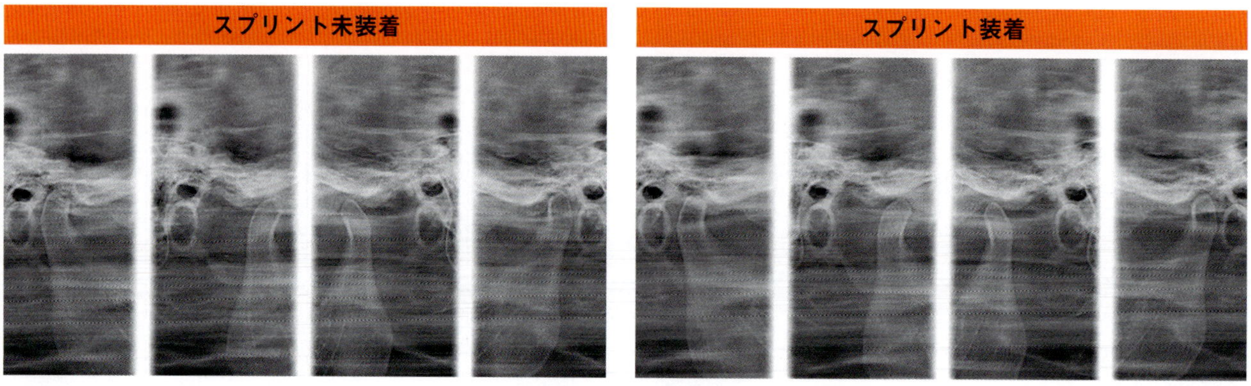

Fig. 35-1, 2　顎関節 X 線規格写真．スプリント未装着時では下顎頭は後方に押し込まれているが，スプリント装着時では下顎頭は前上方の適切な位置にある

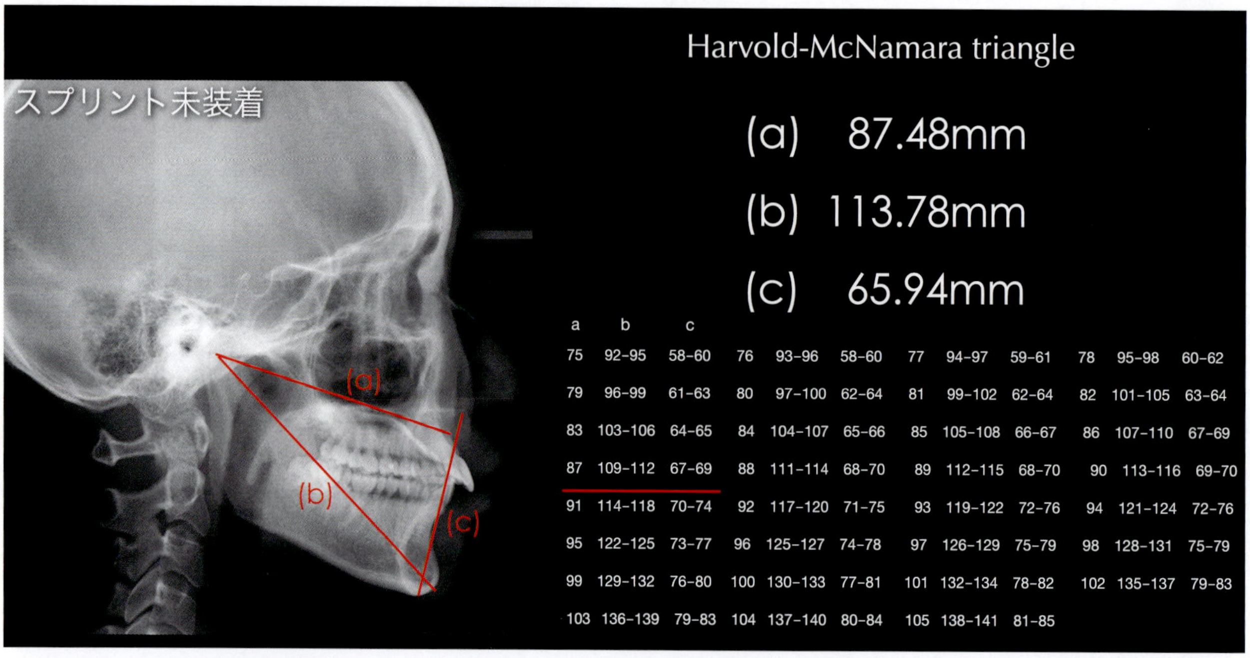

Fig. 36　スプリント未装着時．(a)：87.48 mm に対し，(b) は 113.78，(c) は 65.94 mm であった．(c) が低く，咬合高径の挙上が必要である

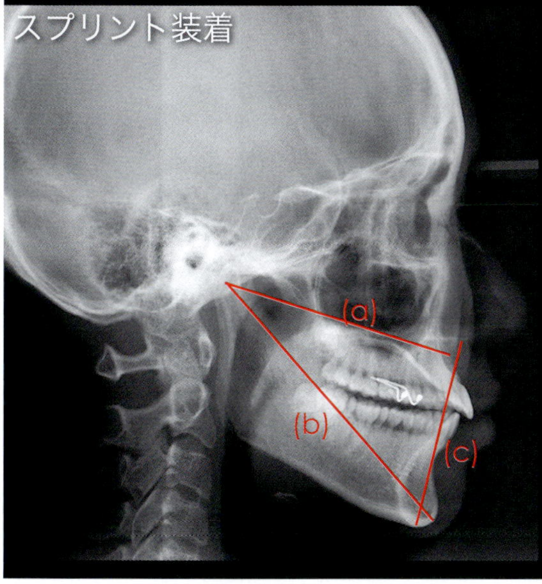

Harvold-McNamara triangle

(a) 87.23mm

(b) 113.71mm

(c) 68.26mm

a	b	c									
75	92-95	58-60	76	93-96	58-60	77	94-97	59-61	78	95-98	60-62
79	96-99	61-63	80	97-100	62-64	81	99-102	62-64	82	101-105	63-64
83	103-106	64-65	84	104-107	65-66	85	105-108	66-67	86	107-110	67-69
87	109-112	67-69	88	111-114	68-70	89	112-115	68-70	90	113-116	69-70
91	114-118	70-74	92	117-120	71-75	93	119-122	72-76	94	121-124	72-76
95	122-125	73-77	96	125-127	74-78	97	126-129	75-79	98	128-131	75-79
99	129-132	76-80	100	130-133	77-81	101	132-134	78-82	102	135-137	79-83
103	136-139	79-83	104	137-140	80-84	105	138-141	81-85			

Fig. 37 スプリント装着後では，(c) が 68.26 mm となり，平均の範囲内になった．本症例の咬合高径は，スプリントを装着した高さがよいと診断した

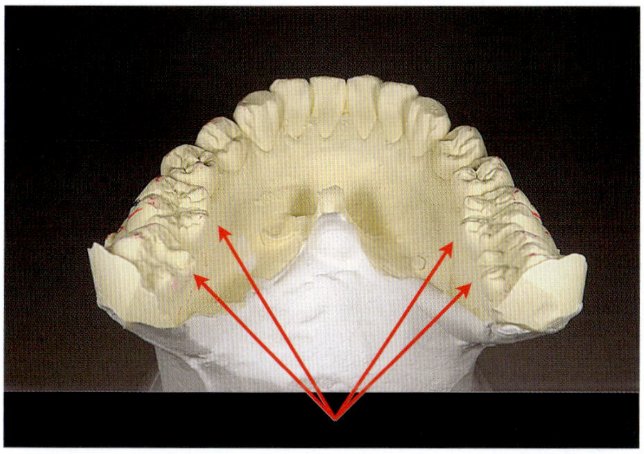

Fig. 38-1 臼歯の低位咬合の原因の一つ「Lateral tongue posture」
舌が大きく，歯列弓舌側に舌が乗った状態で歯が萌出すると，歯は舌側傾斜して臼歯の低位咬合となり，Dental deep bite を起こすおそれがある

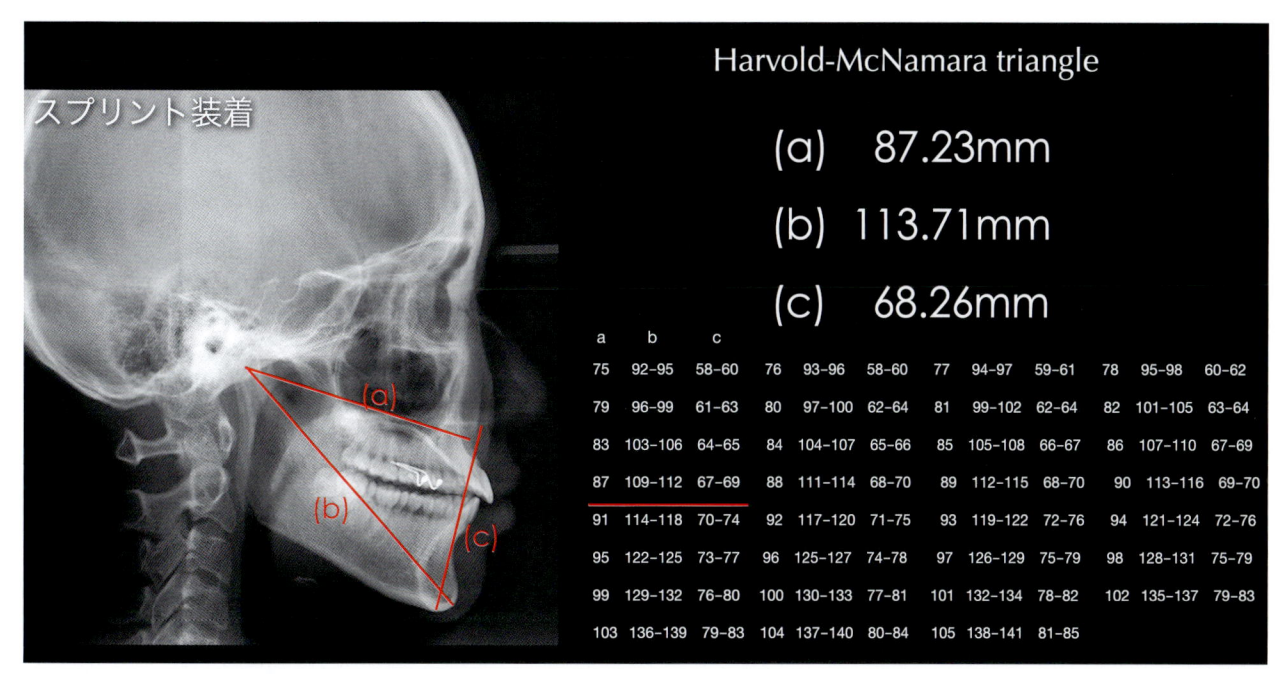

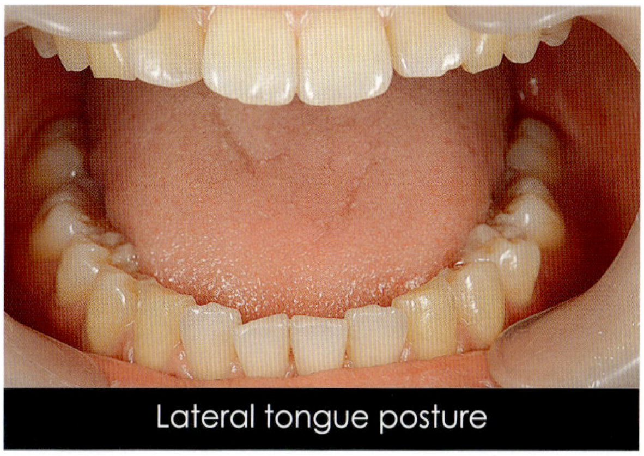

Fig. 38-2 同患者の咬合面観

本症例の患者の低位咬合の原因は，臼歯が舌側傾斜している「Lateral tongue posture」であった（**Fig. 38-1，2**）．歯列弓に舌が乗った状態で歯が萌出したため，臼歯が舌側傾斜して臼歯の低位咬合となり，deep bite となったと診断した．治療法としては，萌出不全の臼歯を挺出し，臼歯を起こす矯正治療を行って臼歯の低位咬合を改善すれば，適正な咬合高径が得られる．

Deep bite の診断

Deep bite の治療を行うにあたっては「前歯を圧下させるのか」，もしくは「臼歯を挺出させるのか」の診断が重要である．そこでポイントとなるのが，① 口唇との関係，② 顔貌(中顔面-下顔面の比率)，③ 安静空隙量である．

①口唇との関係（Fig. 39）

Deep bite であっても，上顎前歯と口唇との関係が正常であれば，前歯を圧下させる必要はない．逆に，上顎前歯が大きく露出している場合には，上顎前歯を圧下させることを第一選択肢とする．

②顔貌（Fig. 40）

中顔面と下顔面の比率は 1：1 が平均である．例えば，下顔面が短い場合には，咬合高径を挙げて下顔面高を増加させるのが基本となる．

Deep bite の患者に対してはまず，咬合高径を挙げるのか，維持するのかを検討する．咬合高径を維持するならば，前歯を圧下させる．咬合高径を挙げるならば，臼歯を挺出させることとなる．

③安静空隙量（Fig. 41）

安静空隙量は，小臼歯部で 2～4 mm が正常である．

空隙量が少ない場合には，臼歯を圧下，空隙量が多い場合には臼歯を挺出させることが基本となる．

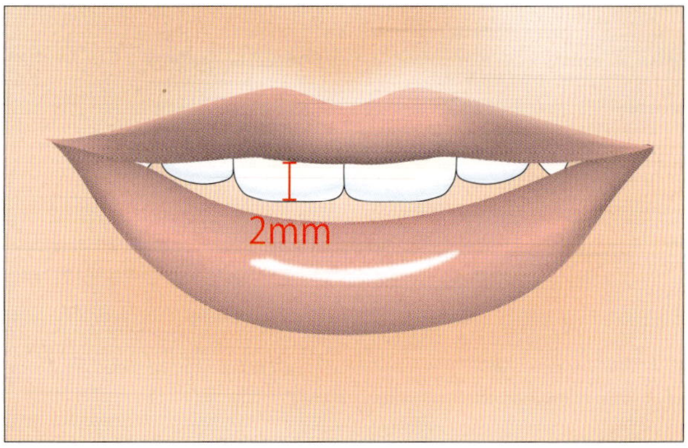

Fig. 39　上唇から上顎中切歯切縁は 2.0 mm が平均であり，これより露出量が多い場合には前歯の圧下を考慮に入れる

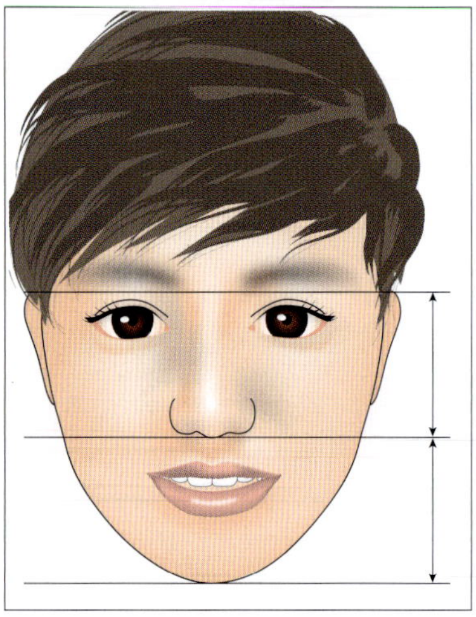

Fig. 40　中顔面と下顔面の比率は 1：1 が平均である

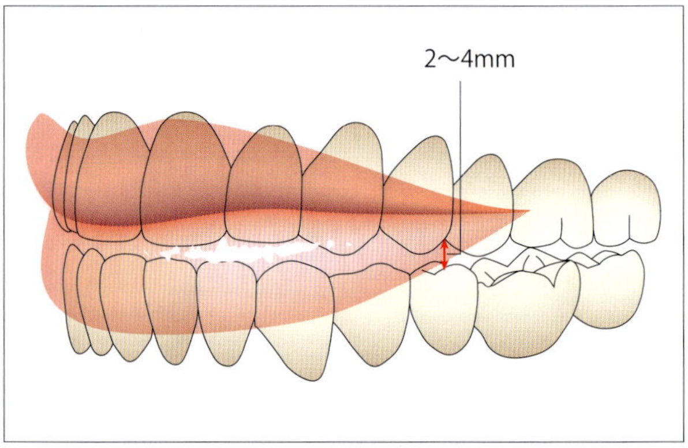

Fig. 41　安静空隙量は小臼歯部で 2～4 mm が平均である

症例 2　Deep bite 症例への対応

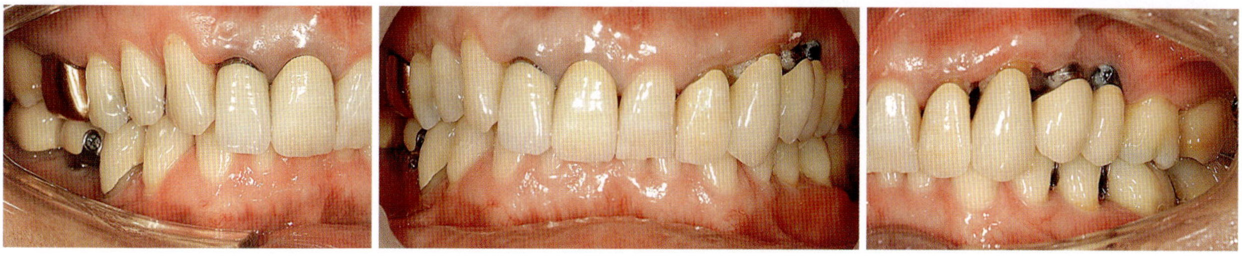

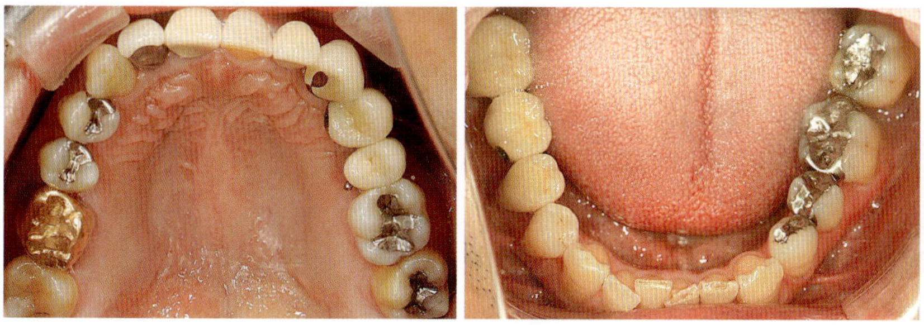

Fig. 42-1～5　初診時．50 代，男性．臼歯に問題があるので治してほしい，ガミースマイルを治してほしいと来院．前歯は deep bite を呈しており，2 級 2 類の印象を受けた

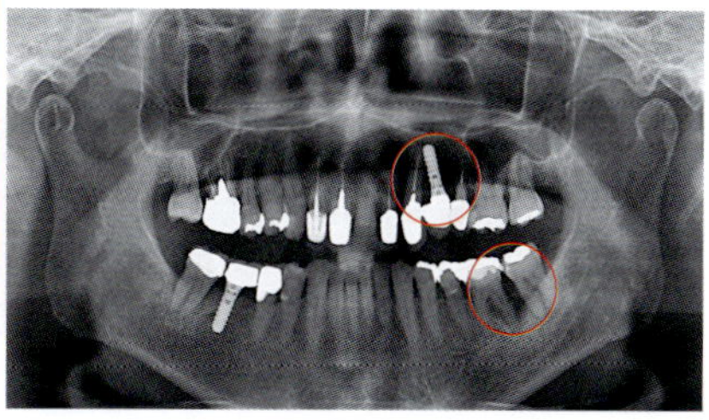

Fig. 43　術前のパノラマ X 線写真．赤丸部の骨吸収が著しい

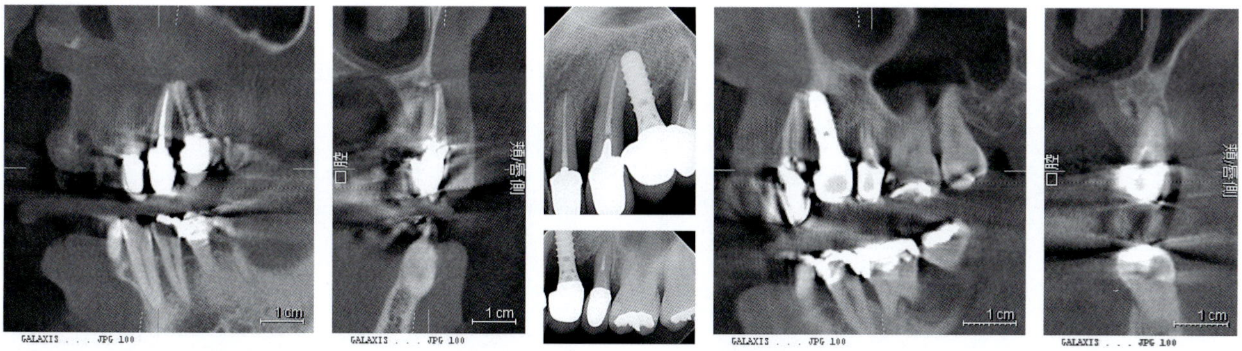

Fig. 44　CT 像．⌊4 部インプラント根尖部が ⌊3 遠心に接しており，⌊3 根尖部まで骨吸収を呈していた．⌊5 部は歯根破折により，やはり根尖まで骨吸収を起こしていた．この領域では ⌊3，⌊4 インプラント，⌊5 のすべて保存不可能であった

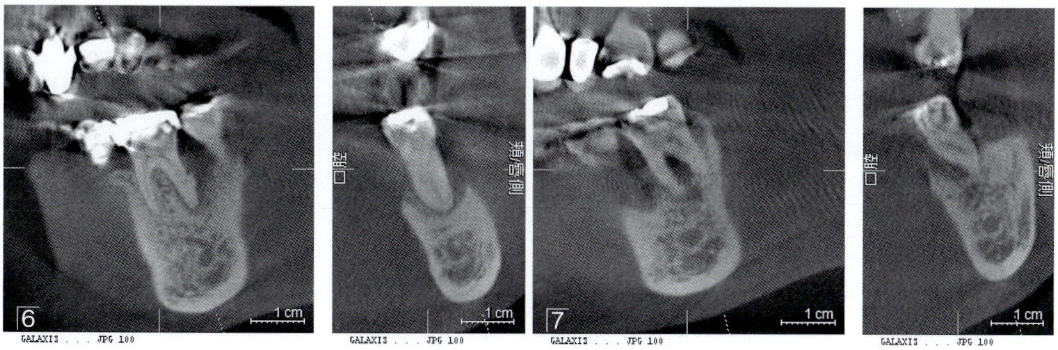

Fig. 45　CT 像．⌈6 遠心から ⌈7 にかけて根尖まで達する著しい骨吸収が認められる

Deep bite case

患者は，50 代，男性．臼歯に問題があるので治してほしい，笑ったときに歯肉と左側骨吸収による空隙が見えるのを治してほしい，とのことで来院された．前歯部の被蓋が深く，deep bite を呈している（**Fig. 42-1～5**）．ファセットはなく，ブラキシズム等の問題はなかった．

X 線，CT 像からは，⌊4 部のインプラントが ⌊3 遠心に接しており，インプラント

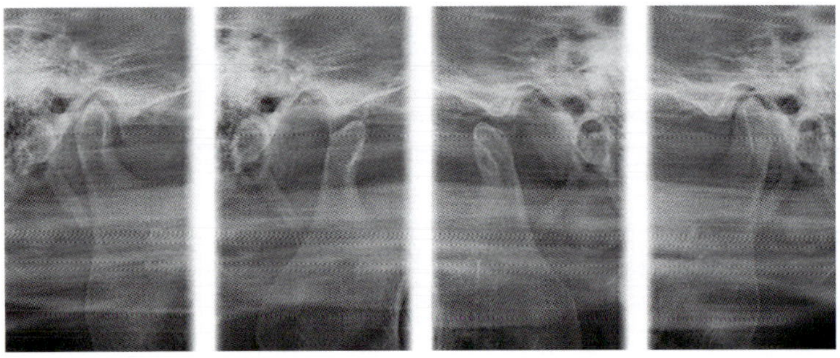

Fig. 46　顎関節に関しては動きはスムーズであり，顎関節 X 線規格写真からは，顎関節に問題は認められない

1．口唇との関係

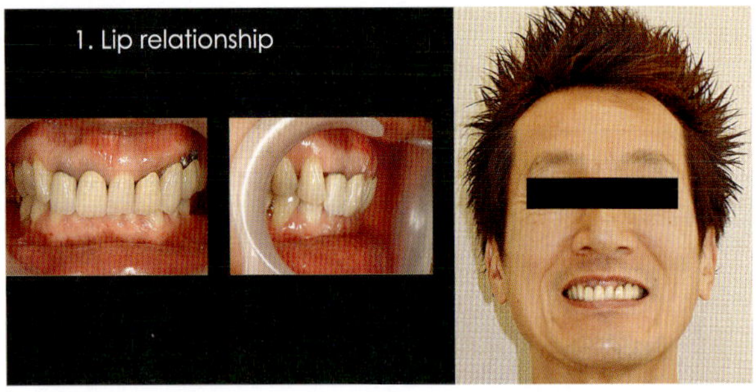

Fig. 47　口唇との関係．ガミースマイルを呈している．上顎中切歯切縁の位置は deep bite の治療において重要な指標である

2．顔貌

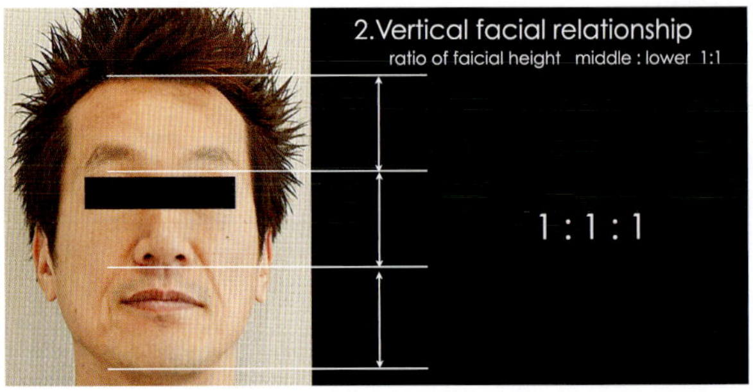

Fig. 48　中顔面と下顔面の比率は 1：1 とほぼ正常である．つまり咬合高径に問題はないが，上顎前歯切縁の位置に問題があることがわかる

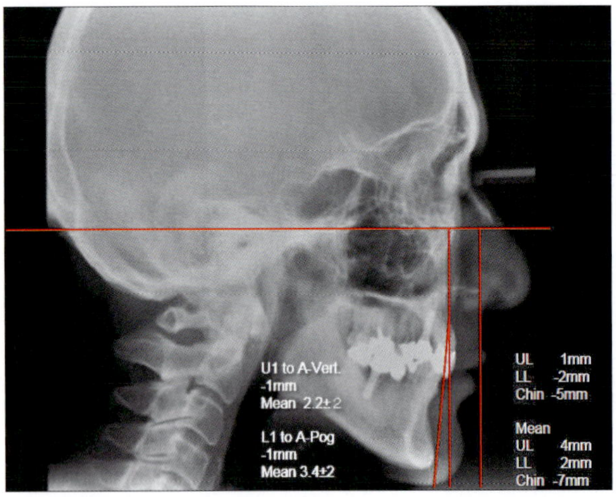

Fig. 49　UL 1 mm, LL −2 mm, Chin −5 mm. U1 to A-Vert −1 mm, L1 to A-Pog −1 mm であり，上顎も下顎も中切歯の位置は内方に入っているのが問題である

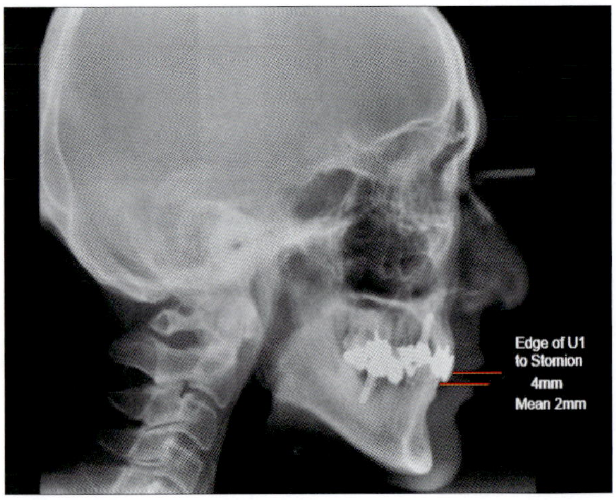

Fig. 50　リップから中切歯のインサイザルエッジポジションまでの距離は 4 mm，平均が 2 mm なので 2 mm ほど長い．後天的に挺出したことにより，ガミースマイルとなった

は露出し，骨吸収を起こしている．また⌊5 は歯根破折を起こしており，この領域では，⌊3，⌊4 インプラント，⌊5 のすべてが保存不可能であった．

⌈6 7 間は骨が根尖まで吸収しており，保存不可能であった．以上のように，限局的な治療では根本的な解決は不可能であり，全顎的に治療する必要がある症例である．

●診査・診断

deep bite の診査・診断，治療計画の立案を行う上で，まずは口唇との関係，顔貌の比率について診ていく．口唇との関係においては，患者はガミースマイルを呈している（**Fig. 47**）．また側方からの観察では，中切歯のインサイザルエッジポジションは

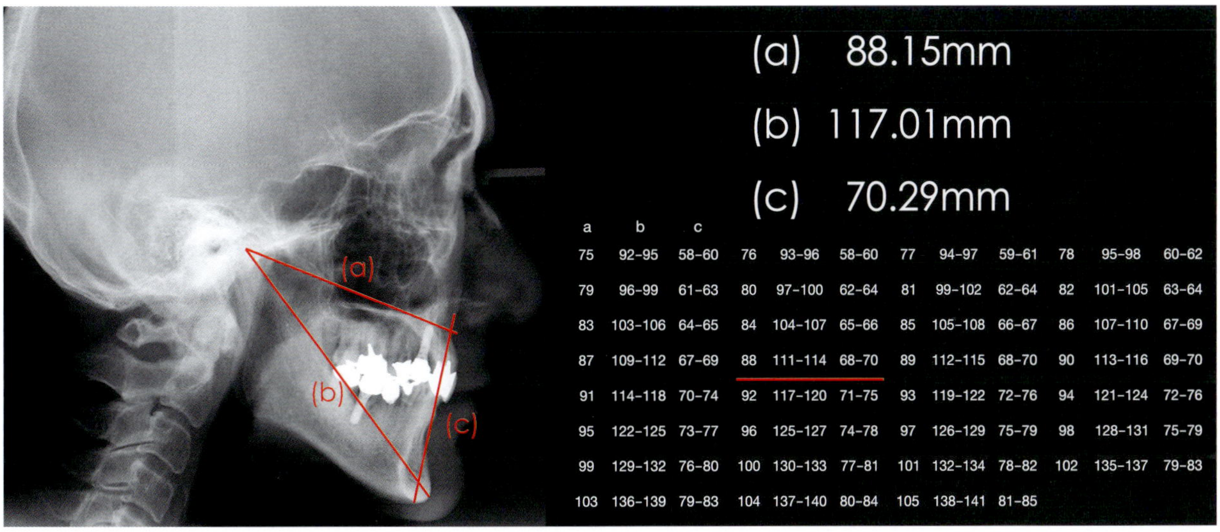

(a) 88.15mm
(b) 117.01mm
(c) 70.29mm
(a)
(b)
(c)
a b c
75 92-95 58-60 76 93-96 58-60 77 94-97 59-61 78 95-98 60-62
79 96-99 61-63 80 97-100 62-64 81 99-102 62-64 82 101-105 63-64
83 103-106 64-65 84 104-107 65-66 85 105-108 66-67 86 107-110 67-69
87 109-112 67-69 88 111-114 68-70 89 112-115 68-70 90 113-116 69-70
91 114-118 70-74 92 117-120 71-75 93 119-122 72-76 94 121-124 72-76
95 122-125 73-77 96 125-127 74-78 97 126-129 75-79 98 128-131 75-79
99 129-132 76-80 100 130-133 77-81 101 132-134 78-82 102 135-137 79-83
103 136-139 79-83 104 137-140 80-84 105 138-141 81-85

Fig. 51 Harvoid-McNamara triangle からは，(a) が 88.15 mm であり，(b) の下顎骨の骨体はやや長いが，(c) もほぼ標準の範囲内であった．咬合高径は維持する．臼歯はしっかり噛んでおり，高さを維持しているため，前歯部の改善が必要である

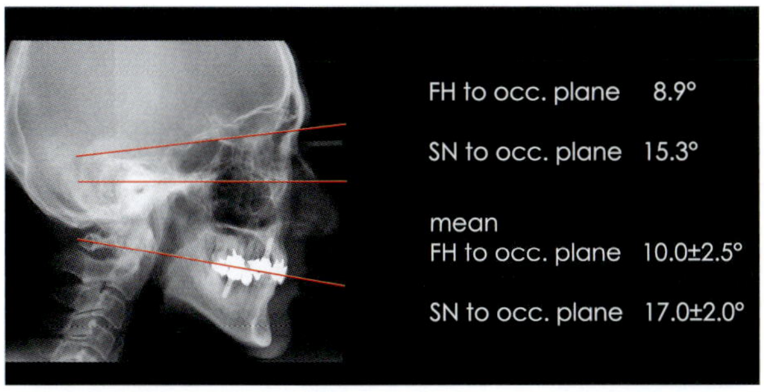

Fig. 52 咬合平面はやや Flat であり，もう少し Steep にしても問題なさそうである

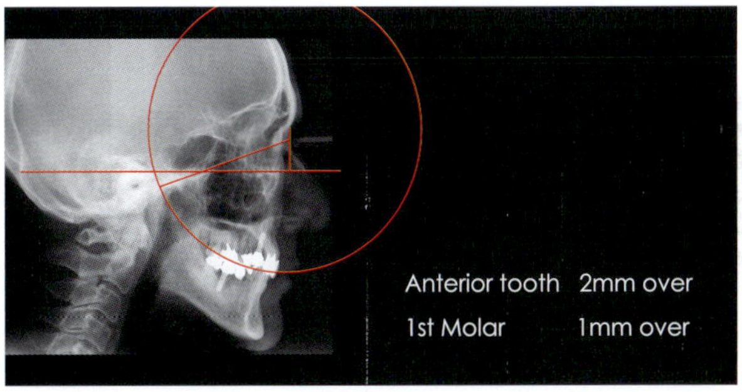

Fig. 53 咬合彎曲．前歯部は 2 mm オーバー，第一大臼歯部は 1.0 mm オーバーであった．咬合平面をやや Steep にすれば，ちょうどよいと診断した

内方に位置している．顔貌を見ると，中顔面と下顔面の比率はほぼ 1：1 と正常である（**Fig. 48**）．また顎関節に問題も認められないことから（**Fig. 46**），現在の咬合高径を維持したまま，前歯部を圧下することができれば理想的である．

次にセファロ分析を行う．骨格のプロファイル自体は大きな問題は認められないが，前歯部が内方に入っている点は問題である（**Fig. 49**）．またリップと中切歯のインサイザルエッジポジションも 4 mm とオーバーしており（平均が 2 mm），改善の必要がある（**Fig. 50**）．

> 咬合高径は維持
>
> 前歯部を圧下し，上下顎の適切なカップリングを付与
>
> 咬合平面をやや Steep にする

Fig. 54 治療計画

Harvold-McNamara triangle による分析では，(a)，(b)，(c) の関係は適正であるため，咬合高径は維持する（**Fig. 51**）．咬合平面に関してはやや Flat であり，もう少し Steep にした方がよい（**Fig. 52**）．咬合彎曲は前歯部が 2 mm オーバー，第一大臼歯部で 1 mm オーバーという結果であった（**Fig. 53**）．以上を総合的に勘案し，「咬合高径は維持」「前歯を圧下」「咬合平面はやや Steep」といった治療計画の方向性を決定した（**Fig. 54**）．

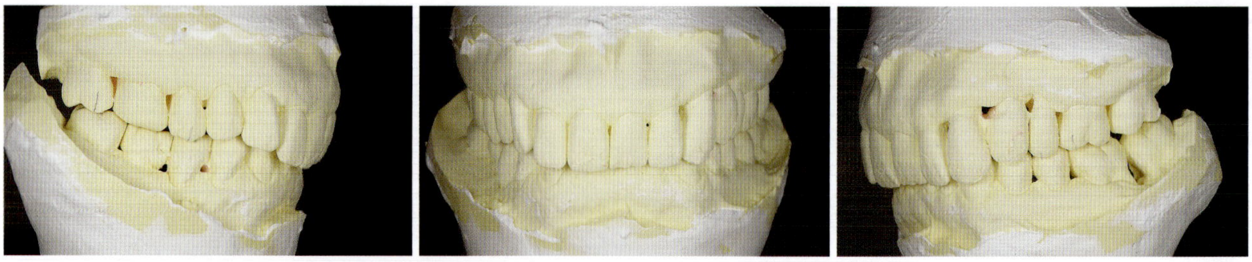

Fig. 55-1～3　治療前のオリジナルの模型

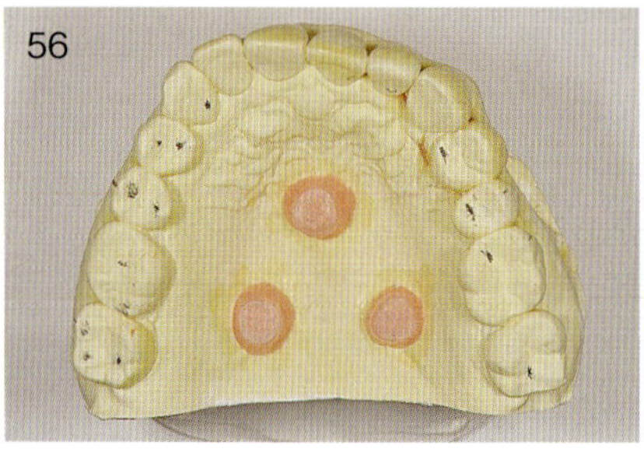

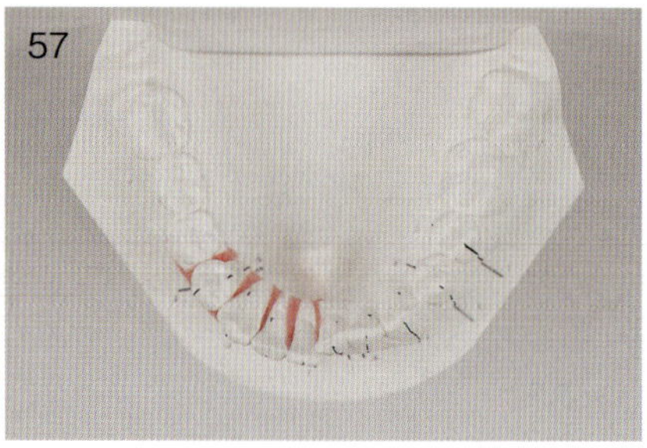

Fig. 56　上顎口蓋面に不動の定点を付与する

Fig. 57　デュープして，矯正後の下顎前歯の位置を決める

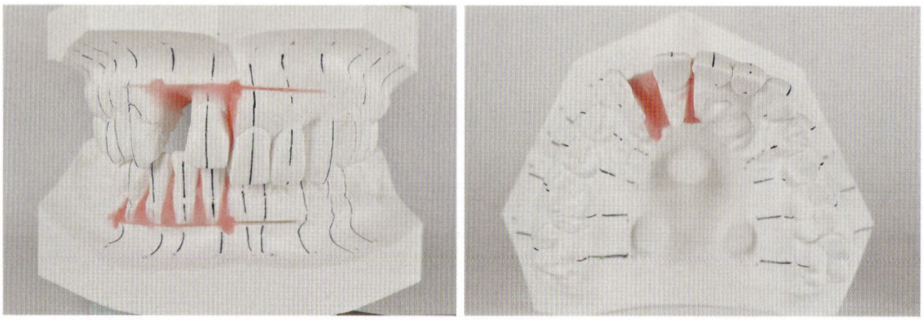

Fig. 58-1，2　矯正後の上顎前歯の位置も決める

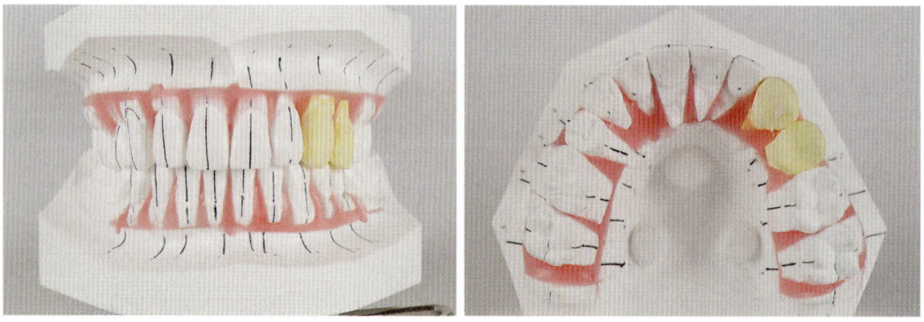

Fig. 59-1，2　上下顎のカップリングを決め，矯正後のセットアップモデルを作製．黄色の歯がインプラント部位

●矯正治療とインプラント埋入ポジションの決定

本症例では，矯正治療に先立って，アンカーとして使用するため|3 4 部にインプラント埋入を行うが，上顎前歯部は圧下を行うため，圧下後の上顎前歯部と|3 4 インプラントのジンジバルレベルを調和させる必要がある．そのために，セットアップモデルを作製して矯正後の歯列をシミュレーションし，予測した位置に合わせてインプラント埋入を行う（**Fig. 55～61**）．

既存のインプラントを除去し，**Fig. 61-1，2** の模型から作製したサージカルガイドを用いてインプラントを埋入した．矯正後の歯列を予測した位置にプロビジョナルレストレーションが装着されている（**Fig. 62-1，2**）．矯正をはじめるにあたり，歯根の

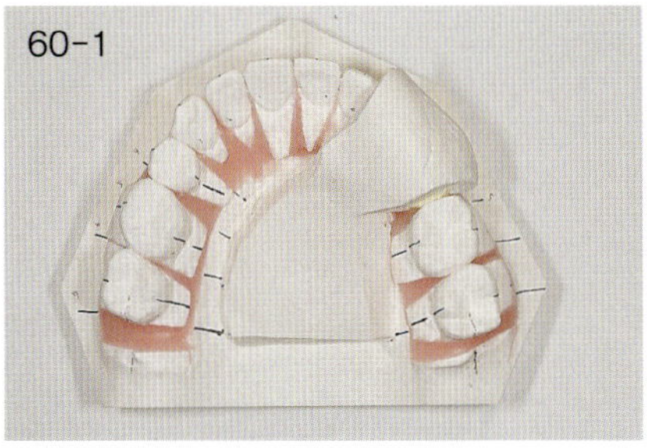

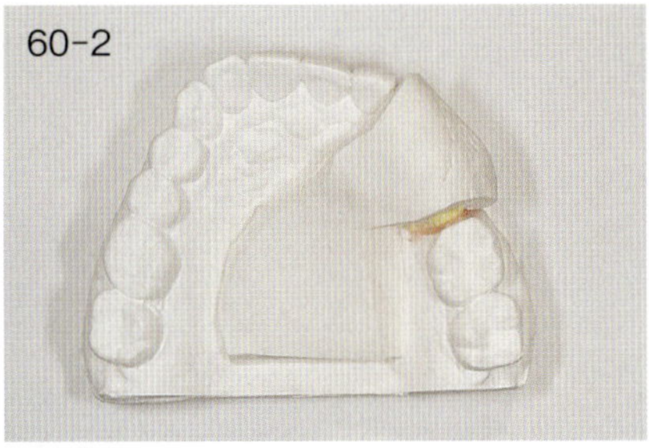

Fig. 60-1 不動の定点と共に，上顎|3 4 部をシリコンで印象を採る

Fig. 60-2 そのシリコンをオリジナルの模型に装着し，|3 4 の位置，形態をオリジナルの模型へトランスファーする

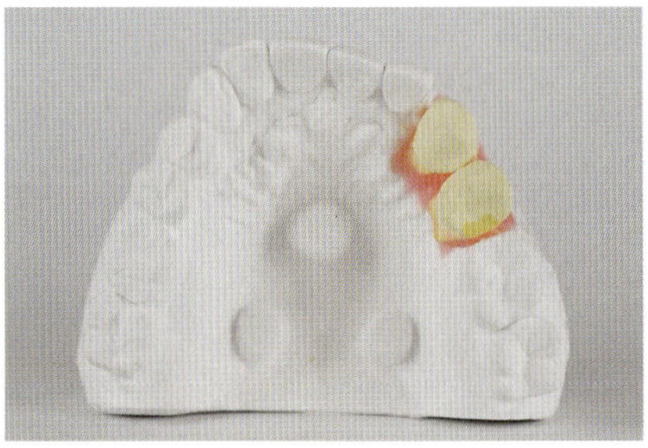

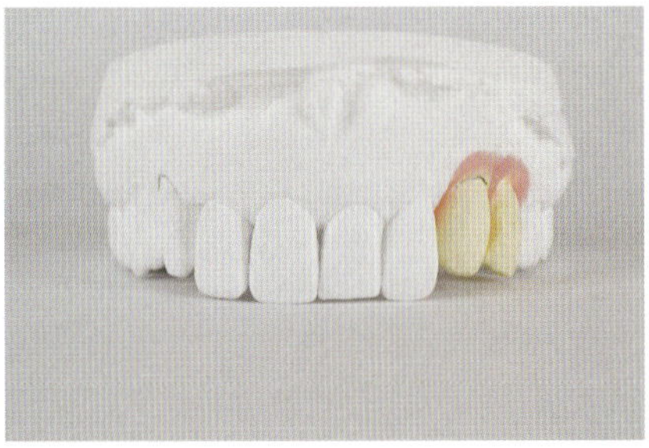

Fig. 61-1, 2 術後の|3 4 のポジションを，術前の模型に写し取った状態．中切歯が圧下した位置のジンジバルレベルを想定した|3 4 インプラントの上部構造となる．この模型からサージカルガイドを作製して，インプラントを埋入する

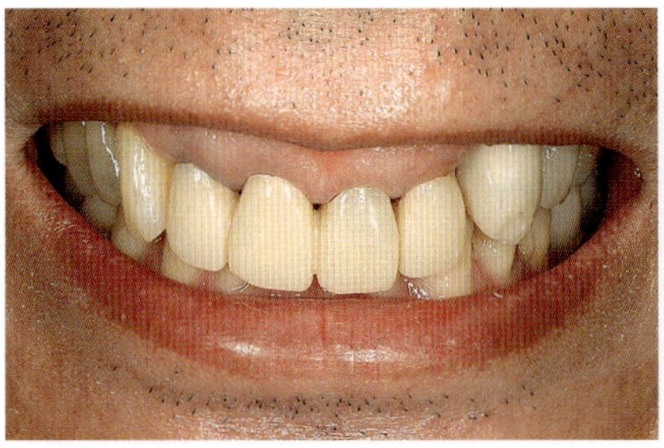

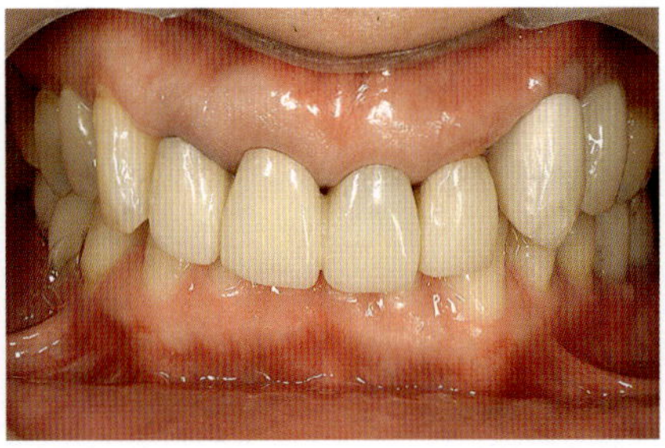

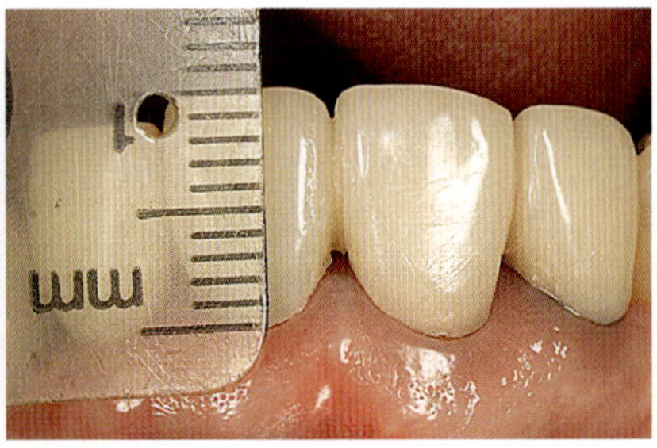

Fig. 62-1, 2 インプラント埋入後，プロビジョナルレストレーション装着．矯正後の歯列を予測したインプラントのジンジバルレベルに注目されたい

Fig. 62-3 上顎前歯の歯冠長は約10～11 mm に設定し，矯正用プロビジョナルに変更

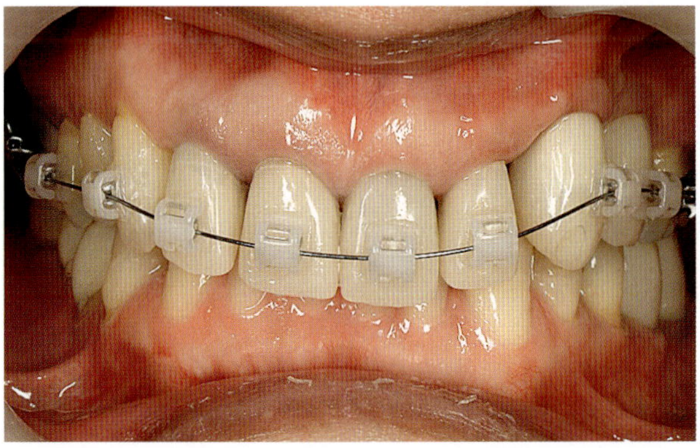

Fig. 63-1 単冠にして歯軸どおりにプロビジョナルレストレーションを装着し，上顎前歯部の圧下を開始する

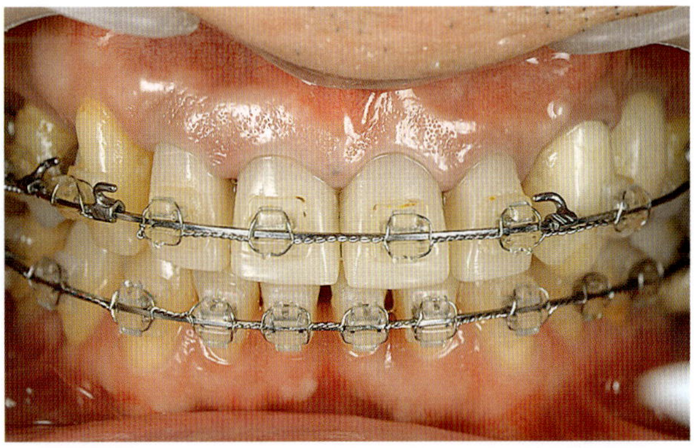

Fig. 63-2 約２年後，圧下終了時．インプラント部の|3 と切端が調和した．一方，圧下した前歯部天然歯は歯冠が歯肉に潜り込み，歯冠長が短くなったように見える

方向にプロビジョナルレストレーションを装着し（**Fig. 63-1**），矯正治療を開始した．

圧下は約２年かけてワイヤーのみで行った．これは急速な圧下による歯根吸収を防ぐためである．矯正治療後，インプラント部の|3 と切端が調和した．一方，圧下した前歯部天然歯は歯冠が歯肉に潜り込み，歯冠が短くなったように見える（**Fig. 63-2**）

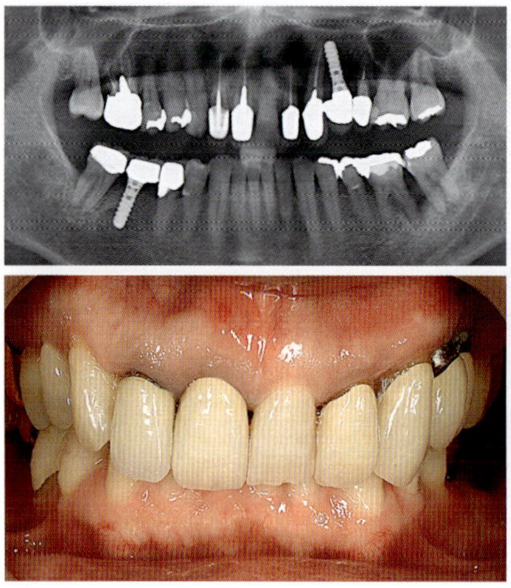

Fig. 64-1, 2　術前
さまざまな問題が山積しており，全顎的な治療を必要とする

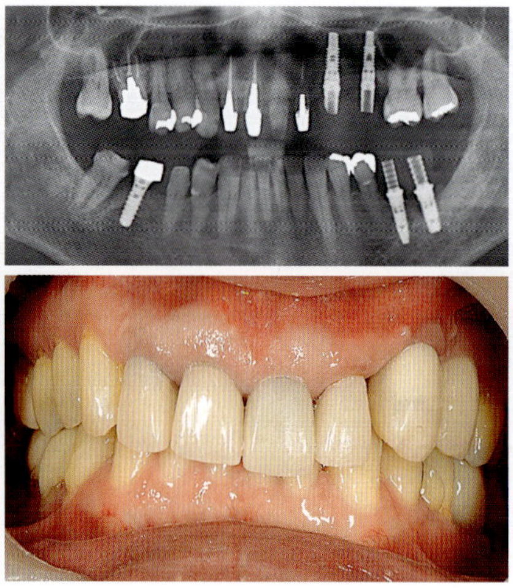

Fig. 65-1, 2　矯正治療前．上顎前歯部のダウエルコアとインプラントの位置関係に注目されたい．
この後，前歯部を圧下することによって前歯部ダウエルコアとインプラントアバットメントの切縁レベルを合わせていく

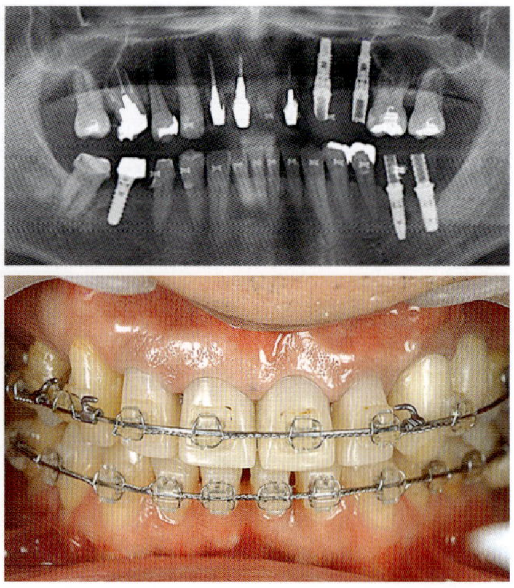

Fig. 66-1, 2　矯正治療後．上顎前歯のダウエルコアの位置と左側インプラントを比較すると，上顎前歯が十分に圧下されていることがわかる．圧下は約２年かけてワイヤーのみでゆっくりと行った．あまり急速な圧下は歯根吸収のリスクを伴うからである

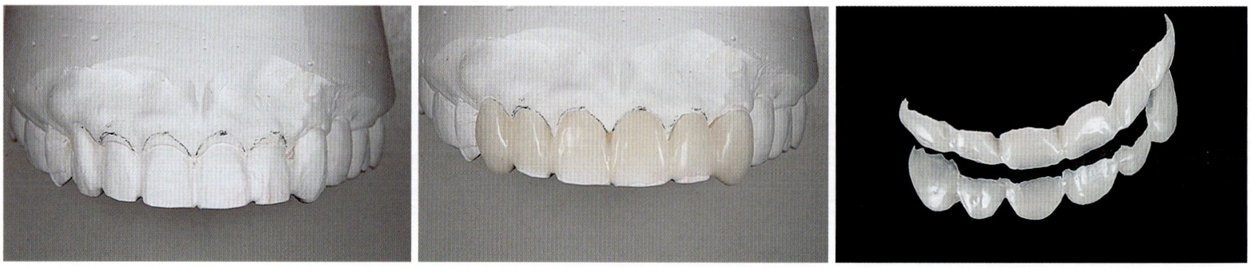

Fig. 67-1～3　圧下により歯冠部であるプロビジョナルレストレーションが歯肉に潜り込んでいるため，最終的な歯冠長とガムラインを合わせるため，クラウンレングスニングを行う．矯正前にプロビジョナルレストレーションの長さを計測してあるので，その長さを考慮しながら模型に最終のガムラインを印記し，その歯頸ラインに合わせてモックアップ兼外科手術時に使うサージカルガイドを作製する

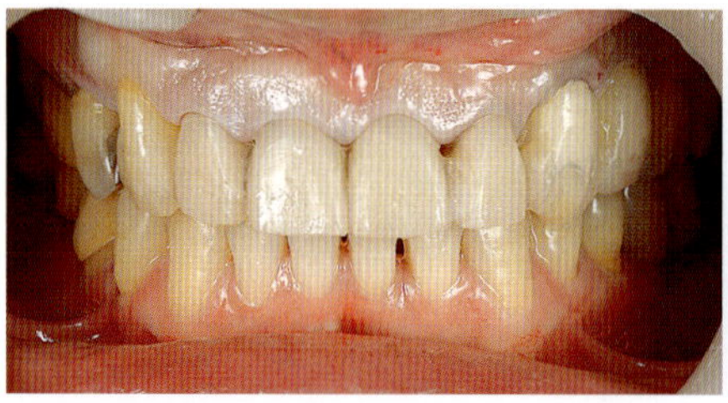

Fig. 68-1　矯正後の状態

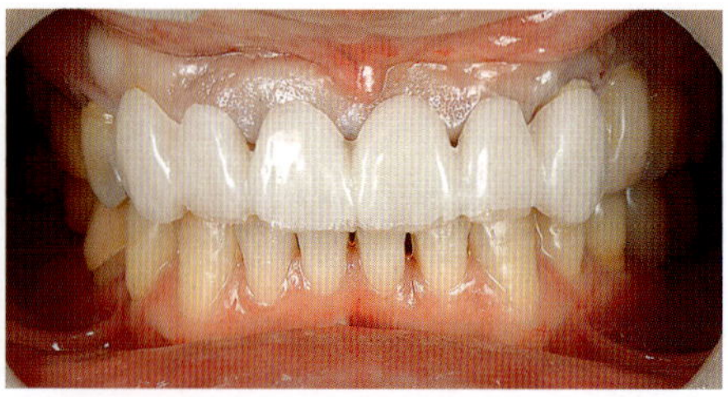

Fig. 68-2　理想的な歯頸ライン，歯冠形態に合わせたモックアップを装着

術前，矯正治療前，矯正治療後を比較する．矯正治療前の上顎前歯のダウエルコアとインプラントアバットメントの位置を比較すると，上顎前歯が圧下された量が見て取れる（**Fig. 64～66**）．

矯正治療後は圧下によりプロビジョナルが潜り込んで歯肉がクリーピングを起こしている．元の歯冠長に戻すため，クラウンレングスニングを行った（**Fig. 67～70**）．その後プロビジョナルのリメイクを行い（**Fig. 71**），十分な歯肉の成熟を待つ．└3 4 インプラント部と 3┴2 のガムラインが調和しているのが分かる．

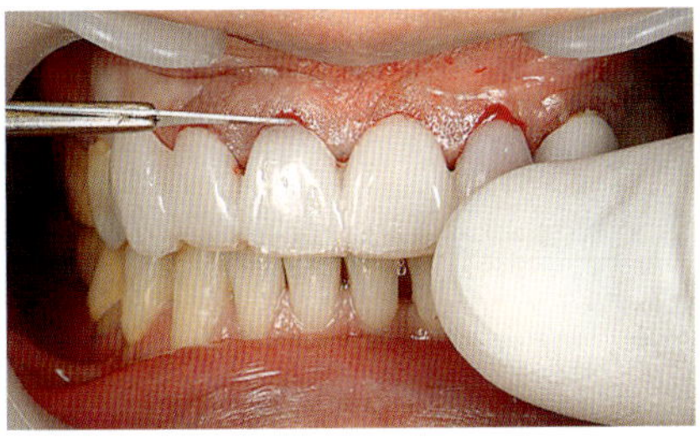

Fig. 69-1 サージカルガイドを基準として，クラウンレングスニングを行う．まず歯頸ラインに切開線を入れる

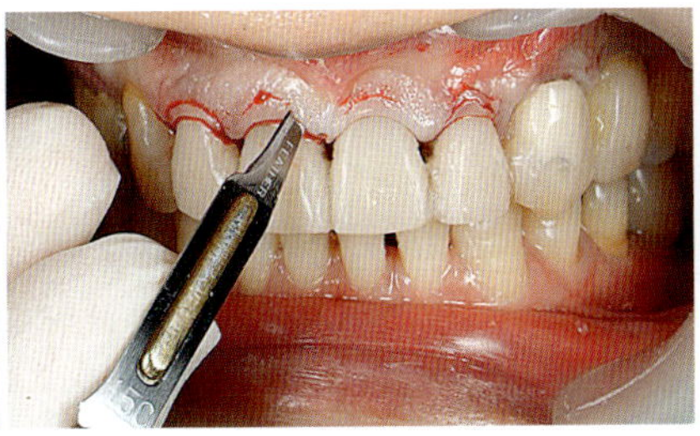

Fig. 69-2 サージカルガイドでは歯肉のボトムラインのみ切開を入れ，その後は歯間乳頭を残すため外して切開する

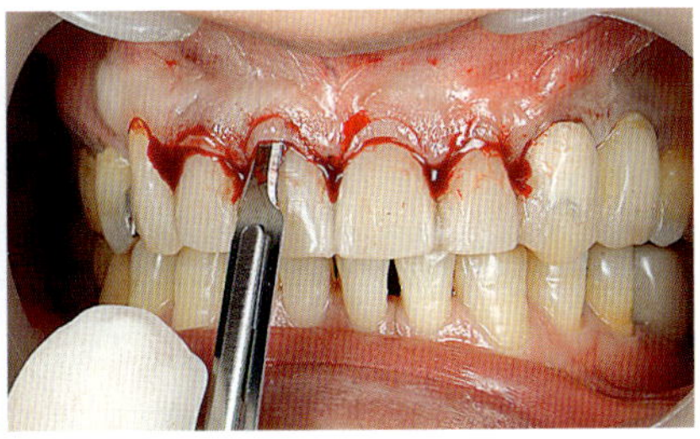

Fig. 69-3 パピラプリザベーションテクニックで歯間乳頭を温存するため，切開線はこのように歯肉ラインよりU Shapeが強い

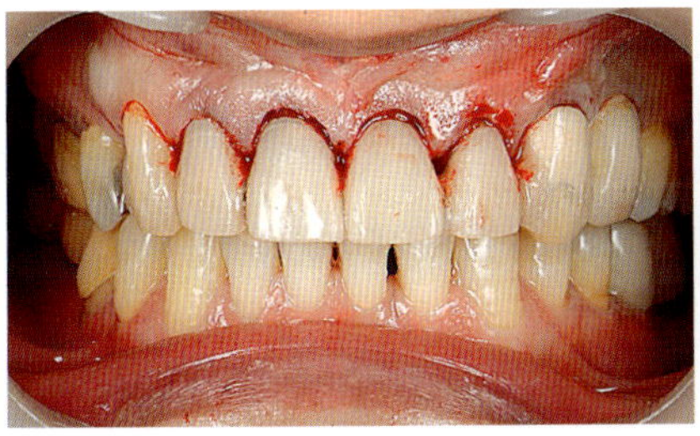

Fig. 69-4 歯肉切除後．既存のプロビジョナルレストレーションがここまで圧下されていたことがわかる．矯正前に切端の位置を合わせておくことが重要であることが分かる

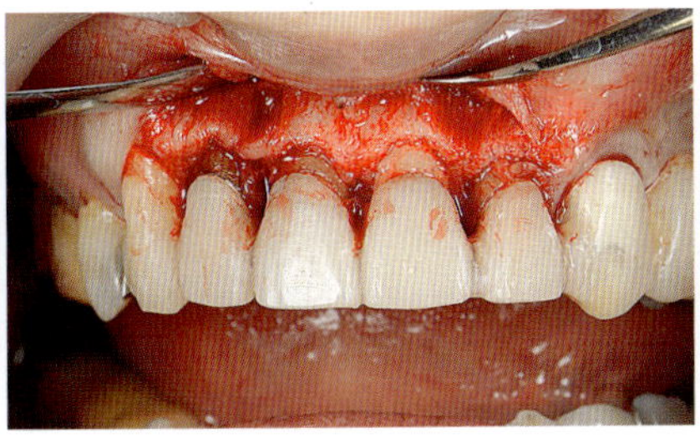

Fig. 69-5 歯肉剥離を行う
インプラント部位周囲組織は，術後退縮を避けるため剥離しない

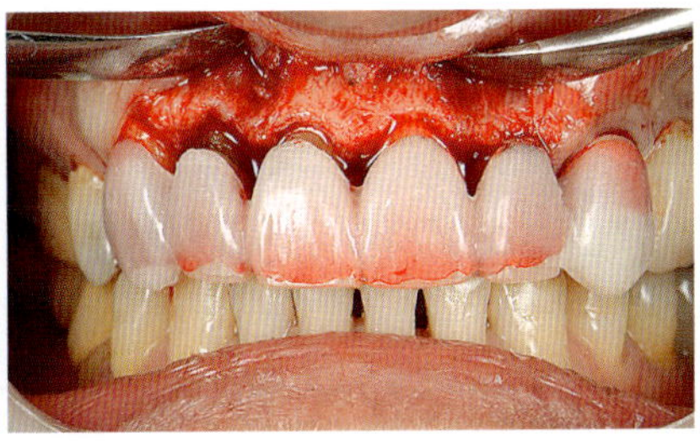

Fig. 69-6 モックアップを装着し，最終補綴物の歯頸ラインと骨までの距離を確認する

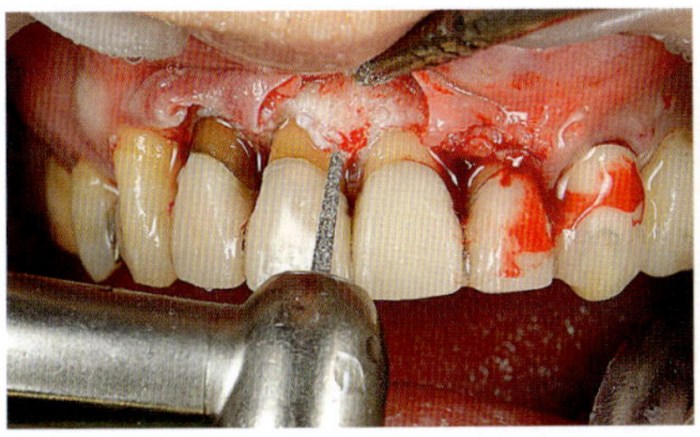

Fig. 69-7 最終的な歯頸ラインより約3 mmの距離になるように骨整形を行う

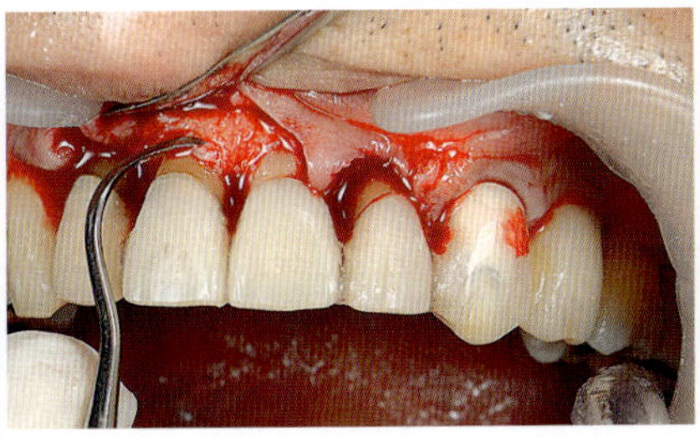

Fig. 69-8 根を傷つけないようにタービンで骨を整形し，スケーラーで肉芽と根に近接した骨を削ぎ落とす

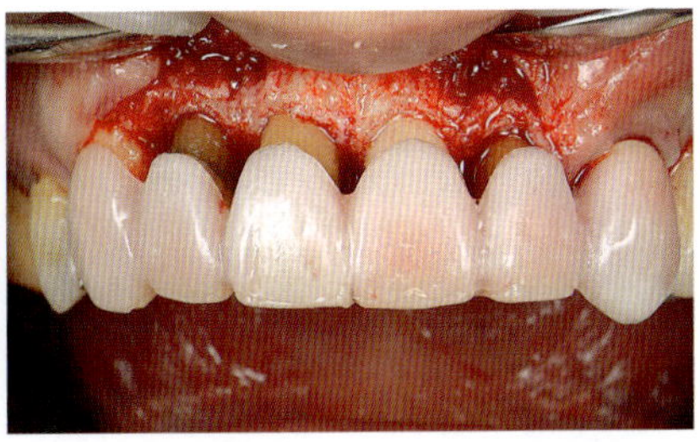

Fig. 69-9 骨整形終了時．サージカルガイドの歯頸ラインに調和した骨形態が確保された

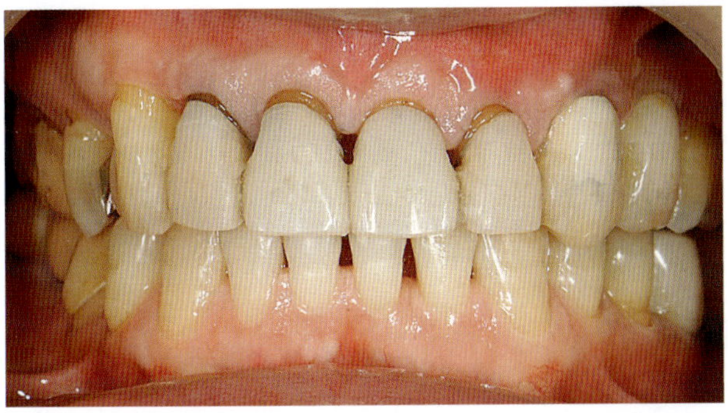

Fig. 70 歯冠長延長術から数カ月後，このように術後十分な歯肉治癒を経た後，プロビジョナルレストレーションのリメイクを行う

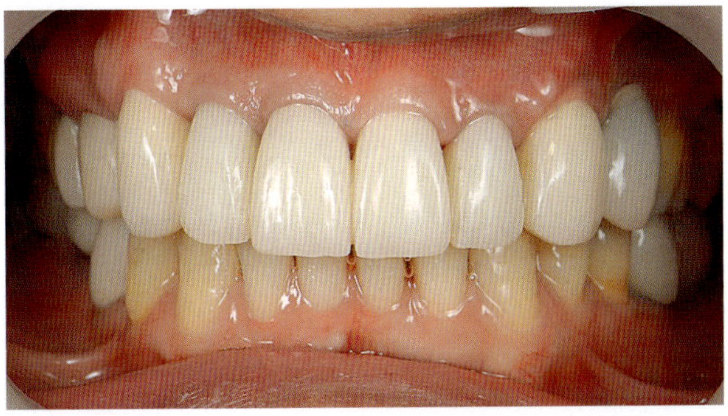

Fig. 71 プロビジョナルレストレーションのリメイク後，さらなる歯肉の成熟を待ち，再評価を行う．⌊3 4 インプラント部と 3┼2 までのガムラインは調和している

プロビジョナルレストレーションにおいて特に問題は認められなかったことから，最終補綴物装着へと移行した（**Fig. 72～75**）．術後1年経過時の写真であるが，特に問題なく，順調に推移している（**Fig. 76**）．

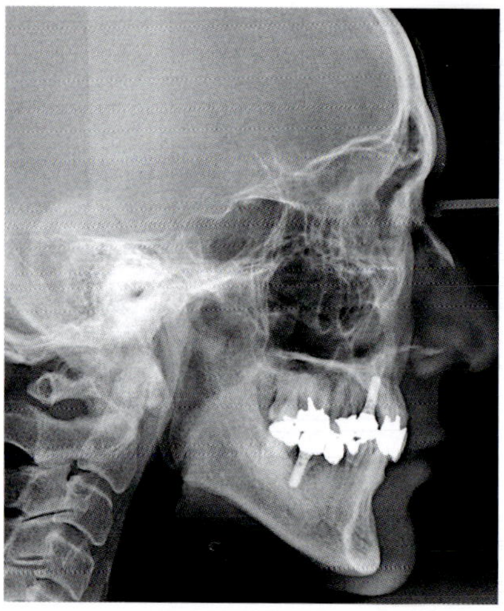

Fig. 72　術前のセファロ．上顎中切歯切端の位置，歯軸方向，上唇下端と中切歯のインサイザルエッジポジションの関係が矯正治療後にどのように変化したか注目されたい

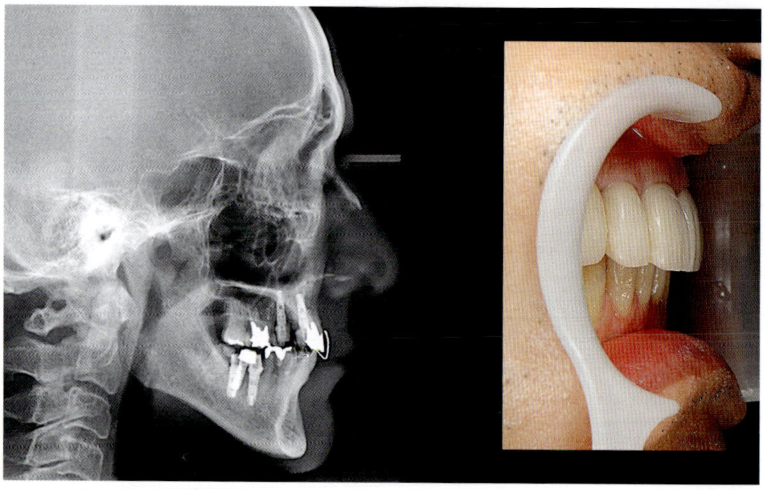

Fig. 73　最終プロビジョナルレストレーション装着時のセファロと側貌再評価時．中切歯の位置，カップリングも改善された

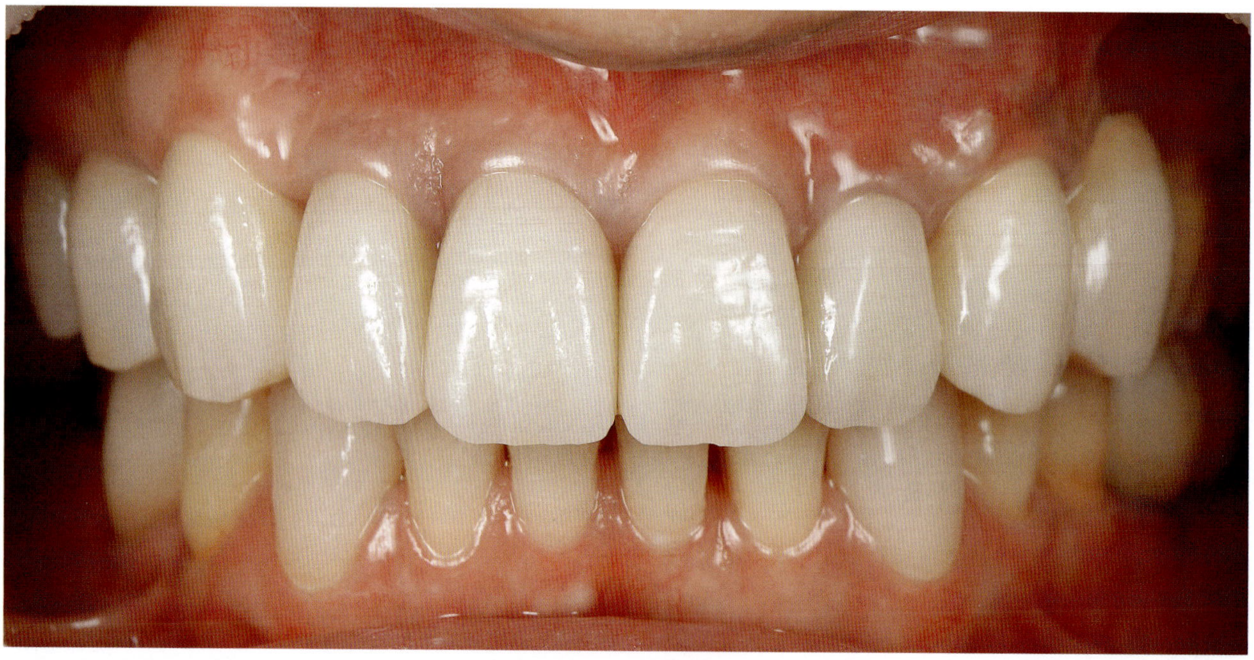

Fig. 74　術後１年経過時．前歯部のガムラインが調和したこと，適正なカップリングを獲得できたことに注目されたい．圧下を行い，歯周外科を行ったことで，歯肉のバイオタイプも変化している

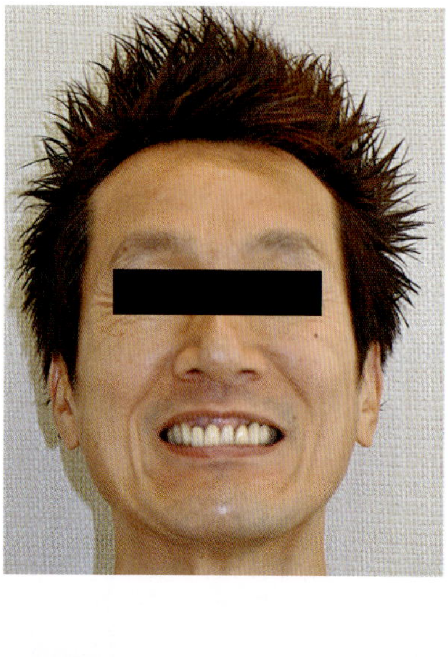

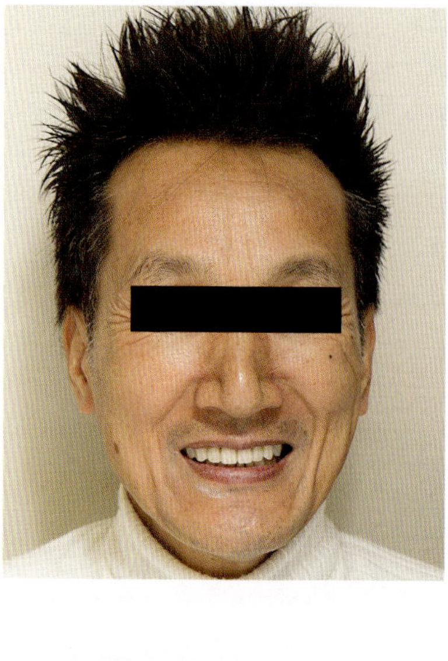

Fig. 75, 76　術前（左），術後（右）の顔貌

Section 3 Dual bite の分類とその臨床的解決法

Dual bite

不正咬合の一つ Dual bite とは，二態咬合と呼ばれ，顎位が複数ある咬合状態を指す．その原因には骨格性の場合（Skeltal dual bite）と歯に起因する場合（Dental dual bite）がある．

Skeltal dual bite は，起きている時と横になっている時の顎位が顕著に異なる場合等の状態を想像すると理解しやすい（**Fig. 78**）．このような症例に対して咬合付与を行う場合，どちらの顎位に合わせるか苦慮することが多い．

Dual bite
- Skeletal dual bite
- Dental dual bite

Dental dual bite は，歯，歯列に起因し，咬頭嵌合位と中心位がずれている症例を指す．日本人の多くは咬頭嵌合位と中心位がずれていると言われており，治療介入の必要があるかを含めて診査・診断を行う．

まず，Skeletal dual bite の参考症例を提示する（**Fig. 79～85**）．

● Skeletal dual bite

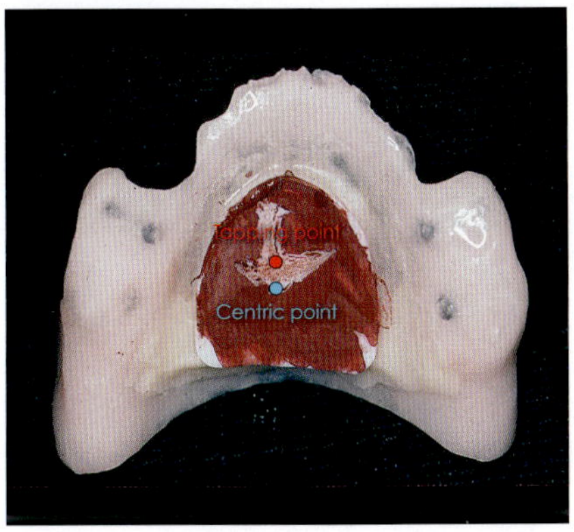

Fig. 77 以前はよく用いられていたゴシックアーチトレーシング．タッピングポイントとセントリックのポイントが異なるとどこに顎位を設定するか苦慮していた

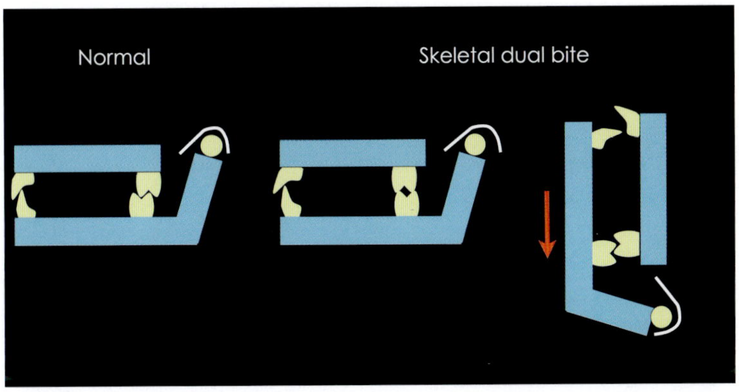

Fig. 78 骨格性 dual bite の場合，起きている時と横になっている時で顎位が異なる

● Skeletal dual bite の参考症例

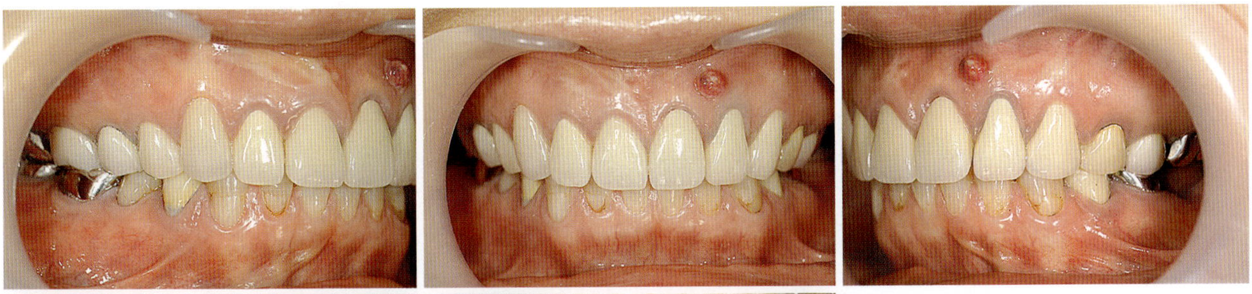

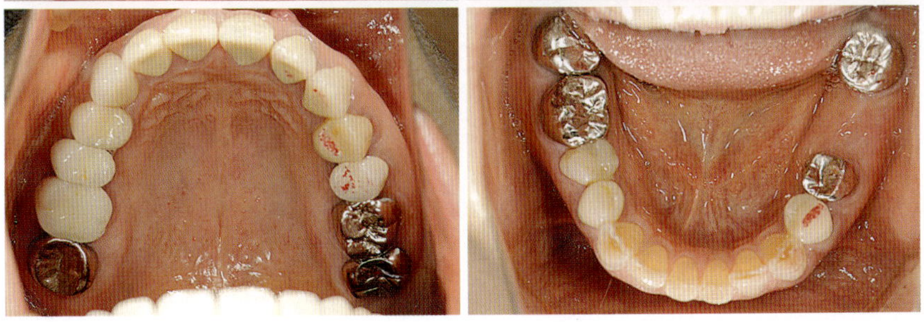

Fig. 79-1～5 30 代，女性，初診時．|2 部にフィステルができて来院．全顎的に補綴物が装着されている

問診から，1 年ほど前に |6 を破折により抜歯した後，左側前歯部が強く当たるようになり |2 にフィステルが出現したという．|2 にプロビジョナルレストレーションを装着後，根管治療を行うこととした

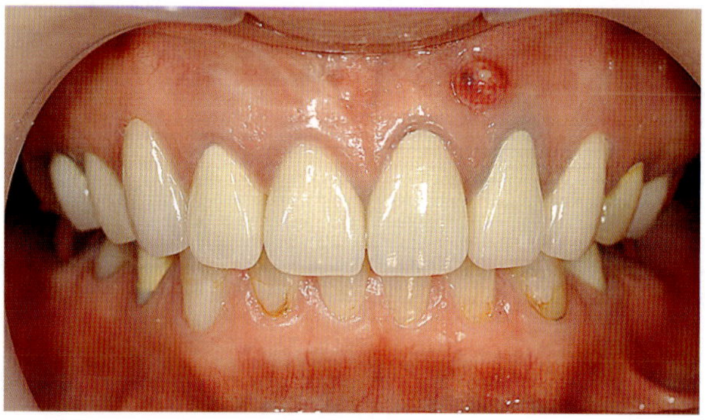

Fig. 80　|2 の早期接触を除去し，プロビジョナルレストレーションを装着して根管治療を始める

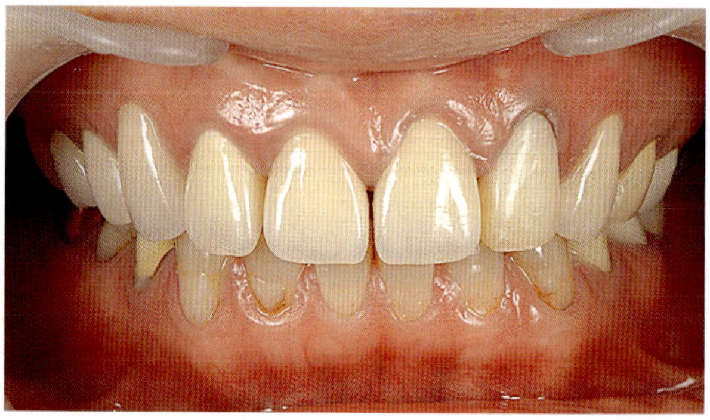

Fig. 81　根管治療から数カ月後．フィステルは消失したが，前歯に正中離開が起きてきた

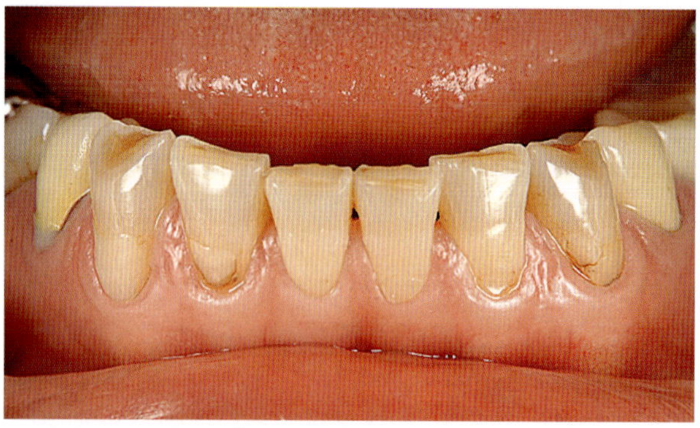

Fig. 82　下顎は wear が著しい

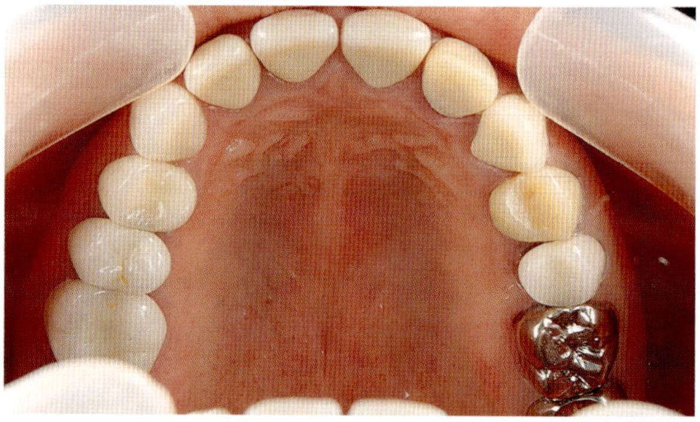

Fig. 83　|2 の早期接触を除去したことにより，上顎前歯の当たりが強くなり，1|1 の離開が起こったと推測される

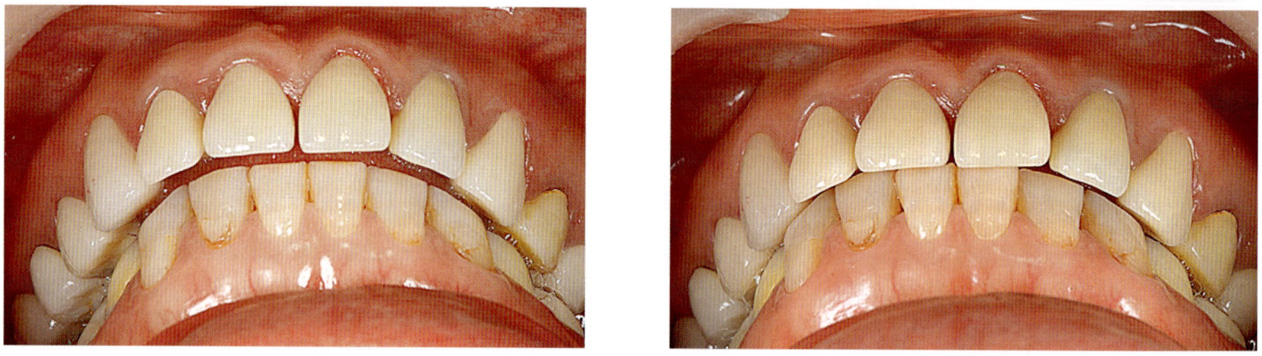

Fig. 84-1, 2　寝ている時の顎位（左）と少し前方に動かした顎位（右）．チェアを横にして咬合採得するとDual bite の場合，後方でバイトを採る傾向となる．それまでは |6 にあたっていたが，|6 を喪失したことにより |2 への咬合接触が強くなり，結果，刺激で症状が表面化してフィステルが発症した．クラウンを外し，咬合接触を緩解すると今度は前歯部への咬合接触が強くなり，短期間で歯間離開が起こったと推測される
このような症例では，どちらの顎位で補綴物を作製するか悩むところだが，咀嚼等は当然，起きている時に行われるため，起きている状態の顎位で補綴物を作製し，睡眠時はナイトガードを装着するという対応をとるほか，現在のところ解決策が見い出せない

Fig. 85　パノラマX線写真．左右の下顎頭は著しく変形していた．このことも顎位が定まらない原因の一つであろう

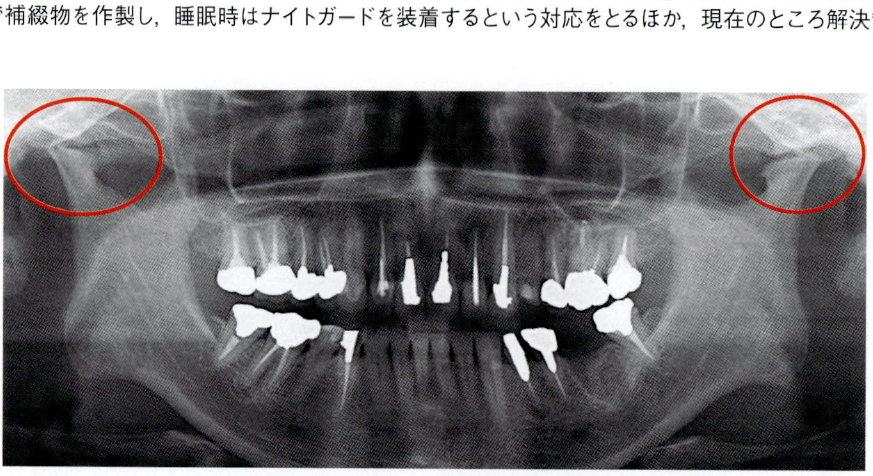

症例 3 Skeletal dual bite への対応

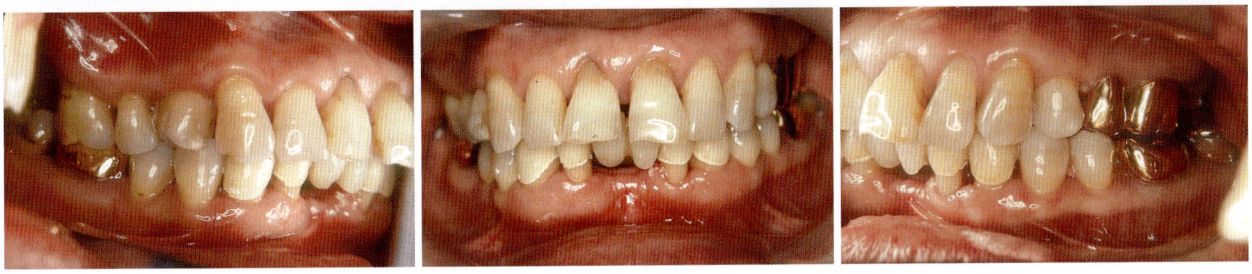

Fig. 86-1〜3 初診時，1989 年，当時 50 代の女性．「前歯が出てきた」ことを主訴に来院された

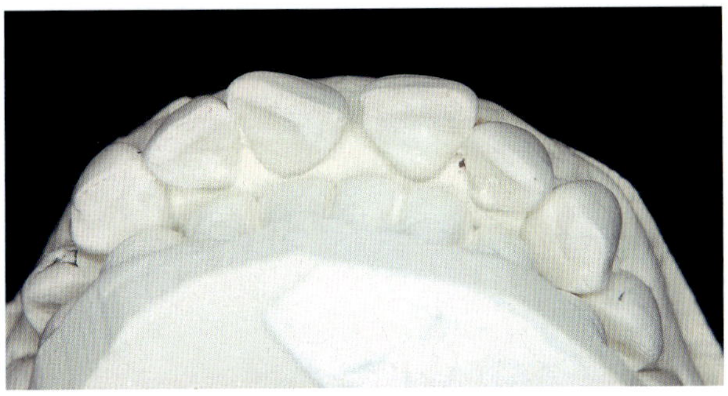

Fig. 87 模型．上顎前歯部の前突感が著しい

● Skeletal dual bite 症例 1

初診時，1989 年，当時 50 代の女性（Fig. 86）．「前歯が出てきた」ことを主訴に来院された（Fig. 87）．

フレアアウトの改善のために矯正治療を行い（Fig. 88-1），フルフラップの歯周外科（Fig. 88-2），根管治療を行い，連結したプロビジョナルレストレーションを装着して（Fig. 88-3），一定期間様子を見た．

歯周疾患も改善し，動揺もなくなってきたところで最終補綴へと移行する．メタルトライ，ゴシックアーチトレーシングを行う（Fig. 89-1〜3）．そして最終補綴物を作製したのだが，装着したところ，補綴物の顎位が後方にシフトしており全く噛めなかった．当時，寝ている状態でバイトの採得，ゴシックアーチを行ったのだが，本症例の患者は Skeletal dual bite であり，寝ている時と起きている時のバイトが異なっていたことが噛めなかった原因である．

そこで起きている時の噛み合わせでプロビジョナルレストレーションを作製し，そのプロビジョナルレストレーションを装着した状態でクロスマウントを行って最終補綴物を作製，装着した（Fig. 90）．

咬合接触はエリアセントリックで付与している（Fig. 91）．下顎は咬頭に入るが，上顎は噛み込む窩の部分をポイントにせずにエリアにして，そこから犬歯誘導させている．噛み込む部位がわずかに前方に行っても後方に行っても対応できるコンタクトエリアとした．そして寝ている時は前歯はオープンバイト，起きている時は前歯が当たるようにしている．

補綴設計は，上顎右側は 6⑤④| のカンチレバーブリッジ，|6 遠心根はペリオで抜歯，|⑥6⑦ ブリッジとしている．上顎は第一大臼歯まで，|7 は咬合接触していない．術前術後のデンタル X 線写真では，歯周外科により骨のトポグラフィーが改善していることがわかる（Fig. 92）．

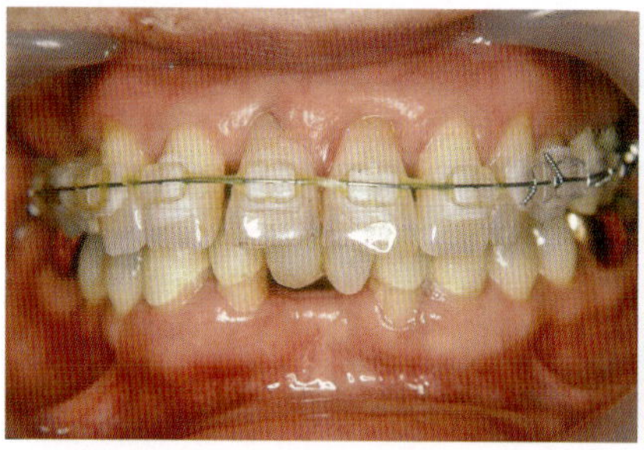

Fig. 88-1　フレアアウトの改善のために矯正治療を行う

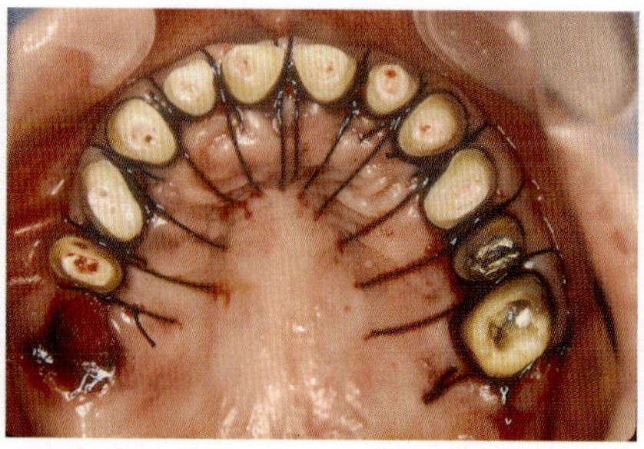

Fig. 88-2　フルフラップの歯周外科を行う

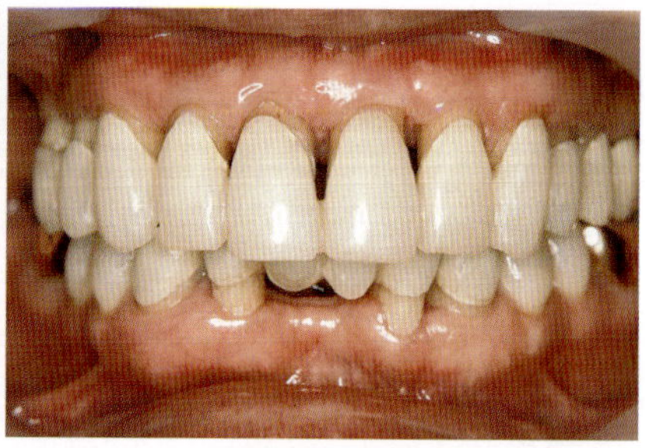

Fig. 88-3　根管治療を行い，連結したプロビジョナルレストレーションを装着して一定期間様子を見た

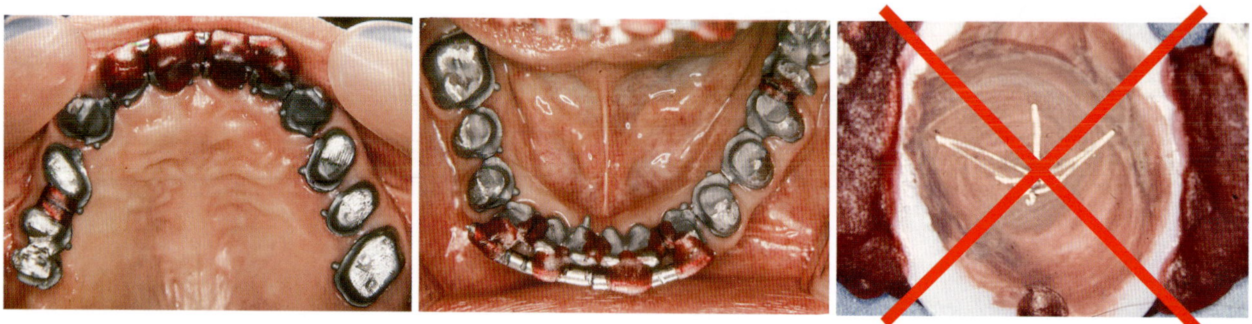

Fig. 89-1〜3　歯周疾患も改善し，動揺もなくなってきたところで最終補綴へと移行する．メタルトライ，ソルダリングインデックス，ゴシックアーチトレーシングを行って最終補綴物を作製したが，装着時に患者は全く噛めず再製を余儀なくされた．本症例の患者は Skeletal dual bite であり，寝ている時と起きている時のバイトが異なっていたことが原因と思われる

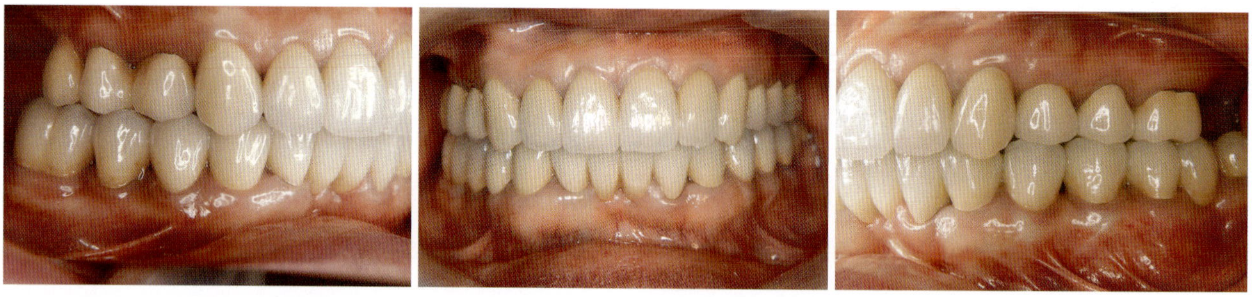

Fig. 90-1〜3　再製した最終補綴物．起きている時の噛み合わせでプロビジョナルレストレーションを作製し，そのプロビジョナルレストレーションを装着した状態でクロスマウントを行って最終補綴物を作製，装着した

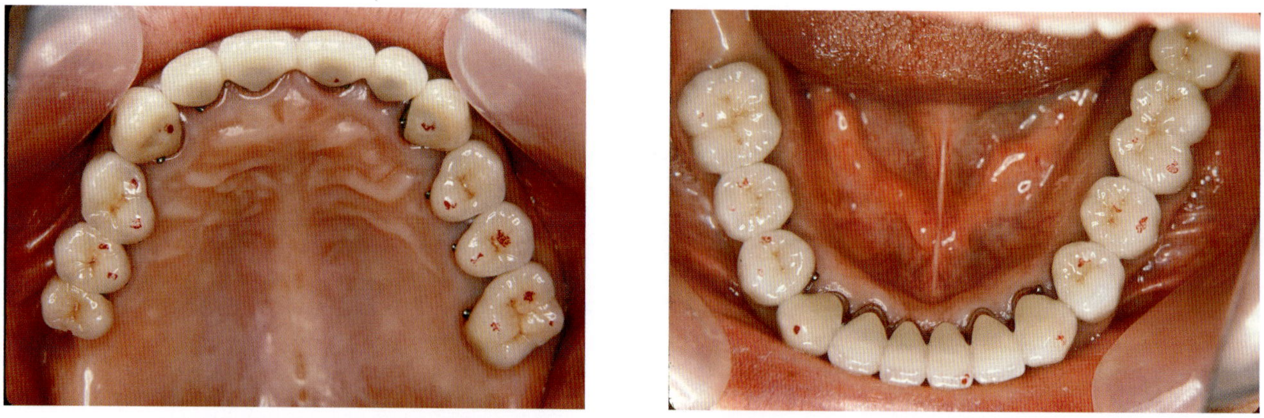

Fig. 91-1，2　咬合接触は点ではなく面で接触するエリアセントリックで付与している．下顎は咬頭に入るが，上顎は噛み込む窩の部分をポイントにせずにエリアにして，そこから犬歯誘導させている．噛み込む部位がわずかに前方に行っても後方に行っても対応できるコンタクトエリアとした．そして寝ている時は前歯はオープンバイト，起きている時は前歯が当たるようにしている．前歯部はソルダリングインデックスを採ったが，矯正後，モビリティもなくなったため，後鑞できる状態で単冠で仕上げている

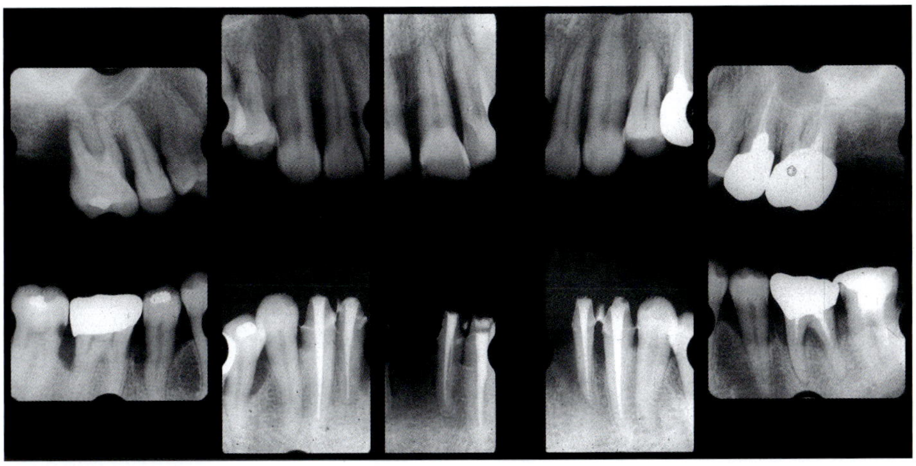

Fig. 92-1 術前のデンタルX線写真

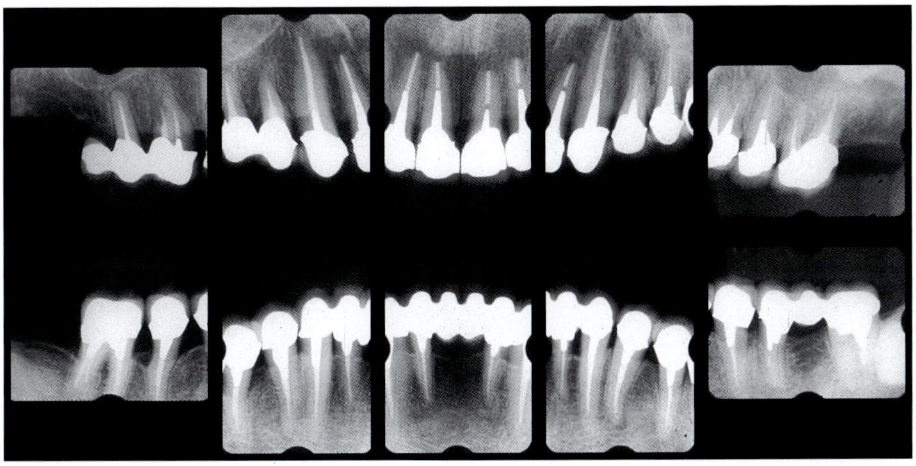

Fig. 92-2 術後のデンタルX線写真．歯周外科により骨のトポグラフィーが改善している

●術後経過

術後12年経過時（**Fig. 93**）は，問題なく経過していたが，|6 が歯根破折，|7 部に骨吸収によるアブセスを起こしたため，|6 近心根と |7 を抜歯してインプラントとした（**Fig. 94-1，2**）．術後14年後では，順調に推移している（**Fig. 95-2**）．

それから11年間，一度も来院されなかったのだが，術後25年になって来院された（**Fig. 96-1〜5**）．5| は歯根破折し，上顎右側カンチレバーブリッジが脱離，|6 インプラント上部構造のポーセレンが破折していた．その分，対合歯の天然歯が挺出していた（**Fig. 97**）．

驚くべきは，前歯部の状態である．前歯部はシングルクラウンだが，術直後から術後25年までほとんど変化していない（**Fig. 98-1，2**）．そもそも患者の初診時の主訴を思い出していただきたい．患者の主訴はまさに前歯部のフレアアウトであった．矯正治療とSkeletal dual biteを考慮した補綴治療によって，シングルクラウンにもかかわらずフレアアウトの再発は起こらなかった．これは咬合の維持・安定により前歯部に不正な力がかからず，フォースコントロールがなされていたことの証左である．

寝ている時は，前歯部はわずかにオープンバイトである（**Fig. 99-(a)**）．そこから下顎を少し前方に出してもらうと臼歯と犬歯が当たるため（**Fig. 99-(b)**），寝ていても犬歯誘導する状態になっている．

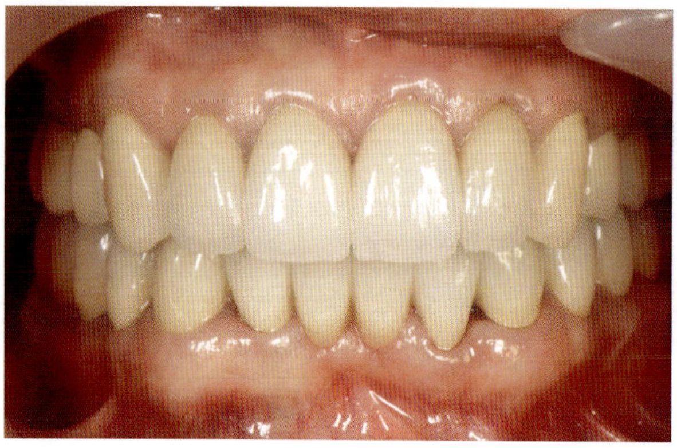

Fig. 93　術後 12 年経過時

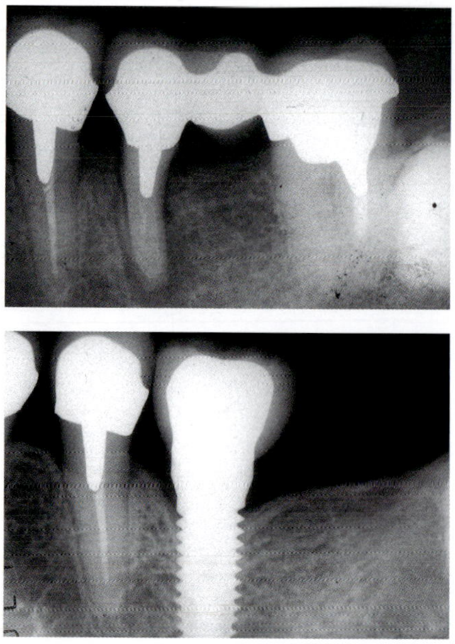

Fig. 94-1, 2　⌈6 が歯根破折, ⌈7 部にアブセスを起こしたため, ⌈6 近心根と ⌈7 を抜歯してインプラントとした

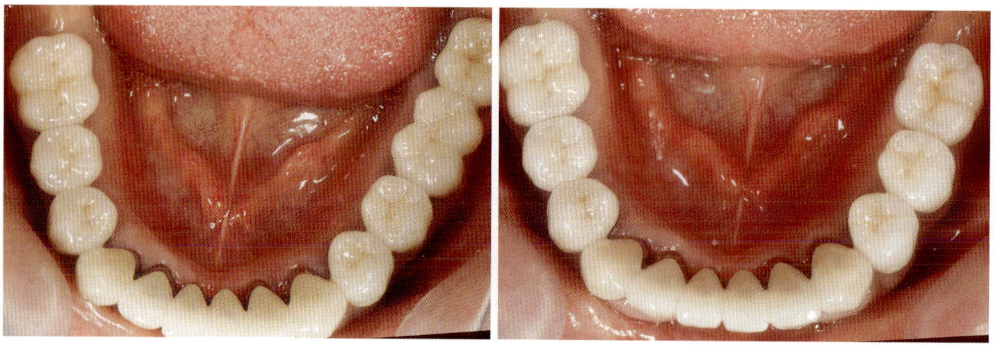

Fig. 95-1, 2　術後 12 年経過時の下顎咬合面観（左）と術後 14 年経過時の下顎咬合面観（右）. ⌈6 はインプラントに変わっている

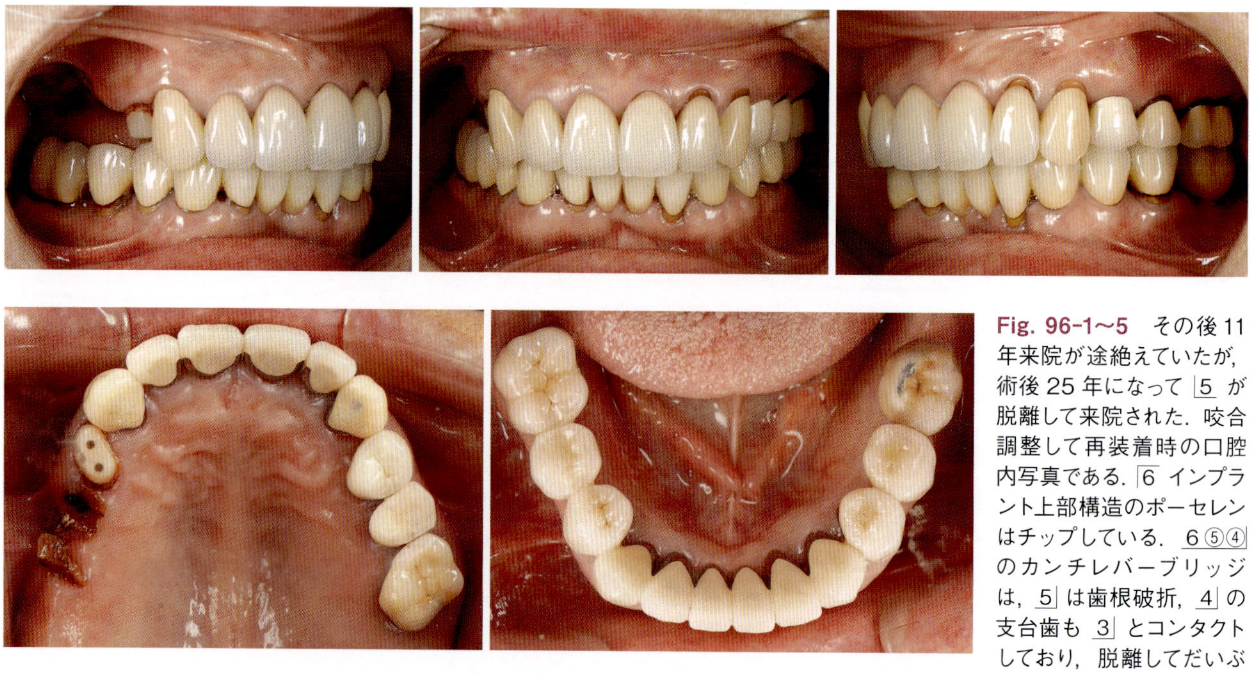

Fig. 96-1〜5　その後 11 年来院が途絶えていたが, 術後 25 年になって ⌊5 が脱離して来院された. 咬合調整して再装着時の口腔内写真である. ⌈6 インプラント上部構造のポーセレンはチップしている. 6⑤④⌋ のカンチレバーブリッジは, 5⌋ は歯根破折, 4⌋ の支台歯も 3⌋ とコンタクトしており, 脱離してだいぶ時間が経過しているものと思われる

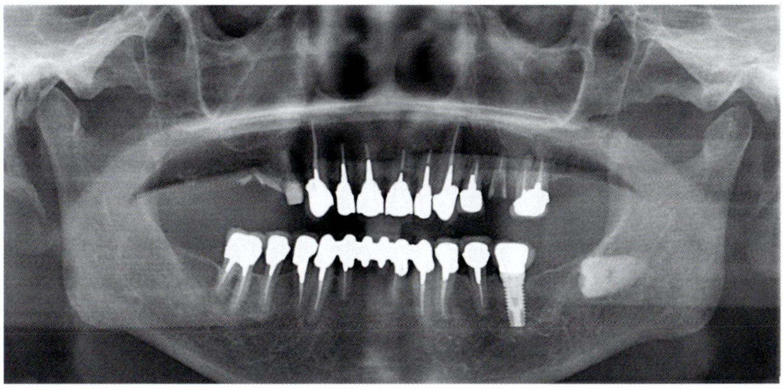

Fig. 97 術後25年経過時のパノラマX線写真．5|は歯根破折，上顎右側カンチレバーブリッジの脱離，下顎左側インプラント上部構造のポーセレン破折は発生したもの，全顎的な問題には至っていない

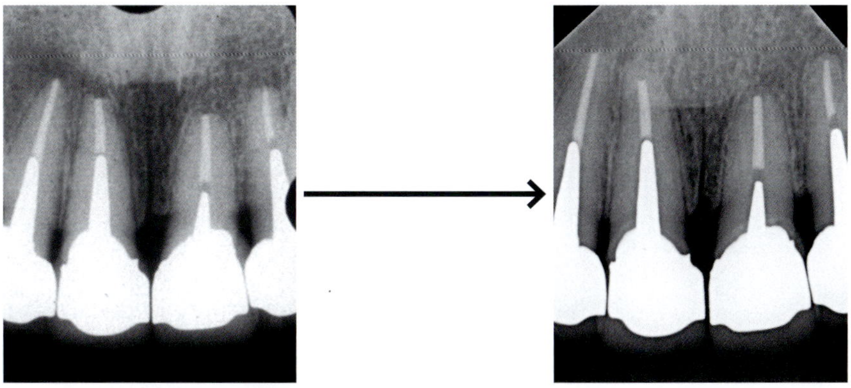

Fig. 98-1, 2 そもそもの患者の主訴は上顎前歯のフレアアウトであったが，前歯部の状態は術直後（左）から術後25年（右）までほとんど変化していない．臼歯が不安定で，単冠にもかかわらず変化がなかったのはなぜだろうか．そこで咬合の再評価を行った

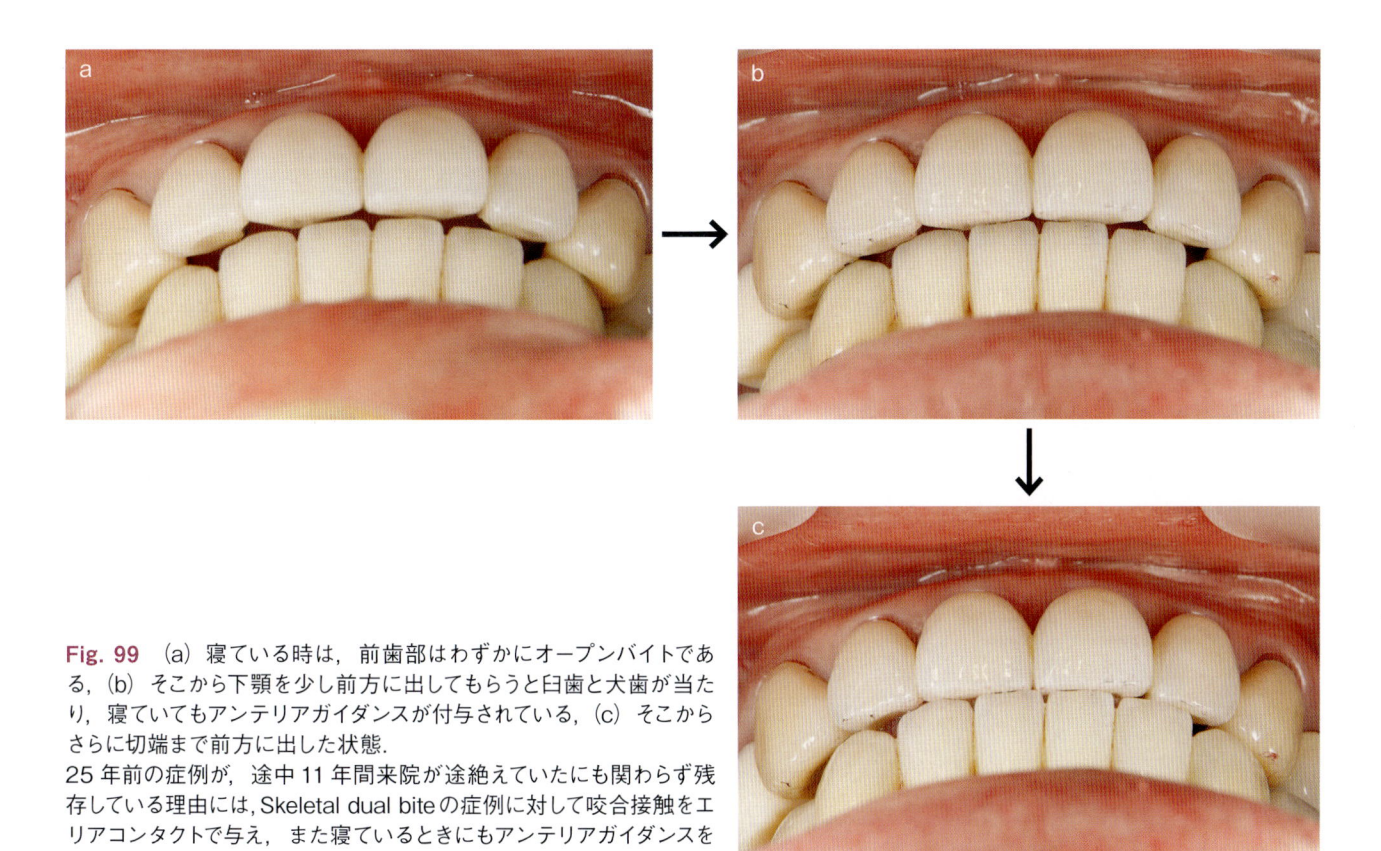

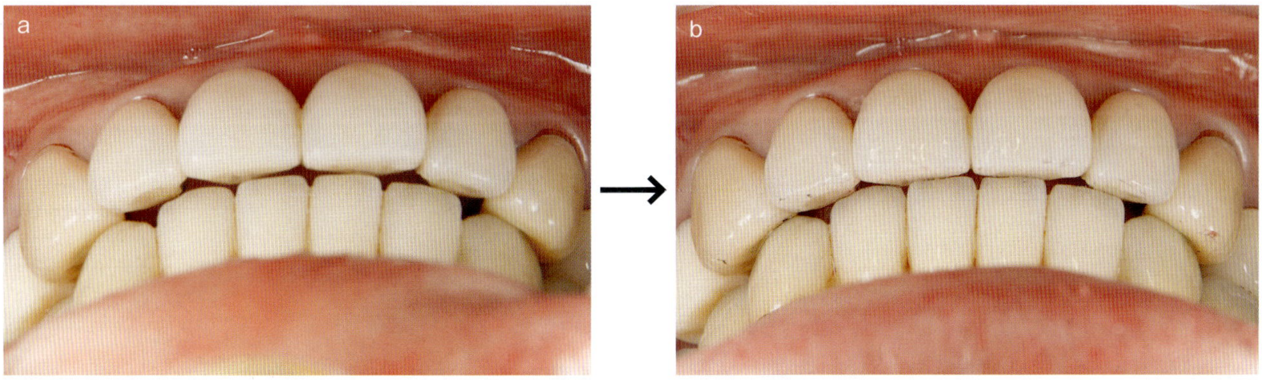

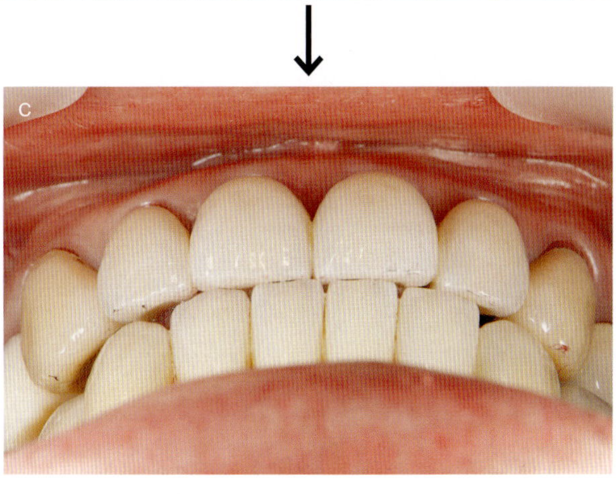

Fig. 99 (a) 寝ている時は，前歯部はわずかにオープンバイトである，(b) そこから下顎を少し前方に出してもらうと臼歯と犬歯が当たり，寝ていてもアンテリアガイダンスが付与されている，(c) そこからさらに切端まで前方に出した状態．
25年前の症例が，途中11年間来院が途絶えていたにも関わらず残存している理由には，Skeletal dual biteの症例に対して咬合接触をエリアコンタクトで与え，また寝ているときにもアンテリアガイダンスを付与したことが功を奏したと考えている

症例 4　Skeletal dual bite への対応②

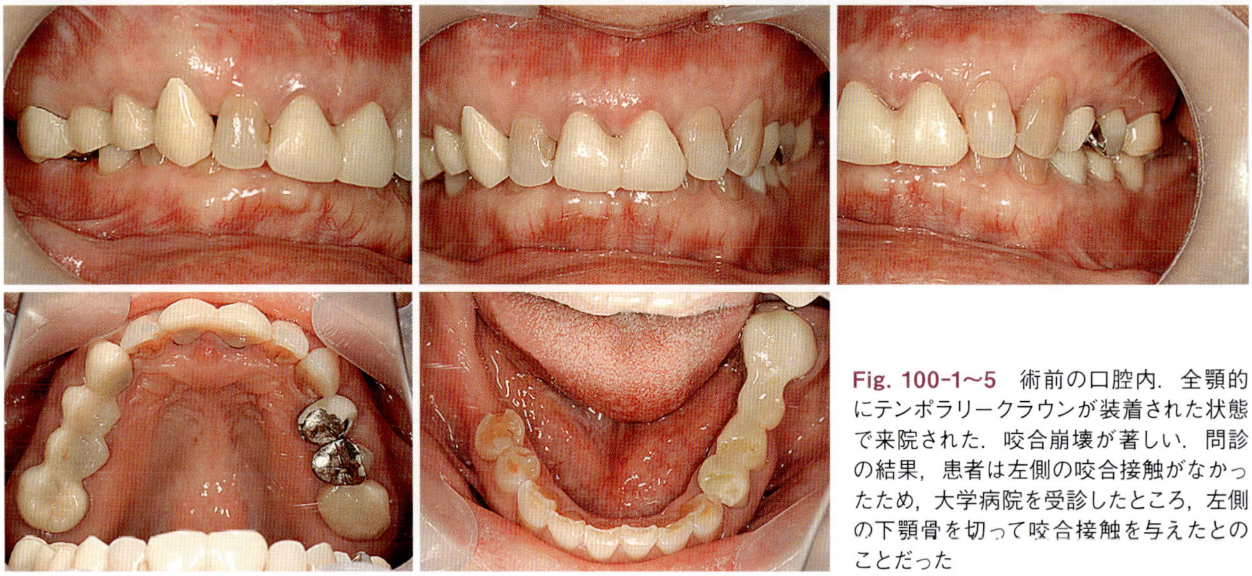

Fig. 100-1〜5　術前の口腔内．全顎的にテンポラリークラウンが装着された状態で来院された．咬合崩壊が著しい．問診の結果，患者は左側の咬合接触がなかったため，大学病院を受診したところ，左側の下顎骨を切って咬合接触を与えたとのことだった

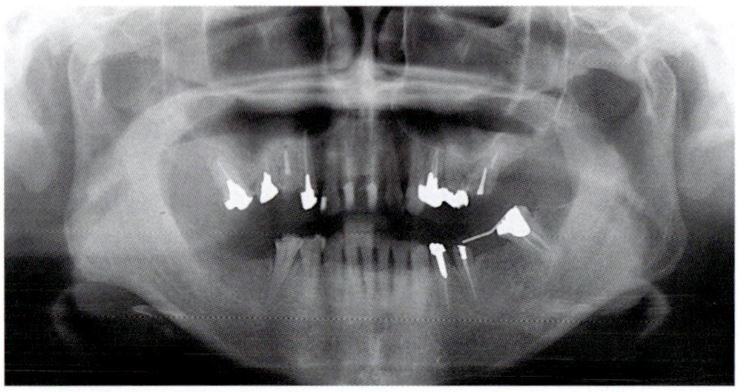

Fig. 101　同，パノラマＸ線写真．左側の下顎骨を切っているので，下顎肢の長さが左右で違う

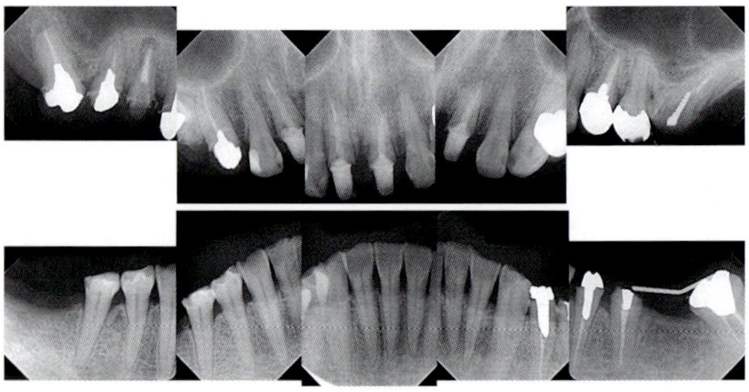

Fig. 102　同，デンタルＸ線写真

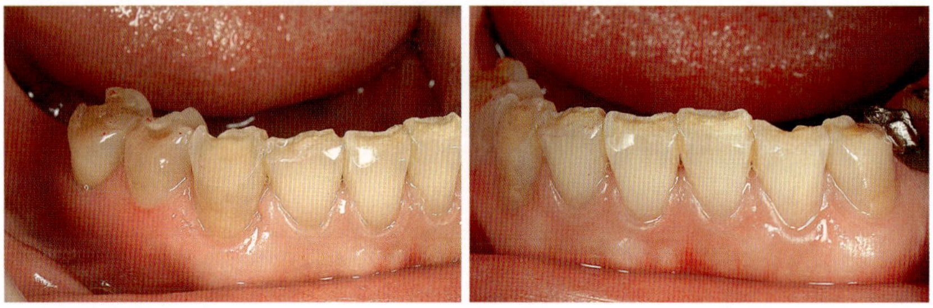

Fig. 103-1, 2　下顎前歯部の wear が著しい

● Skeletal dual bite 症例 2

患者は 50 代，女性．咬合崩壊が著しい（**Fig. 100**）．問診を行ったところ，患者は左側の咬合接触がなく，大学病院を受診したところ，左側の下顎骨を切って咬合接触を与えたとのことだった．パノラマＸ線写真からは，左右で下顎骨の長さが違うことがわかる（**Fig. 101**）．非常に難しいシチュエーションの症例である．

もともと患者は Skeletal dual bite で，顎位が決まらず，何度も再治療を繰り返していたようであった．下顎前歯部の wear は著しく（**Fig. 103**），顎関節部のＣＴ像では，左側の下顎頭は変形していた（**Fig. 104**）．前歯部のテンポラリークラウンを除去し，エレクトリックサージェリーを行い，プロビジョナルレストレーションを装着した（**Fig. 105**）．

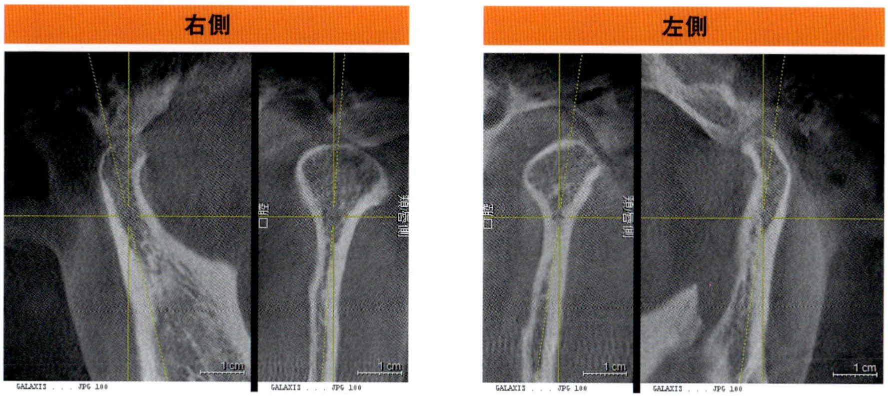

Fig. 104-1, 2 顎関節部の CT 像．左側下顎頭がフラットに変形している

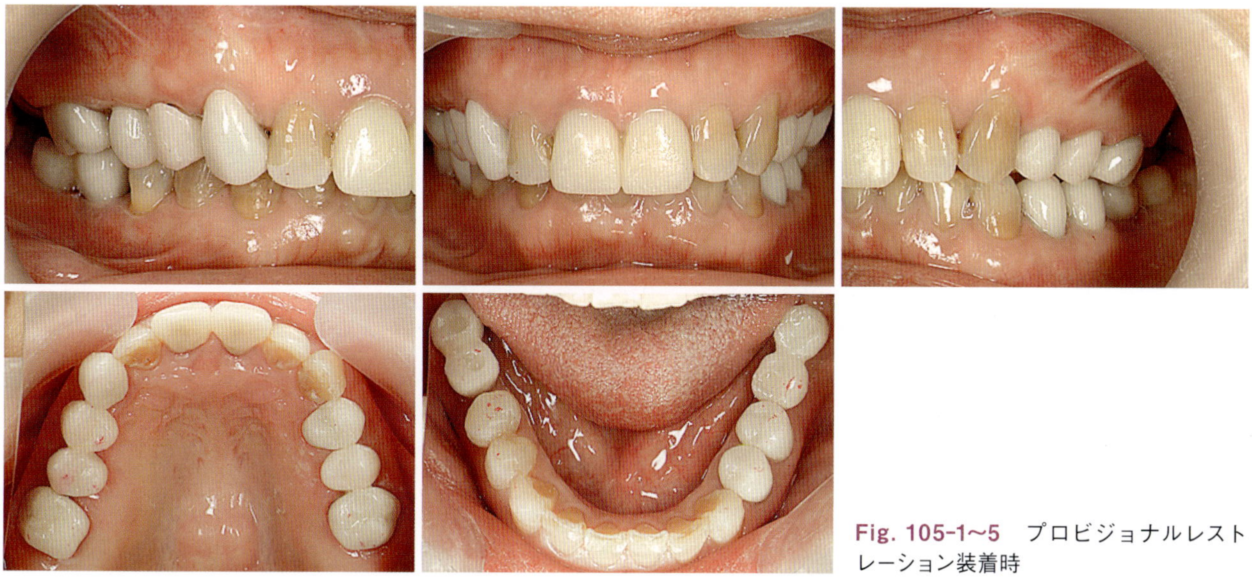

Fig. 105-1〜5 プロビジョナルレストレーション装着時

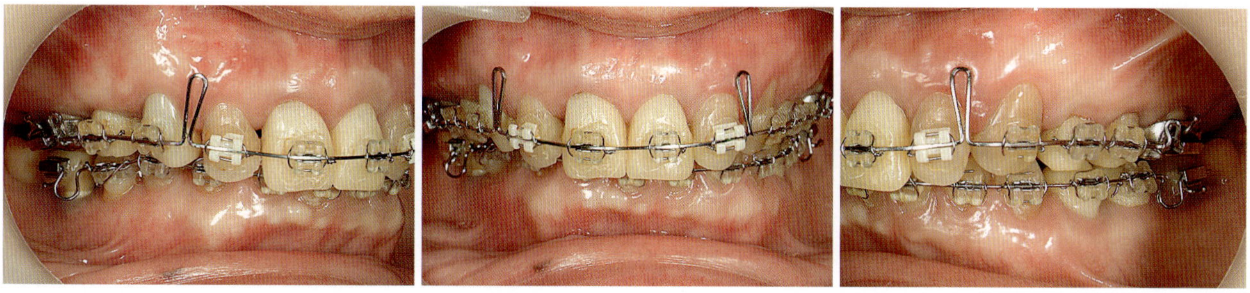

Fig. 106-1〜3 矯正治療開始時

●治療計画

治療計画としては，咬合高径を少し挙上し，矯正治療によりディープバイトの解消，カップリングの改善，咬頭嵌合位の安定を図り，Skeletal dual bite に対応したプロビジョナルレストレーションの作製，最終補綴物の作製を行うこととした．左側下顎骨を切っているため，下顎骨体の左右差を勘案した咬合平面の付与が重要となる．

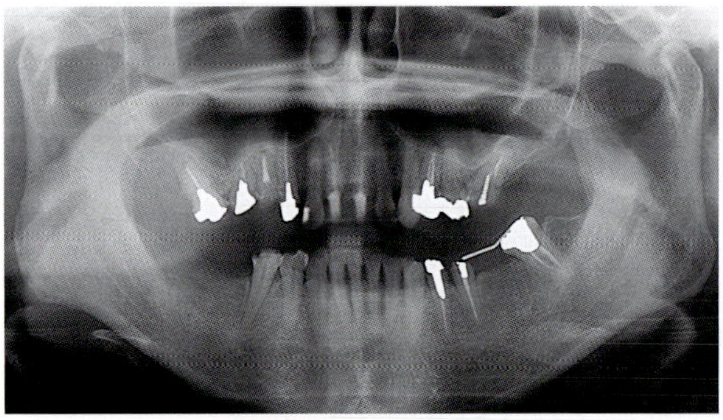

Fig. 107-1　術前のパノラマX線写真

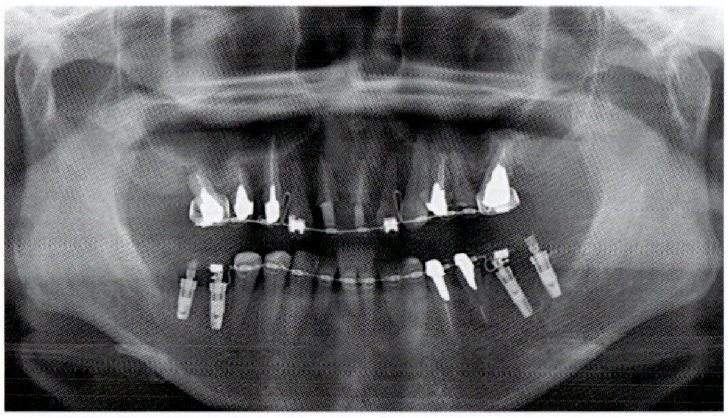

Fig. 107-2　矯正治療後のパノラマX線写真

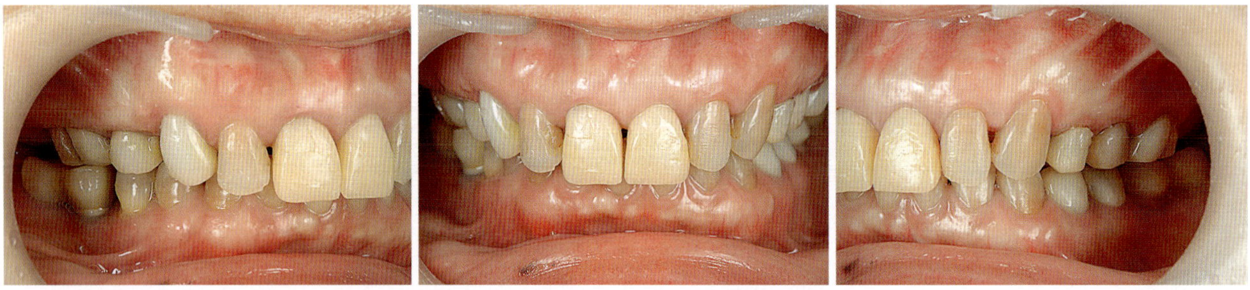

Fig. 108-1〜3　矯正治療後の状態．矯正治療のみでのディープバイトの改善は困難であった

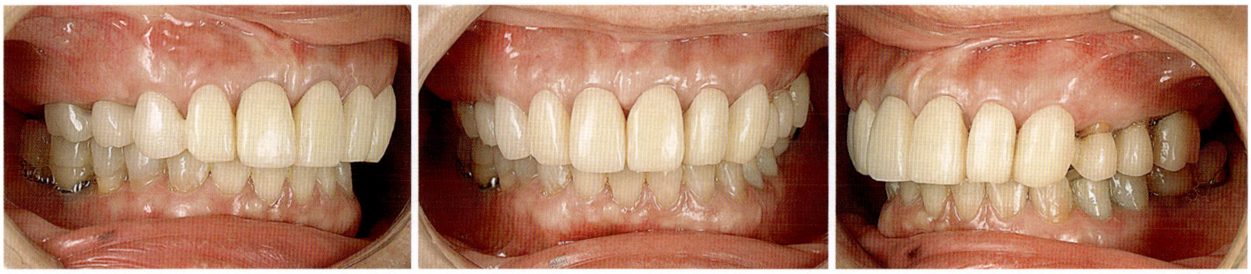

Fig. 109-1〜3　臼歯が摩り減った分を足し，またわずかにプロビジョナルレストレーションを咬合挙上してプロビジョナルのリメイクを行った

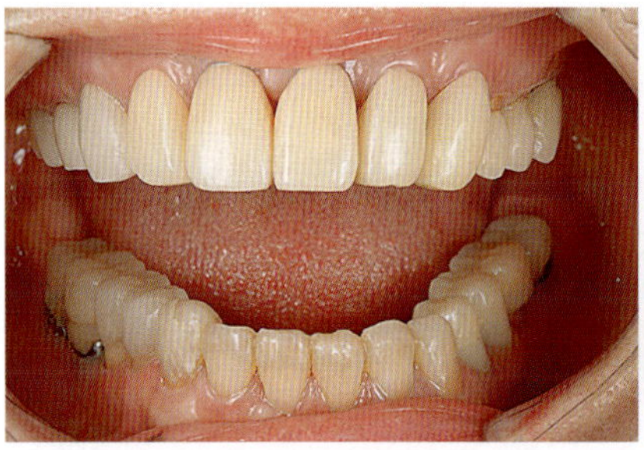

Fig. 110　開口時の状態．左側の下顎骨体が短いため，開口路の軌跡も正常とは異なる．正中もずれていく

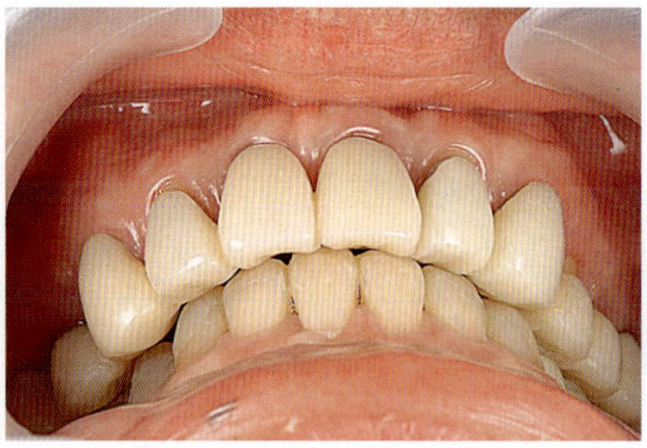

Fig. 111-1　起きている時の中心位

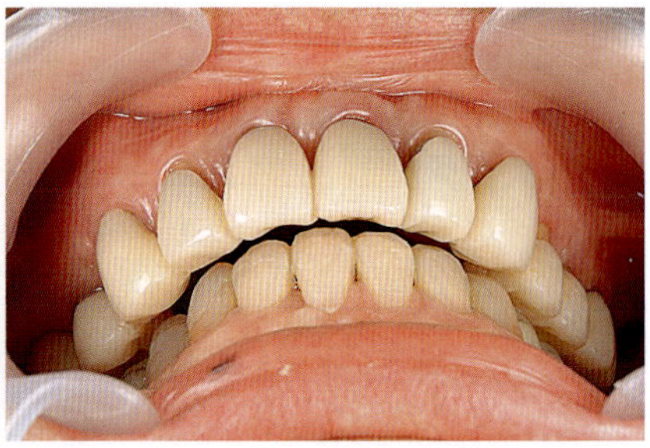

Fig. 111-2　寝た状態での中心位．起きている時と顎位が著しく異なるSkeletal dual biteである．症例3(P.205〜)では寝た状態で犬歯に咬合接触を与えていたが，本症例では寝た状態で咬合接触が与えられないため，睡眠時にはスプリントを装着している

●治療の流れ

矯正治療を開始し（**Fig. 106**），歯列の改善を図った（**Fig. 107**）．矯正治療のみではディープバイトの完全な改善を図ることは難しく，補綴治療と併用でディープバイトを改善した（**Fig. 108, 109**）．

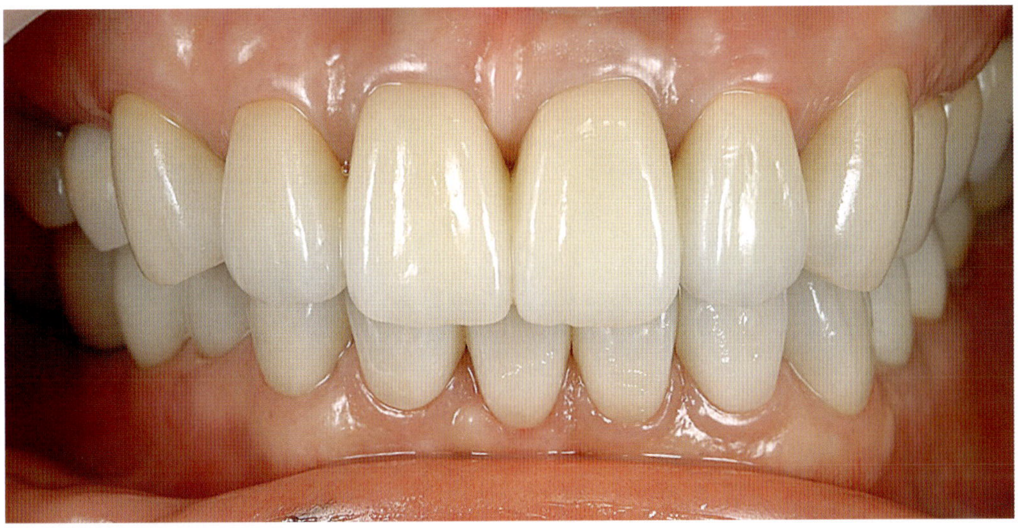

Fig. 112 最終補綴物装着時

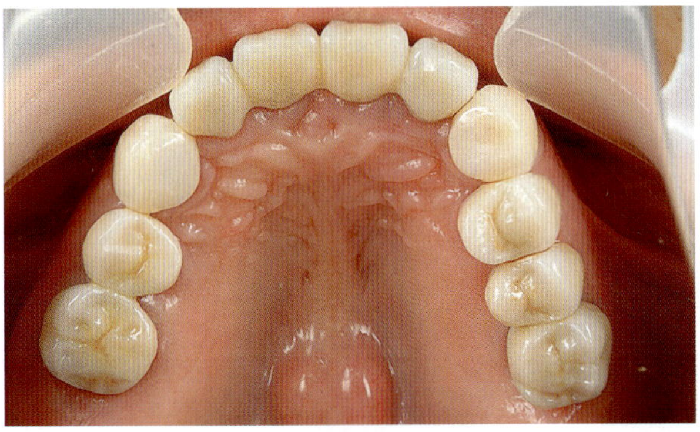

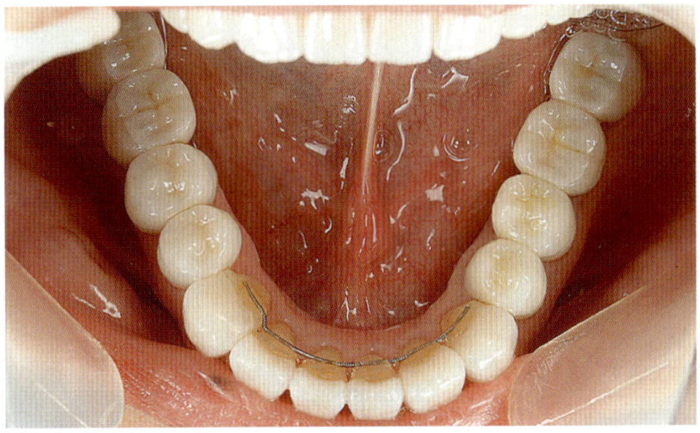

Fig. 113-1，2 同，咬合面観

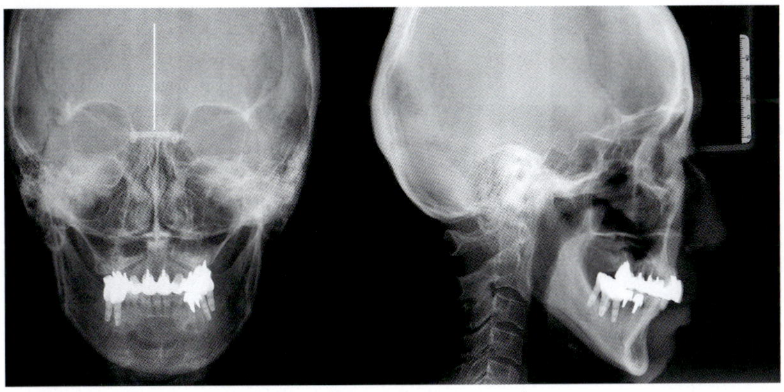

Fig. 114 術後のセファロ

このプロビジョナルレストレーションで咬合のチェックを行う．開口時には下顎骨体に左右差があるため，開口路の軌跡も正中からずれていく（Fig. 110）．また患者はSkeletal dual biteであり，起きているときの中心位（Fig. 111-1）と寝ているときの中心位（Fig. 111-2）が異なる．よって，起きているときの中心位でアンテリアガイダンスを付与し，寝ているときはスプリントを装着していただく．

プロビジョナルレストレーションによって顎位の安定を確認した後，プロビジョナルレストレーションをクロスマウントして最終補綴物を作製した（Fig. 112，113）．

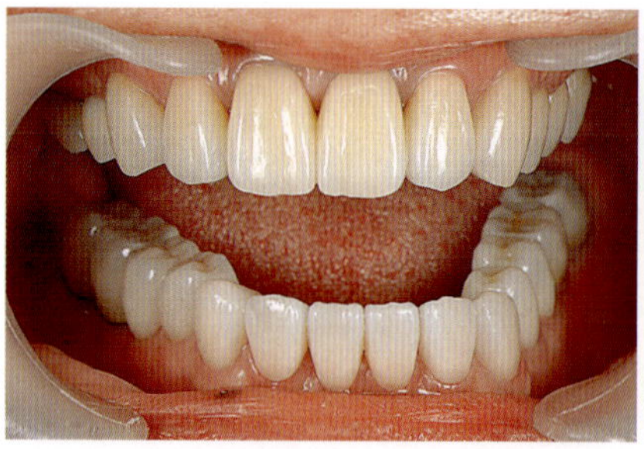

Fig. 115-1 最終補綴物装着後の開口状態．下顎枝の長さの違いで咬合平面も左右が違い，開閉口も経路が違う

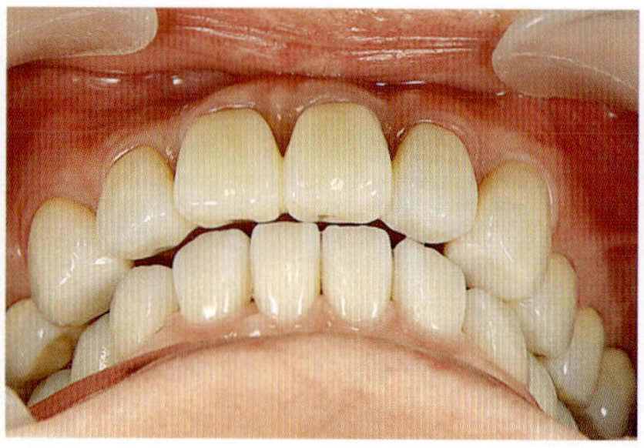

Fig. 115-2 最終補綴物装着後の起きているときの中心位

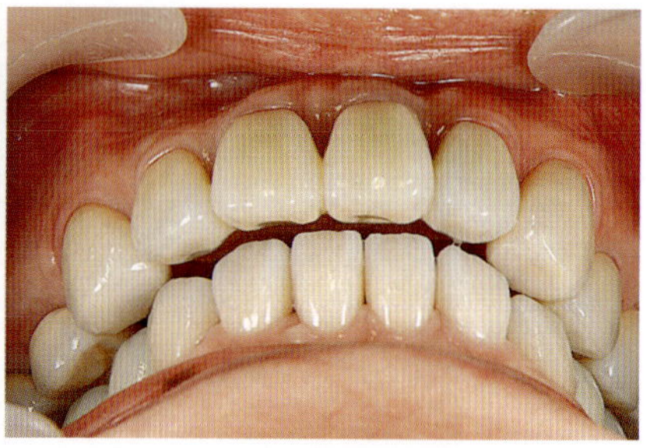

Fig. 115-3 最終補綴物装着後の寝た状態での中心位

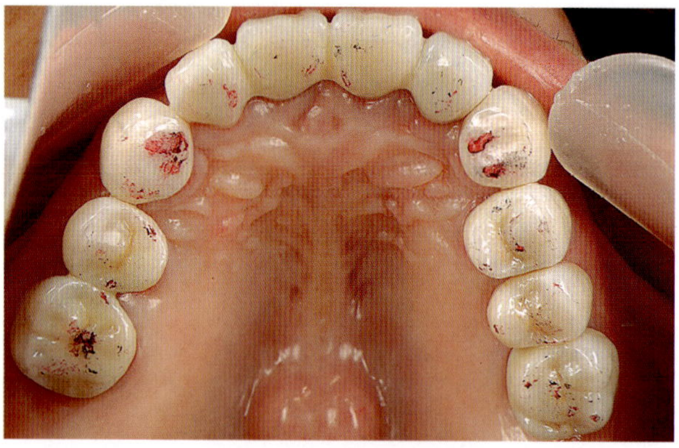

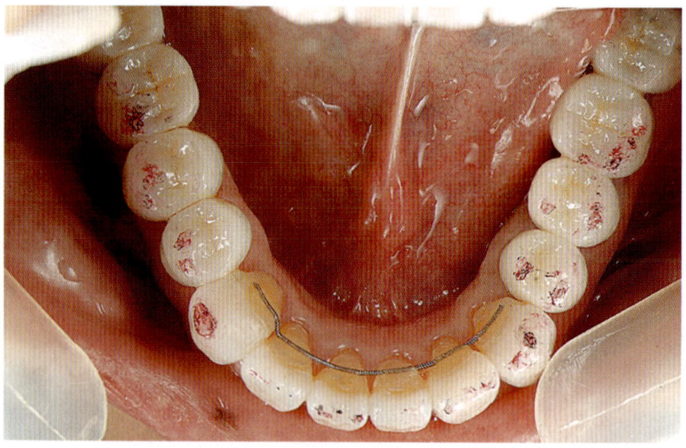

Fig. 116-1，2 最終補綴物装着後の咬合接触状態．咬合面は面でコンタクトエリアを作っている

Fig. 117 術後１年経過時の正面観

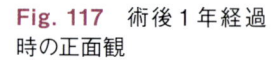

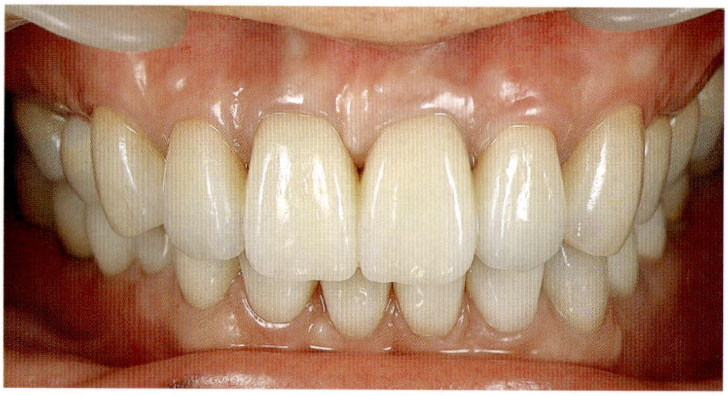

まとめ

術後の再評価では，セファロ分析からは，左右の下顎骨体の長さは異なるものの，歯冠形態は咬合圧に対して垂直に圧がかかる咬合面形態を作りつつ，唇面の形態は顔貌に調和させた歯冠形態を付与している（**Fig. 114**）．そして，開口状態，起きているときの中心位，寝た状態での中心位（**Fig. 115**）は，プロビジョナルレストレーションと同様の咬合が付与されている．また咬合接触は面でコンタクトエリアを作っている（**Fig. 116**）．現在，術後１年が経過しているが，特に変化はなく順調に推移している（**Fig. 117**）．

本症例は，下顎骨体に左右差があり，さらにSkeletal dual biteという難しいケースであったが，症例３と同様に，Skeletal dual biteの診断と顎位，咬合接触の設定が功を奏した症例である．

Dental dual bite

ここまで，骨格に起因するSkeletal dual biteについて見てきたが，次は歯列不正等を原因とするDental dual biteについて解説したい．

Dental dual biteは，歯列の不正等により，中心位と咬頭嵌合位がずれている症例である．早期接触があり，そこからぐっと噛み込む症例が例として挙げられる（**Fig. 118**）．

ただし，日本人の90％は中心位と咬頭嵌合位にずれがあると言われており，ずれがあるからといってすべてが治療対象となるわけではない．治療をする前に患者の咬合状態が生理的に安定しているのか，それとも病的な状態になっているのかを診断し，求める咬合を咬頭嵌合位，中心位のいずれを使って治療するかを決めなければならない．また治療介入する際には，スプリントの使用など可逆的な処置から行う．

咬合治療のフローチャートを**Fig. 119**に示す．中心位と咬頭嵌合位にずれが生じていたとしても，咬合が生理的に安定しているならば，維持すればよい．また顎運動の異常や咬合性外傷，顎関節症など，病的咬合が顕在化している場合には，現在の顎位の変更を検討する．

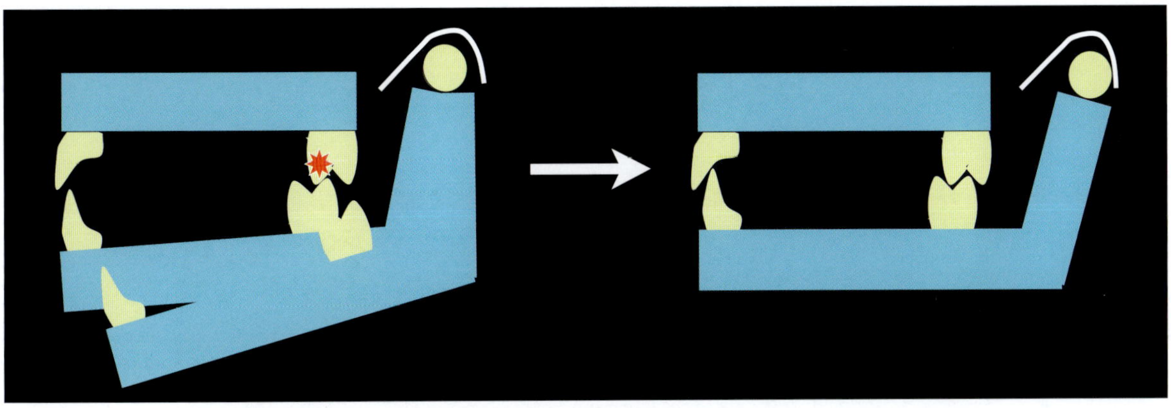

Fig. 118 中心位と咬頭嵌合位のずれ．閉口時に臼歯部の干渉等により顆頭が後方に変位した状態で咬頭嵌合位に達する

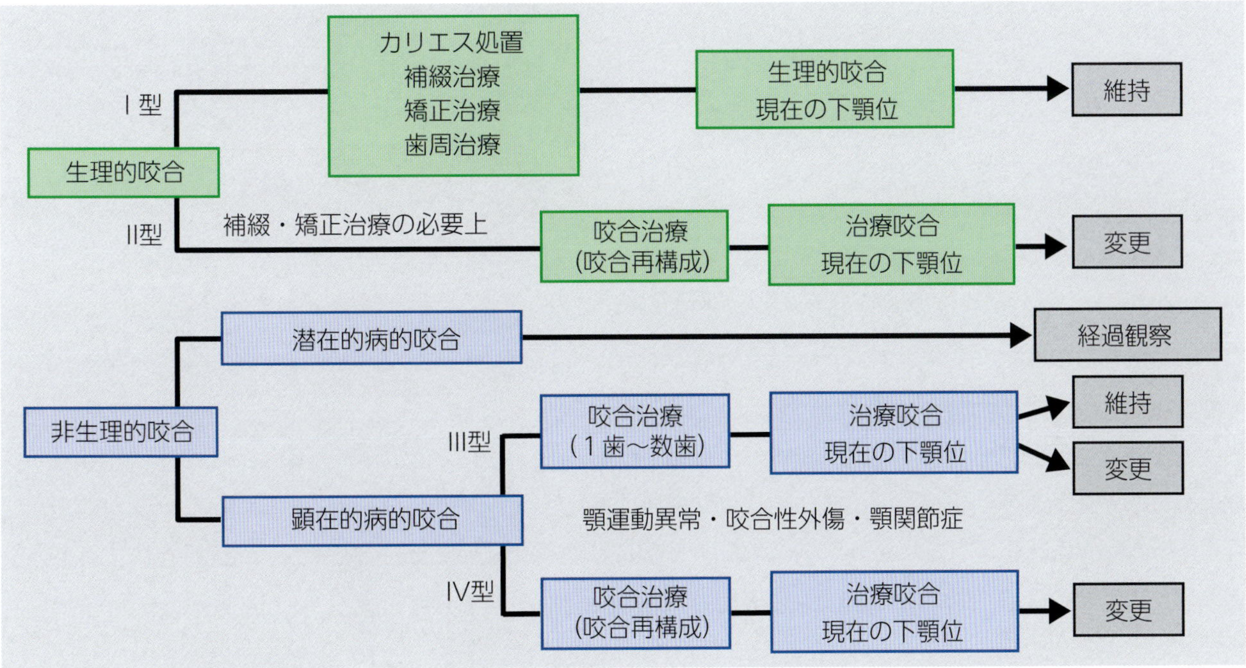

Fig. 119 咬合治療のフローチャート（本多正明先生より引用）

症例 5　Dental dual bite 症例

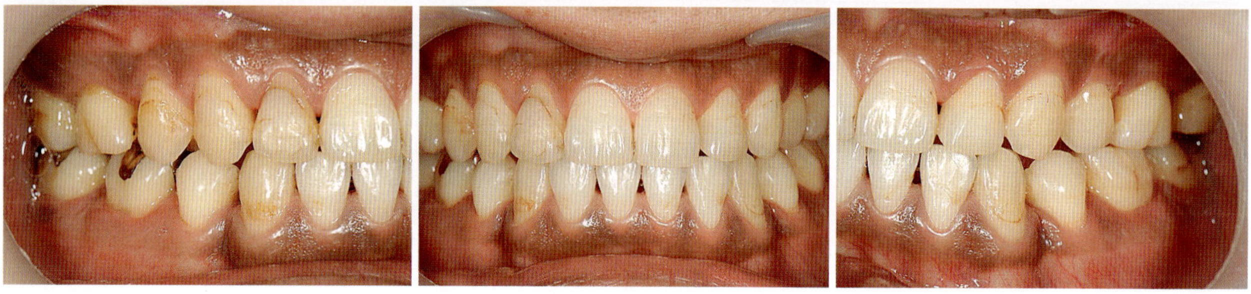

Fig. 120-1～3　初診時，30 代の男性．顎関節症状を訴えて来院．他院にて矯正治療を行った後であり，一見すると，歯列に問題はないように見える．唇面にはブラケット装着跡も残っており，その審美的改善も望んでいた．Muscle and TMJ Disorder は（＋），Periodontal Disease Assessment は（－），Tooth wear Assessment は（－）であり，症状が顎関節に出るタイプの患者である

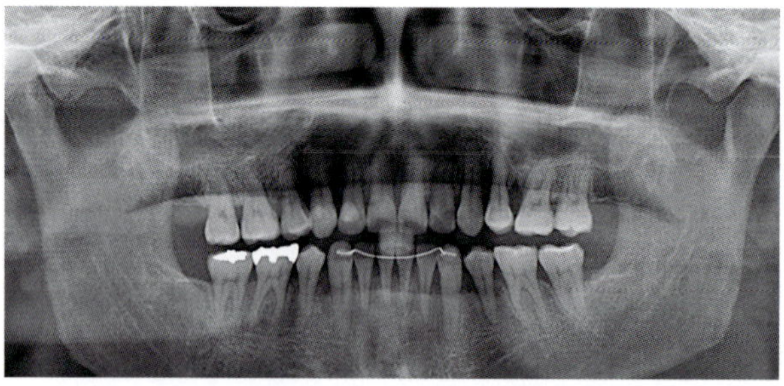

Fig. 121　矯正後間もないため歯根膜腔の肥大も見られるが，全顎的に修復物は少なく，ペリオの問題，tooth wear の問題もない

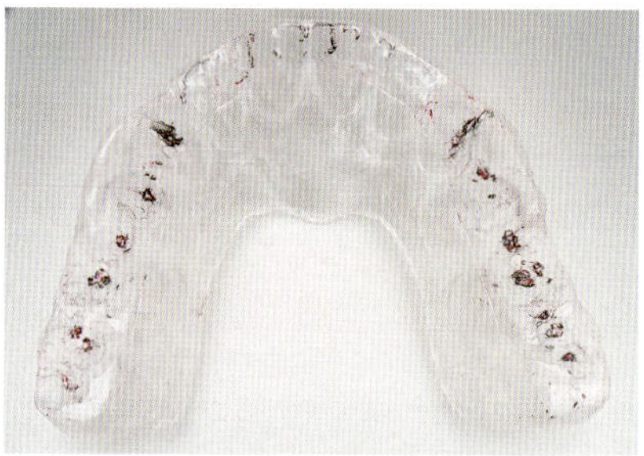

Fig. 122　顎位の安定と顎関節症状の回復を図るため，スプリント治療を行う

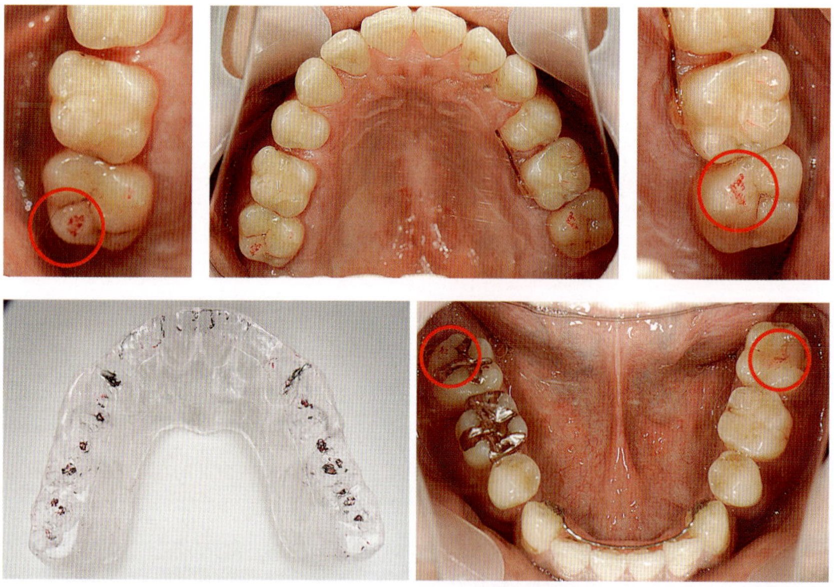

Fig. 123　スプリントの使用により顎の痛みが消失し顎位が安定した．スプリントを外し，中心位にて咬合接触状態を確認したところ，最後方臼歯 4 カ所に早期接触が認められた

● Dental dual bite 症例

患者は他院にて矯正治療後に「顎が痛い」と来院された（**Fig. 120**）．矯正治療がなされた後であり，歯列は問題ないように見える．唇面にはブラケット装着跡も残っており，その審美的改善も望まれていた．パノラマ X 線写真からは，歯根膜腔の肥大は認められるものの，ペリオ，tooth wear の問題はなかった（**Fig. 121**）．

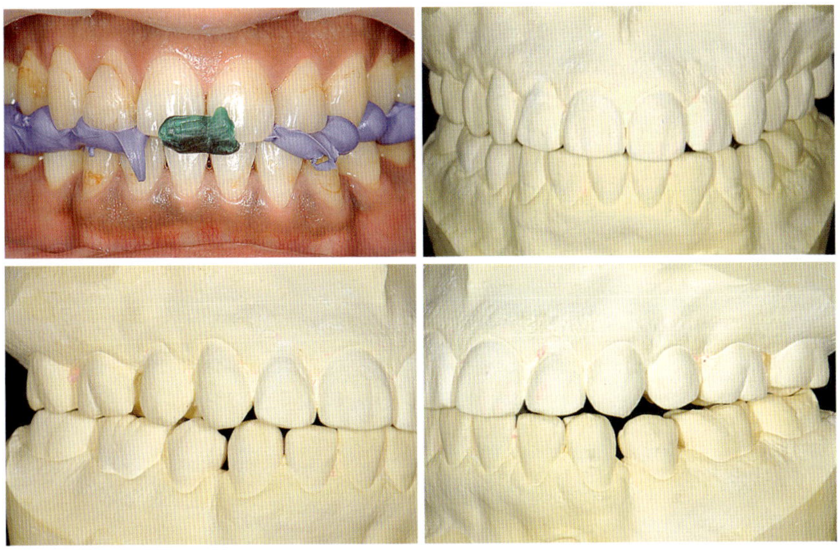

Fig. 124-1　CR バイトを採得, CR マウントを行う

Fig. 124-2～4　CR バイトを用いて，模型を咬合器に装着する．咬合紙で咬合接触状態を印記する

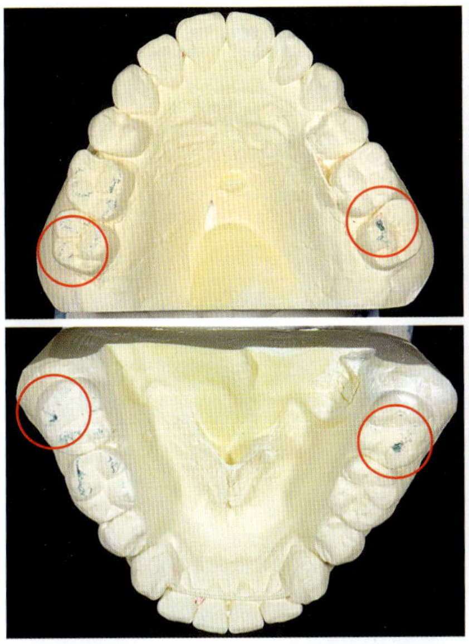

Fig. 125-1，2　咬合接触状態を印記した状態．最後方臼歯のみ接触している．これは Fig. 126-1，2 の口腔内の接触状態と一致しており，セントリックマウントが正しいことがわかる

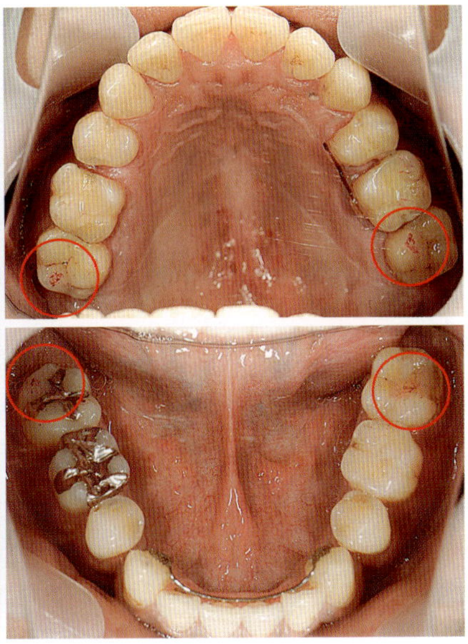

Fig. 126-1，2　口腔内の咬合接触状態

まず通法に従って，顎位の安定と顎関節症状の回復を図るため，スプリント治療を行った（**Fig. 122**）．スプリントの使用により顎関節の痛みが消失したところで，中心位にて咬合接触を確認したところ，上下顎両側第二大臼歯に早期接触が認められた（**Fig. 123**）

そこで，早期接触が起こる直前でセントリックバイトを採り（**Fig. 124-1**），咬合器にマウントする（**Fig. 124-2～4**）．咬合器にマウントした後，咬合接触状態を確認すると，口腔内で確認した箇所と同部位であったため，正確にマウントされたと判断した（**Fig. 125，126**）．

咬合器上でセントリックバイトにおける前歯部領域のカップリング状態を確認すると，臼歯のみで接触しており，前歯部では空いている（**Fig. 127**）．この空隙量が多く，このままでは補綴治療のみでは改善が難しい．しかし患者は矯正治療を拒否したため，どのように補綴的に前歯をカップリングさせるか，咬合器上で試行錯誤する．

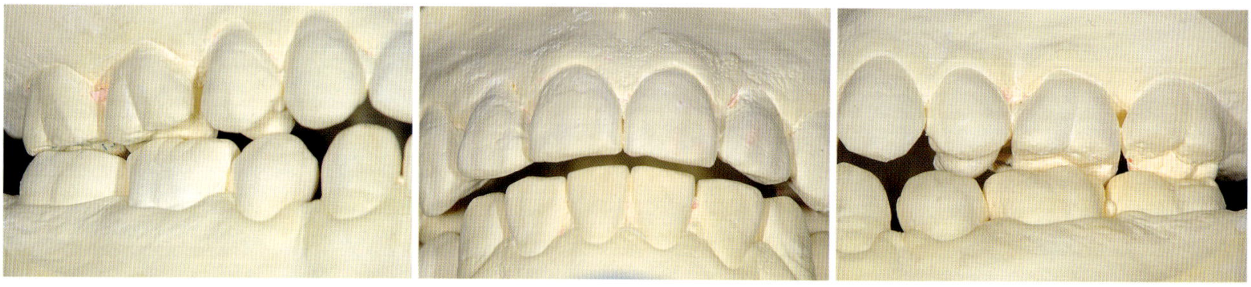

Fig. 127-1～3　CR ポジション．模型は臼歯のみ接触しており，前歯部は空いている．この空隙量は大きいため，咬合調整のみ，補綴治療のみでは改善が難しく，両者を併用する必要があると思われる

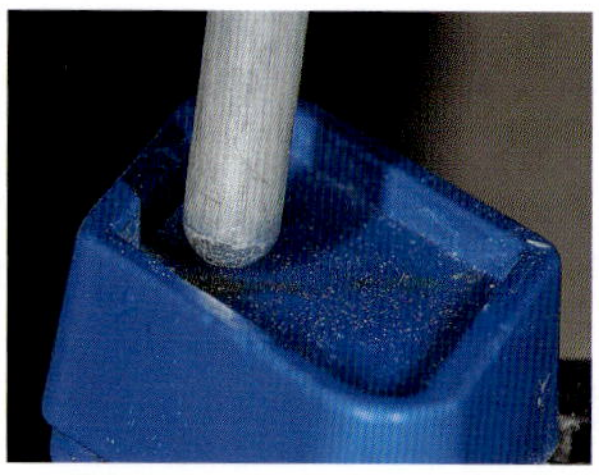

Fig. 128-1　CR バイトで装着した模型では，早期接触がありインサイザルピンが離れている

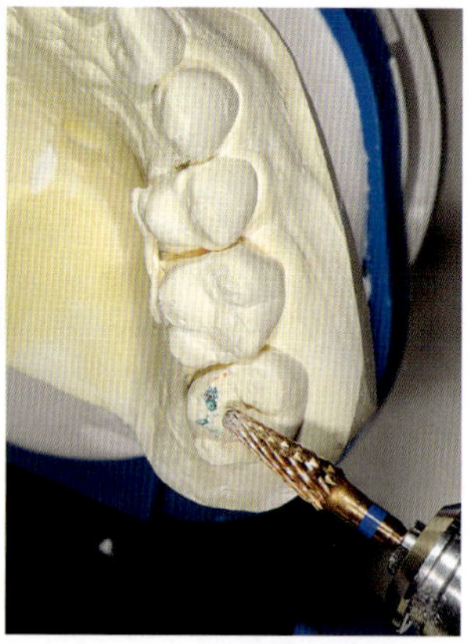

Fig. 128-2　臼歯部の咬合接触部の咬合調整を行う

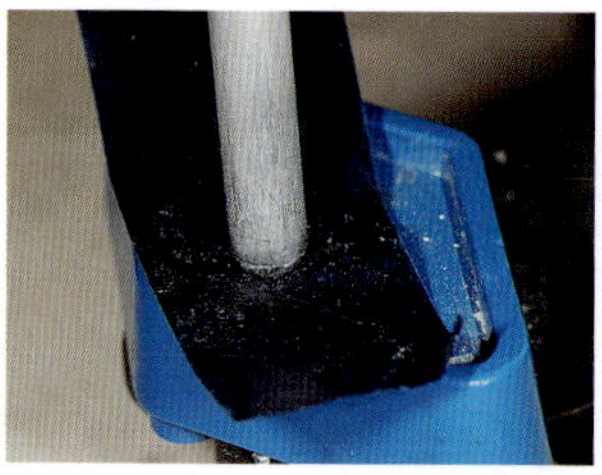

Fig. 129-1　一つの咬合接触部の咬合調整を行うと，次の咬合接触部が出てくるので，そこも咬合調整を行う．咬合接触の部位，順番をカルテにメモしながら，ICP の咬合高径まで咬合調整を行う

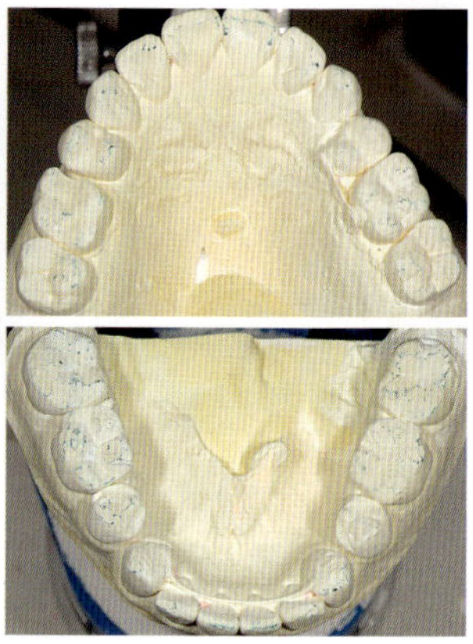

Fig. 129-2，3　ICP まで咬合調整した模型

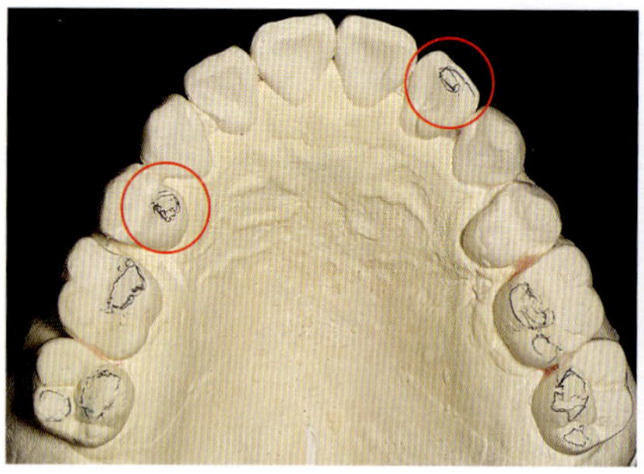

Fig. 130-1　ICP の高さまで咬合調整を行い，最後まで咬合接触していた部位（赤丸）

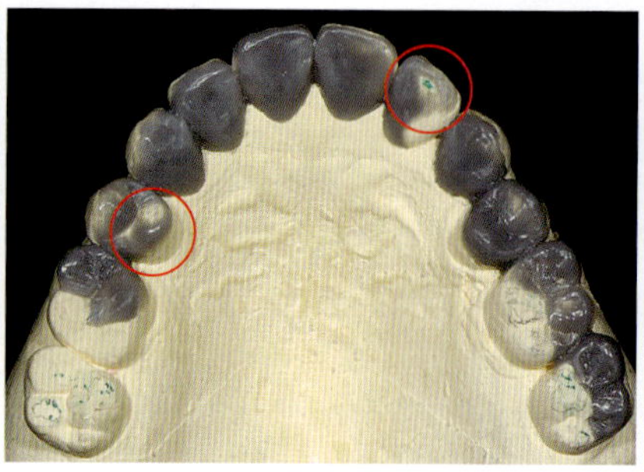

Fig. 130-2　2 点の咬合接触は残したまま，安定した咬頭嵌合が得られるようにワックスアップを行う．ICP の高さを維持している．接触していない部分がワックスの箇所である

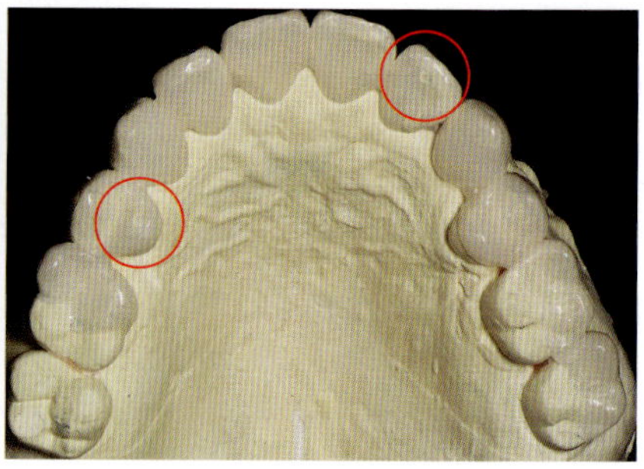

Fig. 130-3　ワックスアップから作製したコンポジットベニアによるビルドアッププロビジョナルレストレーション

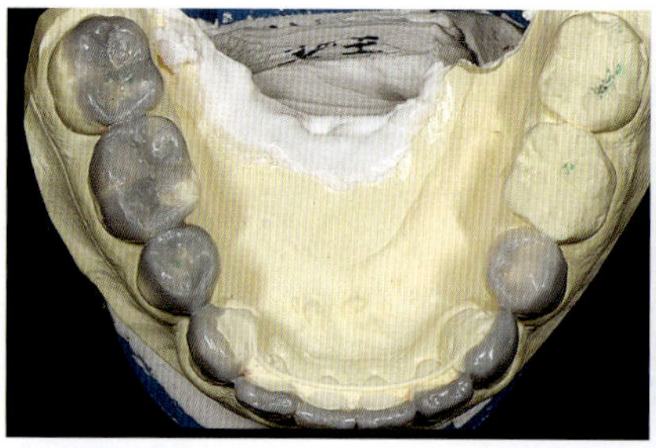

Fig. 131-1　下顎も同様に安定した咬頭嵌合が得られるようにワックスアップを行う．セファロ分析から咬合平面を設定し，上顎のワックスアップ量，下顎のワックスアップ量を決めている

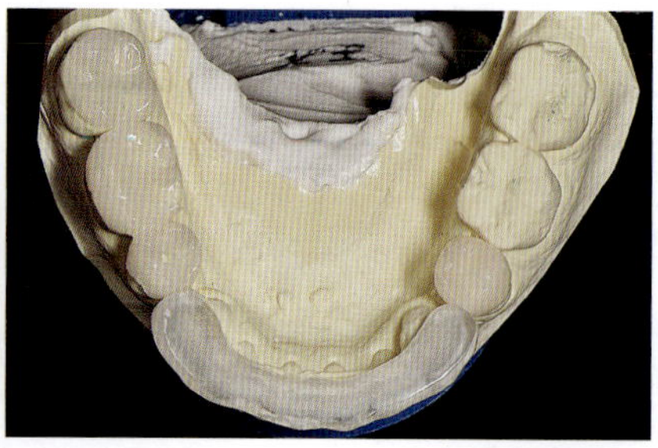

Fig. 131-2　ワックスアップに基づいてプロビジョナルレストレーションを製作．下顎前歯にはレジンキャップを作製して口腔内で直接法でビルドアップを行う

咬頭嵌合位で咬合させたところの咬合高径をインサイザルピンとインサイザルテーブルで印記させた後に，早期接触のところでマウントすると，インサイザルピンはインサイザルテーブルから浮いた状態であった（**Fig. 128-1**）．つまり咬合高径は咬頭嵌合位の高さより高い状態になっている．そこから模型上で咬合調整を行い（**Fig. 128-2**），最終的に咬頭嵌合位の咬合高径まで咬合調整を行う（**Fig. 129**）．

咬合調整開始	咬合調整終了

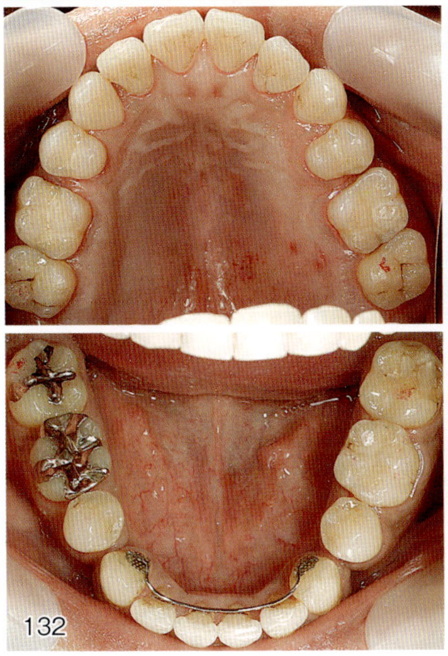

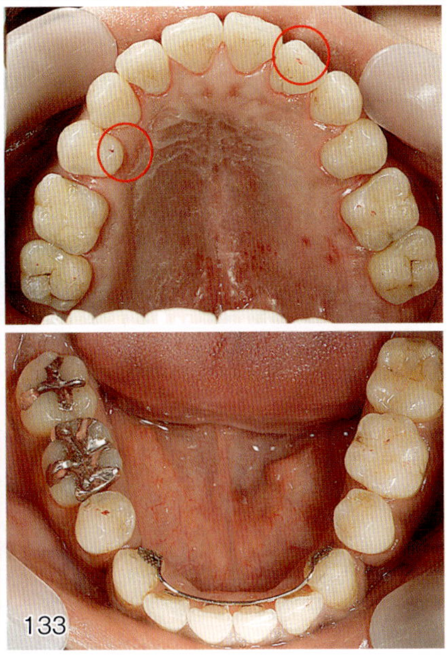

Fig. 132-1，2 メモを参照しながら咬合器上での咬合調整どおりに口腔内で咬合調整を行っていく

Fig. 133-1，2 模型上の咬合調整と同様に2点の咬合接触は残して終了する（赤丸）．模型上での咬合調整とは違い，口腔内にはインサイザルピンはないので，最後の咬合接触点を記録しておくことが重要である．これ以上行うと，咬合高径の低下を招く

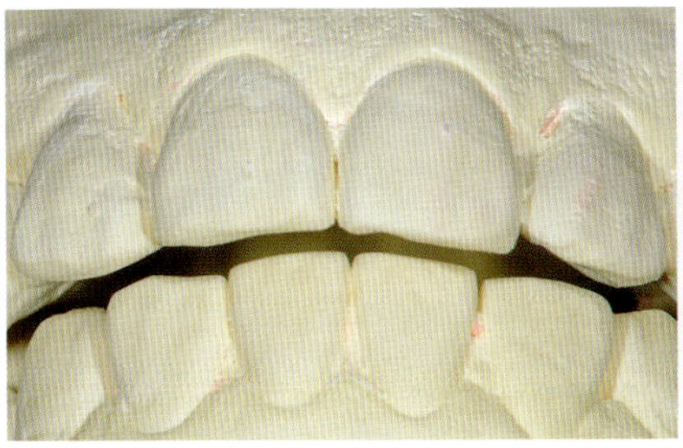

Fig. 134-1 CRバイトで咬合器付着した状態

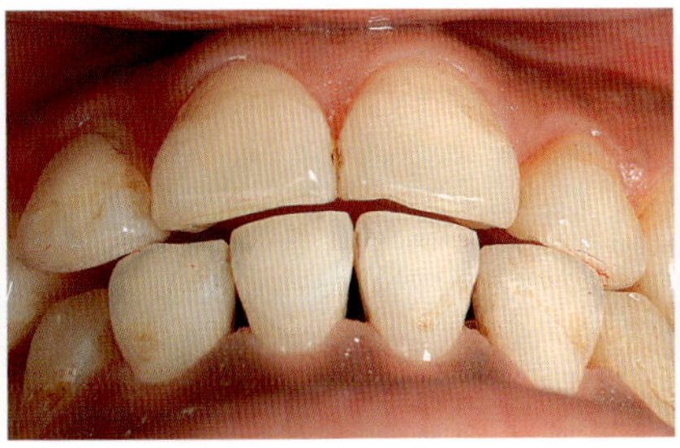

Fig. 134-2 咬合調整後の状態．咬合調整によりここまで空隙は閉鎖した．1|1 は空いているが 2|2 は咬合接触している．この程度の空隙であれば，補綴治療で改善可能であると思われる

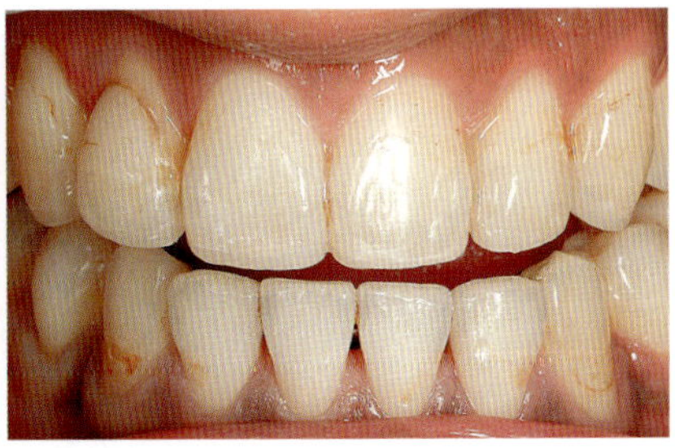

Fig. 135 上顎に舌側ベニアを装着，犬歯誘導できるようにしている．切端もわずかに延ばしている．下顎はまだビルドアップしていないので，上下は当たっていない

咬頭嵌合位の高さまで咬合調整を行い，最後まで咬合接触していた部位（|2，5|）を記録しておく（**Fig. 130-1**）．この2点の咬合接触は残したまま，安定した咬頭嵌合が得られるようにワックスアップを行い（**Fig. 130-2**），コンポジットベニアによるプロビジョナルレストレーションに置き換える（**Fig. 130-3**）．

下顎も同様に安定した咬頭嵌合が得られるようにワックスアップを行い（**Fig. 131-1**），プロビジョナルレストレーションを作製する（**Fig. 131-2**）．下顎前歯部はレジンキャップを作製して直接法でビルドアップを行う．

プロビジョナルレストレーション装着当日，咬合器上でのシミュレーションどおりに口腔内で咬合調整を行っていく（**Fig. 132-1，2**）．模型上での咬合調整と同様に，|2，5| の咬合接触点が残ったところで咬合調整を終了し（**Fig. 133-1，2**），プロビジョナルレストレーションを装着する．

CRバイトで咬合器に装着した状態と，咬合調整後の状態を比較すると，空隙がだいぶ閉鎖していることがわかる（**Fig. 134-1，2**）．上顎にレジンシェルを装着し，下顎前歯にはレジンビルドアップおよびプロビジョナルレストレーションを装着した（**Fig. 137-1，2**）．スプリントと同様の顎位のため，咬合は安定しているが，数カ月

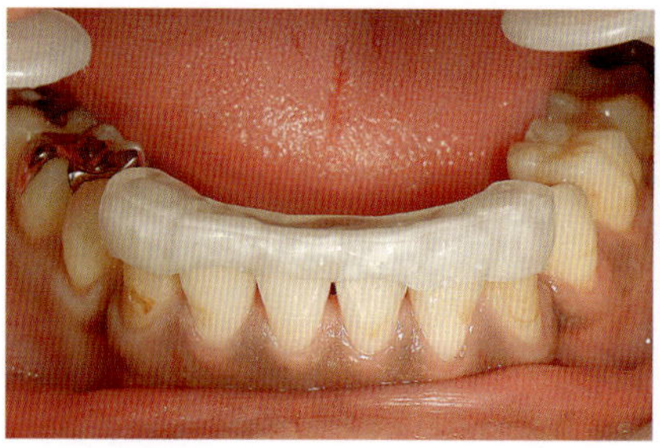

Fig. 136-1　レジンシェルを用いて，下顎のビルドアップを行う

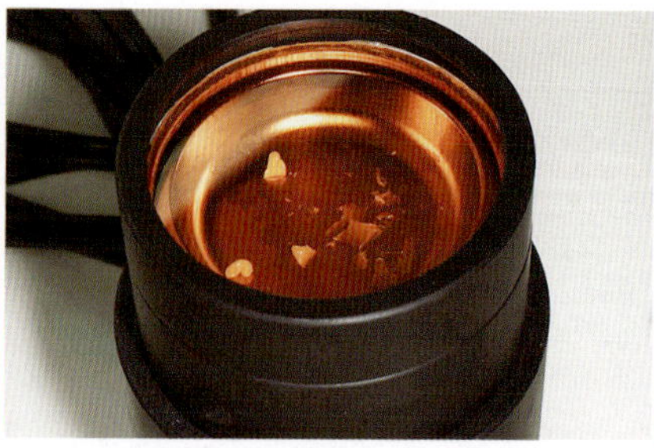

Fig. 136-2　レジンウォーマーでコンポジットレジンを軟化させる

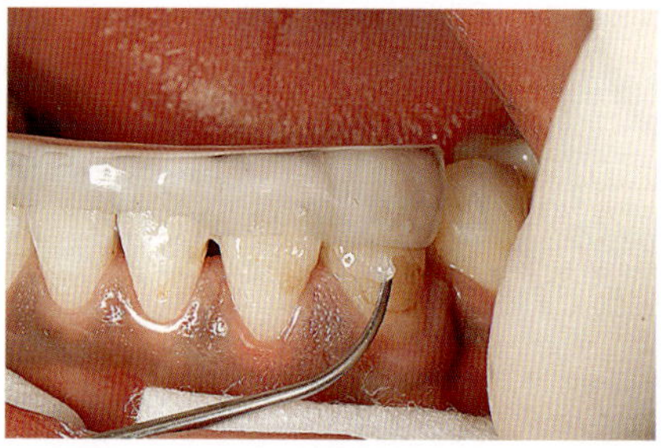

Fig. 136-3　コンポジットレジンを圧接する．バリを除去する

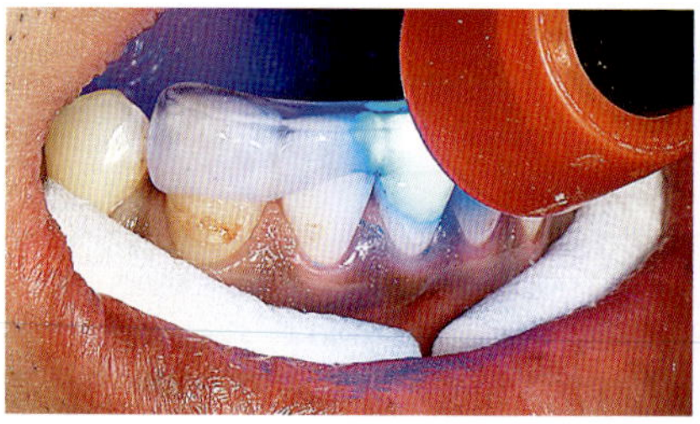

Fig. 136-4　光照射

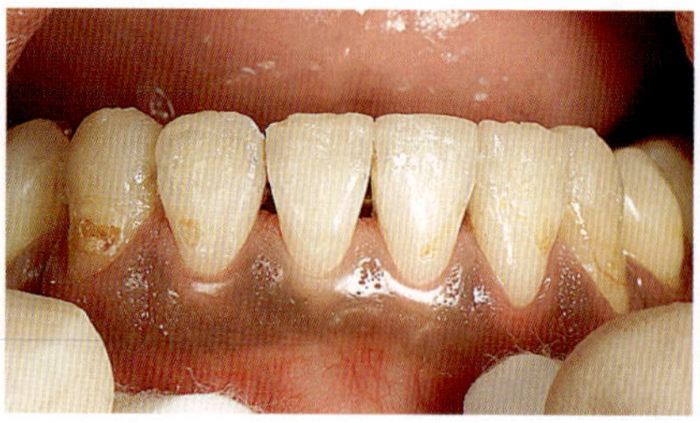

Fig. 136-5　重合後，レジンシェルを除去した状態

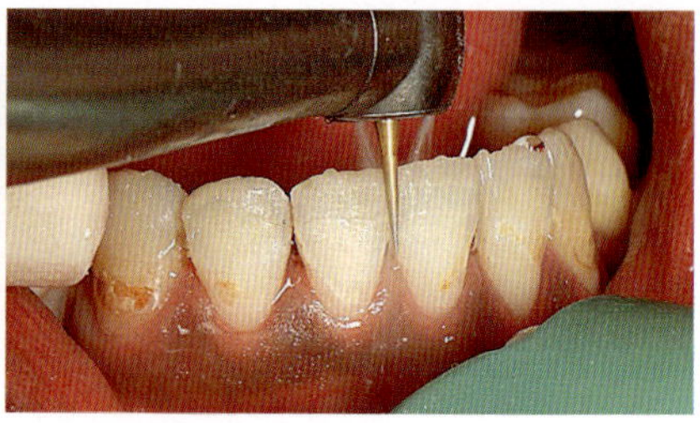

Fig. 136-6　形態修正，研磨を行う

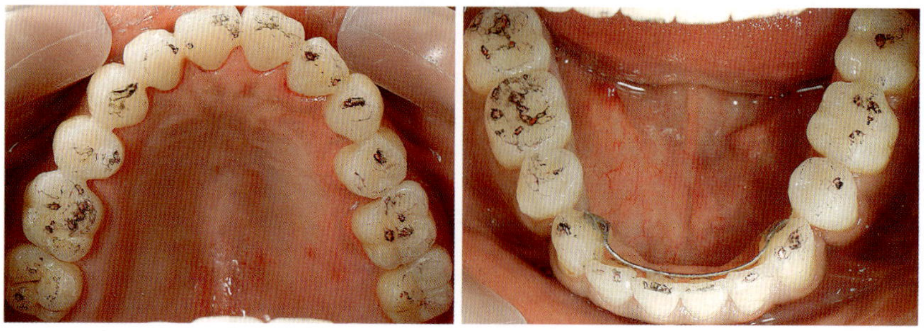

Fig. 137-1, 2　上下顎にはFig. 130-3およびFig. 131-2のレジンシェルを装着．咬合調整を行う．スプリントと同じ顎位のため，咬合は安定している．このプロビジョナルレストレーションで数カ月間経過観察を行い，不定愁訴や顎関節に問題がないことを確認して最終補綴物へと移行する

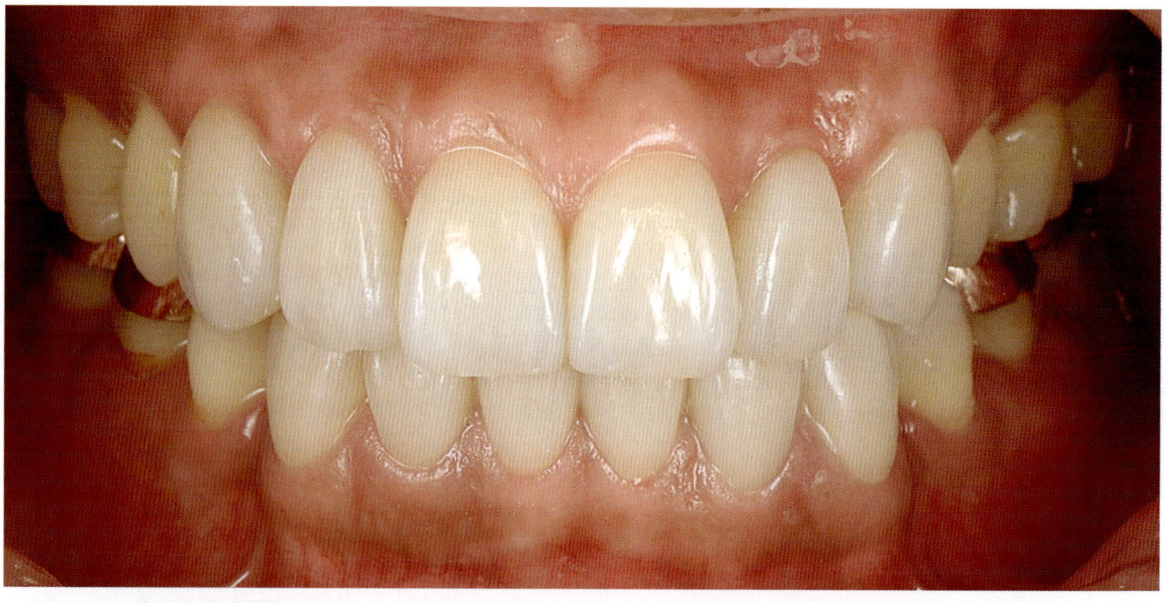

Fig. 138　最終補綴物装着時．3┴3は唇面の審美性と舌側のカップリングを考慮して360°ベニアを選択

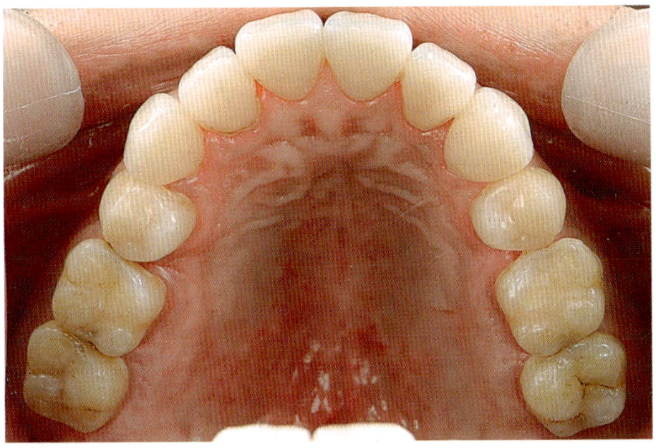

Fig. 139-1 上顎咬合面観．臼歯部は天然歯にビルドアップしたコンポジットレジンを調整して使用している

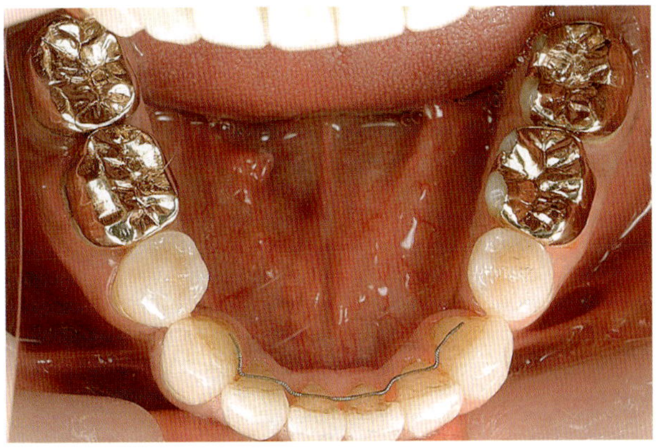

Fig. 139-2 下顎咬合面観．$\overline{76|67}$ はPGAオンレー，$\overline{5|5}$ はセラミックアンレー．治療当時，プレスは強度に不安があり，ジルコニアアンレーは接着に不確実性があったため，PGAを選択した

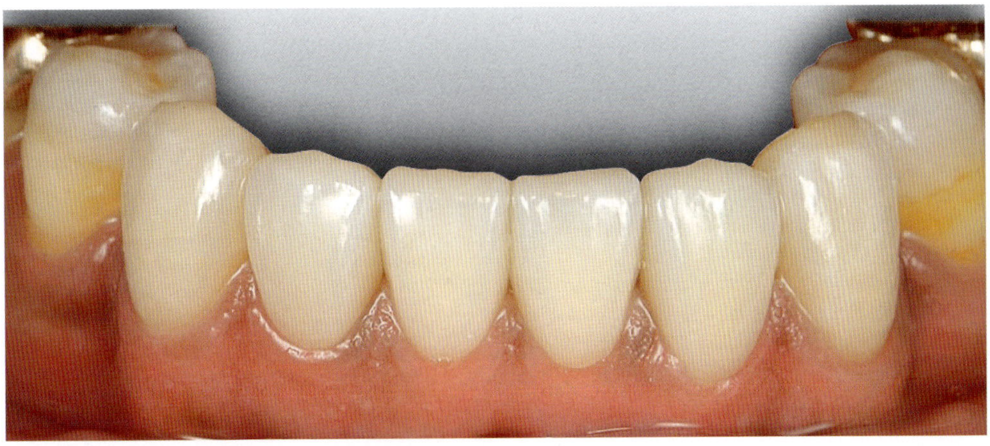

Fig. 140 $\overline{3+3}$ は唇側ベニアを装着

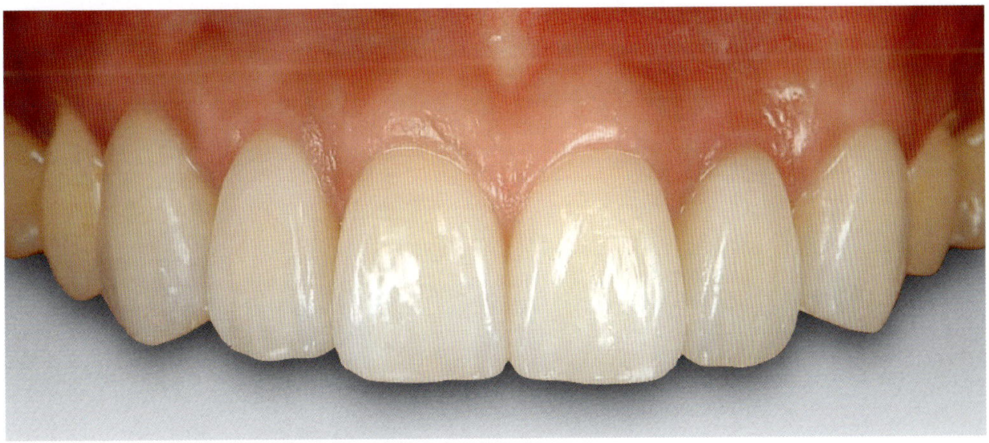

Fig. 141 上顎前歯部の審美性も得られた

間，このプロビジョナルレストレーションを装着し，不定愁訴はないか，顎関節に問題がないかを確認する．

プロビジョナルレストレーションに問題がないことを確認し，最終補綴物を装着した（**Fig. 138〜141**）．顎関節X線規格写真からも，下顎頭の位置は良好である（**Fig. 142**）．術後3年経過時でも良好に推移している（**Fig. 143**）．

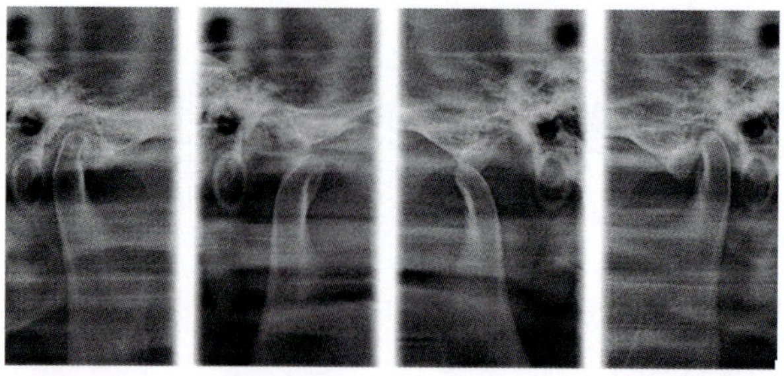

Fig. 142　スプリント通りの顎位であり，下顎頭の位置，動きも良好である

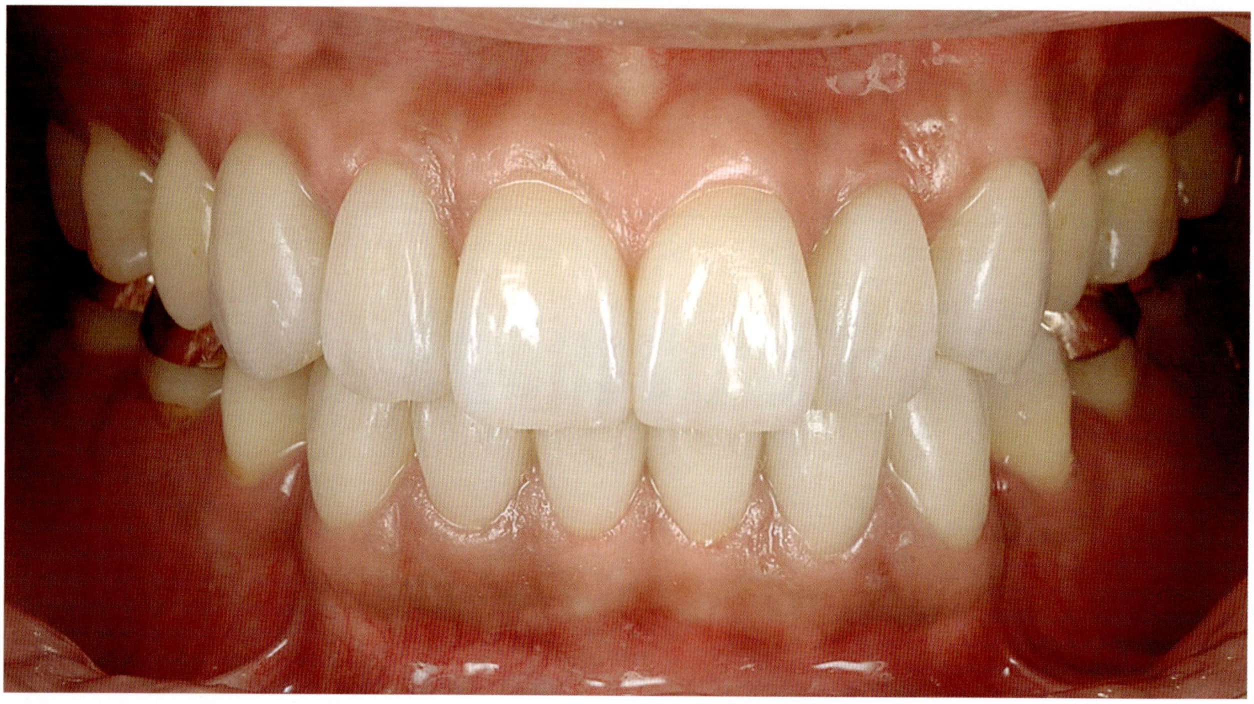

Fig. 143　術後３年経過時の口腔内正面観

おわりに

本Chapterでは，Malocclusionの分類，および「Open bite」「Deep bite」「Dual bite」の治療法について解説した．不正咬合とは，発育，遺伝，習癖等の要因，また上下の骨格や歯列に不調和を起こし発生する．骨格に問題がある場合には，骨格を修正するのか，習癖を抑制するのか，症例に応じながら崩壊した咬合関係を改善していく．歯列不正による不正咬合には遺伝性，後天性，医原性とあるが，その診断をあやまらずに確定し，正確な治療計画を立案したあと，実際の治療を行っていく．

いずれの症例においても感じることは，我々が理想とする上下関係と咬合様式を必ずしも理想的に与えられるとは限らないということである．ポイントセントリックでキネマチックにすべての患者に対して理想咬合を与えればよいというものではない．むしろそのような理想咬合を与え，長期予後を望める患者は天然歯のままで維持されるだろうし，そもそも全顎治療には至らないはずである．その患者の顎運動，習癖にあわせた咬合様式を設定することが術後のトラブルを未然に防ぎ，長期的に安定させる最大の要因なのである．

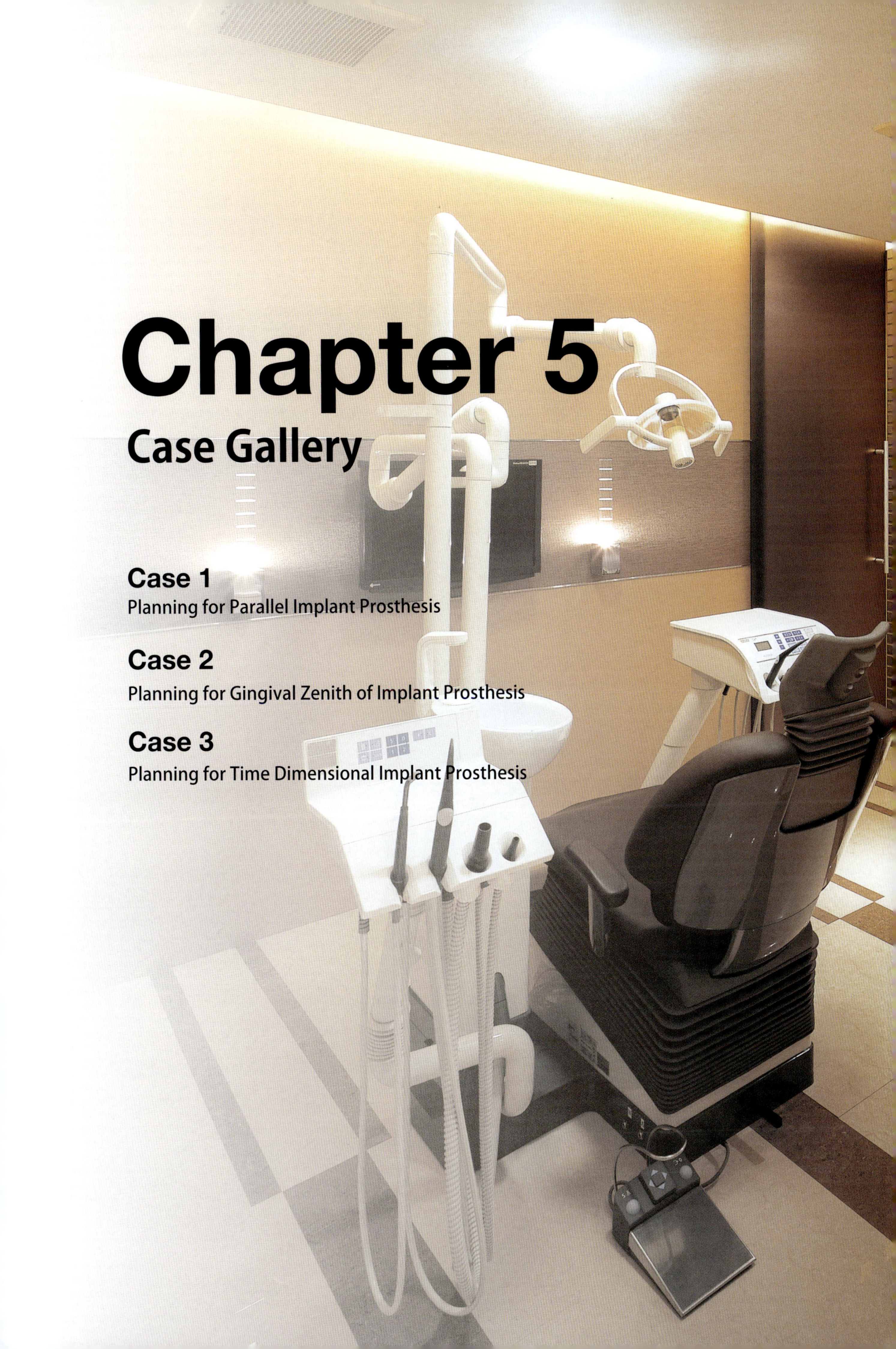

Chapter 5

Case Gallery

Case 1
Planning for Parallel Implant Prosthesis

Case 2
Planning for Gingival Zenith of Implant Prosthesis

Case 3
Planning for Time Dimensional Implant Prosthesis

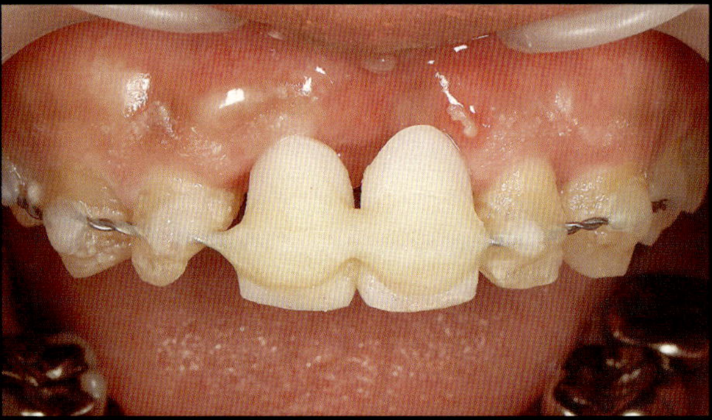

Fig. 1　交通事故の外傷による 1|1 欠損で来院

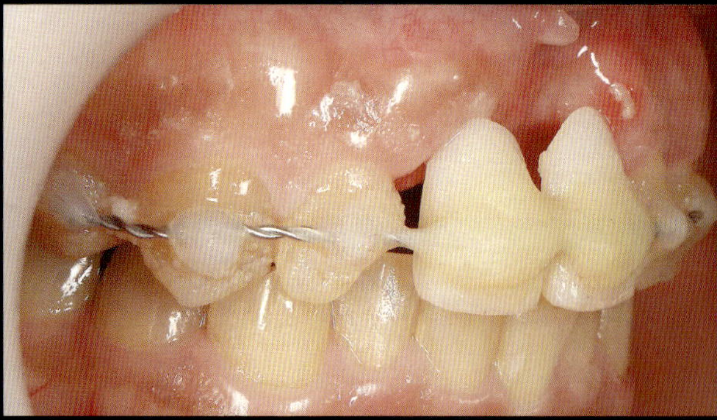

Fig. 2　暫間的な補綴物装着時の右側方面観

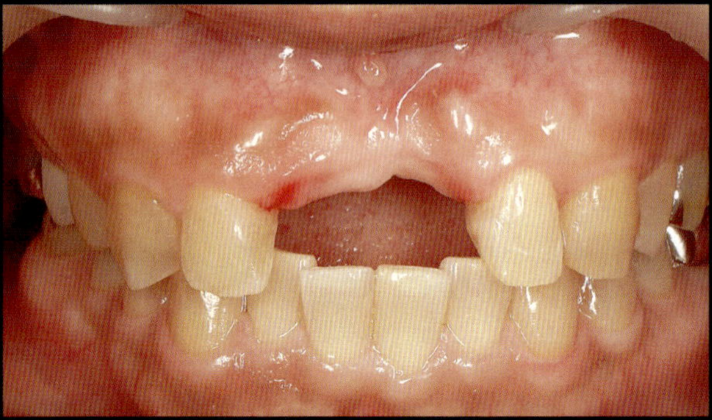

Fig. 3　暫間的な補綴物を除去した状態．著しい骨欠損が認められる

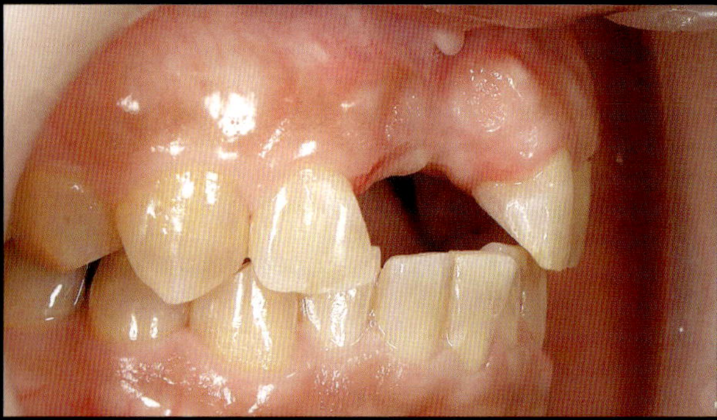

Fig. 4　暫間的な補綴物を除去した状態での右側方面観．骨の陥凹が認められる

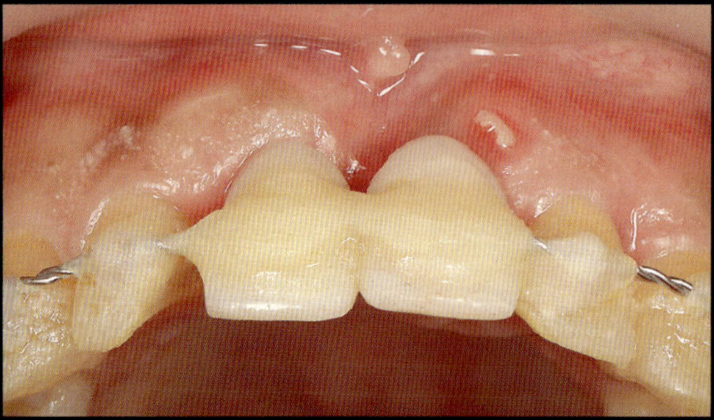

Fig. 5　前後的にも垂直的にも骨欠損しており，この状態では補綴治療は難しい

■症例の概要

患者は 30 代，女性．事故により 1|1 を失い，インプラント治療を希望して紹介で来院された（Fig. 1，2）．

|2 は脱臼して舌側に大きく逸脱していたが，唇側に歯根を戻し，固定させるといった応急処置を行ったとのことであった．ゆえに術後の懸案として，抜髄処置，根管治療処置が必要となり，経年的にアンキローシスによる根吸収を注視していかなければ

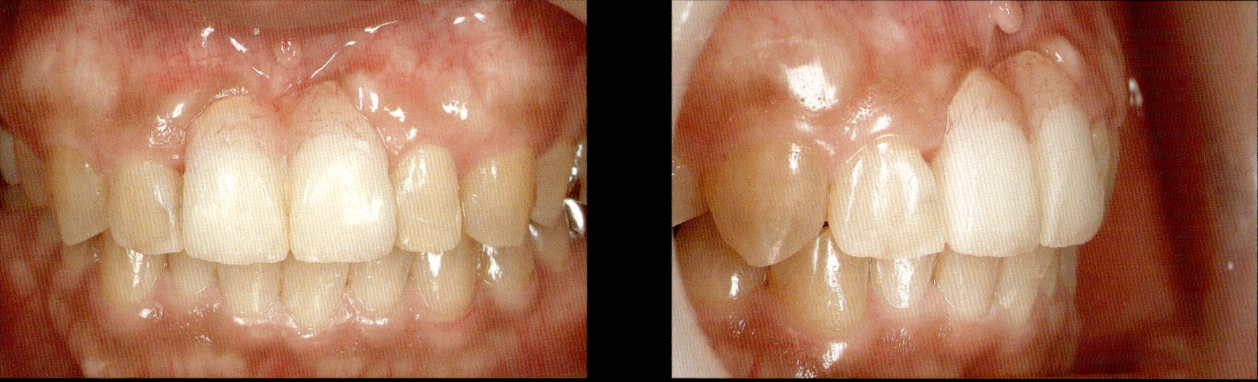

Fig. 6, 7　ガム付きの補綴物を作製して当面の審美性を確保した

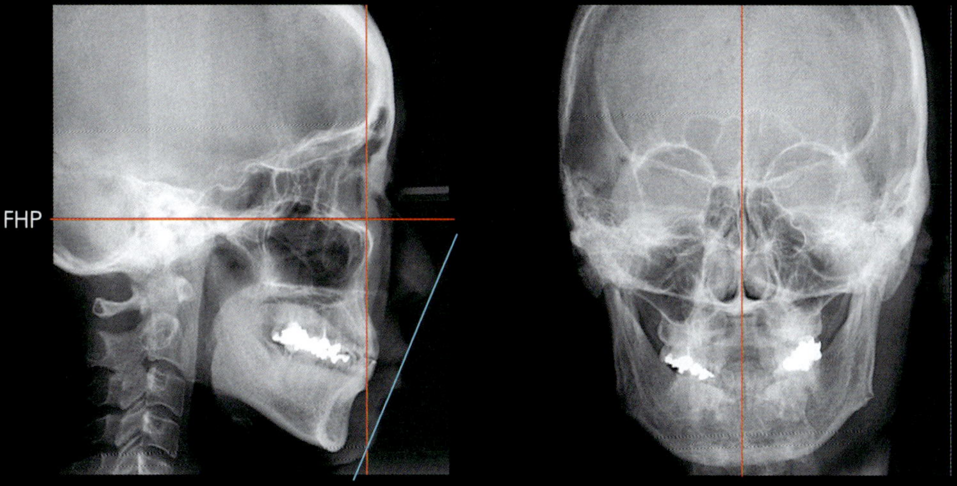

Fig. 8　セファロ分析を行う．大きな正中の乱れや上下顎骨のディスクレパンシーは認められない

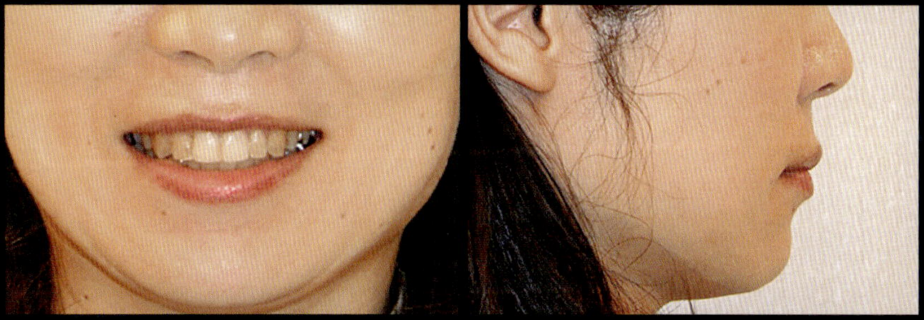

Fig. 9, 10　口唇との関係．アベレージスマイルではそれほど目立たないが，ガミースマイルの傾向が強い

2|は歯冠破折を起こしていたが，生活歯の状態であり，歯髄に問題はなかった．

1|1 のダミーを含む固定ワイヤーを外すと（Fig. 3, 4），三次元的な骨の破壊が見えるのと同時に，下顎の 1|1 が唇側に傾斜しているのが確認できる．同時に上顎の 3 2|2 3 も通常の歯冠長より短く見える．それが，その後の治療計画を大きく左右するものとなる．

応急的にガム付きのテンポラリーを装着することにより当面の審美性を確保したが，歯肉のボリュームが足りないことがわかる（Fig. 6, 7）．

セファロ分析を行う（Fig. 8）．上顎前歯はすでにないので，下顎の正中を基準として見ると，下顎の正中はほぼ顔面の正中と一致している．下顎前歯が唇側傾斜しており，前歯の咬合関係は，上顎前歯が前突気味にカップリングしていたことが推測される．

Parallel Implants のポイント

本症例では，患者は「元の天然歯の状態に戻して欲しい」「いままで通り，フロスを入れたい」と強く訴えていた．そのため，ブリッジではなく並列の単冠インプラント補綴で仕上げる必要がある．前歯部審美領域では最も治療難易度が高い治療オプションである．

Parallel Implants を手がけるにあたり，把握しておくべきいくつかの基準がある．

審美領域に並列でインプラントを埋入する Parallel Implants は，天然歯と比較してインプラント間の歯間乳頭の獲得が難しい．インプラント間の歯間乳頭を維持するためには，骨頂からコンタクトポイントまで 3 mm 以上が必要である（Fig. 11）[1]．この歯間乳頭の高さが維持できないと，ロングコンタクトの補綴物となり審美性に劣る結果となる．

また Parallel Implants は，インプラント間の骨吸収リスクも高い．インプラント間の距離は，骨吸収を抑制するために最低でも 3 mm 必要である（Fig. 12）[2]．

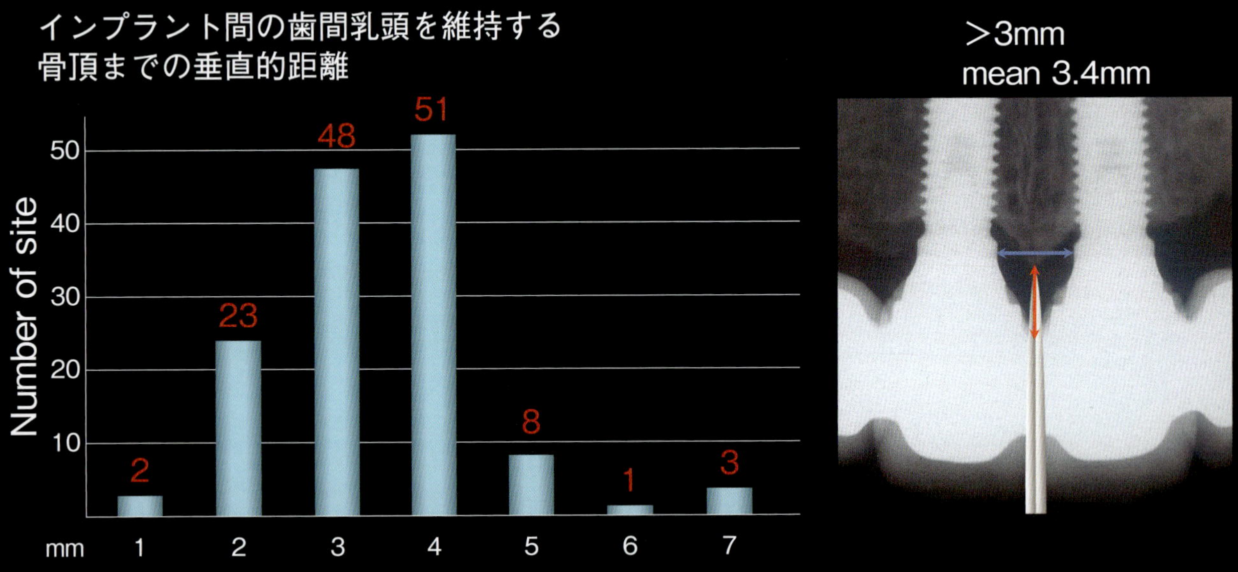

Fig. 11　インプラント間の歯間乳頭を維持するためには，上部構造のコンタクトポイントから骨頂までの距離が 3 mm 以上必要である（[1] より）

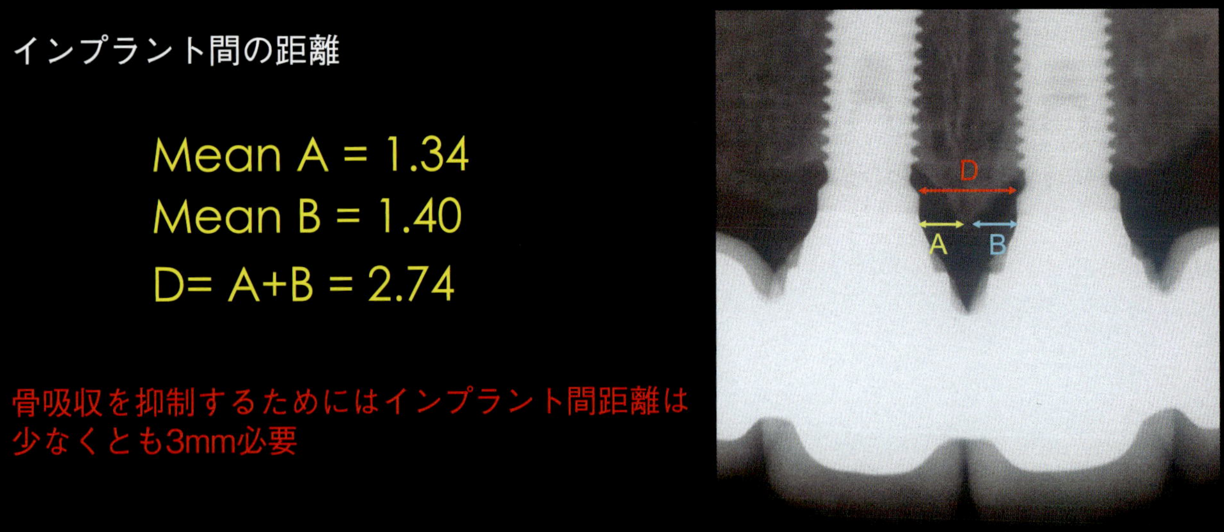

インプラント間の距離
Mean A = 1.34
Mean B = 1.40
D= A+B = 2.74
骨吸収を抑制するためにはインプラント間距離は
少なくとも3mm必要
D
A
B

Fig. 12　インプラント間の歯槽骨を維持するためには，インプラント間距離は少なくとも 3 mm 必要である（[2] より）

筆者はParallel Implantsの治療を行う際に，「リスクファクターの理解」「予知性の高い処置」「長期的に維持させる」ことを心がけている．そのためには「インプラントポジション」「硬組織の質」「軟組織の量」が重要であり，症例によっては硬組織，軟組織のボリュームを増やす処置も必要となる．

●治療計画

Parallel Implantsを埋入するにあたって，上顎前歯部の骨欠損部位にGBRを行うことは必須である．Staged approachで行うか，Simultaneous approachで行うかは，埋入するインプラントの初期固定，骨造成量，軟組織の質，軟組織の量等で決定していく．本ケースにおいては，硬組織，軟組織の量が少ない等，難易度が高いため，Staged approachでGBRを行うこととした．

前述したように，天然歯である場合は，アンテリアガイダンス等の緻密な矯正は必要ないが，インプラント補綴となると，下顎前歯部の唇側傾斜は極力補正したい．最終的に上顎前歯を歯列内にきれいに並べるためには，下顎の前歯部を矯正によって内方に入れて歯列内におさめて咬合を安定させることが必要である．

続いて脱臼した|2だが，術後の不安も残るが，患者本人の希望もあり，保存することとした．根管治療医によって根管治療を行い，補綴治療を行う．

3 2|2 3のガムラインだが，ややガミースマイルでもあり，歯肉の検査をした結果，3 2|2 3の本来の歯冠長は，現在の歯冠長よりも長く，歯肉縁下約2 mmの位置にCEJがあることがわかった．本症例は，altered active eruptionと診断し，適正なガムラインを設定するための歯周外科を行うこととした．その結果，ガムラインを根尖側に移動することにより，1|1のガムラインも現在のガムラインよりも根尖側に設定することができ，GBRもそれに合わせた量の骨造成で済むこととなる．

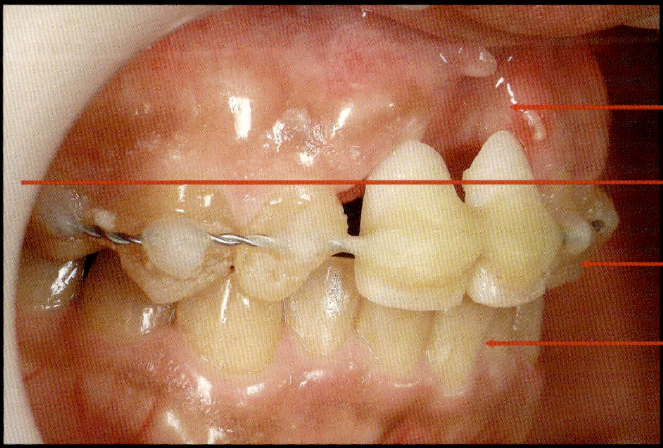

Fig. 13　問題点と対処法．1|1の歯槽骨欠損に対してはGBRを行って，Staged approachでインプラント埋入を行う．歯頸ラインは，臨床的歯冠長延長術によって整える．|2の外傷歯は歯内療法を行う．下顎前歯の歯列不正は矯正治療を行うこととした．

●治療の流れ

まず骨欠損部に対して，骨補填材と非吸収性メンブレンを用いてStaged approachでGBRを行った（Fig. 14，15）．6カ月後，骨造成が達成できたことがCT上で確認できる（Fig. 16-1，2）．

続いて，インプラント埋入のためのシミュレーションを行う．前述したParallel

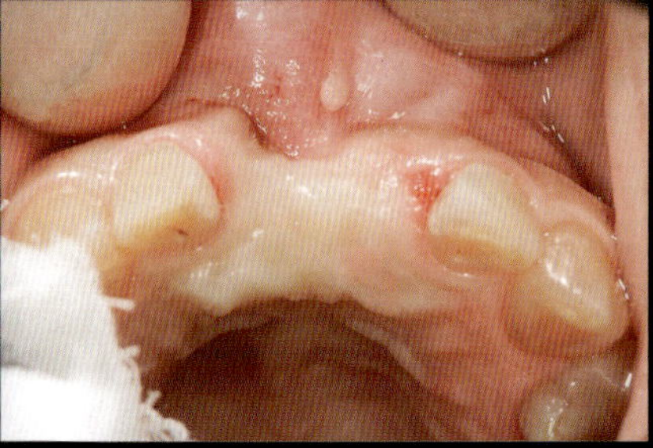

Fig. 14-1　オペ前の顎堤の状態

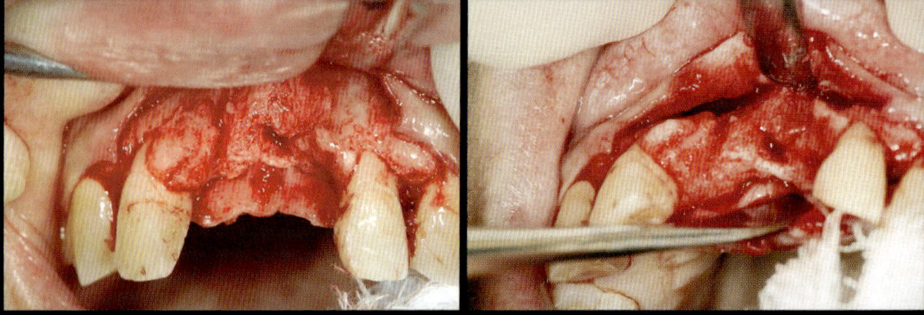

Fig. 14-2，3　歯肉剥離を行う．歯槽骨の垂直的・水平的欠損が著しい

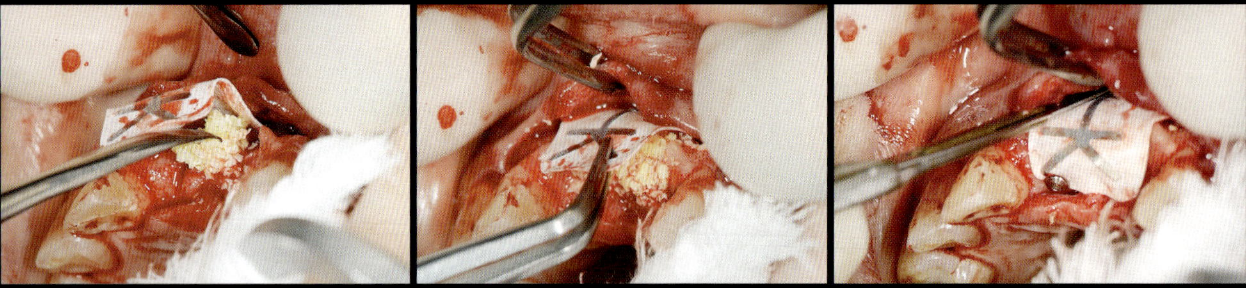

Fig. 14-4～6　骨補填材および非吸収性メンブレンを用いて GBR を行う

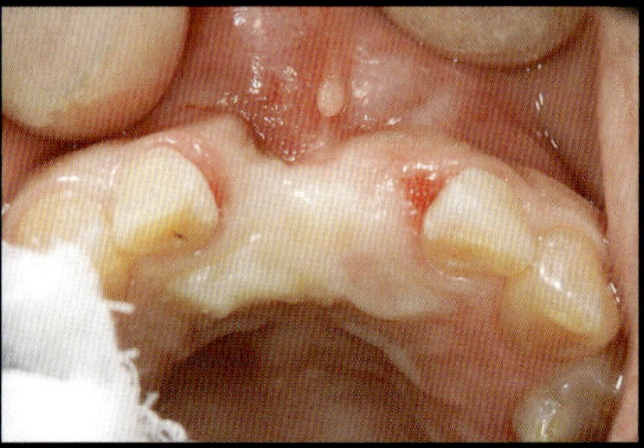

Fig. 15-1　術前

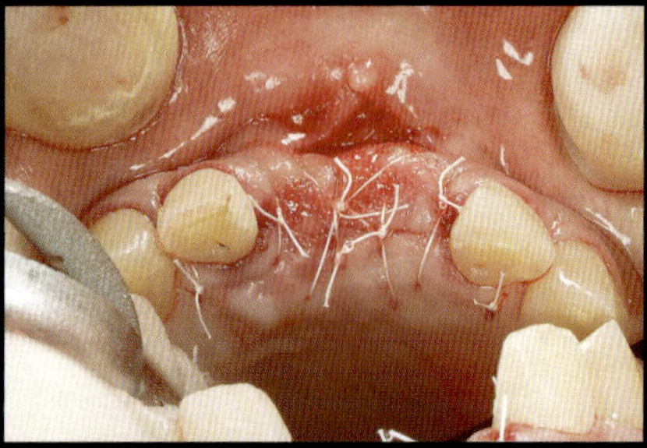

Fig. 15-2　術後

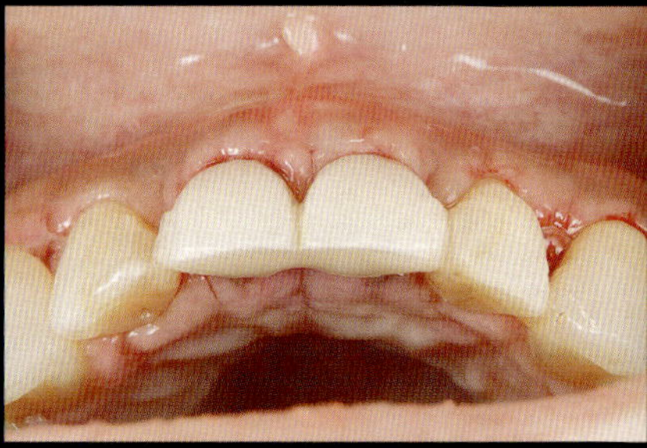

Fig. 15-3　プロビジョナルレストレーション装着

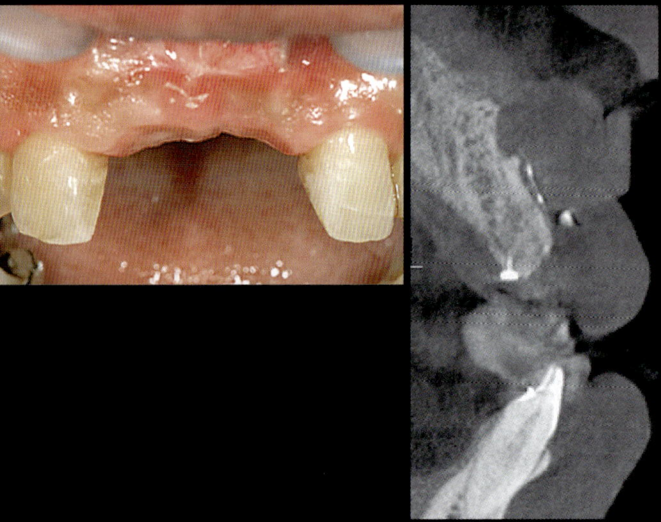

Fig. 16-1，2　骨造成が達成できたことがCT上で確認できる

Implants のポイントの通り，インプラント間の距離は 3 mm 以上とる．埋入深度は，歯周外科後のガムラインを想定して設定する（Fig. 17-4）．このように将来のガムラインを先読みした埋入ポジションであり，またインプラント間距離，方向等，三次元的な埋入ポジションを正確に具現化するためには，サージカルガイドの使用は必須である（Fig. 18）．

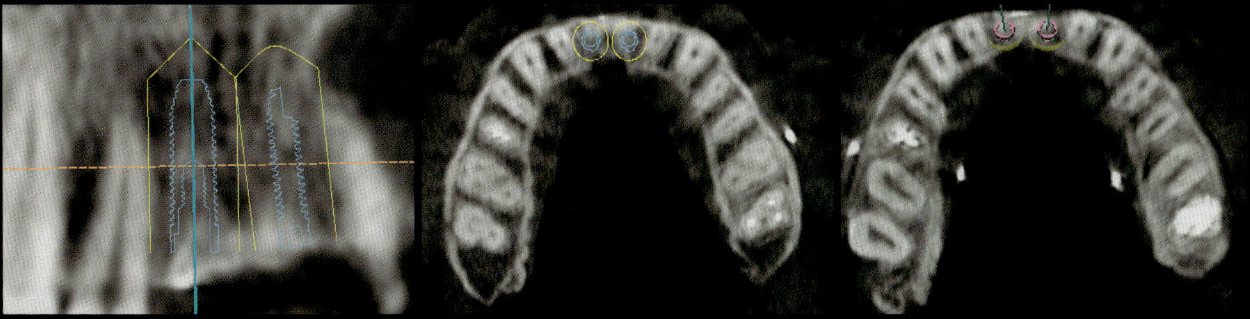

Fig. 17-1～3　インプラント埋入のシミュレーションを行う．インプラント間の距離を 3 mm 以上とる

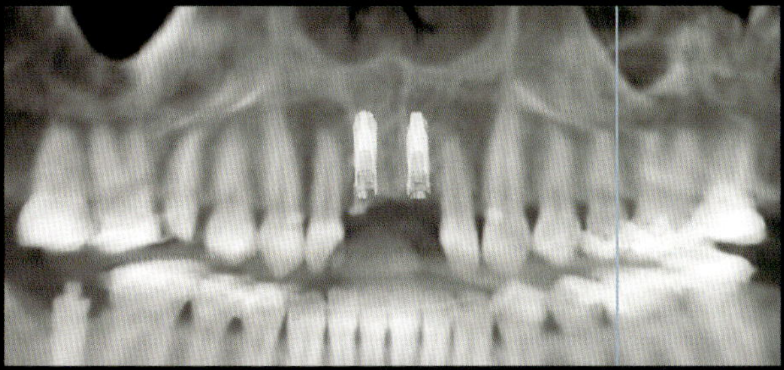

Fig. 17-4　埋入深度は，歯周外科後のガムラインを想定して設定している

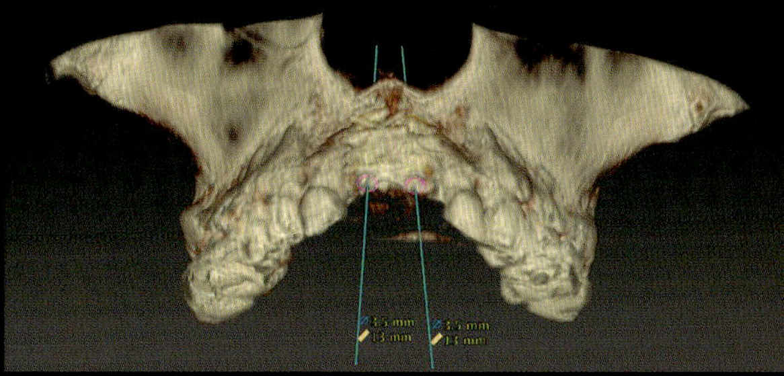

Fig. 17-5　Nobel Clinician（Nobel Biocare）にて埋入計画を立案し，サージカルガイドを作製する

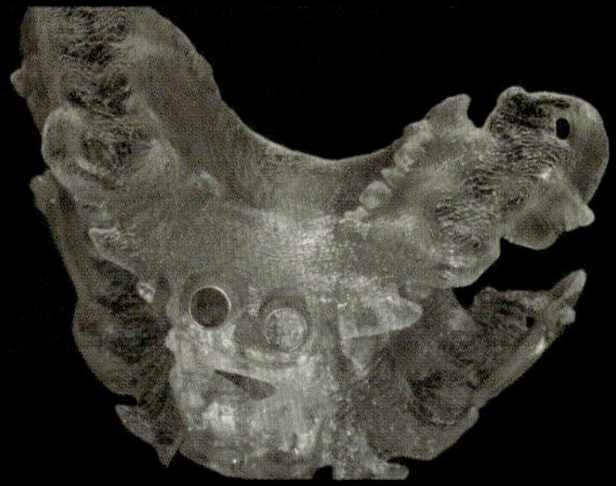

Fig. 18　Fig. 17-4 のように，“将来のガムライン”といった先読みをした部位にインプラントを埋入するためには，サージカルガイドを使用した手術は必須である

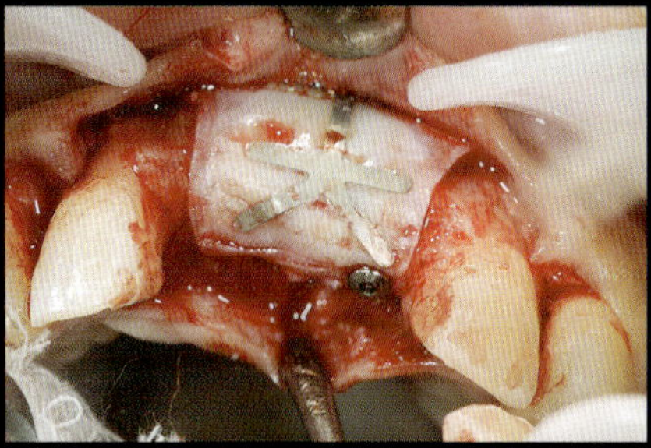

Fig. 19-1　二次手術時，歯肉を剝離し，メンブレンおよびボーンタックを確認する

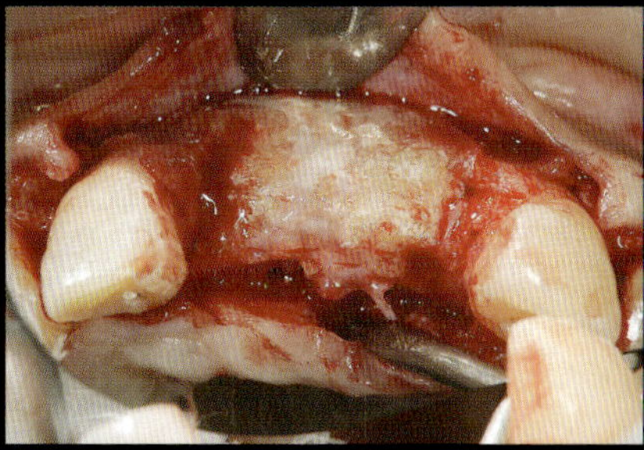

Fig. 19-2　同部位．メンブレンとボーンタックを除去．骨の造成が十分にされていることが確認できる

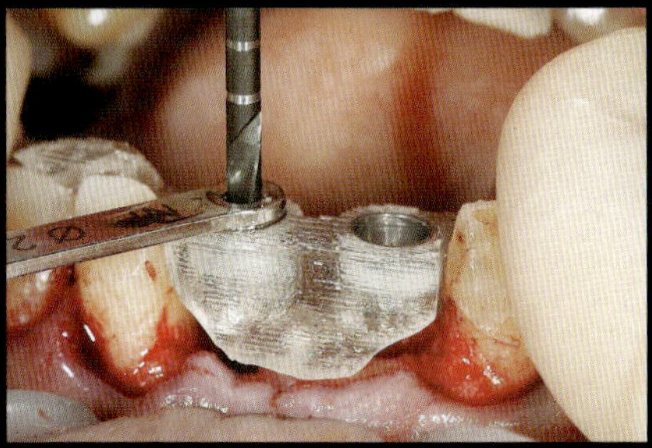

Fig. 19-3　サージカルガイドを用いて，ドリリングを行う

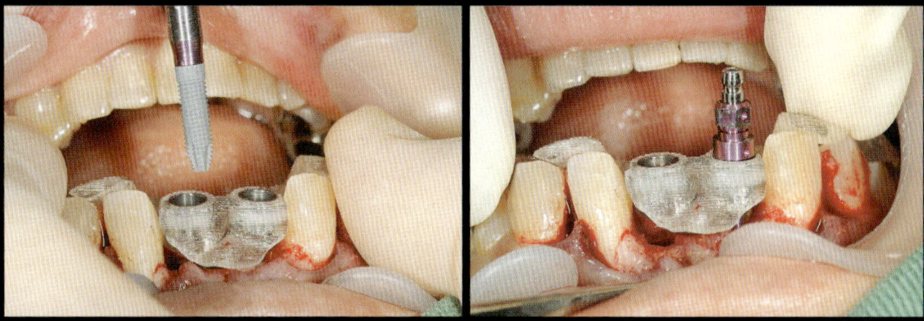

Fig. 19-4，5　インプラント体の埋入

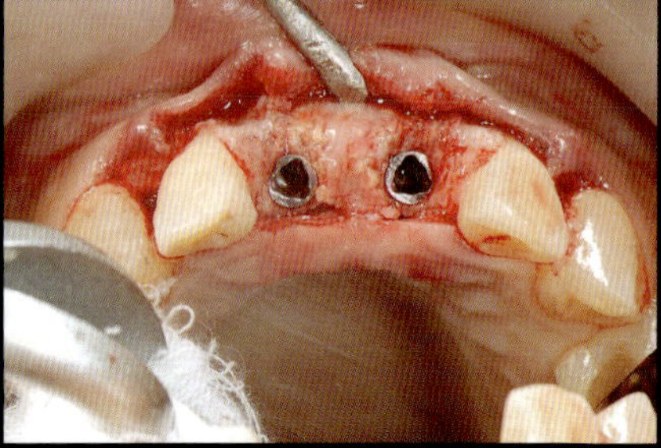

Fig. 19-6　インプラント埋入後の状態

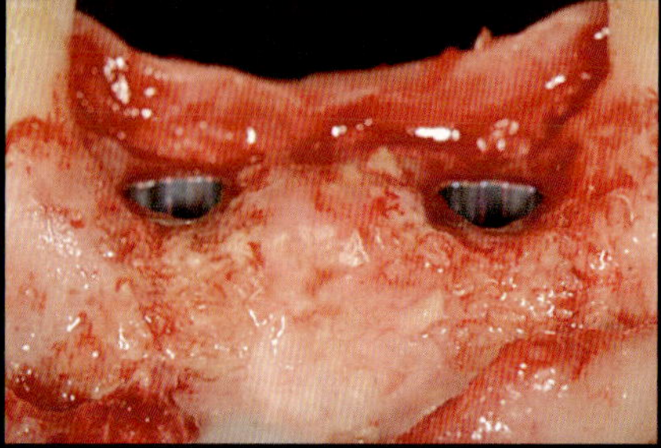

Fig. 19-7　埋入ポジションがやや深く設定されているが，前述したように将来のガムラインを想定したポジションに埋入している．同時に骨をスキャロップ状に削合した

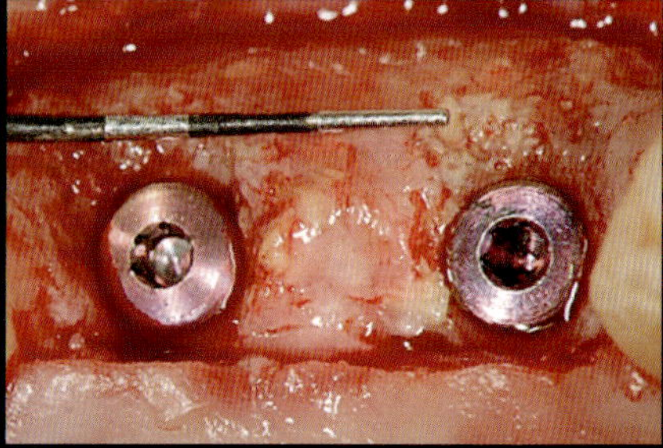

Fig. 19-8　インプラント間距離は，サージカルガイドの設定通りに 3 mm 以上の距離を保つ

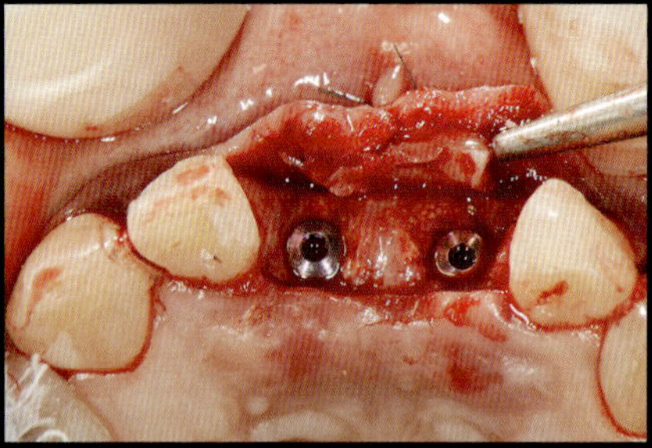

Fig. 20-1　結合組織をインプラント唇側部位に移植した

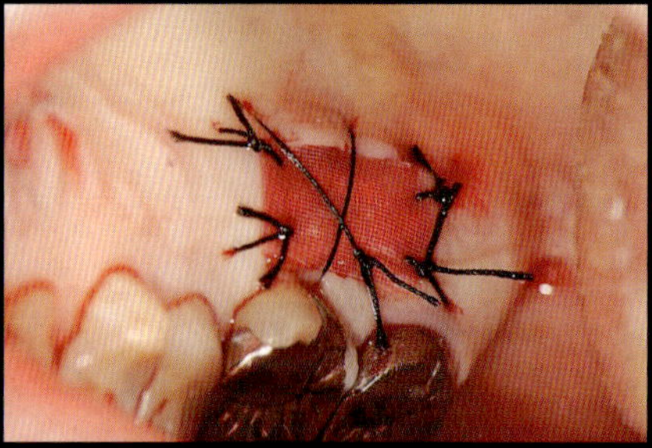

Fig. 20-2　口蓋側のドナー部位

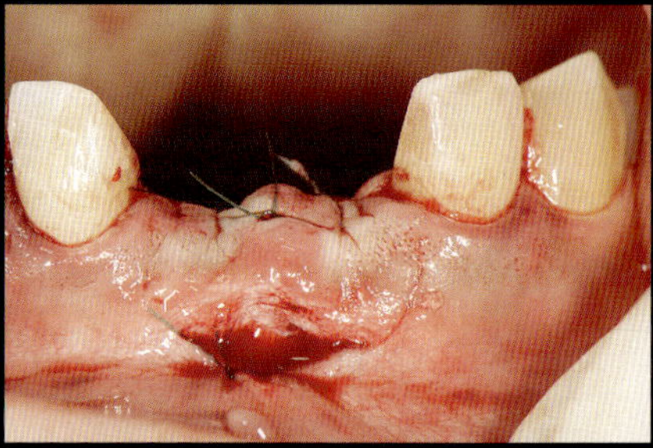

Fig. 20-3　術後

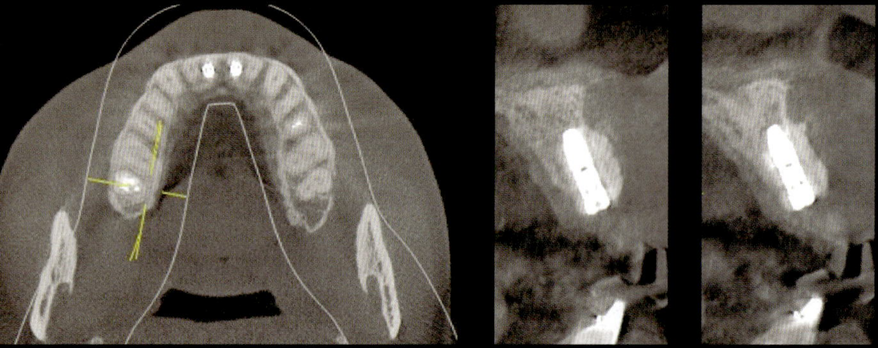

Fig. 21　埋入後の CT 像．計画通りのインプラント間距離，角度，深度に埋入されていることが確認できる

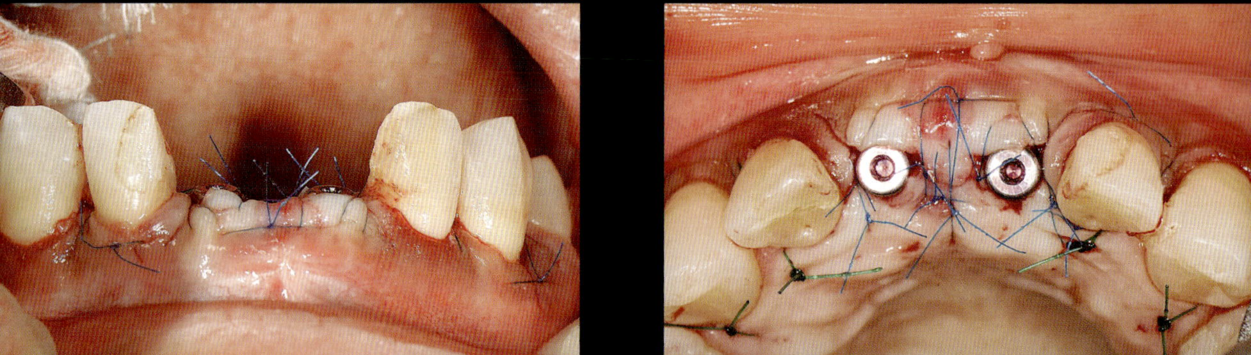

Fig. 22-1，2　二次オペ後．ロール法により唇側に軟組織を移動している

ロップ状に削合し，1|1 間の歯間乳頭様のボリュームを確保する．さらに結合組織をインプラント唇側部位に移植した（Fig. 20-1～3）．

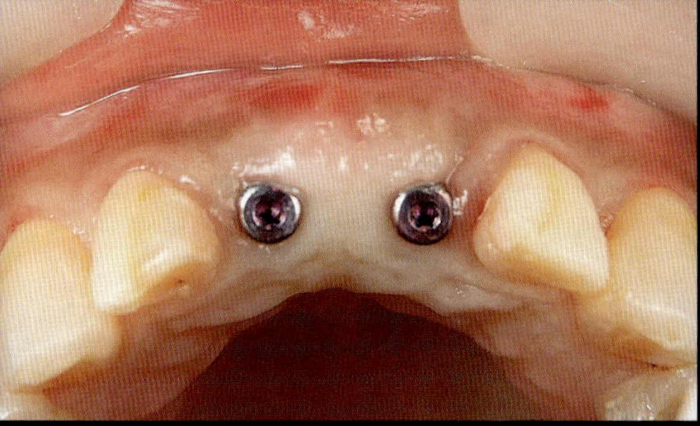

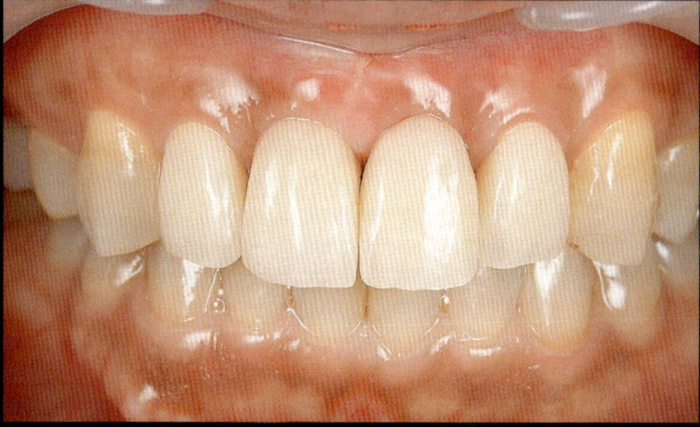

Fig. 23-1，2　治癒後，2┼2 にプロビジョナルレストレーションを装着する．1|1 のプロビジョナルレストレーションはスクリューリテイニングにより，将来，歯肉スカルプティングを行うためにリッジラップによってガムラインを想定している

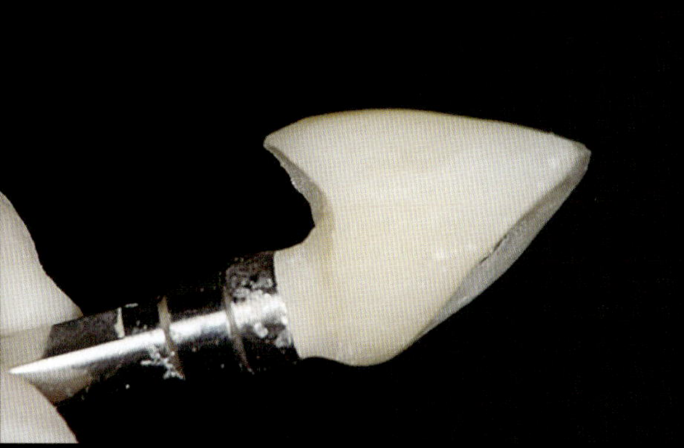

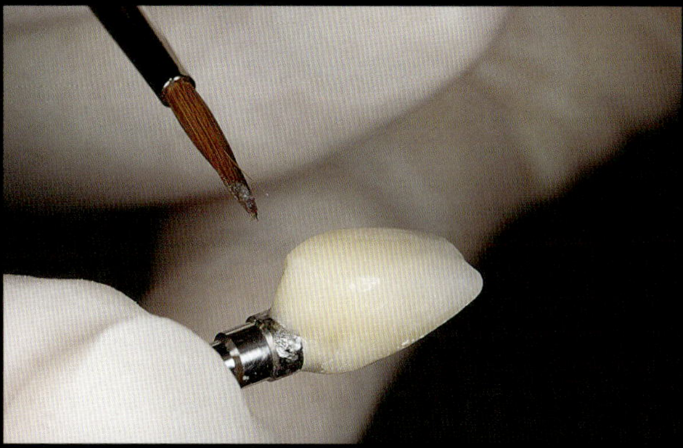

Fig. 24-1，2　リッジラップに設定された最終ガムラインの位置と歯冠側にある歯肉をスカルプティングするためにレジンを塗布し，インプラント周囲内縁歯肉の形態を変更する

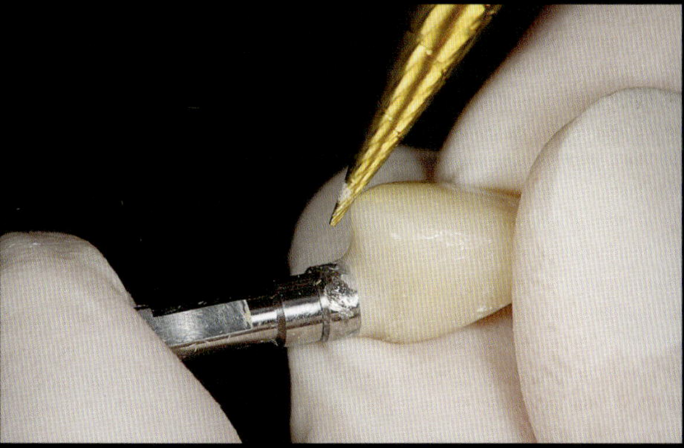

Fig. 24-3　辺縁の歯肉となるガムライン相当部のレジンの修正を行う．同部に辺縁歯肉のようにインプラント周囲組織が乗るように丸みをつける

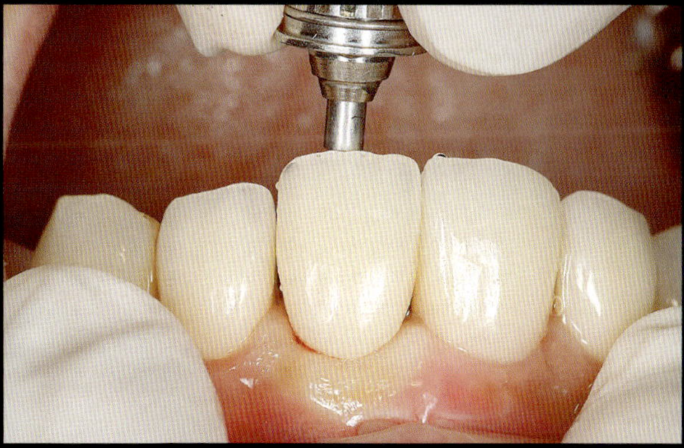

Fig. 24-4　スクリューを締めていくと，ブレンチングが起こる．このブレンチングが起きた時点でしばらくねじ締めを止めて５分間ほど待つ．同部がピンク色に変わったら，再度締めていく．最終的にしっかりと締まるまでこの作業を続ける

二次オペの治癒後(Fig. 22)，歯肉のスカルプティングを行う．2┼2 にプロビジョナルレストレーションを装着する．この 1|1 のプロビジョナルレストレーションはスクリューリテイニングにより装着されており，将来，歯肉スカルプティングを行うためにリッジラップによってガムラインを想定している（Fig. 23-1，2）．

リッジラップに設定された最終ガムラインの位置と歯冠側にある歯肉をスカルプティングするためにレジンを塗布し，インプラント周囲内縁歯肉の形態を変更する

(Fig. 24-1, 2). 辺縁の歯肉となるガムライン相当部のレジンの修正を行う. 同部に辺縁歯肉のようにインプラント周囲組織が乗るように丸みをつける (Fig. 24-3). スクリューを締めていくと, ブレンチングが起こる. このブレンチングが起きた時点でしばらくねじ締めを止めて5分間ほど待つ. 同部がピンク色に変わったら, 再度締めていく. 最終的にしっかりと締まるまでこの作業を続ける (Fig. 24-4).

2nd スカルプティングでは, 歯間乳頭を作るため, 歯間乳頭部を少し押していく (Fig. 25-1, 2). 歯間乳頭部を少し押していく際, 押すことで歯肉内縁が引っ張られて歯肉が下がる可能性がある. そこで近心の一部内縁に切開を入れることで, 引っ張られずに押されるようにしている (Fig. 25-3). 歯肉のスキャロップからの立ち上がりのエマージェンスプロファイルをレジンによって足したり引いたりしながら形を整え, 連続したU shapeを作り (Fig. 25-4, 5), スカルプティングを終えた (Fig. 25-6).

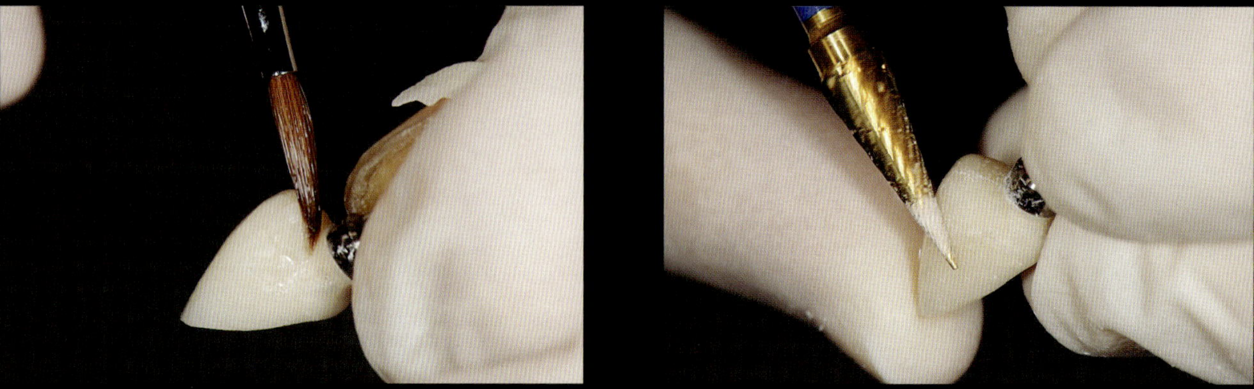

Fig. 25-1, 2　2nd スカルプティングでは, 歯間乳頭を作るため, 歯間乳頭部を少し押していく

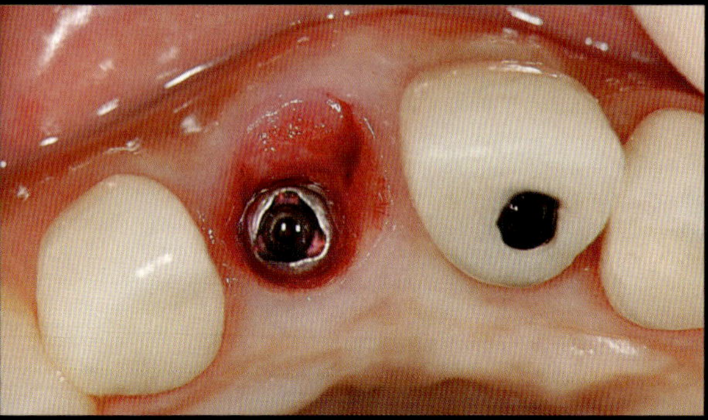

Fig. 25-3　歯間乳頭部を少し押していく際, 押すことで歯肉内縁が引っ張られて歯肉が下がる可能性がある. そこで近心の一部内縁に切開を入れることで, 引っ張られずに押されるようにしている

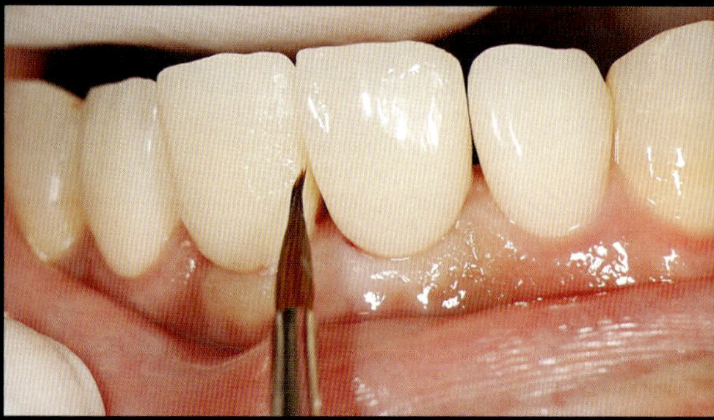

Fig. 25-4　歯肉のスキャロップからの立ち上がりのエマージェンスプロファイルをレジンによって足したり引いたりしながら形を整え, 連続したU shapeを作る

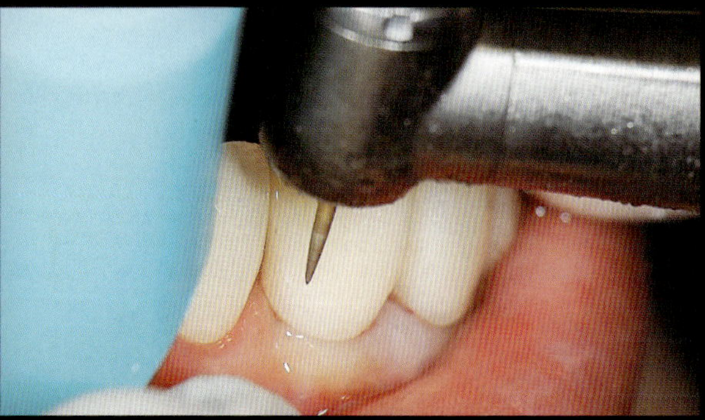

Fig. 25-5　同, 調整

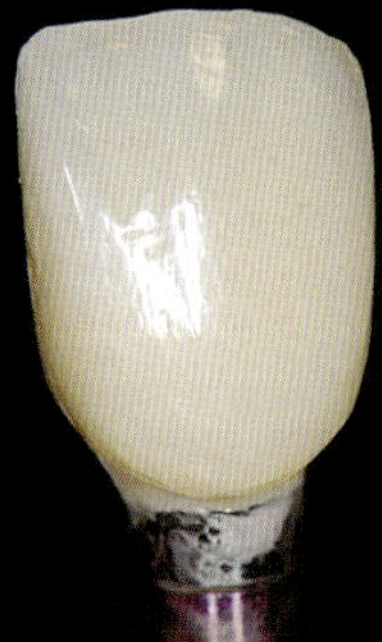

Fig. 25-6　スカルプティングを終えたプロビジョナルレストレーション

●印象採得

最終補綴物の作製においては，ティッシュスカルプティングを行ったインプラント周囲組織内の形態を最終補綴物のアバットメントに移行させることが重要である．印象採得において，プロビジョナルレストレーションの縁下形態を印象採得し，ケニスハインズテクニック[3]によりインプレッションコーピングにプロビジョナルレストレーションの形態をそのまま写し取り，カスタムメイドに印象用コーピングを作りあげ，印象採得を行う（Fig. 27）．

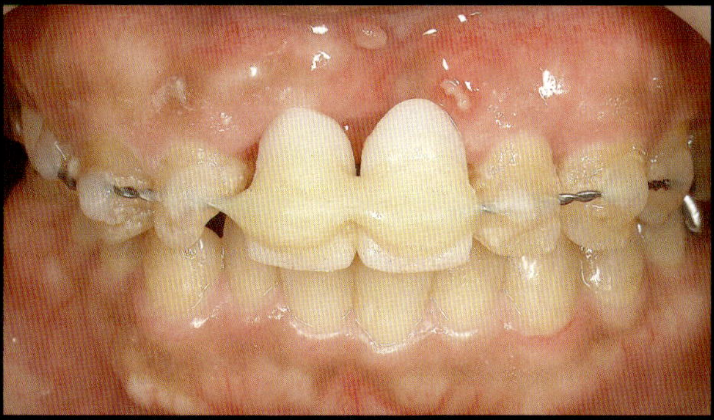

Fig. 26-1 術前

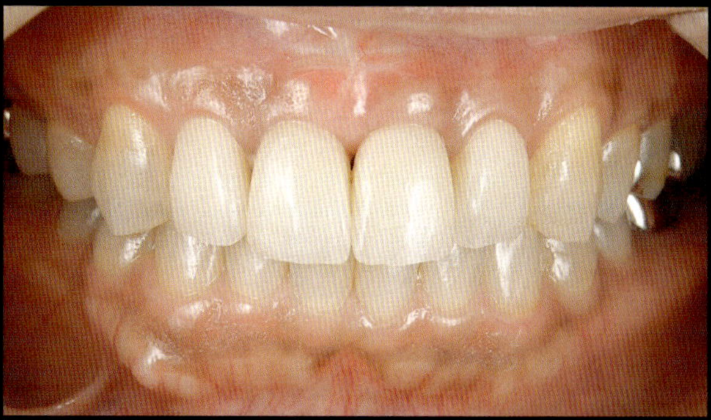

Fig. 26-2 スカルプティング後

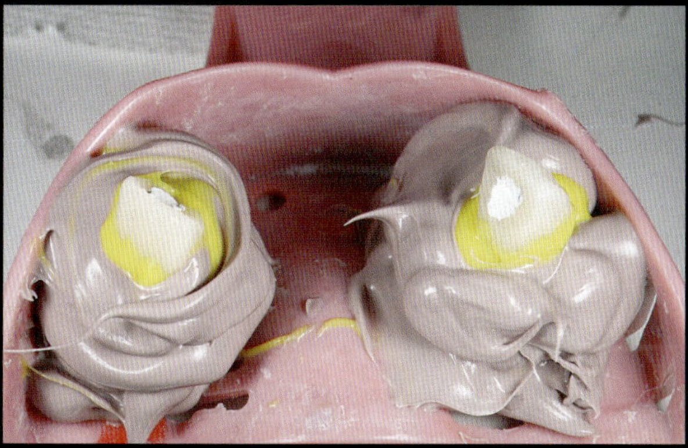

Fig. 27-1 プロビジョナルレストレーションのシリコーン印象を行う

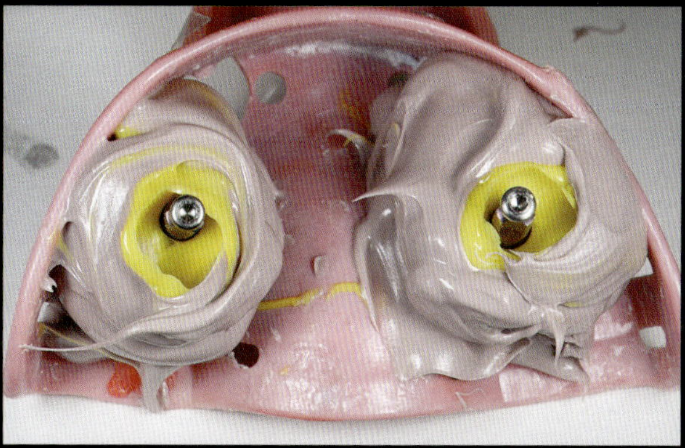

Fig. 27-2 プロビジョナルレストレーションを外し，インプレッションコーピングを付ける

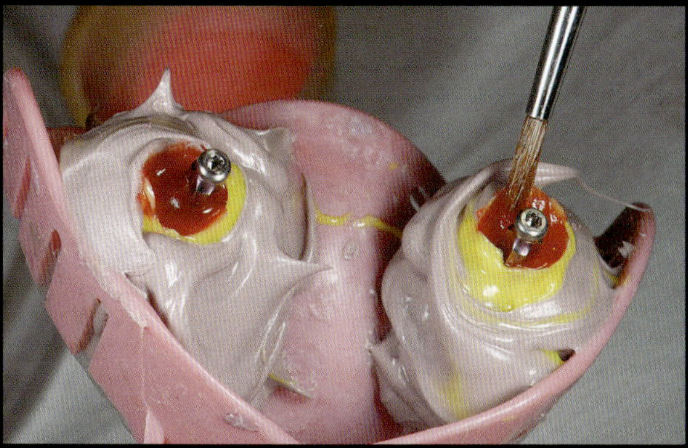

Fig. 27-3 その周りのスペースにパターンレジンを流し込む

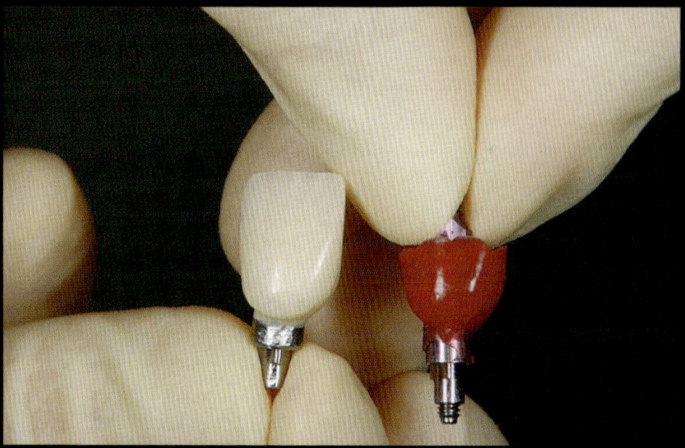

Fig. 27-4 硬化後，パターンレジンを取り出す．プロビジョナルレストレーションの形態と一致していることがわかる

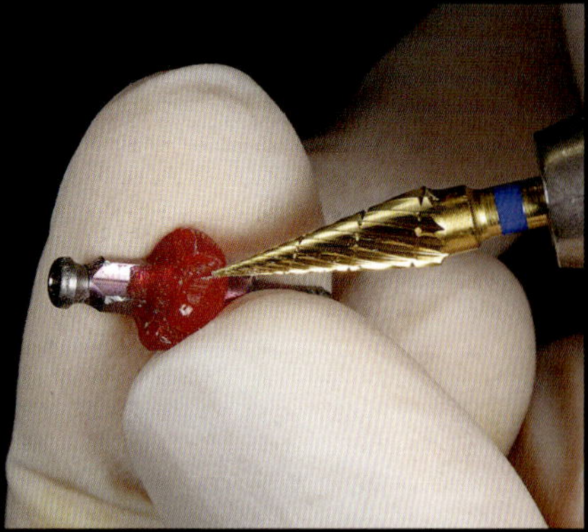

Fig. 27-5　回転防止のための刻みを入れる

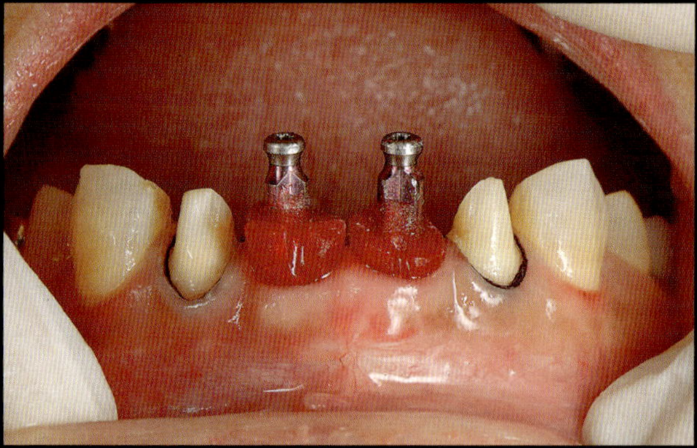

Fig. 27-6　口腔内に装着し，印象採得を行う

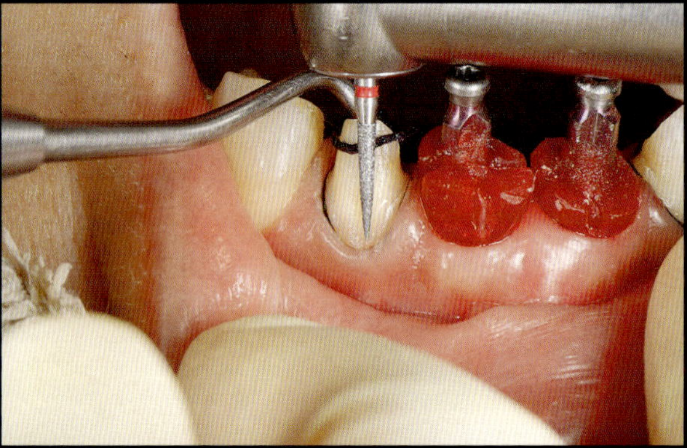

Fig. 27-7　クラウンを予定している隣在歯の最終支台歯

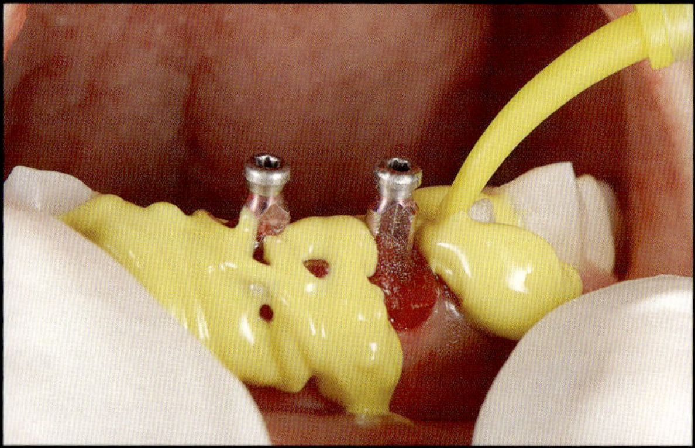

Fig. 27-8　4 前歯同時に印象採得を行う

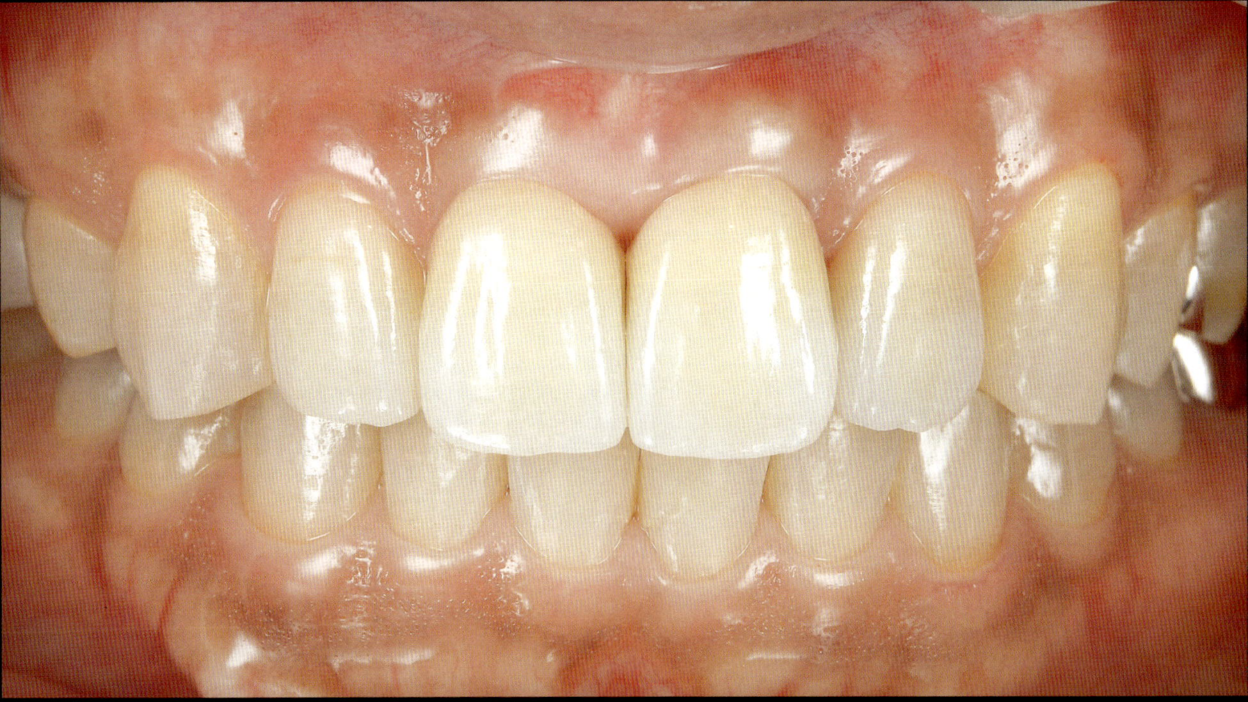

Fig. 28　最終補綴物装着時

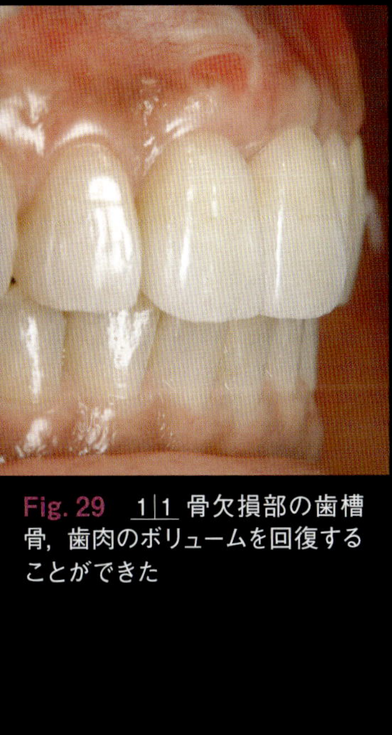

Fig. 29　$\underline{1|1}$ 骨欠損部の歯槽骨，歯肉のボリュームを回復することができた

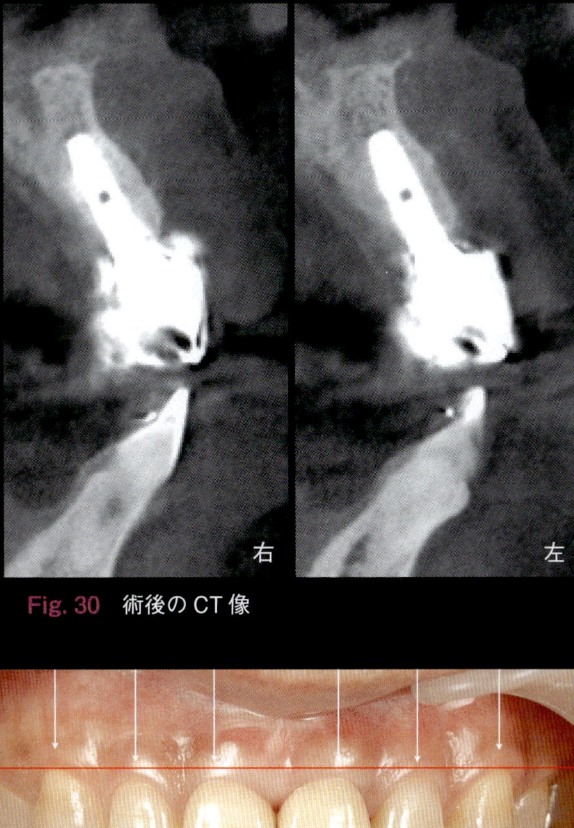

Fig. 30　術後の CT 像

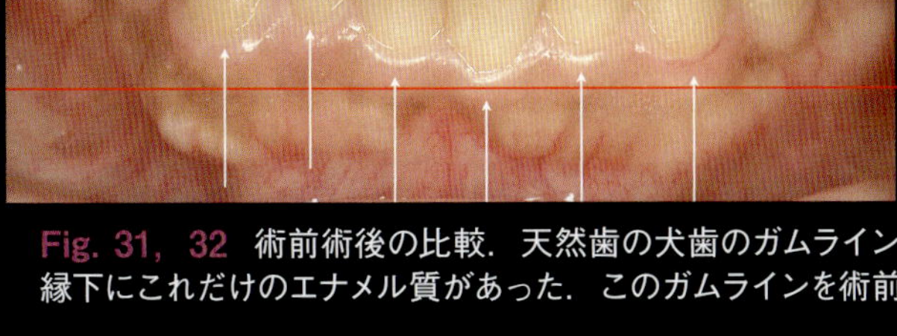

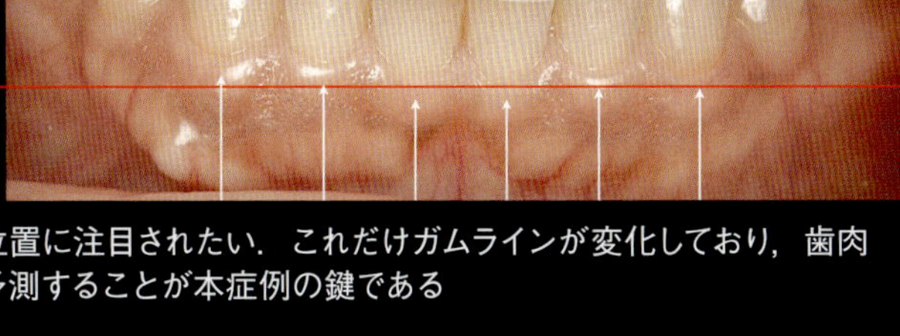

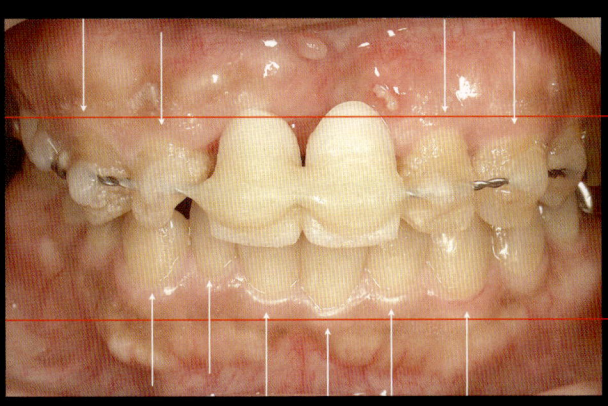

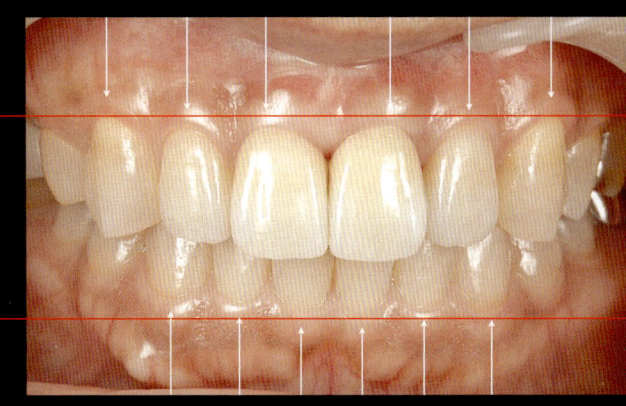

Fig. 31，32　術前術後の比較．天然歯の犬歯のガムラインの位置に注目されたい．これだけガムラインが変化しており，歯肉縁下にこれだけのエナメル質があった．このガムラインを術前に予測することが本症例の鍵である

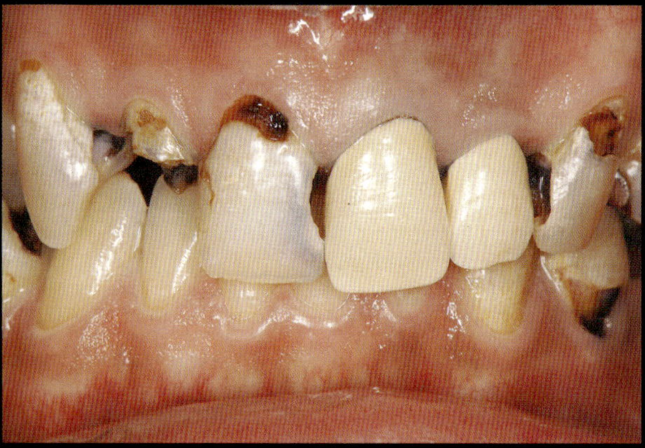

Fig. 1-1　初診時．重度の齲蝕で来院．残存歯質は少なく保存も難しかったが，患者了解のもと，保存することとした．支台築造を行い，補綴治療を行う

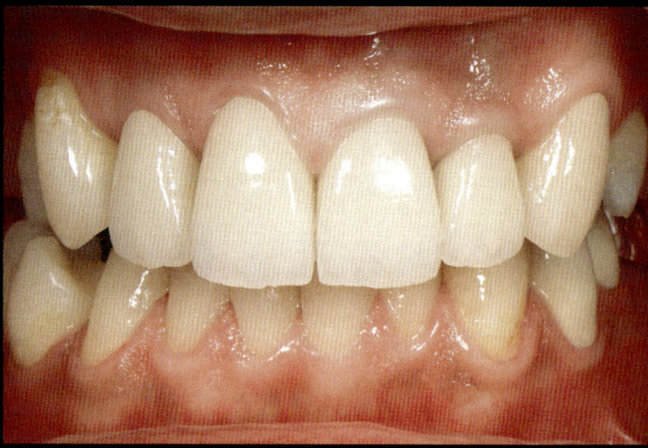

Fig. 1-2　治療終了時

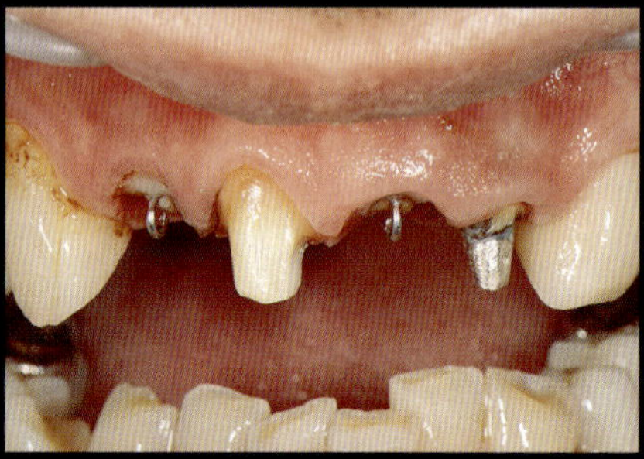

Fig. 2　補綴物を外したところ．⌊1 は歯根破折により保存不可能，2⌋ は保存は可能であるがフェルールがなかった．2⌋，⌊1 の矯正的挺出を行う

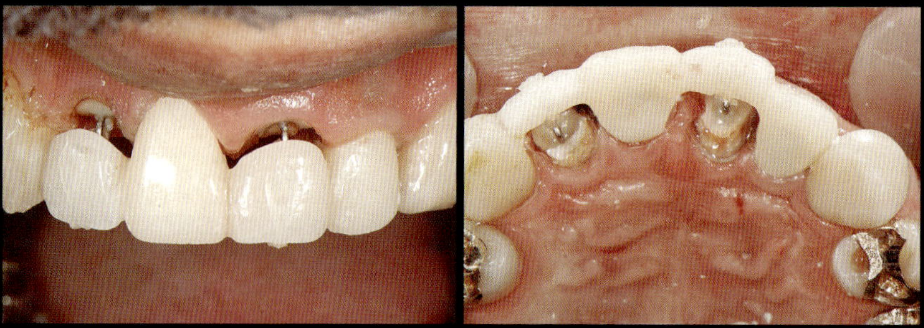

Fig. 3-1，2　矯正的挺出

■症例の概要

患者は 30 代，男性．当院に重度の齲蝕で来院（Fig. 1-1）．残存歯質は少なく，保存も難しかったが，患者了解のもと，補綴治療を行った（Fig. 1-2）．そして，治療終了から 5 年後，⌊1 の歯根破折で再来院した．

補綴物を外したところ（Fig. 2）．⌊1 は歯根破折により保存不可能と診断した．また 2⌋は保存は可能であるが，フェルールがなかった．

2┴2 を再補綴するにあたり，2⌋は矯正挺出によりフェルールを確保してから補綴治療を行う．⌊1 は，インプラント治療を予定しており，歯肉のボリュームを確保しながら，抜歯即時でインプラント埋入を行い，最終的には 2┴2 のガムラインを調和させるという計画を立てた．

●治療の流れ

まず，2⌋，⌊1 の矯正的挺出を行う（Fig. 3-1，2）．矯正的挺出終了時（Fig. 4-1，2），歯冠側に歯肉が移動していることがわかる．2⌋のフェルールの確保，そしてインプラント予定部位である⌊1 の歯肉のボリューム確保を行った（Fig. 5）

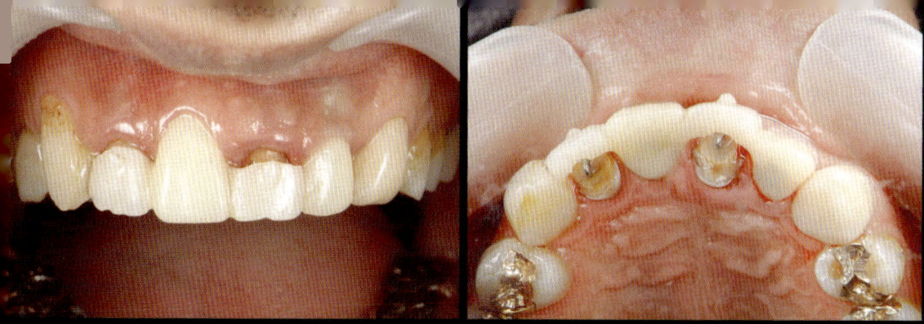

Fig. 4-1, 2　矯正的挺出終了時．歯冠側に歯肉が移動している

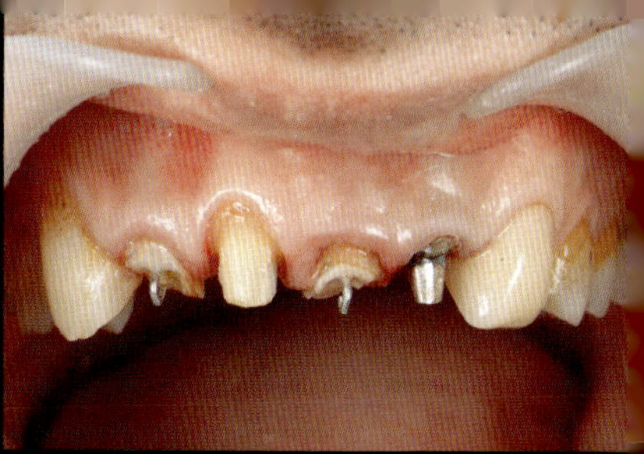

Fig. 5　プロビジョナルレストレーションを外したところ．2|のフェルール確保，|1 の歯肉ボリュームの確保を行った

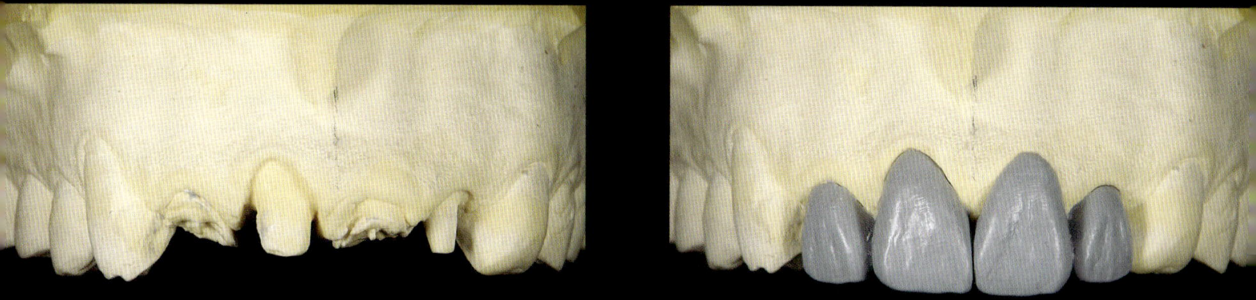

Fig. 6-1, 2　診断用ワックスアップ．ここで注目すべきは，2┼2 のガムラインである．特に 1|1 はトライアンギュラーなガムラインを呈しており，ガムのボトムが遠心にある．この位置がガムラインの連続性に大きく影響する

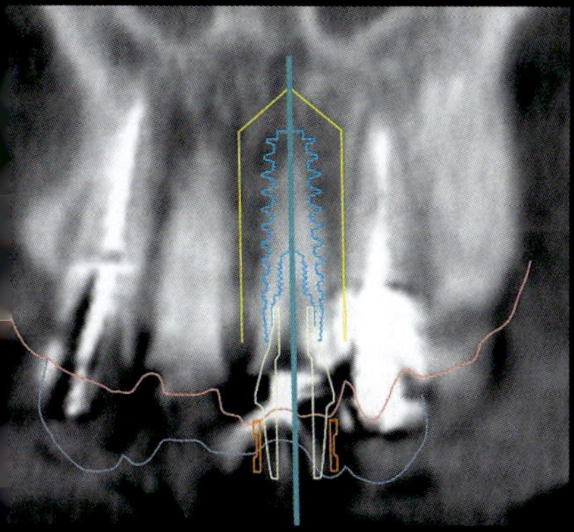

Fig. 7-1　インプラント埋入ポジションの検討

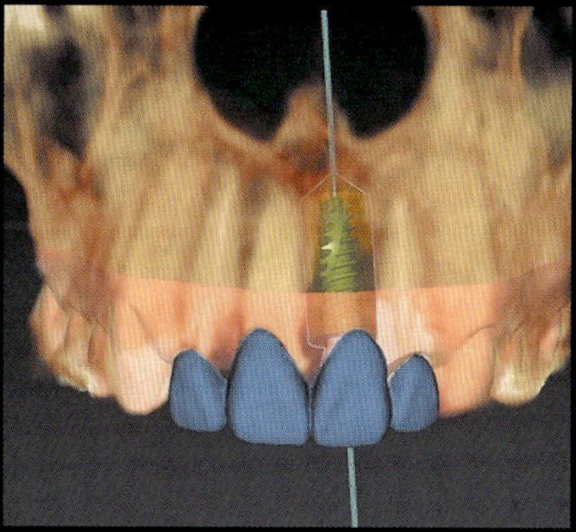

Fig. 7-2　フィクスチャーを遠心に振ることで，zenith の位置を反対側同名歯と合わせる

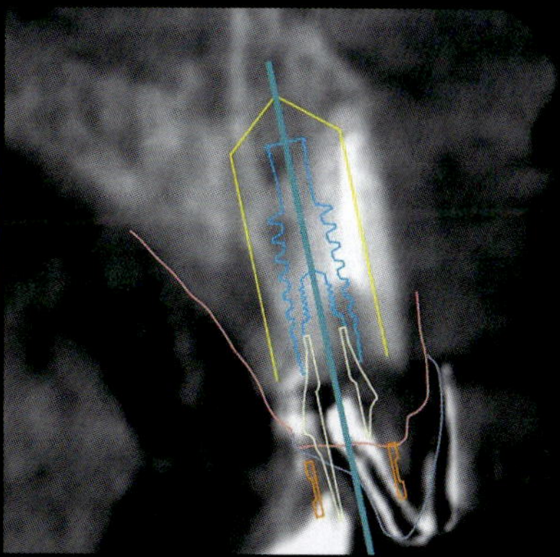

Fig. 7-3　インプラントの立ち上がりの形態と上部構造のつながりや角度が適切か側方から確認する

そして診断用ワックスアップを作製する（Fig. 6-1, 2）．ここで注目すべきはガムラインである．1|1 はトライアンギュラーなガムラインを呈しており，1|のガムのボトムは遠心に位置している．反対側のインプラント部のボトム（Gingival zenith）も遠心に合わせるためには，zenith の直下にインプラントを埋入させたい．

そこで，スマートフュージョン（Nobel Biocare）を用いて，インプラントの埋入ポジションのシミュレーションを行い（Fig. 7, 8），そのシミュレーション通りのサージカルガイドを作製した(Fig. 9)．インプラント体をやや遠心に振るように設計している

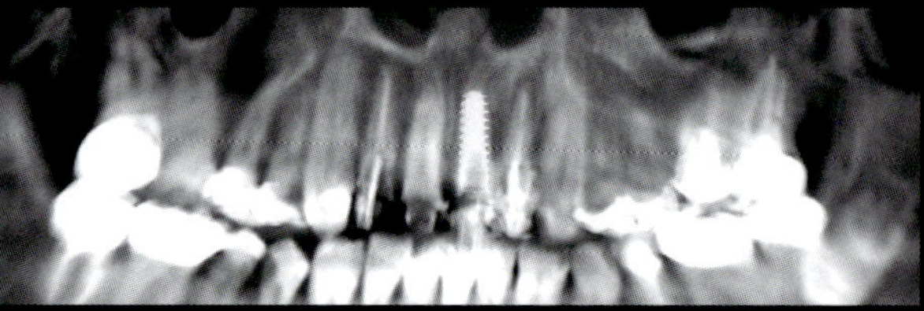

Fig. 8　CT 上での確認

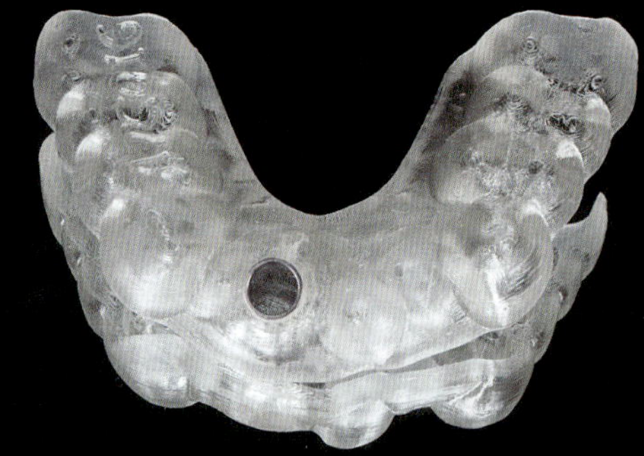

Fig. 9　埋入計画から作製したサージカルガイド

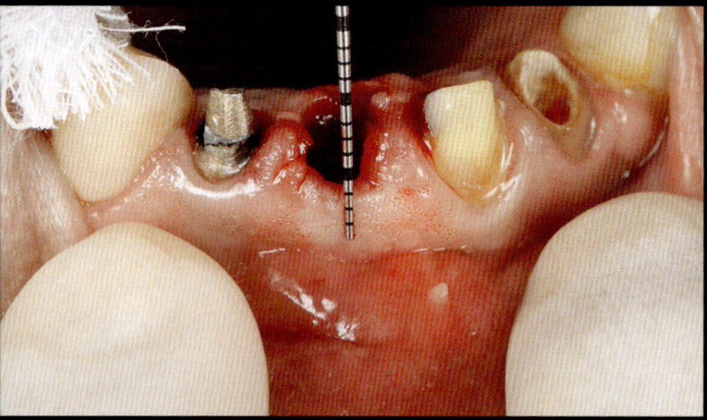

Fig. 10-1　周囲組織を侵襲しないように抜歯を行う．矯正的挺出を行っているので，抜歯は容易である

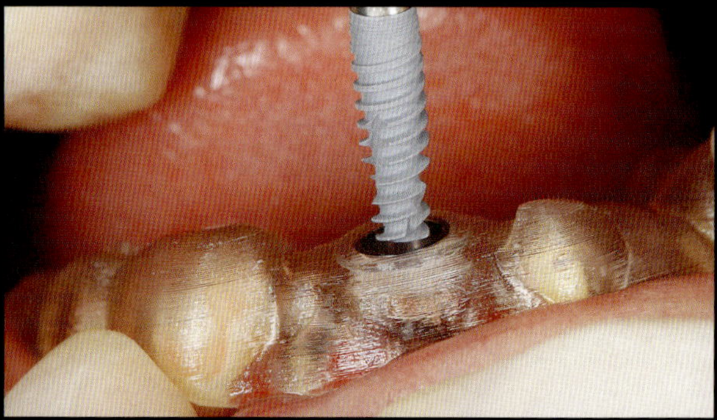

Fig. 10-2　サージカルガイドを用いてインプラント埋入

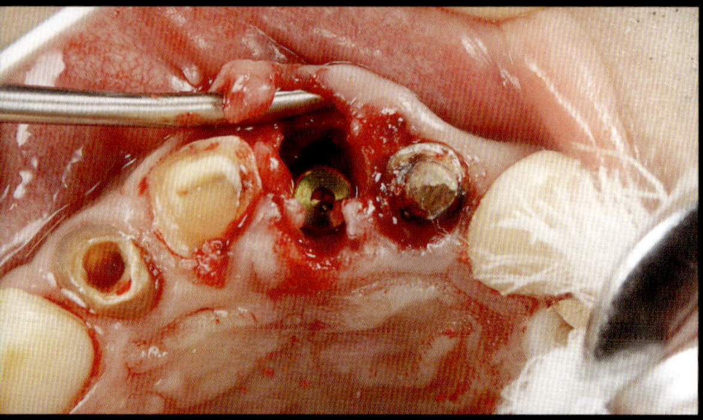

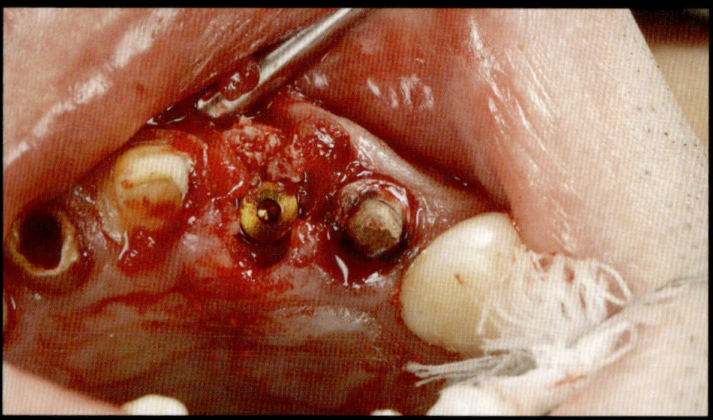

Fig. 10-3，4　インプラント埋入時に骨造成と結合組織移植を行った

●インプラント埋入

|1 を抜歯し（Fig. 10-1），サージカルガイドを用いてインプラントを埋入した（Fig. 10-2）．埋入時には骨造成と結合組織移植を行った（Fig. 10-3，4）．

矯正的挺出後とインプラント埋入後を比較する（Fig. 11-1，2）．フェルールを確保するための 2|2 の歯周外科も行っている．

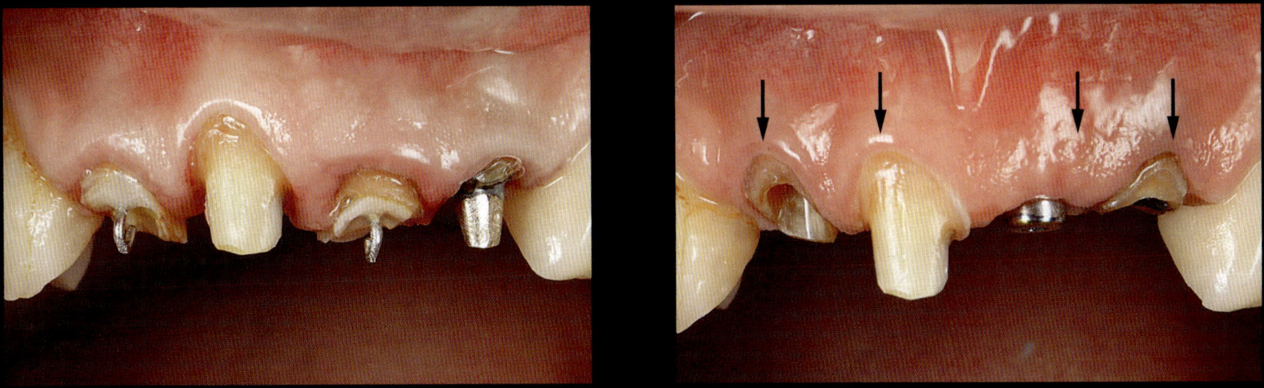

Fig. 11-1, 2　矯正的挺出前（左）とインプラント埋入後（右）の比較．2|2 はフェルールを確保するための歯周外科も行っている．矢印は Gingival zenith になる箇所である

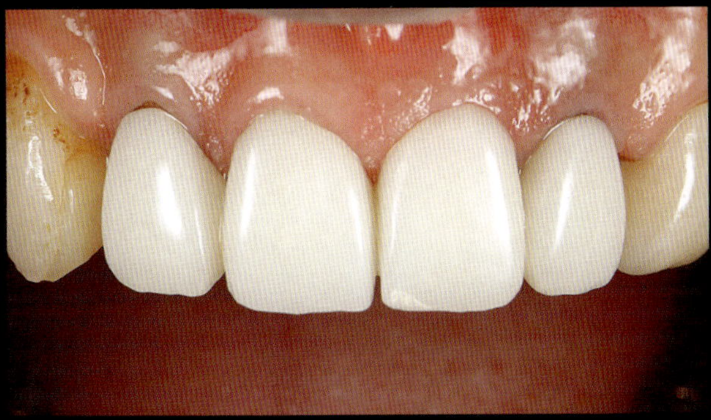

Fig. 12　スカルプティングを行う前のリッジラップ様のプロビジョナルレストレーション．これによりガムラインをイメージする

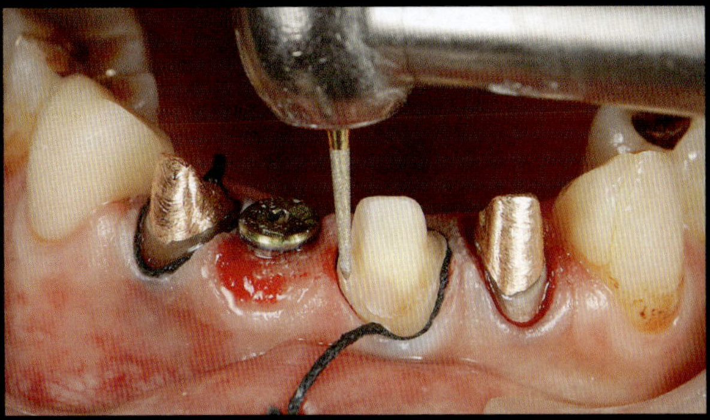

Fig. 13　天然歯に関しては通法通りに支台歯形成を行う

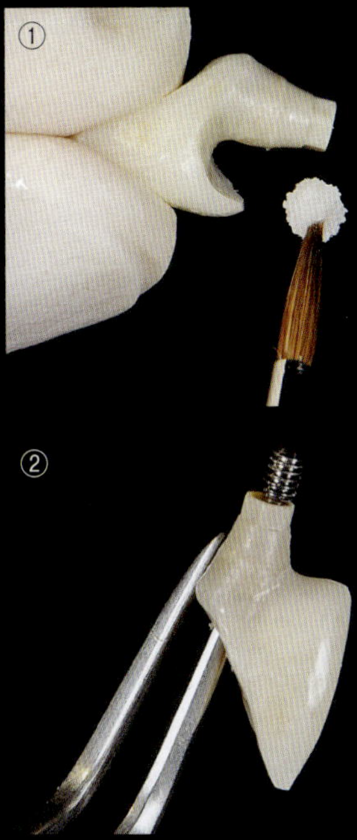

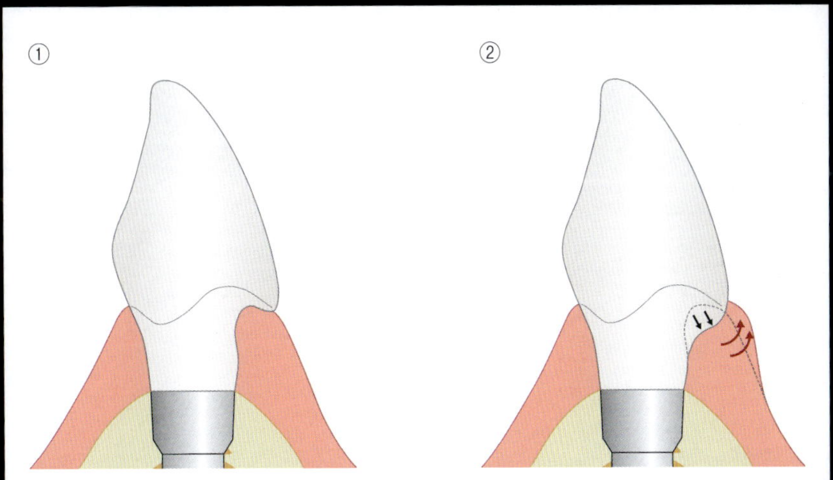

土屋賢司：イラストレイテッド歯冠修復アドバンステクニック．クインテッセンス出版，2011．より

Fig.14　リッジラップ様のプロビジョナルレストレーション（①）にレジンを盛り足すことで，入り込んだ歯肉を押し出し，辺縁歯肉に厚みが出る（②）

カルプティングを終了した（Fig. 15）．

最終補綴物装着から1年後，審美性は変わらず維持されている（Fig. 16）．また3年後，患者はさらなる審美性を求めて，3|3 にラミネートベニアを装着，21|12 も順調に推移している（Fig. 17）．

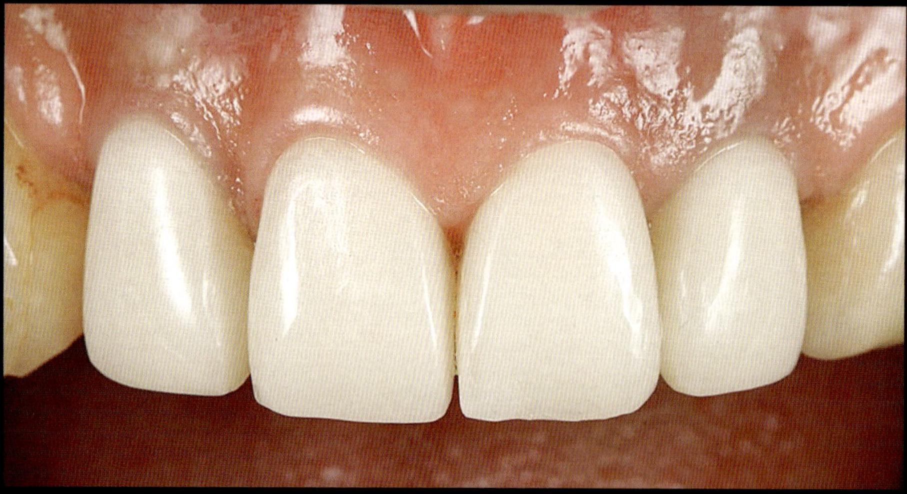

Fig. 15 スカルプティング終了時のプロビジョナルレストレーション．歯周組織との調和が認められる．また zenith の位置，ジンジバルレベルの対称性や審美的なスキャロップが得られている

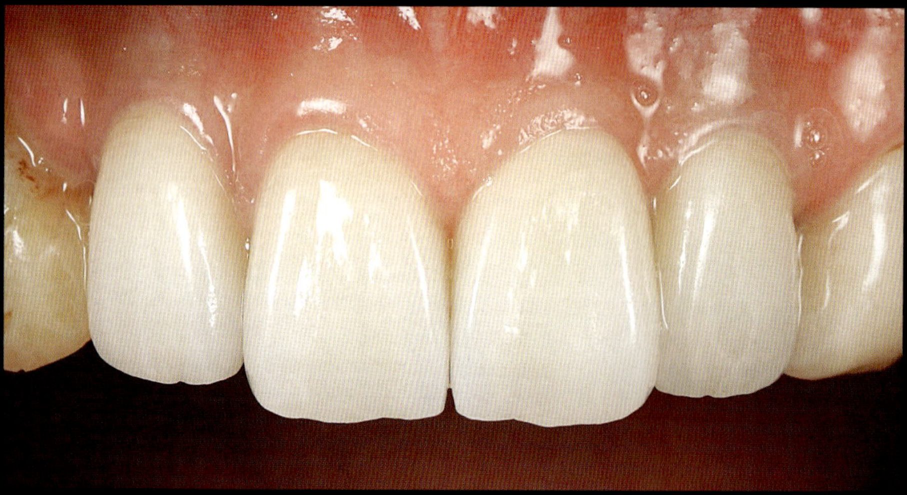

Fig. 16　最終補綴物装着から1年後

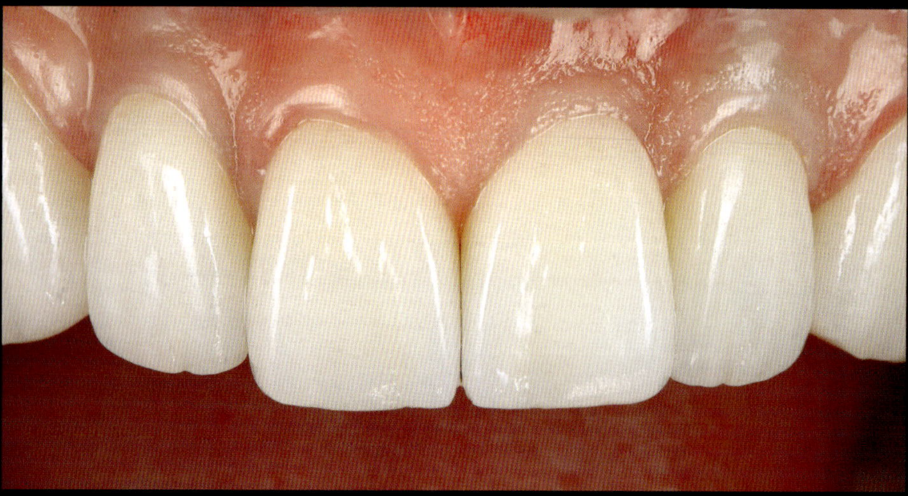

Fig. 17　最終補綴物装着から3年後．3|3 にはラミネートベニアを装着している
経年的に歯肉のクリーピングが見られる

本症例のポイントは，zenithの位置である．このガム最深部の位置がずれていると，審美的なガムラインを整えることは困難である．そのため，ピンポイントでインプラントで埋入する必要があり，スマートフュージョンを用いたサージカルガイドの作製を行い，予定通りの位置にインプラントを埋入した．

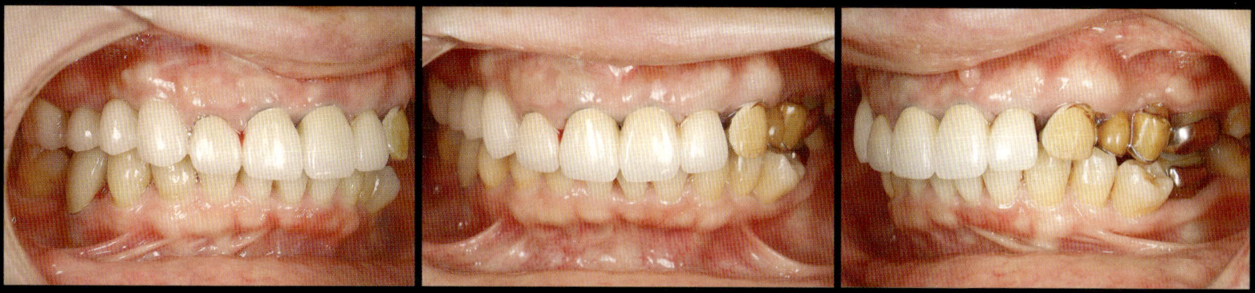

Fig. 1-1〜3　初診時．咀嚼障害を主訴として来院．さまざまな問題を抱えている

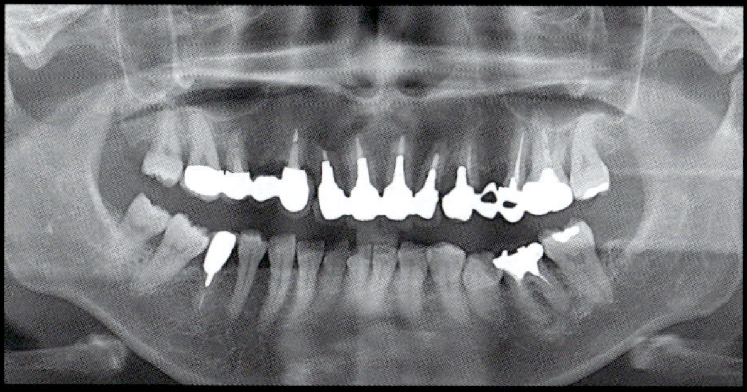

Fig. 2-1　初診時のパノラマＸ線写真

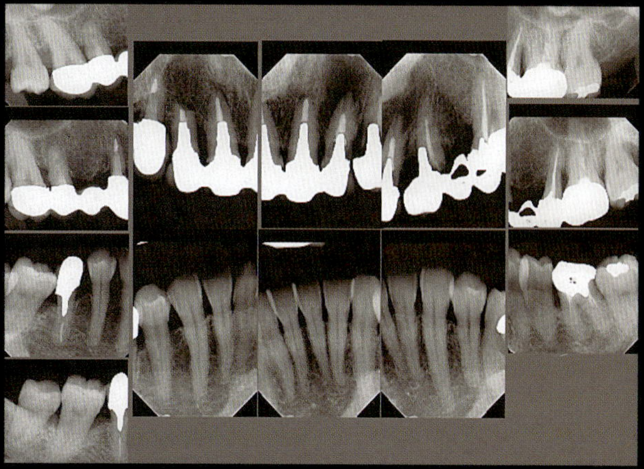

Fig. 2-2　初診時のデンタルＸ線写真．レントゲン上では |3 の歯根破折，|2 に大きな根尖病変が確認され，|2 3 は保存不可能であった．また 3 2| は歯根破折で保存不可能であった

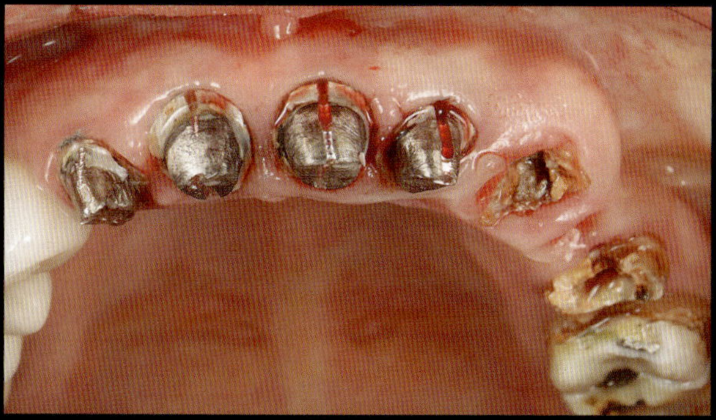

Fig. 3　上顎前歯部の補綴物を除去．3 2|2 3 は保存不可能で抜歯となった

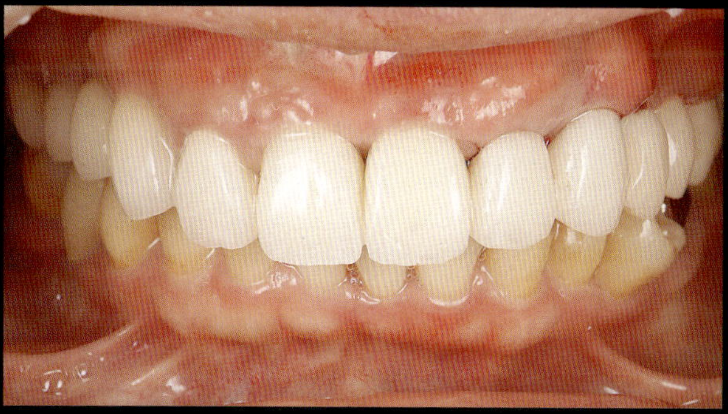

Fig. 4　1st プロビジョナルレストレーション装着

■症例の概要

患者は初診時40代，女性．審美障害と咀嚼障害を主訴として来院された（Fig. 1-1〜3）．パノラマＸ線写真からもさまざまな問題を抱えていることがわかる（Fig. 2-1）．デンタルＸ線写真からは，|3 の歯根破折，|2 に大きな根尖病変が確認され，|2 3 は保存不可能であった．また 3 2| は歯根破折で保存不可能であった（Fig. 2-2）．

まずプロビジョナルレストレーションを装着し（Fig. 4），治療を進めていく．

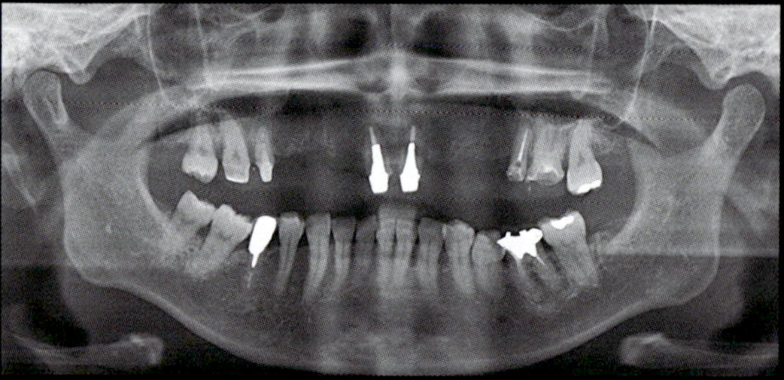

Fig. 5　3 2|2 3 抜歯後のパノラマＸ線写真

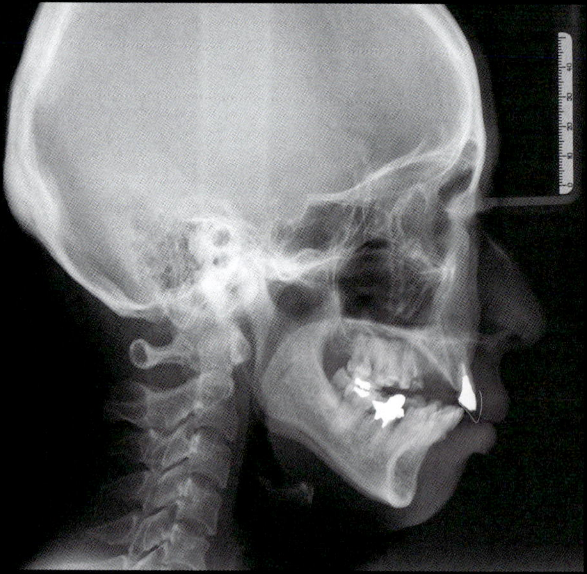

Fig. 6　セファロ分析を行う．患者は上下顎とも前突のバイマックス傾向が認められた

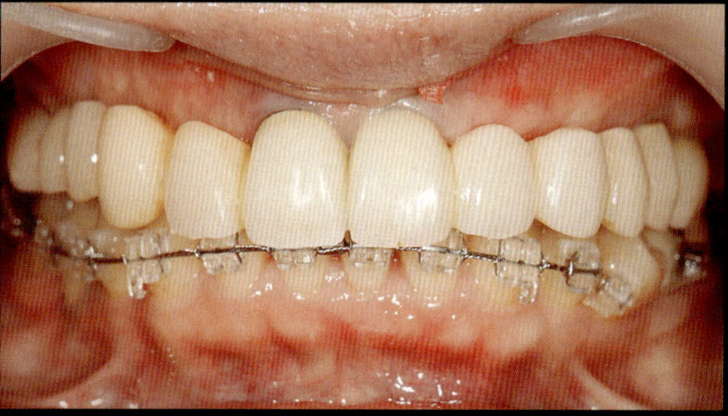

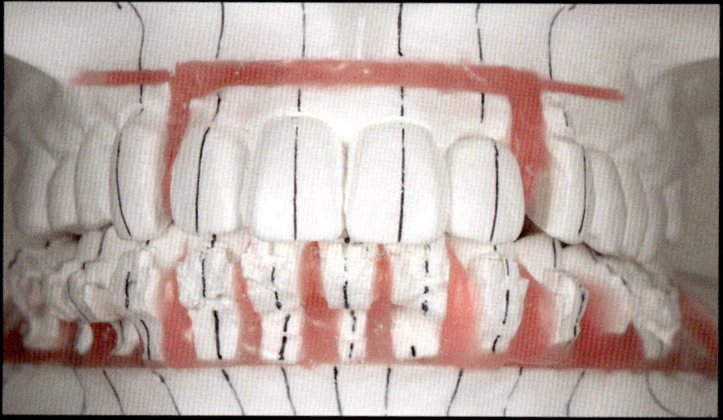

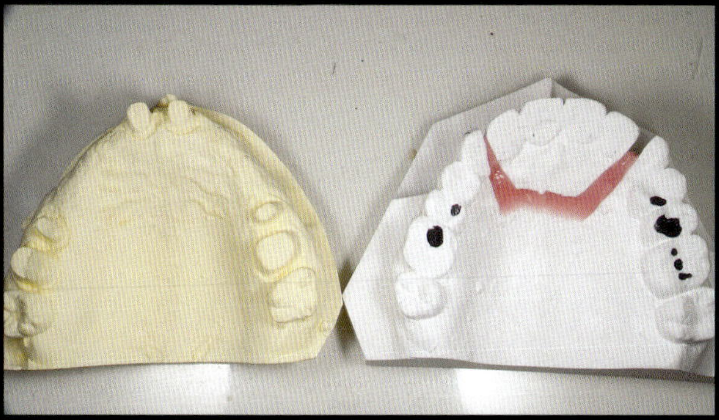

Fig. 9　矯正治療前の上顎支台歯模型（左）とセットアップモデル（右）

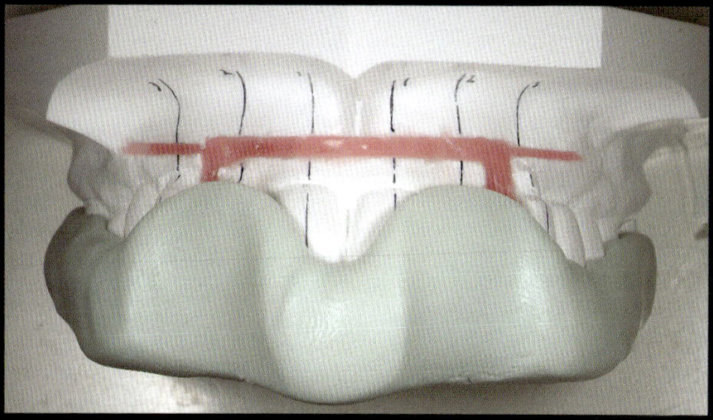

Fig. 10　上顎のセットアップモデルのシリコーンインデックスを採得

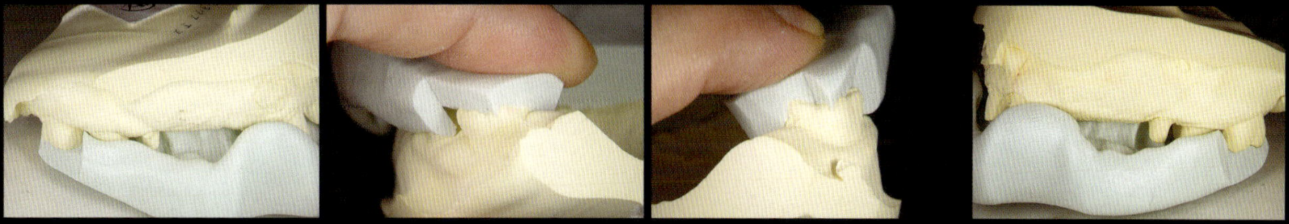

Fig. 11-1〜4　このケースの場合は上顎第二大臼歯を動かぬ定点とする

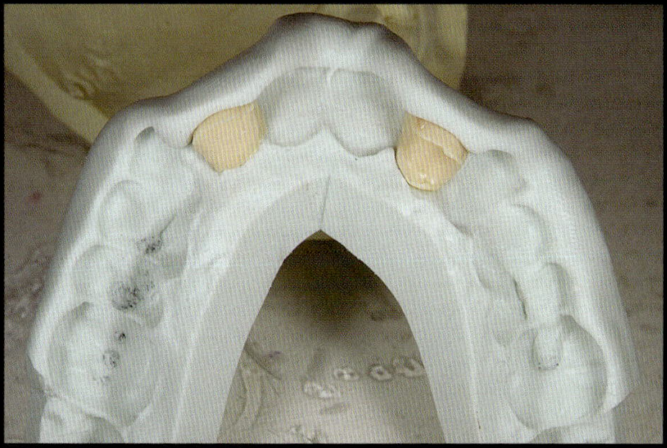

Fig. 12-1　2|2 のワックスアップをシリコーンインデックスに埋め込む

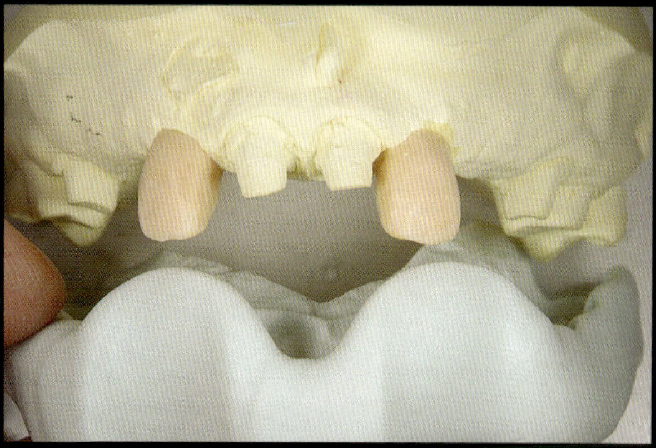

Fig. 12-2　2|2 のワックスアップを支台歯模型に移す

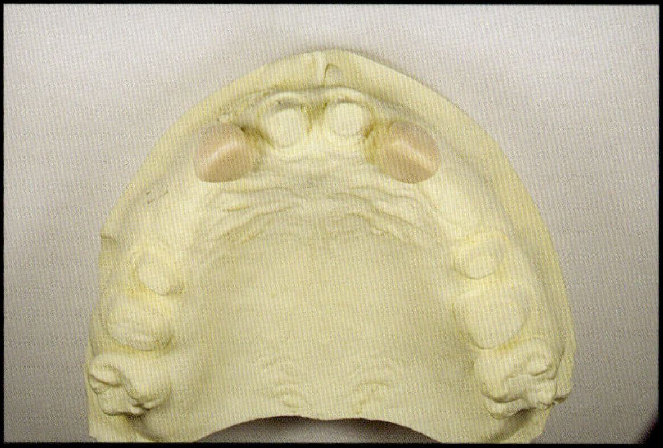

Fig. 12-3　“矯正治療前の模型”と“矯正後の 2|2 ”が一つの模型に合体された．この模型をスキャンして，2|2 インプラントのシミュレーションを行う

そして，2|2 のワックスとともにこの模型をスキャンして，スマートフュージョンによりインプラントのポジショニングを行う．2|2 の位置をシミュレーションし（**Fig. 13，14**），サージカルガイドを作製する（**Fig. 15-1，2**）．

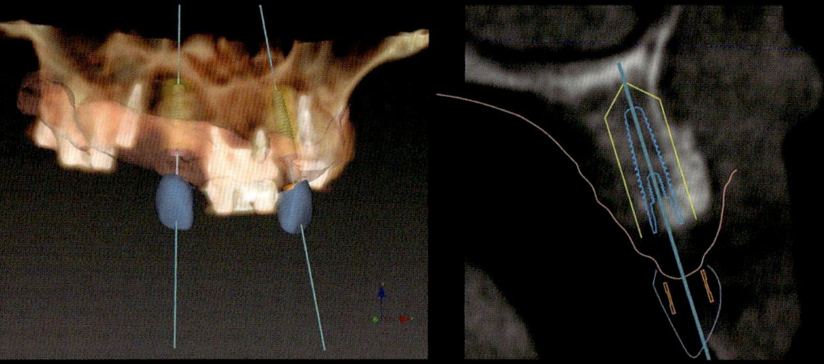

Fig. 13-1, 2　2| 部の設計

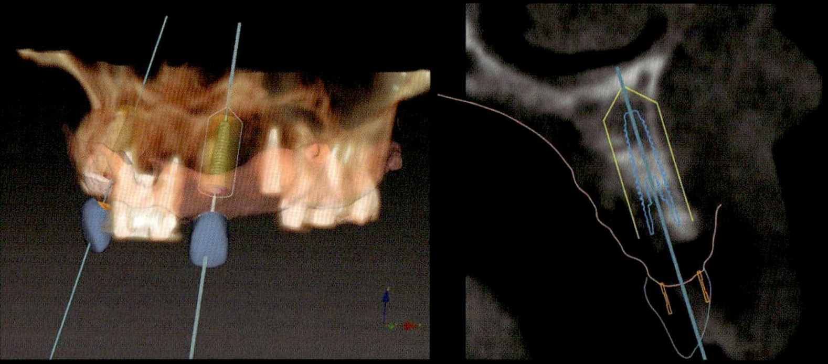

Fig. 14-1, 2　|2 部の設計

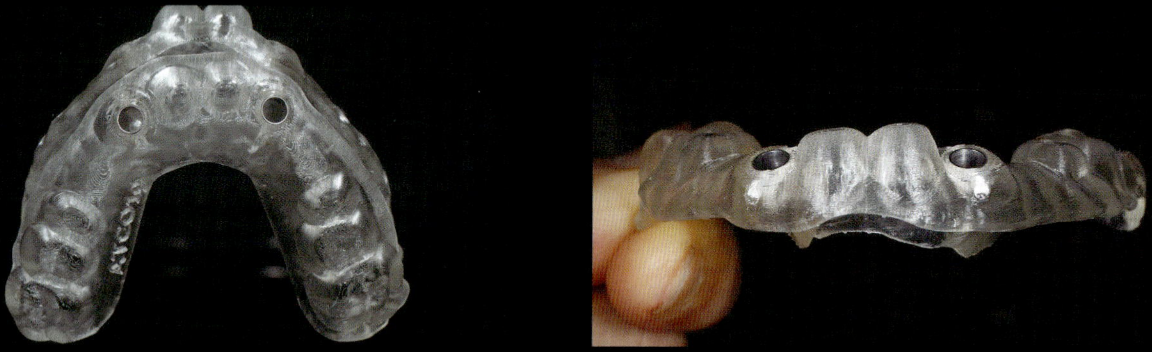

Fig. 15-1, 2　完成したサージカルガイド

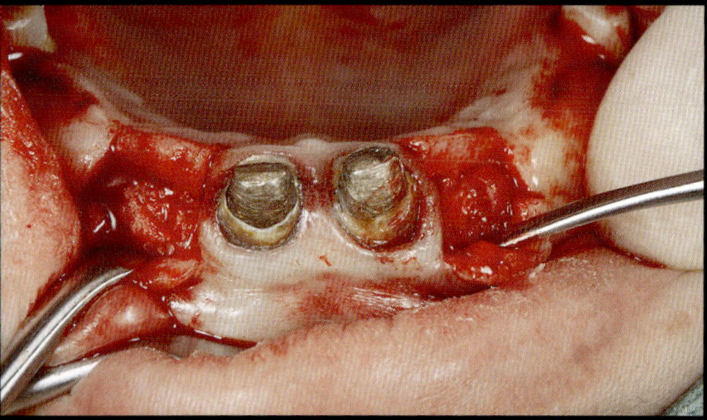

Fig. 16-1　2|2 部のインプラント埋入を行う

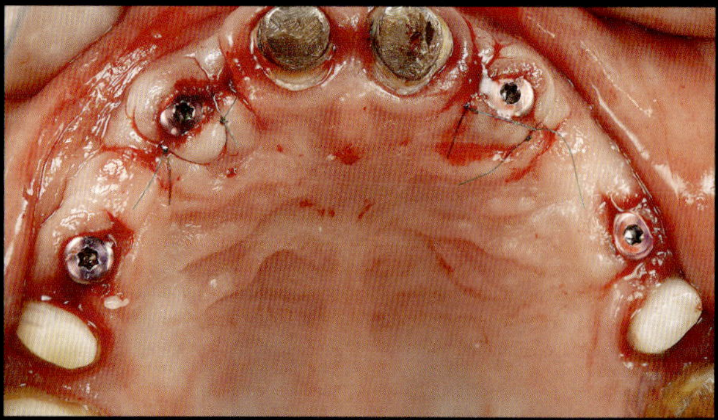

Fig. 16-2　サージカルガイドを用いて 2|2 にインプラントを埋入．矯正後を見越したインプラントの埋入ポジションである． 4|4 は 5|5 の歯列に合わせて埋入している

●インプラント埋入

2|2 部にサージカルガイドを用いてインプラント埋入を行う． 4|4 は 5|5 の歯列に合わせて埋入している（Fig. 16-1, 2）．インプラント埋入後，歯肉が成熟したところで，上顎の矯正治療を開始する． 1|1 のプロビジョナルレストレーションは歯軸に合わせて単冠で装着し，内方に入れる矯正治療を行う（Fig. 17-1, 2）．矯正治療後では， 1|1 は内方に入り，矯正前にインプラント埋入した 2|2 の上部構造と歯列が調和している（Fig. 18-1, 2）．

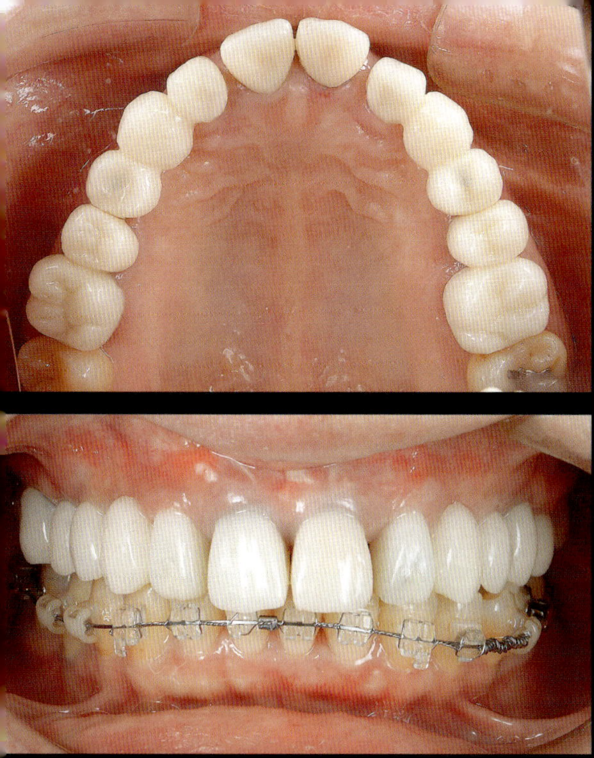

Fig. 17-1，2　インプラント埋入後，歯肉が成熟したところで上顎の矯正治療を開始する．1|1 のプロビジョナルレストレーションに関しては歯軸通りに単冠で入れる

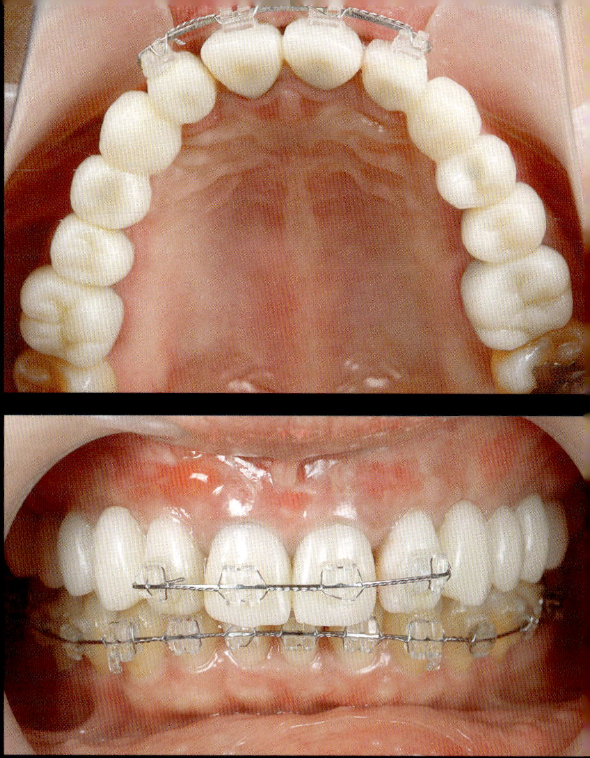

Fig. 18-1，2　同，上顎の矯正治療後．1|1 が内方に入っていることがわかる．また矯正前にインプラント埋入した 2|2 上部構造と歯列が合っていることがわかる

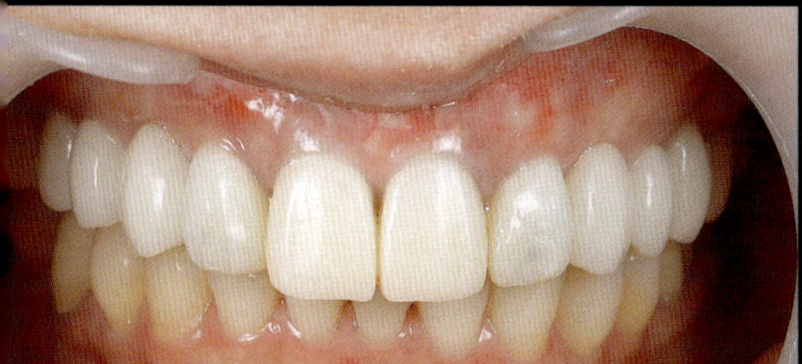

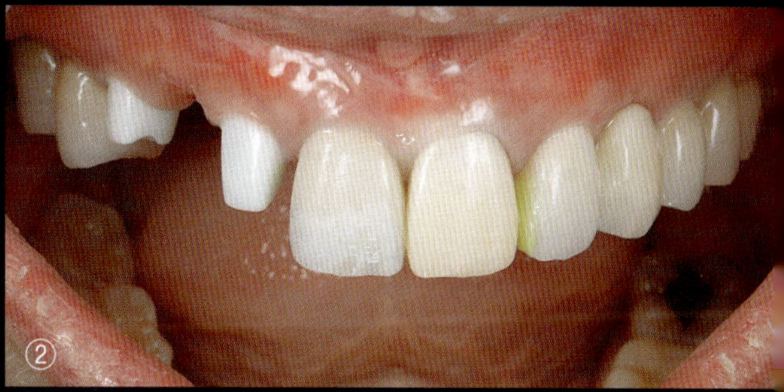

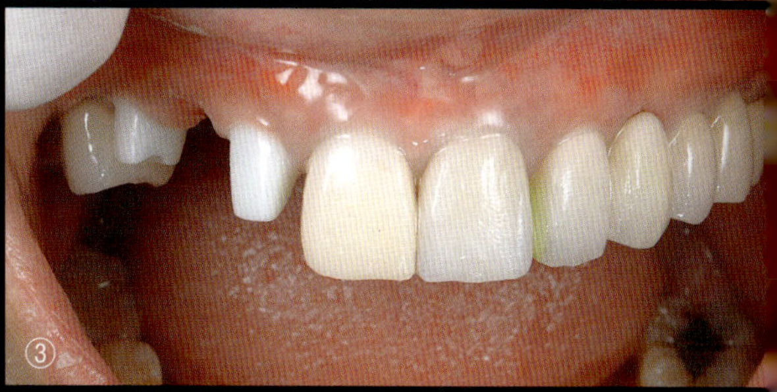

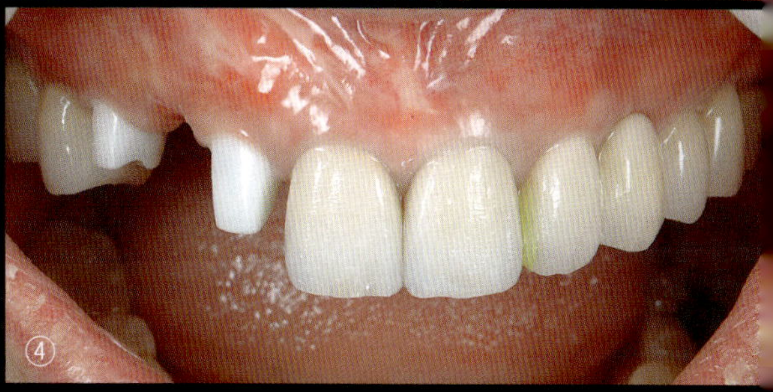

Fig. 19-1～4　スキップモデルメソッドによる最終補綴物の作製
1|1 の補綴物をプロビジョナルレストレーションと可及的に合わせるため，1|1 のプロビジョナルレストレーションの状態（①）から，|1 のプロビジョナルレストレーションを模して 1| の補綴物を作製し（②），1| のプロビジョナルレストレーションを模して |1 の補綴物を作製し(③)，1|1 の補綴物を装着した（④）

最終補綴物は，スキップモデルメソッド（Fig. 19）により作製した（技工担当：犬飼　徹氏）．1|1 はクラウン，4 3 2|，|2 3 4 はインプラントブリッジ（3|3 はポンティック）で犬歯誘導を付与している．術後も問題なく推移している（Fig. 20～22）

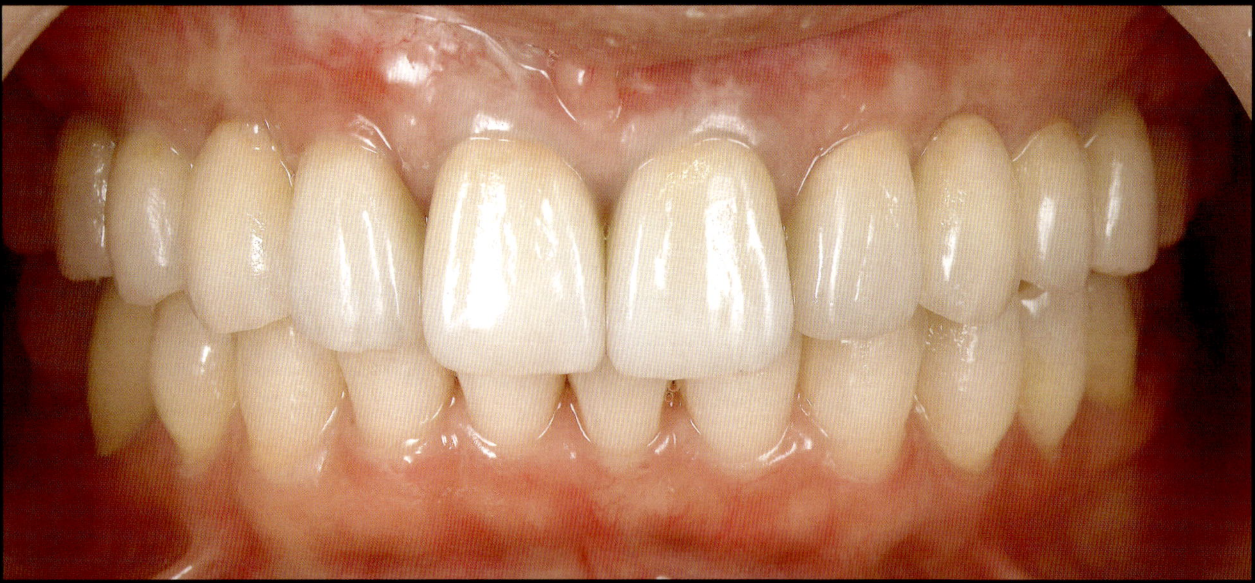

Fig. 20　術後前方面観．1|1 はクラウン，432|，|234 はインプラントブリッジ（3|3 はポンティック）．犬歯誘導させている

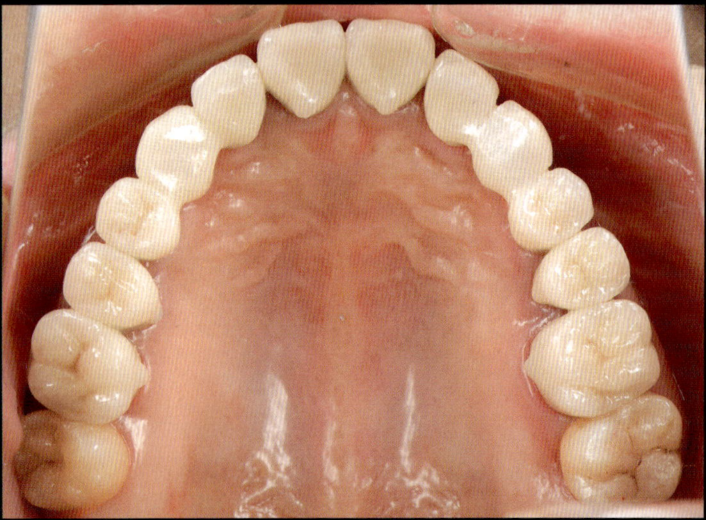

Fig. 21　咬合面観
矯正後の歯列を見越して正確なインプラントポジションに埋入することによって，舌側の基底結節の連続性が獲得されている．“舌側の審美性”ともいうべき清掃性に有利に働き，舌感，発音の面でも望ましい．|7 はメタルを除去し，コンポジットレジン充填を行っている

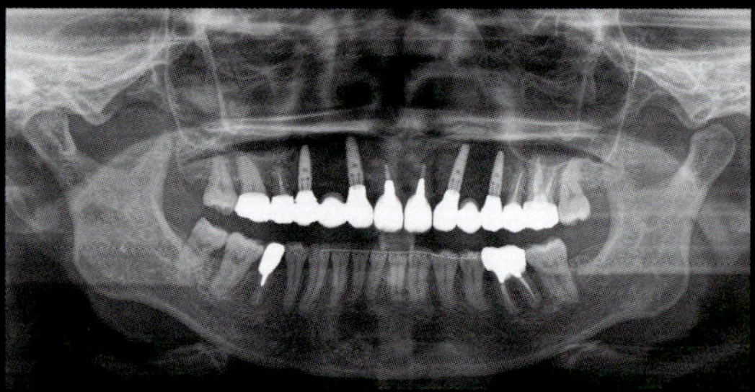

Fig. 22　同，パノラマＸ線写真

インプラント治療と矯正治療が混在する症例では，治療期間の有効活用やインプラントアンカーによる安定した固定源，矯正期間の短縮化といったことが求められる．そのため，術前のセットアップモデルによる歯の移動予測とそれに基づくインプラントポジションの決定を矯正治療前に行うことができれば，時間を有効活用することができ，生体への侵襲も少なくて済む．

その反面，歯の移動には患者の個体差や矯正医の経験・技術により差が生じるため，術前に補綴医と矯正医で綿密にコミュニケーションをとる必要があろう．しかし，その壁を乗り越えれば，患者も術者も大きなベネフィットを得ることができるのである．

name　　　　　　　　　　age　　sex ♂♀　　no.

soft tissue profile

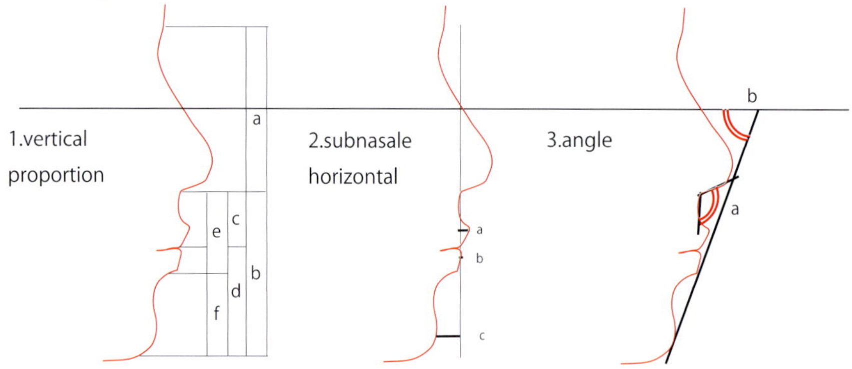

1.vertical proportion			
a : b (1 : 1)	a	b	
c : d (1 : 2)	c	d	
e : d (1 : 1)	e	d	
2.subnasale horizontal		3.angle	
a : (+4 ± 2)		a: (m/93.4 f/99.0)	
b : (+2 ± 3)		b: (m/69.5 f/67.5)	
c : (-7 ± 4)			

Lower facial
☐ long
☐ just
☐ short

profile
☐ convex
☐ straight
☐ concave

Cepharometrics analysis

esthetic site

K.TSUCHIYA
SMILE DESIGN

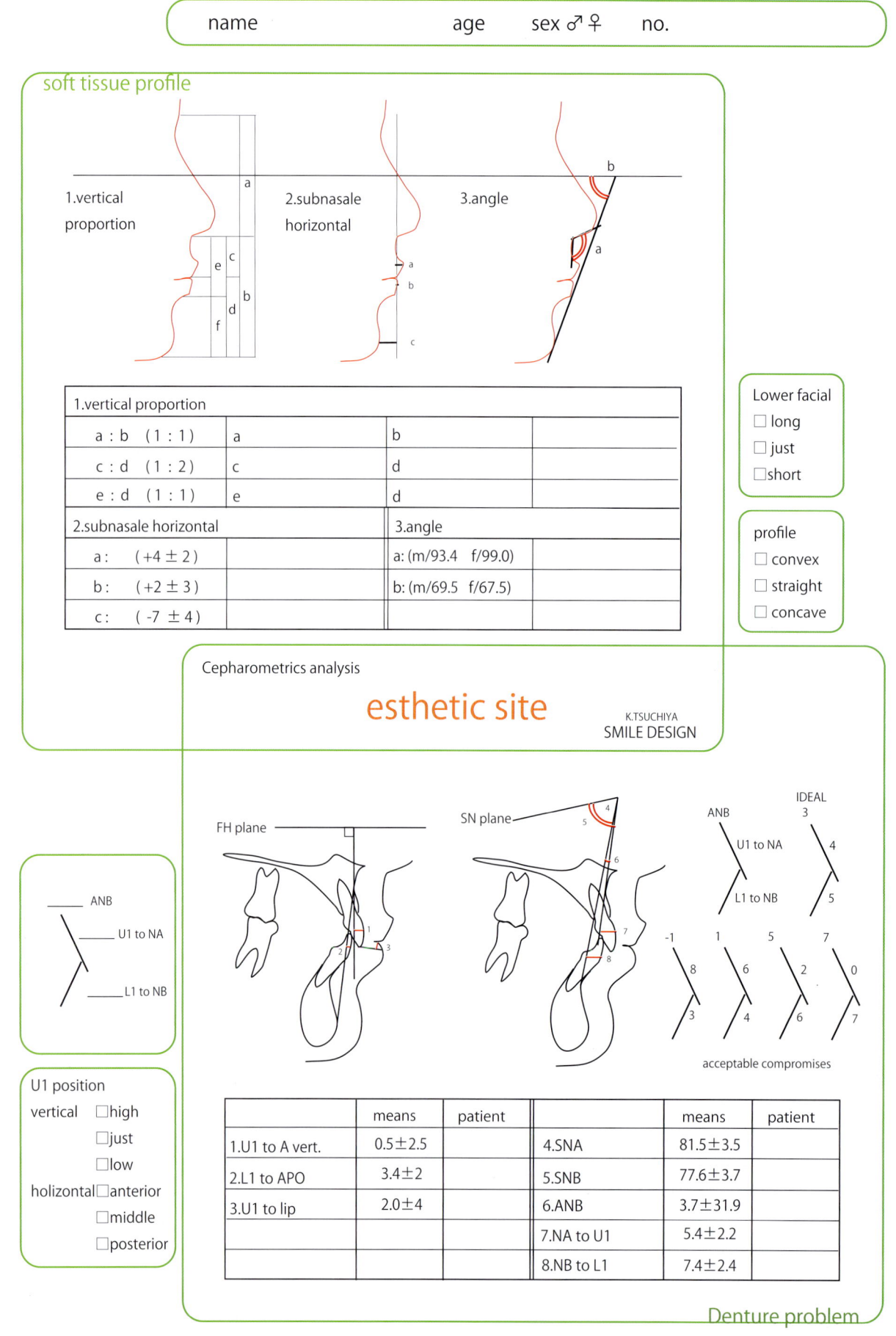

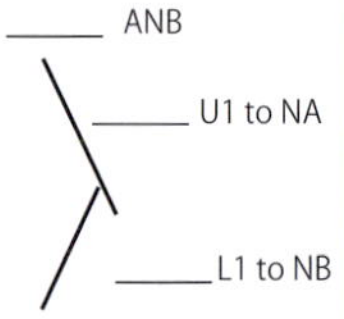

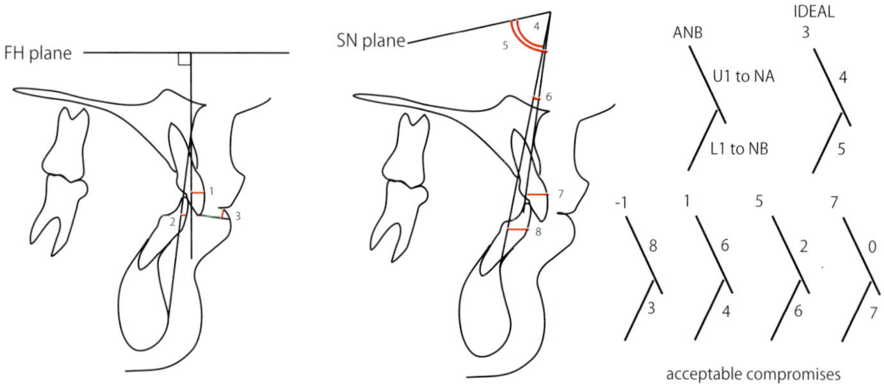

U1 position
vertical ☐high
☐just
☐low
holizontal ☐anterior
☐middle
☐posterior

	means	patient		means	patient
1.U1 to A vert.	0.5±2.5		4.SNA	81.5±3.5	
2.L1 to APO	3.4±2		5.SNB	77.6±3.7	
3.U1 to lip	2.0±4		6.ANB	3.7±31.9	
			7.NA to U1	5.4±2.2	
			8.NB to L1	7.4±2.4	

Denture problem

付 1　当院で使用している esthetic site の診断用紙

name	age	sex ♂♀	no.

bite up indicator

soft tissue profile

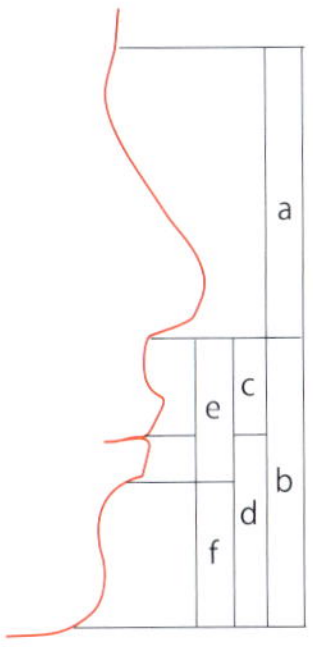

Harvold-Mcnamara Triangle

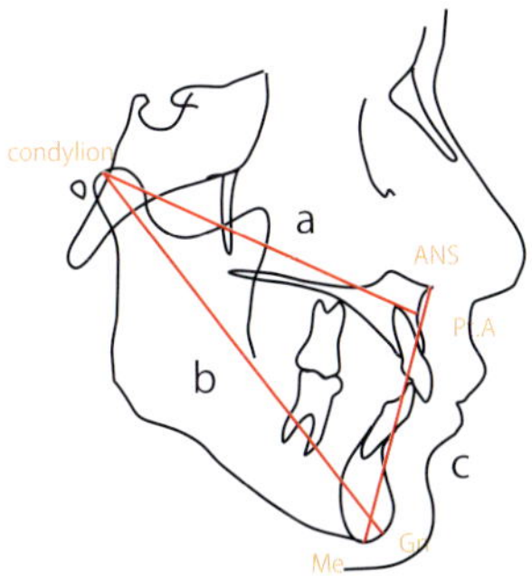

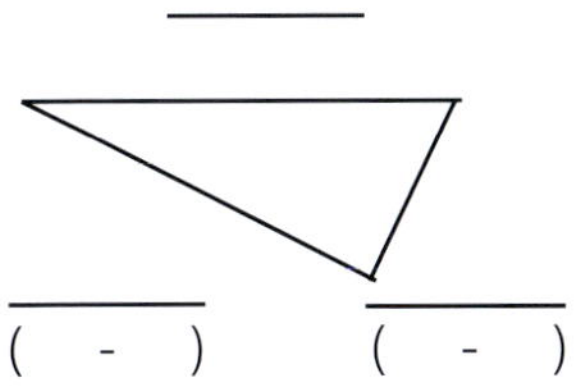

a : b	:
	1 : 1
c : d	:
	1 : 2
d : e	:
	1 : 1
interlabial gap	mm

a : Maxillary length	mm	100　%
b : Mandibular length	mm	%
c : Lower Anterior facial hight	mm	%

a	b	c	a	b	c	a	b	c	a	b	c
			82	101-105	63-64	90	113-116	69-70	98	128-131	75-79
75	92-95	58-60	83	103-106	64-65	91	114-118	70-74	99	129-132	76-80
76	93-96	58-60	84	104-107	65-66	92	117-120	71-75	100	130-133	77-81
77	94-97	59-61	85	105-108	66-67	93	119-122	72-76	101	132-134	78-82
78	95-98	60-62	86	107-110	67-69	94	121-124	72-76	102	135-137	79-83
79	96-99	61-63	87	109-112	67-69	95	122-125	73-77	103	136-139	79-83
80	97-100	62-64	88	111-114	68-70	96	125-127	74-78	104	137-140	80-84
81	99-102	62-64	89	112-115	68-70	97	126-129	75-79	105	138-141	81-85

咬合高径の挙上が可能か確認する

bite up
☐ OK
mm
☐ NG

Cepharometrics analysis

functional site

K.TSUCHIYA
SMILE DESIGN

occlusal plane
☐ steep
☐ not steep

Occlusal planeの傾きをチェックする

occlusal plane

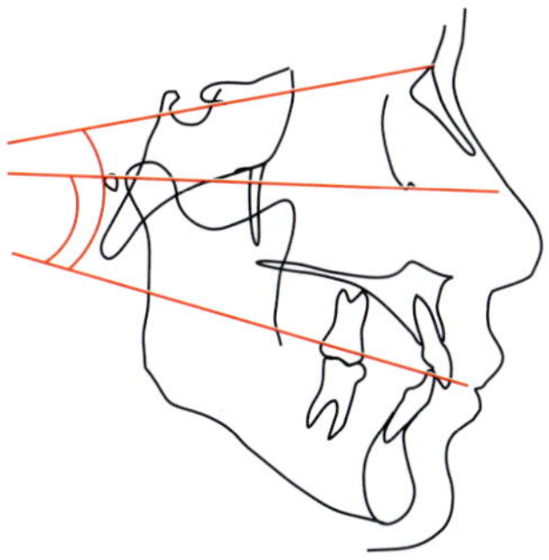

	means	patient
1.FH to occ. plane	10.0±2.5	
2.SN to occ. plane	17.0±2.0	

occlusal curve (1st molar position)

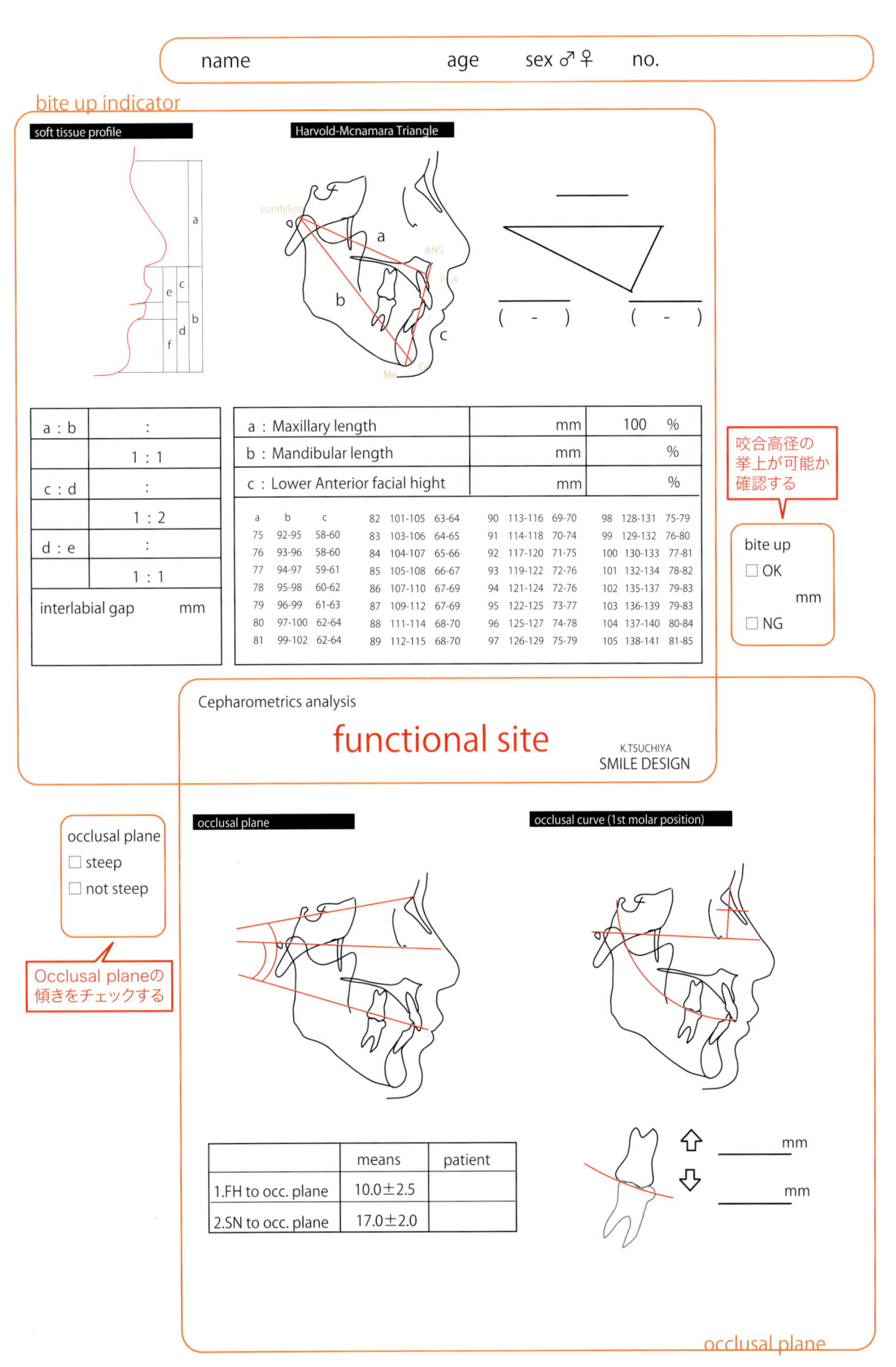

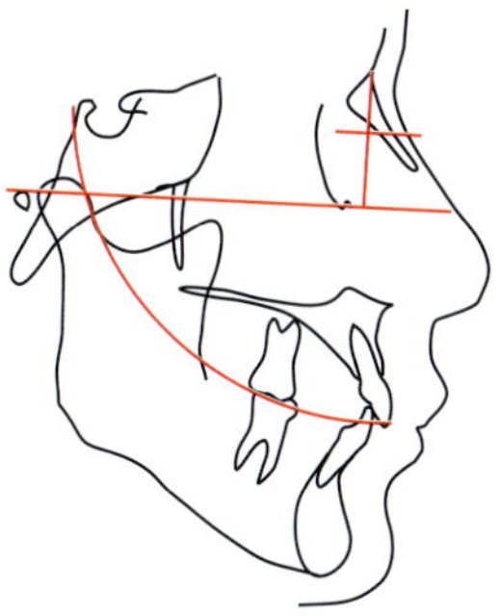

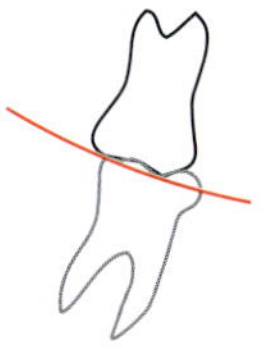

⇧ ＿＿＿＿ mm
⇩ ＿＿＿＿ mm

occlusal plane

付 2　当院で使用している functional site の診断用紙

Epilogue

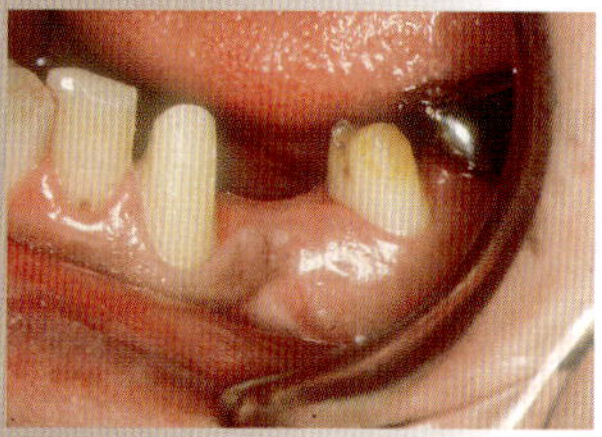

Fig.1

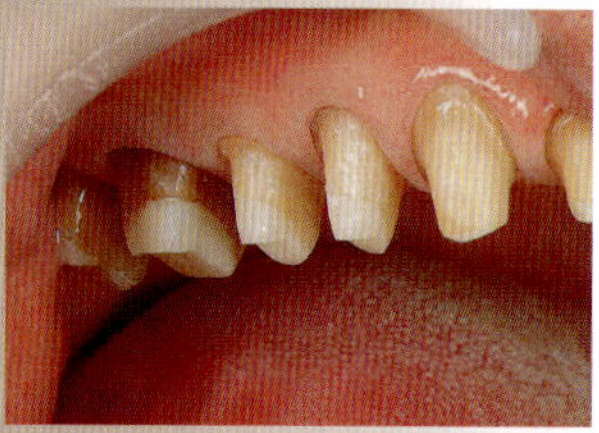

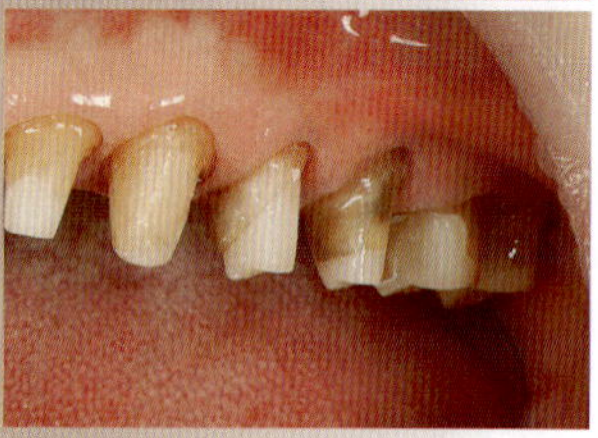

Fig.2-1, 2-2

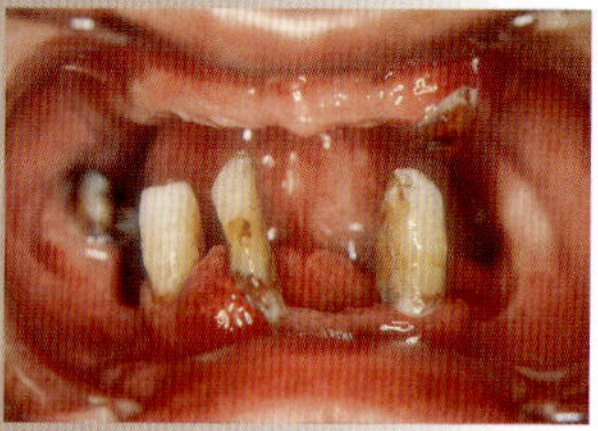

Fig.3-1

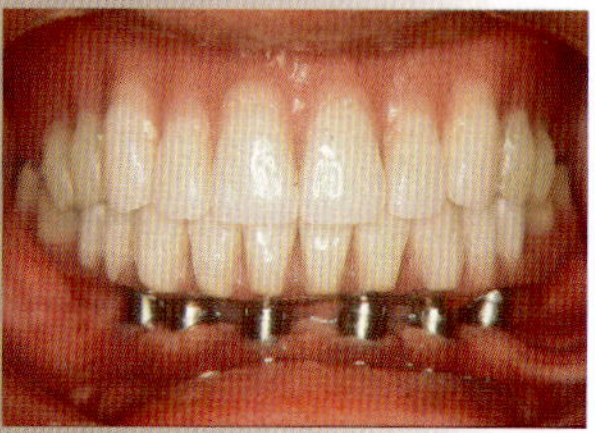

Fig.3-2

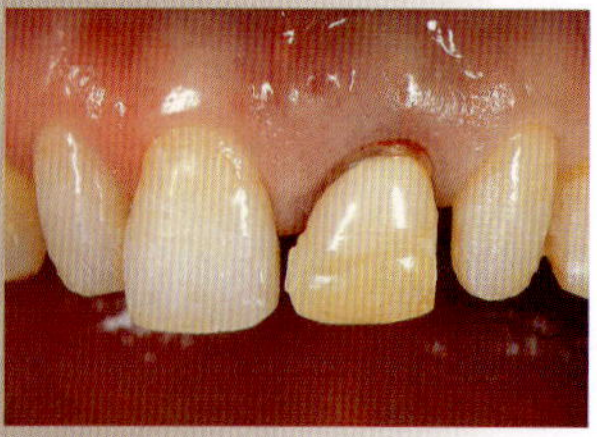

Fig.4-1

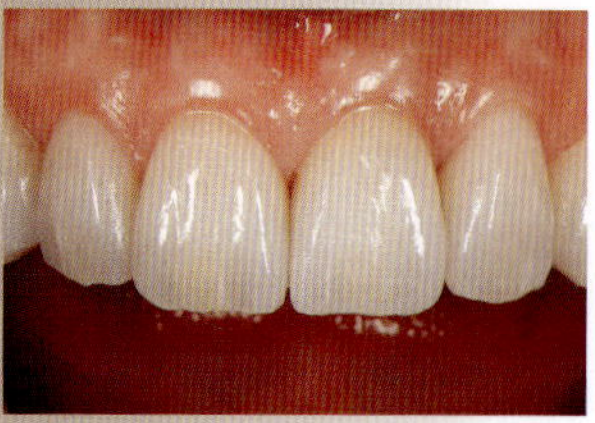

Fig.4-2

1989年に東京都千代田区麹町で開業してから30年が経った．学友，後輩，スタッフにも恵まれ，長いようで短い30年であった．私の臨床の礎となったSJCD（Society of Japan Clinical Dentistry）もスタディグループから学会組織となり，いまでは2000人を超える会員を有するまでになった．

いまにして思えば，当時はインプラントの臨床応用も少なく，高強度セラミックス，CAD/CAM，CT，マイクロスコープもなく，接着技術も確立していない時代である．術式，器材，材料など，限られた条件の中で治療を行っていた．では，ちゃんとした治療ができていなかったのか，というとそんなことはなく，当時，苦心しながら試行錯誤して行った症例が，大きなトラブルもなく現在も残存しているケースは多い．

Fig.1は，大学卒業後，勤務している時に生まれて初めて口腔内で行った支台歯形成である．**Fig.2-1，2**は現在の支台歯形成である．補綴物のマテリアルは違えど，形成のデザインは大きくは変わっていない．

Fig.3-1，2は，開業して初めて行ったインプラント治療である．下顎はスタンダードアバットメントによる高床式の補綴物，上顎は総義歯である．現在では高床式は患者さんに許容されないだろうが，当時としては「成功」である．**Fig.4-1，2**は，⌊1 のシングルトゥースインプラントである．もし ⌊1 の歯頸部付近にアバットメントの色調が少しでも透けていたら，反対側同名歯との対称性が失われていたら，「成功」とは言いがたい．このように，インプラント治療においては，当時と現在では「成功基準」が異なることがわかる．

このように，歯科治療には，「変わるもの」と「変わらないもの」がある（**Fig.5**）．

変わるものの最たる例は，マテリアルである．PFMも登場当時は画期的なマテリアルであったが，その後に登場したオールセラミックスと比較すると審美性に劣ると言わざるを得ない．

そして，変わらないものは，「診断・Diagnosis」である．本書籍でも，長期経過症例を多く供覧したが，それらが維持している理由は，適切な「診査・診断」を行い，Clinical pathに沿って治療を進めたからである．

「骨造成がうまくいった」「インプラント埋入がうまくいった」「支台歯形成が上手にできた」，これらの技術は非常に大切である．大切ではあるが，残念ながら必要十分とは言えない．治療技術だけでなく，適切な診査・診断，治療計画が加わることによってはじめて，長期的な治療の成功が望めるのである．

そして歯科医師に「備わってないといけないもの」が「選択力・Selectivity」と「予知能力・Predictability」である．臨床とは常に，選択の連続である．どの治療計画を選択するか，どのように治療を進めるか，補綴設計はなにを選ぶか，使用するマテリアルは……．その選択の先に未

Future of the restorative dentistry

Changed Unchanged

▼ ▼

Material Diagnosis

Should not be changed

Selectivity **Predictability**

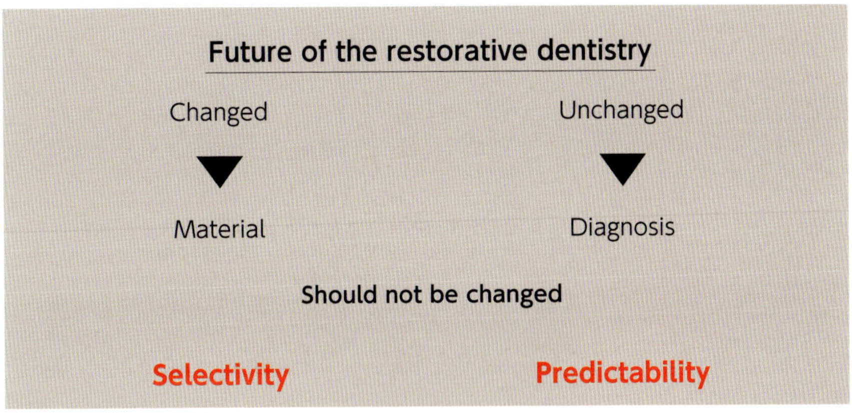

Fig.5

来があり，それを予測するのが Predictability である．「このような治療を行ったら，将来このようになる可能性がある」，時間軸から見た予知能力は，歯科医師が備えておかなければならない能力である．

　ボーダーラインの歯を残して治療して長期間に渡り維持している場合，よく耳にするのが「たまたま保ったんだろう」という言葉である．確かに "たまたま" だったのかもしれないが，その "たまたま" の要素を術前に発見し，あらかじめその対処をしておけば，術後の崩壊を未然に防ぐことができ，長期間の維持につながる．これも「予知能力」である．1 症例だと "たまたま" だが，10 症例が同じ結果になれば，それは "実績" になるのである．

　最後になるが，卒業直後から長きに渡り，貴重な助言を頂いている原宿デンタルオフィス院長の山﨑長郎先生，学友である SJCD のメンバーの方々，また矯正治療を担当して頂いている伝法昌広先生，根管治療を担当して頂いている塙 真樹子先生，技工でヘルプして頂いている土屋　覚氏，犬飼　徹氏，本書のコンセプトの参考となる文献検索に協力いただいた構　義徳先生，そしてスマイルケアの土屋和子氏をはじめ常日頃，私の臨床を影で支えてくれる土屋歯科クリニック＆ワークスのスタッフに感謝したい．

　また本書を作製するにあたり，前著に続いて企画，校正等，尽力して頂いた医歯薬出版株式会社の菅野紀彦氏にも感謝したい．

　プライベートでは，開業 30 年，良い時も悪い時も私を支え続け，今までエールを送り続けてくれた家族（智恵美・智史・紘司）に感謝したい．

　今後は，医療の現場で病と向き合い，治療に専念する息子達にエールを送りたい．

　最近は，「やってごらん」や「いい子，いい子」を連呼するオカメインコ（ヒロ・ナル）たちに毎日癒やされている．

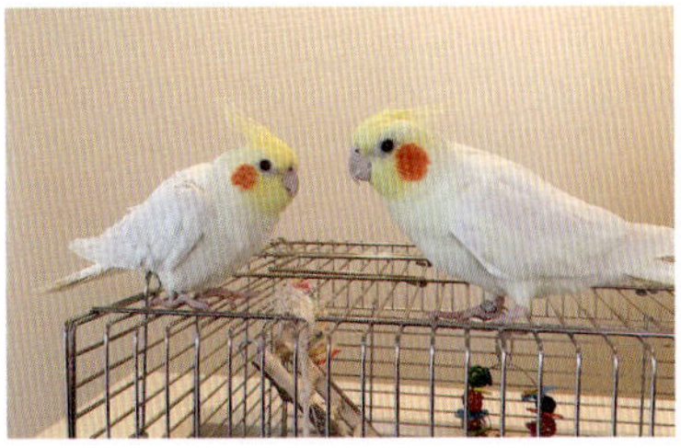

　最後に……

　このように長きに渡り歯科医療に携われる健康な身体と道筋を与えてくれた両親に感謝したい．

2019 年 3 月

土屋賢司

参考文献

1）Pettengill, C. A.: Interaction of dental erosion and bluxism: the amplification of tooth wear. *J. Calif. Dent. Assoc.*, **39**(4): 251-256, 2011.
2）Kao, R. T., Harpenau, L. A.: Dental erosion and tooth wear. *J. Calif. Dent. Assoc.*, **39**(4): 223-224, 2011.
3）Harpenau, L. A., Noble, W. H., Kao, R. T.: Diagnosis and management of dental wear. *J. Calif. Dent. Assoc.*, **39**(4): 225-231, 2011.
4）Curtis, D. A., Jayanetti, J., Chu, R., Staninec, M.: Decision-making in the management of the patient with dental erosion. *J. Calif. Dent. Assoc.*, **39**(4): 259-265, 2011.
5）Noble, W. H., Donovan, T. E., Geissberger, M.: Sports drinks and dental erosion. *J. Calif. Dent. Assoc.*, **39**(4): 233-238, 2011.
6）Mathe, G.: Changing damaging beverage behavior: your CDA at work. *J. Calif. Dent. Assoc.*, **39**(4): 239-241, 2011.
7）Ligh, R. Q., Fridgen, J., Saxton, C.: The effect of nutrition and diet on dental structure integrity. *J. Calif. Dent. Assoc.*, **39**(4): 243-249, 2011.
8）Almeida e Silva, J. S., Baratieri, L. N., Araujo, E., Widmer, N.: Dental erosion: understanding this pervasive condition. *J. Esthet. Restor. Dent.*, **23**(4): 205-216, 2001.
9）Abrams, L.: Augmentation of the deformed residual edentulous ridge for fixed prosthesis. *Compend. Cont. Educ. Dent.*, **1**(3): 205-214, 1980.
10）Alcalde, R. E., Jinno, T., Orsini, M. G., Sasaki, A., Sugiyama, R. M., Matsumura, T.: Soft tissue cephalometric norms in Japanese adults. *Am. J. Ortho. Dentofacial. Orthodontics*, **118**(1): 84-89, 2000.
11）Arnett, G. W., Kreashko, R. G., Jelic, J. S.: Correcting vertically altered faces: Orthodontics and orthognathic surgery. *Int. J. Adult. Orthodon. Orthognath. Surg.*, **13**(4): 267-276, 1998.
12）Arnett, G. W., Jelic, J. S., Kim, J. et al.: Soft tissue cephalometric analysis: Diagnosis and treatment planning of dentofacial deformity. *Am. J. Orthod. Dentofacial. Orthop.*, **116**(3): 239-253, 1999.
13）Chiche, G. J., Pinault, A.: Esthetics of anterior fixed prosthodontics. Quintessence, 1994.
14）Dawson, P. E.: Optimum TMJ condyle position in clinical practice. *Int. J. Periodontics Restorative Dent.*, **3**: 11-31, 1985.
15）Epker, B. N., Stella, J. P., Fish, L. C.: Dentofacial deformities: Integrated orthodontic and surgical correction. Mosby, 1998, 29-33.
16）Fradeani, M., Barducci, G.: Esthetic rehabilitation in fixed prosthodontics, Volume 1: Esthetic analysis: A systematic approach to prosthetic treatment. Quintessence, 2004.
17）Kois, J. C., Spear, F. M.: Periodontal prosthesis: Creating successful restorations. *J. Am. Dent. Assoc.*, **123**(10): 108-115, 1992.
18）Kokich, V. G.: Esthetic and anterior tooth position: An orthodontic perspective partⅢ: Mediotaleral relationships. *J. Esthet. Dent.*, **5**(5): 200-207, 1993.
19）Kokich, V. G., Spear, F. M.: Guidelines for managing the orthodontic-restorative patient. *Seminars in orthodontics*, **3**(1): 3-20, 1997.
20）Kokich, V. G.: Anterior dental esthetics: An orthodontic perspectiveⅠ: Crown length. *J. Esthet. Dent.*, **5**: 19-23, 1993.
21）Kokich, V. G.: Anterior dental esthetics: An orthodontic perspectiveⅡ: Vertical relationship. *J. Esthet. Dent.*, **5**: 174-178, 1993.
22）Kokich, V. G.: Maxillary lateral incisor implants: Planning with the aid of orthodontics. *J. Oral Maxillofac. Surg.*, **62**: 48-56(suppl 2), 2004.
23）Kokich, V. G.: Interdisciplinary dentistry: The key to managing complex treatment plans. The World Dent Meet Jpn, 1997.
24）Kokich, V. G. et al: Comparing the perception of dentist and lay people altered dental esthetics. *J. Esthetic. Dent.*, **11**: 311-324, 1999.
25）Magne, P.: Bonded porcelain restorations. Quintessence, 2002.
26）McNamara, J. A. Jr.: Influence of respiratory pattern on craniofacial growth. *Angle. Orthod.*, **51**: 269-300, 1981.
27）McNamara, J. A. Jr.: Dentofacial adaptation in adult patients following functional regulator therapy. *Am. J. Orthod.*, **85**: 57-71, 1984.
28）McNamara, J. A. Jr., Ellis, E.: Cephalometric evaluation of incisor position. *Angle. Orthod.*, **56**: 324-344, 1986.
29）McNamara, J. A. Jr., Brudon, W. L.: Orthodontic and orthopedic treatment in the mixed dentition. Needham Press, 1993.
30）Roblee, R. D.: Interdisciplinary dentofacial therapy. Quintessence, 1994.
31）Rufenacht, C. R.: Fundamentals of esthetics. Quintessence, 1990.
32）Salama, H., Salama. M.: The role of orthodontic extrusive remodeling in the enhancement of soft and hard tissue profiles prior to implant placement: A systematic approach to the management of extraction site defects. *Int. J. Periodontics Restorative Dent.*, **13**(4), 312-333, 1993.
33）Smalley, W. M.: Implants for tooth movement: Determing implant location and orientation. *J. Esthet. Dent.*, **7**: 62-72, 1995.
34）Smalley, W. M.: Implants for tooth movement: A fabrication and placement technique for provisional restorations. *J. Esthet. Dent.*, **7**: 150-154, 1995.
35）Spear, F. M., Mathews, D. M., Kokich, V. G., Interdisciplinary management of single-tooth implant. *Seminars in Orthodontics.*, **3**(1): 45-72, 1997.
36）Spear, F. M: Interdisciplinary dentistry: The key to managing complex treatment plans. The World Dent Meet Jpn, 1997.
37）Spear, F. M., Kokich, V. G., Mathews, D. P.: Interdisciplinary management of anterior dental esthetics., *J. Am. Dent Assoc.*, **137**(2):160-169, 2006.
38）Winter, R. R.: Interdisciplinary treatment planning: Why is this not a standard of care? *J. Esthet. Restor. Dent.*, **19**(5): 284-288, 2007.
39）土屋賢司：審美性の確保．歯科医療，**12**(3)：29-36，1998.
40）土屋賢司：前歯部の審美治療を再考する．ザ・クインテッセンス，**18**(7)：39-47，1999.
41）土屋賢司：審美修復におけるインプラント治療と矯正治療，QDI，2001.
42）土屋賢司：インターディシプリナリーチームアプローチ，QDI，2001.
43）土屋賢司：修復治療における審美回復へのエッセンス．ザ・クインテッセンス，**20**(7)：46-54，**20**(8)：46-55，2001.
44）土屋賢司：歯冠修復物を必要としない生物学的歯冠修復治療．歯科技工，**30**(11)：1355 ～ 1368，2002.
45）土屋賢司：順序立てた診査・診断と設計により歯冠修復物を Minimal Intervention として活かした 2 症例．歯科技工，**30**(12)：1503-1516，2002.
46）土屋賢司，土屋　覚：QDT 別冊 YearBook，14-45，2002.
47）土屋賢司，土屋　覚編：歯科技工別冊／ラミネートベニアテクニック．2003.
48）土屋賢司，土屋　覚：Interdisciplinary dentofacial therapy．QDT，**28**(3)：3-7，2003.
49）土屋賢司，土屋　覚：診査・診断を重視した審美修復．QDT，**29**(6)：3，2004.
50）土屋賢司：コンポジットレジンおよびラミネートベニアによる審美修復．補綴臨床，**38**(1)：7-13，2005.
51）土屋賢司，川畑正樹，北園俊司：矯正治療との連携による歯冠修復治療．補綴臨床，**38**(6)：606-624，2005.
52）土屋賢司：オベイドポンティックの長期経過報告とその考察．ザ・クインテッセンス，**24**(7)：167-172，2005.
53）土屋賢司，瀬戸延泰，千葉豊和：歯冠修復治療における基本原則を理解する．補綴臨床，**39**(5)：496-506，2006.
54）土屋賢司，土屋和子，土屋　覚：タイト but ストレスフリーなチームアプローチ実現をめぐるフリートーク．歯科技工，**35**(1)：74-89，2007.
55）宮下邦彦：カラーアトラス　X 線解剖学とセファロ分析法．クインテッセンス出版，1986.

56）山﨑長郎，本多正明：臨床歯周補綴．第一歯科出版，1990.
57）山﨑長郎，本多正明：臨床歯周補綴Ⅱ．第一歯科出版，1992.
58）山﨑長郎：審美修復治療　複雑な補綴のマネージメント．クインテッセンス出版，1999.
59）山﨑長郎監修：歯科臨床のエキスパートを目指して　Vol.1 コンベンショナルレストレーション．医歯薬出版，2004.
60）山﨑長郎監修：歯科臨床のエキスパートを目指して　Vol.2 ボンディッドレストレーション．医歯薬出版，2006.
61）山﨑長郎：エステティッククラシフィケーションズ　複雑な審美修復治療のマネージメント．クインテッセンス出版，2009.

【Chapter1　参考文献】

1）Watanabe, K., Shimojima, R., Mizoguchi, R., Kawamura, M., Koga, M.: Arnett soft tissue cephalometric norms for Japanese adults. *Orthodontic. Waves.*, **73**（3）: 69-79, 2014.
2）McNamara, J. A. Jr., Ellis, E. 3rd.: Cephalometric analysis of untreated adults with ideal facial and occlusal relationships. *Int. J. Adult Orthodon. Orthognath. Surg.*, **3**（4）221-231, 1988.
3）Harvold, E. P.: The activator in interceptive orthodontics. C. V. Mosby, 1974.
4）Gugino, C. F.: DDS course text. 1999, p71.
5）Alcalde, R. E., Jinno, T., Pogrel, M. A., Matsumura, T.: Cephalometric norms in Japanese adults. *J. Oral Maxillofac. Surg.*, **56**（2）: 129-134, 1998.
6）長岡一美ほか：現代日本人成人正常咬合者の頭部 X 線規格写真および模型計測による基準値について（第 1 報）．日矯歯誌，**52**：467-480，1993.
7）飯塚哲夫，石川富士郎：日本人顔面頭蓋による症例分析の基準値について．日矯歯誌，**18**：1-17，1959.
8）本吉　満：テンポラリーアンカレッジデバイス（TAD）による矯正歯科治療埋入手技と治療のメカニクス．クインテッセンス出版，2006.

【Chapter2　参考文献】

1）Guichet, N. F.: ギシェーの咬合学．医歯薬出版，1984.
2）Dawson, P. E.: Evaluation, Diagnosis, and Treatment of Occlusal Problems. 1987.

【Chapter3　参考文献】

1）Mehta, N. R., Forgione, A. G., Maloney, G., Greene, R.: Different effects of nocturnal parafunction on the masticatory system: The Weak Link Theory. *J. Cranio. Pract.*, **18**（4）: 280-285, 2000.
2）Jin, L. J., Cao, C. F.: Clinical diagnosis of trauma from occlusion and its relation with severity of periodontitis. *J. Clin. Periodontol.*, **19**: 92-97, 1992.
3）Nunn, M. E., Harrel, S. K.: The effect of occlusal discrepancies on periodontitis. Relationship of initial occlusal discrepancies to initial clinical parameters. *J. Periodontol.*, **72**: 485-494, 2001.
4）Waerhaug, J.: The infrabony pocket and its relationship to trauma from occlusion and subgingival plaque. *J. Periodontol.*, **50**: 355-365, 1979.
5）Harrel, S. K., Nunn, M. E.: The effect of occlusal discrepancies on periodontitis. Relationship of occlusal treatment to the progression of periodontal disease. *J. Periodontol.*, **72**: 495-505, 2001.
6）Bernhardt, O., Gesch, D., Look, J. O. et al.: The influence of dynamic occlusal interferences on probing depth and attachment level: Results of the study of health in Pomerania. *J. Periodontol.*, **77**: 506-516, 2006.
7）Vant Spijleer, A., Rodriguez, J. M., Kreulen, C. M., Bronkhorst, E. M., Bartlett, D. W., Creugers, N. H.: Prevalence of tooth wear in adults. *Int. J. Prostho.*, **22**（1）: 35-42, 2009.
8）Spear, F.: Frank Spear Education. 2008.
9）Kim, S. K., Kim, K. N., Chang, I. T., Heo, S. J.: A story of the effects of chewing patterns on occlusal wear. *J. Oral Rehabil.*, **28**（11）: 1048-1055, 2001.
10）Lavigne, G. J., Khoury, S., Abe, S., Yamaguchi, I., Raphael, K.: Bruxism physiology and pathology: an overview for clinicians. *J. Oral Rehabil.*, **35**（7）: 476-494, 2008.
11）Dawson, P. E.: Functional Occlusion: From TMJ to Smile Design. Mosby, 2007.
12）Spear, F., Cohen, M.（ed）: Interdisciplinary Treatment Planning: Principles, Design, Implementation. Quintessence, 2008.
13）McCollum, B. B., Stuart, C. E.: A research report, South Pasadena, Scientific Press, 1955.
14）Mann, A. W., Pankey, L. P.: Oral rehabilitation: Part 1; Use of the P-M instrument in treatment planning and restoring the lower posterior teeth. *J. Prosthet. Dent.*, **10**: 135-150, 1960.
15）Manns, A., Chan, C., Miralles, R.: Influence of group function and canine guidance on electromyographic activity of elevator muscles. *J. Prosthet. Dent.*, **57**（4）: 494-501, 1987.
16）D'Amico, A.: Functional occlusion of the natural teeth of man. *J. Prosthet. Dent.*, **11**（5）: 899-915, 1961.
17）Minagi, S., Watanabe, H., Sato, T., Tsuru. H.: The relationship between balancing-side occlusal contact patterns and temporomandibular joint sounds in humans: Proposition of the concept of balancing-side protection. *J. Craniomandib. Disord. Facial & Oral Pain.*, **4**（4）: 251-256, 1990.

【Chapter4　参考文献】

1）長谷川成男，坂東永一監修：臨床咬合学事典．医歯薬出版，1997.
2）Ngan, P., Fields, H. W.: Open bite: a review of etiology and management. *Pediatr. Dent.* **19**（2）: 91-98, 1997.
3）Pedrazzi, M. E.: Treating the open bite. *J. Gen. Orthod.*, **8**（1）: 5-16, 1997.
4）Al-Zubair, N.: Management of deep bite. 2012
5）Indian Dental Academy: Management of Deep Bite: certified fixed orthodontic course 2013.

【Chapter5　参考文献】

1）Tarnow, D. P., Elian, N., Flelcher, P., Froum, S., Magner, A., Cho, S. C., Salama, M., Salama, H., Garber, D.: Vertical distance from the crest of bone to the height of the interproximal papilla between adjacent implants. *J. Periodontol.*, **74**（12）: 1785-1788, 2003.
2）Tarnow, D. P., Cho, S. C., Wallace, S.: The effect of inter-implant distance on the height of inter-implant bone crest. *J. Periodontol.*, **71**: 546-549, 2000.
3）Hinds, K. F.: Custom impression coping for an exact registration of the healed tissue in the esthetic implant restoration. *Int. J. Periodontics. Restorative. Dent.*, **17**（6）: 584-591, 1997.

索引

【著者略歴】

土屋賢司（つちや けんじ）

1958年　神奈川県出身
1984年　日本大学歯学部卒業
1989年　東京都千代田区にて土屋歯科クリニック開業
2003年　同区内にて土屋歯科クリニック & works 移転・開設
2017年　日本大学歯学部大学院博士課程修了
2018年　日本大学歯学部臨床教授就任

包括的治療戦略 Vol. 2
for Functional Management　　ISBN978-4-263-46421-2

2019年4月10日　第1版第1刷発行

著　者　土　屋　賢　司

発行者　白　石　泰　夫

発行所　**医歯薬出版株式会社**

〒113-8612　東京都文京区本駒込 1-7-10
TEL.(03) 5395-7637(編集)・7630(販売)
FAX.(03) 5395-7639(編集)・7633(販売)
https://www.ishiyaku.co.jp/
郵便振替番号 00190-5-13816

乱丁，落丁の際はお取り替えいたします　　印刷・三報社印刷／製本・皆川製本所